ENCYCLOPÉDIE

ANATOMIQUE.

II.

OSTÉOLOGIE, SYNDESMOLOGIE,

ET MÉCANIQUE DES ORGANES LOCOMOTEURS.

ENCYCLOPÉDIE ANATOMIQUE

COMPRENANT

L'ANATOMIE DESCRIPTIVE, L'ANATOMIE GÉNÉRALE,
L'ANATOMIE PATHOLOGIQUE, L'HISTOIRE DU DÉVELOPPEMENT,
ET CELLE DES RACES HUMAINES;

PAR

**G.-T. BISCHOFF, J. HENLE,
E. HUSCHKE, S.-T. SŒMMERRING, F.-G. THEILE,
G. VALENTIN, J. VOGEL, R. WAGNER,
G. & E. WEBER;**

TRADUIT DE L'ALLEMAND

PAR A.-J.-L. JOURDAN,

Membre de l'Académie royale de médecine.

—

TOME II.

OSTÉOLOGIE, SYNDESMOLOGIE,
ET MÉCANIQUE DES ORGANES LOCOMOTEURS.

A PARIS,

CHEZ J.-B. BAILLIÈRE,

LIBRAIRE DE L'ACADÉMIE ROYALE DE MÉDECINE,
Rue de l'École-de-Médecine, 17;

A LONDRES, CHEZ H. BAILLIÈRE, 219, REGENT-STREET.

1843.

TRAITÉ
D'OSTÉOLOGIE

ET DE

SYNDESMOLOGIE,

PAR

S.-T. SŒMMERRING,

SUIVI D'UN

TRAITÉ DE LA MÉCANIQUE
DES ORGANES DE LA LOCOMOTION,

PAR

G. et E. WEBER,

Traduit de l'Allemand

PAR A.-J.-L. JOURDAN,

Membre de l'Académie royale de médecine,

Avec un Atlas de 17 planches in-4.

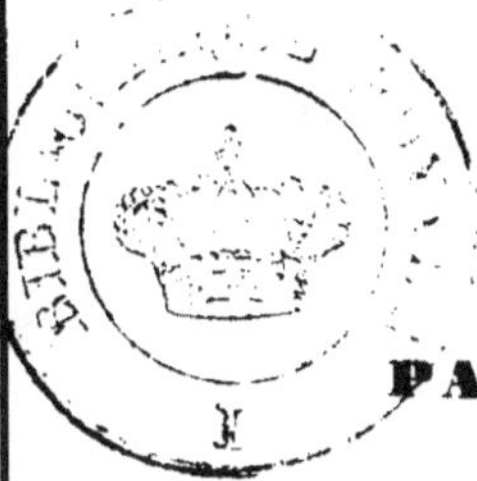

A PARIS,

CHEZ J.-B. BAILLIÈRE,

LIBRAIRE DE L'ACADÉMIE ROYALE DE MÉDECINE,
Rue de l'École-de-Médecine, 17;

A LONDRES, CHEZ H. BAILLIÈRE, 219, REGENT-STREET.

1843.

Paris. — Imprimerie de Bourgogne et Martinet, rue Jacob, 30.

PRÉFACE.

L'Ostéologie et la Syndesmologie sont, de toutes les parties de l'anatomie descriptive humaine, celles qui, par leur nature même, offrent le moins de prise aux découvertes. Albinus et Weitbrecht n'y ont laissé presque rien à faire. Les travaux de ces deux grands anatomistes font la base du Manuel que nous donnons ici, pour la composition duquel on a d'ailleurs profité de tout ce qui a pu être trouvé depuis dans un champ où ils n'avaient laissé que de rares glanures à recueillir.

Les Mouvements que l'homme exécute lorsqu'il marche et qu'il court se prêtent tout aussi bien à une investigation rigoureuse que divers autres mouvements non moins admirables du corps humain, par exemple ceux du cœur et du poumon ; car il y a possibilité ici de prendre un grand nombre de mesures, et de se procurer, en appliquant à la physiologie la méthode usitée dans les sciences physiques, des faits certains, qu'il est facile ensuite de poursuivre plus loin. Nous ne chercherons donc point à nous justifier d'avoir consacré spécialement nos études à ces mouvements, d'autant plus que, jusqu'à présent, on avait fait peu de chose, presque rien même, pour en développer l'histoire. Notre espoir était qu'un pareil travail, exécuté d'une manière sérieuse et convenable, nous conduirait, au moins indirectement, à des résultats curieux. Car, de même qu'un voya-

geur peut, en parcourant une contrée déjà bien connue,
y découvrir des faits nouveaux lorsqu'il l'examine sous un
autre aspect que ses devanciers, par exemple sous le rapport géognostique, botanique, archéologique, etc., de
même il était permis de croire que quand nous serions
arrivés à bien connaître les mouvements de la marche,
nous pourrions, du point de vue spécial où nous nous
trouverions alors, envisager les dispositions du corps humain qui ont trait à ces mouvements, autrement qu'elles
ne l'avaient été par nos prédécesseurs. Cependant, malgré
l'intime conviction où nous sommes que le choix de notre
sujet n'a pas besoin d'être justifié, nous ne tairons pas le
véritable motif qui nous a plus que tout autre déterminés à
y consacrer longtemps nos efforts réunis. C'était le plaisir
que nous procurait un travail exécuté en commun, et auquel chacun de nous apportait le tribut de ses facultés
propres, d'autant plus précieuses aux yeux de l'autre que
lui-même en était dépourvu. Les hommes ne déploient jamais plus d'aptitude et de persévérance dans les sciences
que quand les circonstances permettent qu'ils réunissent
leurs efforts et se piquent d'une émulation dont l'influence
se fait sentir, non pas seulement quand ils ont accompli
leur tâche, mais encore pendant tout le temps qu'ils doivent y consacrer. D'ailleurs, ce genre de travail nous sem-
blait d'autant mieux choisi, qu'il n'exigeait rien de plus
que les secours sur lesquels nous pouvions compter; l'occasion de faire des expériences sur les cadavres ne nous
manquait point, et nous avions à notre disposition des instruments qui, tout incapables qu'ils étaient de répondre
aux exigences de la mécanique proprement dite, suffisaient
cependant à nos besoins.

On douterait peut-être qu'il fût praticable d'arriver à une théorie de la marche et de la course, parce que nous ne sommes point des machines marchantes, que par conséquent ces mouvements peuvent être modifiés de manières très diverses par notre libre arbitre. En effet, on perdrait sa peine si on prétendait déterminer les lois d'après lesquelles marcherait un adulte qui n'aurait jamais fait usage de ses jambes, et qui essaierait pour la première fois de s'en servir. Un tel homme ne saurait certainement mettre un frein aux caprices de sa volonté dans l'action de ses muscles, surtout s'il n'avait personne à imiter. Il essaierait mille moyens divers pour arriver au but. Mais une longue expérience apprend que nous pouvons employer le mécanisme de notre corps de la manière la plus avantageuse pour marcher et courir, c'est-à-dire qu'il nous est permis d'exécuter parfaitement et longtemps ces mouvements en dépensant le moins possible de force. Comme la connaissance de l'usage le plus avantageux qu'on puisse faire de ses membres se transmet de génération en génération, et que tant d'hommes sont obligés d'y recourir par besoin, la manière de marcher que l'étude du mécanisme des organes locomoteurs nous apprend être la plus favorable, est aussi celle que la plupart des hommes adoptent malgré leur libre arbitre. Ils astreignent leurs mouvements à des règles déterminées, règles dont ils ne sauraient rendre compte, mais qui ont leur source dans la structure du corps, ainsi que dans les influences du dehors qui agissent sur lui, et qu'on peut par conséquent découvrir en pesant bien toutes ces circonstances. Le principe d'après lequel on doit les en déduire est évidemment celui du moindre effort musculaire qui permet d'atteindre le but de la marche avec la structure

du corps humain et au milieu des conditions extérieures
connues. En partant de là, il doit être possible de trouver
les lois non seulement de la marche et de la course, telles
que les observent les marcheurs et coureurs exercés, mais
encore celles d'une foule d'autres mouvements que l'homme
accomplit souvent, et auxquels il montre une certaine aptitude, comme, par exemple, l'équitation ; car ici également on doit admettre qu'à force d'exercice il parvient à
trouver les manœuvres qui conviennent le mieux pour le
conduire au résultat, tout en exigeant le moins d'effort de
sa part, et pouvant être continuées aussi longtemps que le
besoin l'exige, manœuvres dont l'habitude finit par ne plus
lui permettre de s'écarter. Il n'est nullement besoin ici de
songer au but esthétique, car la beauté des mouvements est
une conséquence nécessaire de la somme de repos qu'ils
permettent au corps, de l'effort qu'ils nécessitent, et de la
sûreté avec laquelle ils peuvent être accomplis sans préci-
pitation, sans irrégularité.

Nous appelons l'attention sur les expériences au moyen
desquelles nous avons cherché à bien faire connaître le
rôle que jouent l'articulation coxo-fémorale, celle du
genou, celle du pied, celle du coude et les os sésamoïdes.
Nous espérons que nos recherches jetteront quelque lumière sur la physiologie de ces parties, et qu'elles ne
seront pas non plus sans utilité pour la médecine pratique. Ainsi, par exemple, celles sur les causes qui retiennent la tête du fémur dans la cavité cotyloïde, nous
paraissent, en dévoilant une disposition jusqu'alors inconnue de la hanche, devoir éclaircir l'étiologie de la maladie si obscure qu'on désigne sous le nom de luxation
spontanée.

TABLE DES CHAPITRES.

LIVRE II. — SYNDESMOLOGIE.

LIVRE III. — MÉCANIQUE DE LA LOCOMOTION DE L'HOMME.

FIN DE LA TABLE DES CHAPITRES

TRAITÉ

D'OSTÉOLOGIE,

DE SYNDESMOLOGIE

ET DE MÉCANIQUE DE LA LOCOMOTION

CHEZ L'HOMME.

LIVRE PREMIER.

OSTÉOLOGIE.

PREMIÈRE PARTIE.

DES OS EN GÉNÉRAL.

Les *os* (*ossa*) (1), dont la description scientifique porte le nom d'*ostéologie* (*osteologia*), sont, de toutes les parties de notre corps, celles qui ont le plus de dureté et qui se cassent le plus facilement.

(1) Les meilleurs ouvrages sur l'ostéologie sont : B.-S. ALBINUS, *De ossibus corporis humani*, Leyde, 1726, in-8 ; *Icones ossium humani*, Leyde, 1737, in-4. (Ouvrage qui n'a point encore de pareil, sous aucun rapport, et dans lequel on regrette seulement que les os n'aient pas tous été pris sur un même sujet, ou du moins sur des sujets de même âge) ; *Tabulæ sceleti et musculorum corporis humani*, Leyde, 1747, in-fol. ; *Tabulæ ossium*, Leyde, 1753, in-fol. (On ne saurait trop recommander ces deux ouvrages, sous le rapport de l'exactitude des dessins, de la beauté de l'exécution et de l'élégance des descriptions. Aucune des nombreuses copies, la plupart réduites, qu'on en a faites, n'approche de l'original. Les meilleures sont celles de L.-M.-A. et F. CALDANI *Icones anatomicæ*, Venise, 1801, in-fol.). *De sceleti humano liber*, Leyde, 1762, in-4°. *Annotationes academicæ*, Leyde, 1754-1768, in-4°. (Ouvrage classique à cause des belles figures d'os, par exemple des dents et du labyrinthe, qu'on

Presque entièrement dépourvus de transparence, ils sont d'un blanc tirant sur le jaune (1), et ne possèdent aucune sensibilité. Ils ont encore pour caractères de résister à la putréfaction plus longtemps que toutes les autres parties, et de ne point changer de forme en se desséchant.

C'est à leur composition chimique qu'ils sont redevables de la dureté et de l'inflexibilité qu'on remarque en eux (2). Leur base animale est une sorte de cartilage pénétré de particules terreuses, plus ou moins abondantes suivant l'âge et l'individualité. Cette terre consiste, pour la plus grande partie, en phosphate de chaux, mêlé avec du carbonate calcaire, plus un peu de magnésie et de soude, le tout formant à peu près le tiers de la masse totale des os chez l'adulte.

La substance des os se présente à l'œil nu sous deux formes principales, qu'on distingue l'une de l'autre depuis des temps fort reculés.

1° La *substance compacte* (*substantia compacta*), dans la masse de laquelle on n'aperçoit pas de trous, si ce n'est tout au plus de très petits vides. Cette substance forme une croûte plus ou moins épaisse autour des os.

y trouve, et de l'excellence des recherches physiologiques.) — A. MONRO, *Traité d'ostéologie*, trad. de l'anglais, par Sue, Paris, 1769 in-fol., avec de bonnes figures. — BERTIN, *Traité d'ostéologie*, Paris, 1783, 4 vol. in-12. — ED. SANDIFORT, *Descriptio ossium hominis*, Leyde, 1785, in-4. — S. T. SOEMMERRING, *Tabula scel ti feminini*, Francfort, 1797, in-fol. — G. BIDLOO, *Anatome humani corporis*, Amsterdam, 1685, in-fol. — J.-G. WALTER, *Abhandlung von trockenen Knochen*, Berlin, 1763, in-8. — J.-F. BLUMENBACH, *Geschichte und Beschreibung der Knochen*, Gœttingue, 1786, in-8. — A. BOYER, *Traité d'anatomie*, t. I, Paris, 1797, in-8. — A. PORTAL, *Cours d'anatomie médicale*, Paris, 1804, 5 vol. in-8. — F.-H. LOSCHGE, *Die Knochen des menschlichen Kœrpers*, Erlangue, 1789-1796, in-fol. — H. GAVARD, *Traité d'ostéologie*, Paris, 1805, 2 vol. in-8. — BARCLAY, *Series of engravings, representing the Bones of the Human skeleton*, Edimbourg, 1819, in-4. — J. CLOQUET, *Anatomie de l'homme*, avec planches, Paris, 1821, t. I, in-fol. — J.-M. BOURGERY, *Traité complet de l'anatomie de l'homme*, Paris, 1831, t. I, in-fol. — M.-J. WEBER, *Anatomisches Atlas*, Dusseldorf, 1837, in-fol. — PH. F. BLANDIN, *Nouveaux éléments d'anatomie descriptive*, Paris, 1838, t. I, in-8. — C.-M.-J. LANGENBECK, *Icones anatomicæ. Osteologiæ et Syndesmologiæ, tabulæ* XVII, Gœttingue, 1839, in-fol. — F. ARNOLD, *Tabulæ anatomicæ*, fasc. IV, *Icones ossium*, Zurich, 1840. in-fol.

1 Dans l'état frais, les os sont d'un blanc rougeâtre, à cause du sang qu'ils renferment. La dessiccation et le blanchiment les rendent d'un blanc pur.

(2 L'histoire de la structure et de la composition chimique des os a été exposée dans les t. VI et VII de l'*Encyclopédie anatomique*, par J. HENLE *Anatomie générale*). Les meilleurs ouvrages à consulter sur ce sujet sont : DEUTSCH, *De penitiori ossium structura observationes*, Breslau, 1834. — MIESCHER, *De inflammatione ossium corumque anatome generali*, Berlin, 1836.

2° La *substance spongieuse* (*substantia spongiosa*), manifestement formée de fibres et de lamelles réticulées, circonscrivant des cellules irrégulières qui communiquent les unes avec les autres. Cette structure s'observe surtout dans l'intérieur des os, et de préférence à l'extrémité des os longs.

Les os sont plus ou moins revêtus à l'extérieur d'une membrane, consistant en fibres tendineuses entrelacées, qu'on nomme *périoste* (*periosteum*). Cette membrane, la plupart du temps mince et lisse, est parfois cependant raboteuse ou villeuse, et adhère surtout avec force aux points où les os présentent des enfoncements qui en rendent la surface inégale. Aux articulations, elle se confond avec les ligaments articulaires, sans tapisser les surfaces osseuses lisses qui sont en contact mutuel. Elle reçoit beaucoup de vaisseaux, mais n'a point de sensibilité, quoiqu'elle en acquière par l'effet d'un travail morbide. Les nerfs qui s'y rendent paraissent être de simples nerfs vasculaires, appartenant au système sympathique. Les vaisseaux traversent le périoste pour pénétrer dans l'intérieur des os, et ordinairement cette membrane les accompagne dans les trous nourriciers. En général, chaque os présente un ou plusieurs grands trous destinés au passage des artères, et une multitude d'autres petits.

Dans l'intérieur des os se trouve la *moelle* (*medulla ossium*), masse composée de tissu cellulaire, et surtout de graisse, qui en remplit les cavités, ainsi que les cellules de la substance spongieuse. La disposition particulière du tissu cellulaire de sa couche externe donne à cette dernière l'apparence d'une membrane, qu'on appelle *membrane médullaire* (*membrana medullaris*).

Indépendamment du cartilage qui fait la base de tous les os, il y a encore des *cartilages* persistants (*cartilagines*), dont la description doit appartenir à l'ostéologie, à cause de leur union intime avec le système osseux.

Les cartilages sont beaucoup plus mous que les os, et fort élastiques. Ils ont une couleur blanche, tirant un peu sur le bleu, ou parfois laiteuse, et sont jusqu'à un certain point translucides, du moins sur les bords, ou quand on les a divisés en couches minces. Desséchés, ils prennent une teinte jaune, en même temps qu'ils deviennent transparents et cassants. Leur structure est tantôt homogène, tantôt obscurément fibreuse ou lamelleuse. On trouve dans leur substance les mêmes sels que dans celle des os, seulement en bien moins grande quantité. Les cartilages libres sont ordinairement revêtus d'une membrane à fibres tendineuses, parfaitement analogue au périoste, mais qui reçoit moins de vaisseaux. Cette membrane reçoit le nom de *périchondre* (*perichondrium*). D'autres cartilages, qui revêtent les extrémités articulaires des os, sont couverts de membranes synoviales lisses.

On appelle *fibro-cartilages* (*fibro-cartilagines*) des cartilages dans le tissu desquels il entre un très grand nombre de fibres tendineuses, ce qui les rend plus ou moins flexibles et propres à maintenir plus solidement les parties qu'ils unissent.

Une des plus anciennes divisions des os est celle qui se fonde sur leur forme, d'après laquelle on distingue :

1° Des *os longs*, ceux dont la longueur dépasse la largeur et l'épaisseur. Ils sont, pour la plupart, plus épais aux extrémités que dans le milieu, creux dans l'intérieur, et remplis de moelle. Ici se rangent tous les os des membres supérieurs et inférieurs, à l'exception des omoplates, des os du carpe, de ceux du tarse, et des sésamoïdes.

2° Des *os larges* ou *plats*, ceux qui, avec une étendue considérable, n'ont qu'une épaisseur faible ou médiocre. Leur épaisseur n'est pas la même sur tous les points, et ils ne renferment des cavités médullaires que dans les endroits où ils sont peu épais. Tels sont tous les os du crâne, les omoplates, les os coxaux, le sternum, les côtes.

3° Des *os courts* ou *mixtes*, nom collectif de tous les autres os, qui sont plus épais que longs ou larges, qui même parfois ont une forme arrondie, et qu'on ne peut rapporter à aucune des deux catégories précédentes, comme ceux de la face, les vertèbres, le sacrum, le coccyx, les os du carpe, ceux du tarse, la rotule et les sésamoïdes.

Tous les os sont unis les uns avec les autres, et produisent ainsi un ensemble qu'on nomme *squelette*.

Un *squelette naturel* est celui dont les os sont réunis par leurs propres ligaments et cartilages, et un *squelette artificiel* celui dont les os le sont par des moyens empruntés à l'art.

Les squelettes d'enfants, jusqu'à l'âge de sept ou huit ans, ne doivent point être séchés. Il faut les conserver dans de l'alcool. Sans cette précaution, le cartilage primordial, c'est-à-dire l'os futur, se déforme complétement, en revenant sur lui-même, de sorte qu'on n'aperçoit plus que les points d'ossification.

Les squelettes naturels, préparés avec soin et séchés avec précaution, sont les plus utiles, à cause de la vérité des rapports, quoique la rétraction des ligaments et des cartilages ou des surfaces articulaires leur fasse perdre plus d'un pouce de leur hauteur, ce qui n'arrive pas quand on les conserve en entier dans l'alcool (1).

On divise le squelette en *os de la tête*, du *tronc* et des *membres*. On compte :

Au crâne.	1 ou	2 frontaux.
		2 pariétaux.
		1 sphéno-occipital.
		2 temporaux.
		1 ethmoïde.
A la face		2 maxillaires supérieurs.
		2 palatins.
		2 jugaux.
		2 nasaux.
		2 lacrymaux.
		2 cornets.
		1 vomer.
		1 maxillaire inférieur.
		32 dents.

En tout, pour la tête . . . . . . 54 ou 55 (2)

Au cou		7 vertèbres cervicales.
A la poitrine		12 vertèbres dorsales.
		24 côtes.
	2 ou	3 pièces sternales.
Aux lombes.		5 vertèbres lombaires.
Au bassin.		1 sacrum.
		4 os coccygiens.
		2 os coxaux.

En tout, pour le tronc . . . . . 57 ou 58

Aux épaules.	2 clavicules.
	2 omoplates.

(1) On trouve, dans les ouvrages d'anatomie, l'indication des méthodes à suivre pour faire des squelettes naturels et artificiels. Cette partie technique est traitée avec savoir et précision, ainsi que la manière de disséquer, nettoyer, dresser et conserver les os, cartilages, etc., dans l'excellent ouvrage de A. LAUTH, *Nouveau manuel de l'anatomiste*, Paris, 1835, p. 631 et suiv.

(2) Sœmmerring en compte 59 à 60 avec les osselets de l'ouïe, ou 64 à 65 avec les os hyoïdiens ; mais, aujourd'hui, on est dans l'usage de décrire les osselets de l'ouïe avec l'organe auditif, et l'hyoïde avec la langue. On a coutume aussi, depuis Meckel, de renvoyer les dents au chapitre de l'appareil digestif ; cependant, leurs connexions intimes avec les mâchoires, et leur affinité histologique, semblent rendre plus convenable d'en rattacher l'histoire à celle du système osseux.

Aux bras.	2 humérus.
Aux avant-bras. . .	2 cubitus.
	2 radius.
Aux carpes.	2 scaphoïdes.
	2 semi-lunaires.
	2 pyramidaux.
	2 pisiformes.
	2 trapèzes.
	2 trapézoïdes.
	2 grands os.
	2 os crochus.
Aux métatarses. . .	10 métacarpiens.
Aux doigts	10 phalanges.
	8 phalangines.
	10 phalangettes.
	10 sésamoïdes.

En tout, pour les membr. sup.   74

Aux cuisses.	2 fémurs.
Aux jambes.	2 tibias.
	2 rotules.
	2 péronés.
Aux tarses	2 astragales.
	2 calcanéums.
	2 scaphoïdes.
	2 grands cunéiformes.
	2 moyens cunéiformes.
	2 petits cunéiformes.
	2 cuboïdes.
Aux métatarses. . .	10 métatarsiens.
Aux orteils	10 phalanges.
	8 phalangines.
	10 phalangettes.
	6 sésamoïdes aux gros orteils.

En tout, pour les membr. infér.   66

Ainsi, le squelette entier comprend 251 à 253 pièces osseuses.

Le squelette naturel complet d'un homme de moyenne taille pèse, sec, environ 150 à 200 onces ; celui d'une femme, 100 à 150 onces (1).

(1. P.-X. Swédiaur : *Diss. exhibens descriptionem præparationum anatomicarum quæ possidet Facultas medica Vindobonensis.* Vienne, 1772, in-8°, p. 61, indique le poids et la longueur de chaque os. Le squelette d'un géant, conservé à Brunswick, pèse quatorze livres six onces et trois quarts ; le crâne seul pèse trois livres. Ce géant portait le nom d'Antoine de Schoenberg.

Parmi ces pièces osseuses, le frontal est ordinairement simple ; le sphéno-occipital, l'ethmoïde, le vomer, le maxillaire inférieur, les vertèbres, le sacrum, les os coccygiens et les os sternaux sont toujours simples, impairs et symétriques, parce qu'ils se trouvent placés sur la ligne médiane du corps ; tous les autres sont asymétriques, et doubles, ou pairs, c'est-à-dire placés l'un à droite et l'autre à gauche (1).

Le squelette entier est donc construit d'une manière symétrique, les os impairs eux-mêmes pouvant être partagés par la pensée en deux moitiés latérales. Cependant, il ne faut pas prendre cette symétrie à la lettre ; car ordinairement il n'y a ressemblance parfaite ni entre les os homonymes des deux côtés du corps ni entre les deux moitiés des os impairs. Très souvent, l'os pair du côté droit ou le côté droit de l'os impair est plus long, plus large, plus épais, plus dense et plus pesant, ou plus petit, plus étroit, plus mince, moins dense, parfois même autrement configuré que le gauche. Le vomer n'est presque jamais droit : la face interne du crâne, considérée d'une manière générale, est fort peu symétrique, et la plupart du temps il y a une dissemblance frappante entre les dépressions et les saillies droites et gauches de la boîte crânienne, dans le nombre et même dans la forme des trous qu'elle présente des deux côtés. Ainsi, par exemple, l'une des moitiés du trou vertébral est arquée et l'autre anguleuse (2). Souvent la dernière côte est d'un pouce plus longue d'un côté que de l'autre. Rien n'est plus ordinaire que de voir les pièces sternales manquer de symétrie. Il arrive fort rarement aux cartilages pairs des côtes de s'attacher au sternum d'une manière symétrique à droite et à gauche, etc. Quoi qu'il en soit, néanmoins, ces anomalies ne portent presque jamais une atteinte bien notable à la symétrie de la forme extérieure considérée d'une manière générale ; car, d'ordinaire, la nature les rend insensibles au moyen d'une autre disposition compensatrice. Ainsi, quand la moitié droite d'une vertèbre est plus élevée que la gauche, on voit presque toujours (il ne s'agit point ici des cas de maladie) la moitié droite de l'os vertébral ou du cartilage intervertébral situé immédiatement au-dessus ou au-dessous, offrir

(1) J.-H. Loschge, *Programma de symmetria corporis humani, imprimis sceleti.* Erlangue, 1793, in-8°. Excellent ouvrage.

(2) Le sphéno-occipital est l'os qui s'écarte le plus souvent et le plus sensiblement de la symétrie, sous tous les rapports. (*Voyez* Meckel, *Anatomisch-physiologische Beobachtungen*, Halle, 1822, p. 155.)

un degré correspondant d'amincissement, en sorte que la rectitude de la colonne entière ne se trouve pas compromise (1).

Accroissement et changement de forme des os.

Un certain nombre de pièces osseuses ont déjà fait plus ou moins de progrès dans leur ossification durant les premiers temps du développement de l'embryon (2). Chez l'enfant nouveau-né, le squelette se montre dans l'état suivant.

Les osselets de l'ouïe, le labyrinthe et la portion du rocher formant la caisse du tympan proprement dite, sont les seuls os qui aient acquis leur entier développement.

Les plus développés après eux sont les clavicules, les côtes et la mâchoire inférieure.

Viennent ensuite les os du crâne, à l'exception de l'ethmoïde. Le frontal se compose de deux pièces, le sphéno-occipital de neuf, le temporal de deux. Les pariétaux ont d'abord un aspect fibreux, et sont réunis par de minces plaques cartilagineuses, ou par ce qu'on nomme les fontanelles.

A la face, outre le maxillaire inférieur, qui est encore partagé en deux (3), les nasaux, les lacrymaux, les maxillaires supérieurs, les palatins, les jugaux, se composent d'une pièce osseuse dont le pourtour est cartilagineux.

Les omoplates ont encore quatre épiphyses entièrement cartilagineuses.

Les vertèbres et le sacrum consistent également en plusieurs noyaux osseux.

L'os sternal médian a plusieurs points d'ossification.

Les os longs, comme les humérus, les cubitus, les radius, les fémurs, les tibias, les péronés, se composent de trois pièces, dont la médiane seule est ossifiée.

Les os coxaux sont formés de trois pièces. Il en est de même des métatarsiens, des métacarpiens, des phalanges et des phalangines,

(1) Sœmmerring a présenté pour la première fois ces nouvelles remarques dans son traité *Ueber die Schnuerbrueste*, Berlin, 1788, et il en a tiré d'importantes conclusions relativement à l'éducation physique des enfants. Meckel fait remarquer (*loc. cit.*, pag. 229) que les anomalies sont beaucoup moins communes aux os des membres qu'à ceux du tronc et de la tête.

(2) *Consultez*, pour l'histoire du premier développement des os, le t. VIII de l'*Encyclopédie anatomique*, par G.-T. Bischoff, consacré à l'*ovologie* et à l'*embryologie*.

(3) Portal (*Anatomie médicale*, t. I, p. 194) dit avoir vu un fœtus de deux mois dont la mâchoire inférieure était d'une seule pièce.

tant aux doigts qu'aux orteils. Mais les phalangettes offrent deux pièces, le sommet ossifié et la base cartilagineuse.

Parmi les os tarsiens, il n'y a que le calcanéum et l'astragale (ordinairement aussi le cuboïde) qui présentent des points d'ossification. Les autres, de même que les os carpiens, sont encore entièrement cartilagineux.

Les os coccygiens, les rotules, les os hyoïdiens et les sésamoïdes des doigts et des orteils sont cartilagineux en totalité.

Les dents, renfermées dans les mâchoires (1), manquent toutes de racines, et il n'y a encore aucune trace des deux ou trois molaires postérieures.

Après la naissance, les os augmentent de dimensions, et leur configuration, tant extérieure qu'intérieure, subit diverses modifications. C'est à l'âge de quinze ou vingt ans, rarement plus tôt ou plus tard, dans les climats tempérés, qu'ils acquièrent leur complet développement.

Peu à peu les os larges et fibreux du crâne deviennent plus denses et plus épais, en même temps qu'il se dépose de plus en plus de la matière osseuse à leur face externe et à leur face interne. Durant la première année de la vie, les pièces du frontal et celles du sphéno-occipital se réunissent en un seul os : jusque là les plaques cartilagineuses ne laissaient apercevoir aucun vestige de séparation. A cette époque, les sutures commencent à s'y former, par l'agrandissement des pièces osseuses, qui s'avancent à la rencontre les unes des autres. Elles ne ressemblent d'abord qu'à une ligne simple, en zigzag ou très courbe ; mais peu à peu la masse osseuse qui se dépose aux surfaces, principalement à l'externe, rend cette ligne de plus en plus sinueuse ou compliquée, de telle sorte que les sutures sont beaucoup plus simples au côté interne du crâne qu'au côté externe. Les espèces de croûtes ou d'écorces que laissent entre elles les cellules médullaires deviennent donc graduellement plus épaisses. En même temps, non seulement la surface interne s'adapte d'une manière si parfaite au cerveau, aux vaisseaux et à la dure-mère, qu'elle prend en quelque sorte l'empreinte de ces vaisseaux et des circonvolutions cérébrales, mais encore la surface externe se couvre çà et là de rugosités, et laisse apercevoir les attaches des muscles ; des cavités considérables se produisent aussi peu à peu dans la substance même du frontal, de l'ethmoïde, du sphéno-occipital et du temporal, par la retraite de la masse osseuse qui jusque là occupait le milieu, et par le dépôt d'une nouvelle masse sur tout le pourtour.

(1) ALBINUS, *Annotat. acad.*, lib. 2, tab. 1 et 2 ; figures incomparables.

Ainsi, les os du crâne sont ceux qui arrivent les premiers à la perfection. Ceux de la face prennent un accroissement plus considérable encore ; leurs bords cartilagineux augmentent en tous sens, et s'ossifient peu à peu. La mâchoire inférieure se soude en une seule pièce pendant le cours de la première année. Les maxillaires supérieurs, qui servent de soutien aux autres os de la face, agrandissent graduellement leur cavité, par l'accroissement de leur cartilage et sa conversion en os.

C'est à l'époque de l'apparition des dents que se manifeste le changement le plus prononcé, comme il sera dit dans le volume consacré à l'organogénie.

Parmi les pièces sternales, la médiane est celle qui varie le plus, sous le rapport du nombre et de la forme des points d'ossification.

Les côtes conservent longtemps une tête entièrement cartilagineuse, qui ne s'unit avec le reste de l'os que vers l'âge de puberté.

La colonne vertébrale aussi demeure fort longtemps incomplète, à l'exception de l'atlas et du sacrum.

Dans les os longs, la pièce médiane (*diaphyse* ou *corps*) croît beaucoup plus en longueur qu'en largeur : aussi les extrémités (*épiphyses*) demeurent-elles cartilagineuses jusqu'à ce que ces os aient acquis presque toute leur longueur, ce qui arrive vers l'âge de la puberté, époque à laquelle les extrémités ne sont plus séparées du corps que par un disque cartilagineux fort mince, qui enfin s'ossifie lui-même. L'os ne représente plus alors qu'une pièce unique, sur laquelle on n'aperçoit aucun vestige de son ancienne division, ni à l'extérieur, ni à l'intérieur, et qui, dès ce moment, cesse de s'allonger.

Il est quelques os longs, par exemple l'humérus, dans les extrémités desquels se développent plusieurs points d'ossification, bien qu'elles ne constituent qu'un cartilage simple chez l'enfant nouveau-né. Les autres os mixtes sont dans le même cas.

A l'époque de la puberté (1), chez les deux sexes, les *os complets* sont : la tête (il manque parfois encore la cinquième dent molaire), l'atlas, les os hyoïdiens, les os du carpe et du tarse, les phalangettes des doigts et des orteils, les rotules, les sésamoïdes et le coccyx ; les *os incomplets* sont : les six autres vertèbres cervicales, dont les apophyses ne sont pas encore totalement soudées avec le corps ; les clavicules, à leur extrémité sternale ; les côtes, dont la tête montre encore

---

1 C'est ce qui a lieu en général, mais non toujours, cependant. Ainsi, par exemple, la pièce inférieure du sternum offre, la plupart du temps, un point d'ossification dès avant que l'enfant soit arrivé au terme de sa pleine maturité, tandis que parfois elle n'en renferme pas encore à l'âge de vingt ans.

une épiphyse ; les pièces sternales ; l'omoplate, qui a encore une épiphyse à son angle supérieur et à son angle inférieur ; l'humérus est encore épiphysé en haut, tandis qu'en bas il est entièrement ossifié, à cela près de sa tubérosité interne, qui constitue encore une petite épiphyse : le cubitus et le radius ont des épiphyses soudées à leur partie supérieure, mais encore distinctes à l'inférieure ; les os métacarpiens et métatarsiens, complets du côté du carpe et du tarse, ne le sont pas du côté des phalanges ; les phalanges et les phalangines, complètes à leur extrémité extérieure, ne le sont point encore à la postérieure ; à l'os coxal, la crête, l'épine et la tubérosité sciatiques forment encore des pièces détachées ; le sacrum laisse encore apercevoir des traces légères de sa composition ; les vertèbres dorsales et lombaires sont moins avancées que les cervicales ; on y découvre plus distinctement un disque osseux en haut et en bas sur leurs corps, et un noyau osseux séparé dans l'apophyse épineuse ; au fémur, les deux trochanters en haut et les condyles en bas sont encore séparés ; la tête même de cet os montre des traces de sa précédente séparation ; le tibia et le péroné ont encore des épiphyses à leurs deux extrémités.

Quelques années plus tard, ces deux extrémités sont totalement unies à la pièce médiane. Les parties qui se soudent le plus tard avec le reste de l'os sont la crête de l'os des iles, la pointe des apophyses épineuses des vertèbres dorsales et lombaires, et l'angle inférieur de l'omoplate. Les cellules médullaires sont alors complétement développées dans leur intérieur ; les os eux-mêmes deviennent plus épais à leur pourtour, leurs pointes acquièrent plus de saillie, leurs sillons se creusent davantage, parce qu'il se dépose de la matière osseuse sur les côtés des vaisseaux et des nerfs ; enfin, ils deviennent entièrement terreux. Mais, comme il a déjà été dit, leur longueur n'augmente plus. C'est à cette époque qu'ils paraissent avoir le plus de solidité et de force.

De vingt-cinq à quarante ou cinquante ans, les os ne changent pas d'une manière bien sensible : seulement, les sinus frontaux s'agrandissent, les dents s'usent de jour en jour (1), les tubérosités, les bords, les sillons des os larges deviennent plus prononcés, les os longs prennent une forme plus anguleuse, et la surface des os courts se couvre d'inégalités.

Cependant il n'y a ni repos ni arrêt dans la formation des os. Elle continue sans interruption, comme le prouvent et les expériences avec la garance et les phénomènes morbides. Qu'un nerf optique, par exemple, diminue de volume, le trou osseux qui lui livre passage se

---

(1) Prochaska, *Annotat. acad.*, fasc. I, table dernière.

rapetisse aussi. Qu'un os vienne à être luxé, si la réduction n'a pas lieu d'une manière convenable, l'ancienne articulation s'efface peu à peu, sans laisser presque aucune trace de sa présence (1). S'il se manifeste une exostose vénérienne, on la voit disparaître sous l'influence des remèdes appropriés. Lorsqu'un os se brise, la réunion des fragments s'opère d'une manière complète 2. Deux os restent-ils trop longtemps immobiles l'un contre l'autre, ils se soudent ensemble, en dedans et en dehors, à tel point qu'on n'aperçoit plus le moindre vestige de leur ancienne séparation, et que les cellules de l'un communiquent avec celles de l'autre. Dans certains cas heureux de cyphose (3), après la disparition des corps de quelques vertèbres, les vertèbres que ceux-ci séparaient l'une de l'autre se soudent ensemble, etc.

Aux approches de la vieillesse, les os perdent peu à peu de leur perfection.

Les dents, usées et parfois éclatées, périssent (4), se ramollissent, tombent, éprouvent une dissolution qui les creuse de grandes cavités, et leurs débris, soulevés lentement, finissent par se détacher. Dans les circonstances les plus normales, elles sortent peu à peu des alvéoles, et s'usent jusqu'au bout. Les mâchoires s'aplanissent si bien au-dessous d'elles, qu'il ne reste même plus aucune trace d'alvéoles (5), et la mâchoire inférieure, qui auparavant était plus haute que large, devient au contraire plus large que haute (6). Cependant il y a des exemples de personnes dont les dents ont conservé leur

(1) Albinus (*Innotat. acad.*, lib. 5, tab.) et Ed. Sandifort (dans *Mus. anat. Acad. Lugd. Batav.*) ont figuré de pareils changements, survenus dans les cavités cotyloïdes. Je possède deux douzaines de pièces de ce genre. Loesecke, *Obs. anat. chirurg.*, Berlin, 1754, tab. I. — Palletta, *De claudicatione congenita*, tab. I.

(2) Bonn, *Tab. oss. morboso*. X, XI, XIII. Excellentes figures.

(3) Ruysch, *Obs. anat. chirurg.*, dans la table annexée à la page 64.

(4) Les dents des personnes âgées n'ont plus de trous pour le passage des nerfs. — Maanen, *Diss. de absorptione solidorum*, Leyde, 1794.

(5) Comparez la figure d'une tête sans dents, donnée par Ruysch (*Obs. anat. chirurg.*, fig. 65), avec le crâne complet de Bidloo, et J. Hunter (*On human teeth*, pl. 7), avec la figure d'Albinus.

(6) Dans l'âge viril, la mâchoire inférieure pèse, avec toutes ses dents, environ 2 onces; elle ne pèse plus que 6 gros après la perte des dents. La mâchoire inférieure d'un homme de vingt-cinq ans, avec seize dents, pesait cinq onces; une autre, dont les alvéoles étaient remplis, ne pesait que six gros Isenflamm, *Anatomische Untersuchungen*, p. 254. Le crâne d'un homme de cent huit ans pesait vingt-trois onces un gros et quarante-six grains Seiler, *Progr. observ. ad diss. Ch.-F. Roester Theoria fermentat*, Wittenberg, 1808. D'après Tenon, le crâne d'une femme de cent un ans pesait douze onces et deux gros.

blancheur, leur solidité et leur intégrité jusqu'à soixante-quinze ans et au-delà.

Les sutures s'effacent ordinairement à la face interne ou cérébrale du crâne, avant de disparaître à la face externe ; mais c'est parfois aussi à l'intérieur, entre les deux surfaces, que leur effacement commence. Le trou occipital se rétrécit. Les sinus frontaux, maxillaires, ethmoïdaux et sphénoïdaux acquièrent plus d'ampleur.

Tous les os perdent leur beau tissu grenu, ferme et compacte, qui les rapprochait de l'ivoire : ils deviennent plus terreux et plus fragiles ; leur moelle acquiert une teinte plus foncée, et prend une couleur jaune de cire. Peu à peu, les os s'amincissent, ce qui fait qu'ils perdent souvent au-delà du quart de leur poids, et qu'ils se fracturent avec plus de facilité. La masse osseuse y disparaît même entièrement sur beaucoup de points, de manière qu'il se développe en eux des trous et des vides considérables : aussi les corps des personnes âgées, surtout des femmes, sont-ils si légers, qu'ils ne s'enfoncent point dans l'eau (1). Il arrive également à plusieurs articulations de se souder : telles sont principalement celles des vertèbres du dos. Certains cartilages permanents s'ossifient de même (2).

Le squelette perd de sa hauteur, parce que les sucs diminuent dans les ligaments compris entre les vertèbres (3).

Avant que les os longs soient parvenus au terme de leur perfection, c'est-à-dire avant qu'ils soient réunis en une seule pièce, on y distingue trois parties, l'une médiane, le *corps* ou la *diaphyse,* et deux terminales, les *épiphyses.* Certaines extrémités portent le nom d'*apophyses* dès qu'elles sont soudées avec le corps de l'os (4). Si l'on fait bouillir un de ces os, ou qu'on l'abandonne à la putréfaction, si l'on en détache violemment les extrémités, ou si une maladie vient à séparer celles-ci de la diaphyse, la surface de l'épi-

(1) Voyez deux de ces exemples dans J.-B. Fischer, *Diss. de senio ejusque gradibus et morbis,* Erfurt, 1754, p. 88.

(2) On trouve une exposition plus détaillée des changements que le système osseux subit par les progrès de l'âge, dans Seiler, *Anatomiæ corporis humani senilis specimen,* Erlangue, 1800, p. 1. Ces changements ont été fort bien décrits aussi, et de plus comparés à tous ceux qui surviennent dans le reste de l'organisme du vieillard, par Canstatt, *Ueber die Krankheiten des Alters,* Erlangue, 1839, introduct., p. 40.

(3) Portal, *loc. cit.,* vol. I, p. 294.

(4) Hensing, *Diss. de apophysibus,* dans Haller, *Select. disp. anat.,* t. VI. — La division des apophyses en *vraies,* c'est-à-dire qui n'ont jamais été épiphyses, comme l'apophyse montante de l'os maxillaire supérieur, et *fausses,* ou qui ont commencé par être des épiphyses, comme l'apophyse coracoïde, paraît n'être qu'une inutile subtilité.

physe se montre ordinairement parsemée de petites aspérités ; mais, au total, elle est excavée, et s'adapte à la surface bombée, également inégale, de la diaphyse (1). Au reste, les surfaces, tant de l'épiphyse que du corps, n'ont pas seulement un aspect soyeux ; elles cèdent encore facilement à l'action du couteau, sous laquelle elles semblent être couvertes de sablon.

Comme c'est pendant les premiers temps de la vie, jusqu'au neuvième mois, que notre corps entier croît proportionnellement avec le plus de rapidité, c'est aussi durant cette période que la formation des os marche le plus vite.

En général, le squelette arrive au terme de son développement de meilleure heure chez l'homme que chez la femme, et chez les personnes qui prennent beaucoup d'exercice que chez celles qui mènent une vie sédentaire. Parmi les maladies, celle qui nuit le plus au squelette est le rachitisme, qui non seulement l'empêche d'arriver à sa perfection, sous le rapport de la forme, mais encore retarde l'ossification, ou même la détruit.

Union et articulation des os.

1. *Articulation immobile*, ou *synarthrose* (*synarthrosis*). Elle est de trois sortes :

1° *Suture* (*sutura*) (2). On l'appelle

a. Suture dentée (*sutura dentata s. serrata*) lorsque les bords des os s'engrènent l'un dans l'autre par des dents analogues à celles d'une scie, ou par des pointes, ou par des espèces de saillies en queue d'aronde, comme dans la suture qui unit les pariétaux avec le frontal. Tel est l'aspect des parties dans le crâne desséché ; mais, pendant la vie, les os de la tête sont unis par une masse cartilagineuse, de sorte que cette suture appartient proprement à la synchondrose.

b. Harmonie (*harmonia*), quand les bords de l'os sont presque droits, ou peu courbés, et s'ajustent l'un contre l'autre, comme ceux des os propres du nez.

c. Suture écailleuse ou *squameuse* (*sutura squamosa*), quand ces bords reposent l'un sur l'autre, comme les deux écailles d'une huître, par exemple à l'union du temporal avec le pariétal.

d. Suture limbeuse (*sutura limbosa*), lorsque les bords des os à la fois s'engrènent par des dentelures et reposent l'un sur l'autre, comme à l'union des pariétaux avec le sphéno-occipital.

(1) ALBINUS, *Icones oss. factus*, tab. XVI.
(2) On laisse de côté, avec raison, l'inutile division en *sutura vera* et *sparia*, et en *sutura dentata* et *serrata*.

2º *Gomphose* ou *enclavement* (*gomphosis*) ; par exemple l'insertion des dents dans les mâchoires.

3º *Schindylèse* (*schindylesis*), quand une lame osseuse mince est reçue dans une gouttière d'un autre os. Telle est l'articulation du vomer avec les maxillaires supérieurs et les palatins.

II. *Articulation demi-mobile*, ou *amphiarthrose* (*amphiarthrosis*). Elle a lieu de deux manières :

1º Par des ligaments cartilagineux, *symphyse* (*symphysis*) ; les surfaces correspondantes de deux os sont en quelque sorte collées ensemble par des cartilages et une substance ligamenteuse, comme les vertèbres entre elles, les os coxaux entre eux et avec le sacrum.

2º Par un simple cartilage, *synchondrose* (*synchondrosis*), ce qui est le cas de tous les os de la tête, de la première paire de côtes dans son union avec la pièce sternale supérieure, et des os sternaux dans leur jonction ensemble.

Ces deux sortes d'articulations ne se voient qu'au tronc, dans le squelette complet ; car l'union du crâne, chez l'enfant, et celle des épiphyses avec les diaphyses, qui se font également par des cartilages, n'appartiennent point ici.

III. *Articulation morbide*, ou *diarthrose* (*diarthrosis, junctura, articulus*). Ici, les surfaces terminales des os, revêtues de disques cartilagineux, sont entièrement séparées l'une de l'autre, et unies seulement par des ligaments périphériques (*syndesmosis*) (1), mais de manière à ne laisser aucun vide entre elles. On compte cinq espèces de diarthrose.

1º Les surfaces articulaires des os, fortement appliquées l'une contre l'autre, ne se déplacent un peu que par l'effet d'une violence.

(1) La *syntenosis*, union par des tendons, dont on cite pour exemple la rotule, ne diffère pas de la syndesmose, car le ligament rotulien ne diffère lui-même en rien des ligaments latéraux du fémur et du tibia ; d'ailleurs, les extenseurs des doigts et des orteils servant à retenir les phalanges, il y aurait là aussi syntenose. La *synneurosis* rentre également dans la syndesmose ; car les os sternaux, qu'on donne pour exemple, sont unis ensemble par synchondrose et par syndesmose. La *synmesis*, ou réunion par des membranes, pour laquelle on allègue les os de la tête, n'existe pas ; elle repose sur une ancienne erreur qui faisait croire ces os unis ensemble par des membranes, et non par des cartilages. La *synostosis*, ou soudure définitive des épiphyses avec la diaphyse, n'est non plus qu'une subtilité ; car, tant que les apophyses subsistent, il y a synchondrose, et, après l'ossification, ce n'est plus d'une articulation qu'il s'agit, mais d'une réunion parfaite. Enfin, la *syssarcosis*, ou union par de simples parties molles, ne se rencontre pas dans le squelette humain, attendu que l'omoplate, citée comme exemple, tient par de forts ligaments à la clavicule et par conséquent au squelette.

Il y a là véritable amphiarthrose. Tel est le cas de la plupart des os carpiens et tarsiens, ainsi que des extrémités postérieures des métacarpiens et métatarsiens.

2° Le mouvement s'opère par rotation autour d'un pivot. C'est ainsi que la première vertèbre tourne autour de l'apophyse odontoïde de la seconde, ou le radius autour de la petite tête de l'humérus et du cubitus.

3° Le mouvement ressemble à celui d'une charnière. L'articulation prend alors le nom de *ginglyme* (*ginglymus*). Le mouvement n'est donc possible que dans une direction droite, parce que les os s'engrènent réciproquement par leurs surfaces. Tel est le cas du cubitus et de l'humérus, du fémur et du tibia, des deux articulations antérieures des doigts et des orteils.

4° La surface terminale sphérique d'un os est reçue dans une excavation de l'autre os, et se meut presque à la manière d'une noix. C'est l'*énarthrose* (*enarthrosis*), dont on ne connaît qu'un seul exemple, l'articulation du fémur avec l'os coxal.

5° Enfin, la surface terminale sphérique d'un os joue sur un petit enfoncement d'un autre os, ce qui constitue l'*arthrodie* (*arthrodia*). L'humérus joue de la sorte sur l'omoplate, et la première phalange des doigts sur l'os métacarpien correspondant.

Dans les articulations de la mâchoire, de la clavicule avec l'os sternal supérieur, de l'extrémité inférieure du cubitus avec le radius, et du fémur avec le tibia, il y a un disque cartilagineux entre les surfaces articulaires.

Enfoncements et saillies des os.

Les termes techniques suivants, qui se représentent à chaque instant dans la description des os, sont trop faciles à comprendre pour avoir besoin d'explication.

Les enfoncements portent les noms de *impression* (*impressio*), *cavité glénoïde* (*cavitas glenoidea*), *cavité cotyloïde* (*cavitas cotyloidea*), *fosse* ou *fossette* (*fovea, fossa*), *cellule* (*cella*), *sinus* ou *antre* (*sinus, antrum*).

Les interstices sont appelés *fissure* (*fissura*), *sillon* ou *gouttière* (*sulcus*), *échancrure* (*incisura*), *trou* (*foramen*), *canal, conduit* ou *méat* (*meatus*), *labyrinthe* (*labyrinthus*).

On nomme les saillies *tête* (*caput*), *col* (*collum, cervix*), *condyle* (*condylus*), *apophyse* (*processus, apophysis*), *tubérosité* (*tuberositas*), *épine* (*spina*), *crête* (*crista, spina continua*), *ligne* (*linea*), *style* (*stylus*), etc.

Différences du squelette suivant l'âge.

Indépendamment des différences qui ont été déjà indiquées, il faut noter encore les suivantes :

Plus le sujet est jeune, en-deçà de vingt ans, plus la tête a de volume proportionnellement au tronc et aux membres. Au second mois, la tête fait près de la moitié du reste du corps ; elle en est le quart chez l'enfant à terme, le cinquième à trois ans, le huitième chez l'adulte.

Plus l'homme est jeune, plus les os de la face sont petits relativement au crâne, plus les organes auditifs sont volumineux eu égard à ce dernier, plus les fontanelles sont grandes, plus la partie inférieure de la face est petite, plus le thorax est spacieux proportionnellement au bassin, plus les membres sont courts, plus les clavicules sont grandes, plus les os renferment encore de cartilage, plus les os larges sont lisses, plus les longs sont arrondis, plus les courts sont mal délimités, plus aussi tous ces organes reçoivent de vaisseaux.

Plus l'enfant avance en âge, plus ses mâchoires s'allongent et se portent en avant, parce que la largeur de leurs os n'augmente pas dans la même proportion que leur hauteur à l'époque de la sortie des dents, et parce que tout accroissement qu'elles prennent les reporte en avant.

L'articulation de la mâchoire inférieure est presque sur la même ligne que la gencive supérieure chez les enfants qui n'ont point encore de dents, et un peu plus élevée qu'elle seulement chez les vieillards qui ont perdu les leurs.

Chez les enfants nouveau-nés, la colonne dorsale, considérée dans son ensemble, est recourbée en arrière, à cause de la position du fœtus dans la matrice ; mais cette courbure est faible, et la colonne se trouve à peu près droite chez les embryons plus jeunes (1).

En général, le poids ou la masse des os diminue plus que leur volume (longueur, largeur et épaisseur), dans l'âge avancé. Ainsi, par exemple, un crâne de centenaire est de deux cinquièmes plus léger que celui d'un adulte.

La configuration propre à chaque âge permet de distinguer un os d'enfant d'un os d'adulte, d'un os de vieillard, sans qu'on soit obligé d'avoir égard à la grandeur. A la vérité, cette distinction est plus

___

(1) Comme l'a très bien représenté Albinus, que Portal (t. I, p. 287) justifie du reproche qui lui avait été fait sans fondement à cet égard.

facile à établir pour certains os que pour d'autres, et il y en a même quelques uns, comme les osselets de l'ouïe, dont la petitesse la rend impossible.

Les différences seront indiquées d'une manière plus précise encore à l'article de chaque os.

Différences du squelette suivant le sexe.

Le squelette de la femme (1) est plus petit et plus faible que celui de l'homme.

La tête osseuse complète, avec toutes ses dents, est plus pesante chez la femme, relativement aux autres os, ou, en d'autres termes, ceux-ci sont plus légers, eu égard au crâne. La proportion est de 6 : 1 chez la femme, et de 10 : 1 ou de 8 : 1 chez l'homme. Déjà, au premier coup d'œil, la tête paraît plus grosse, à égalité de hauteur du squelette (2).

Le crâne est plus grand proportionnellement aux os de la face ; les trous crâniens sont plus petits ; la voûte palatine, la cavité buccale entière, et toutes les cavités qui communiquent avec les fosses nasales (sinus frontaux, maxillaires, ethmoïdaux, sphénoïdaux) sont plus petites (3).

La poitrine est plus courte ; un peu plus large en haut, ou jusqu'à

(1) Cheselden (*Osteographia*, tab. 34), Tarin (*Osteographia*, tab. 23) et Sue (*Traité d'ostéologie*, pl. 4), qui ont représenté des squelettes de femme, ne peuvent être comparés, sous le rapport de l'exactitude, à Albinus dans ses figures de squelette de l'homme.—*Voyez* ACKERMANN, *De discrimine sexuum*, Mayence, 1788.— *Voyez* aussi ma *Tabula sceleti feminini, juncta descriptione*, Francfort, 1797, in-fol. — Bidloo a très bien figuré plusieurs os de femme, sans en faire la remarque. — M.-J. Weber a donné, dans son *Atlas anatomique*, une très bonne figure, de grandeur naturelle, du squelette d'homme, vu par devant et par derrière. On peut mettre en regard le squelette de femme figuré dans l'*Atlas obstétrical de Kilian* (tab. I-VI), copie de grandeur naturelle du squelette original que Sœmmerring avait donné dans sa table. Sœmmerring avait fait dessiner le squelette d'après les dimensions de la Vénus de Médicis, de même qu'on assure que celle du squelette d'homme, par Vandelaer, dans Albinus, a été faite d'après les proportions de l'Apollon du Belvédère. La figure d'Albinus, du squelette vu de côté, est copiée dans l'Atlas de la mécanique des organes locomoteurs du corps humain par les frères Weber, qui ont corrigé, d'après les mesures les plus exactes, l'inclinaison du bassin, faussement rendue dans la table d'Albinus.

(2) D'après Clarke (*Philos. Trans.*, vol. LXXI), la tête d'un enfant mâle à terme est d'un vingt-huitième à un trentième plus grosse que celle d'un enfant de l'autre sexe.

(3) DESCHAMPS, *Maladies des fosses nasales*, Paris, 1804, in-8

la hauteur de la quatrième côte, elle est plus étroite au-dessous de ce point : en outre, elle est plus mobile, moins conoïde; plus arrondie en devant, où celle de l'homme est plus plate; plus élevée au-dessus du bassin, parce qu'il y a une plus grande distance entre la dernière côte et le rebord de l'os des iles; enfin, moins saillante en avant, d'où il résulte que, dans la station, c'est la symphyse des pubis chez la femme, la poitrine, au contraire, chez l'homme, qui fait le plus de saillie, ou qui, dans la position horizontale du corps, est le plus élevée.

Presque toujours les portions cartilagineuses des vraies côtes sont un peu plus longues, eu égard aux portions osseuses. Les fausses côtes diminuent de longueur dans une proportion plus forte, jusqu'à la dernière. L'échancrure entre les cartilages des septième, huitième et neuvième côtes forme un angle beaucoup plus aigu vers le haut.

La gouttière creusée sur les corps des vertèbres, pour recevoir la moelle épinière, est plus profonde, et le canal vertébral entier est plus grand.

Les ouvertures latérales du canal vertébral, par lesquelles passent les vaisseaux et les nerfs, et qui, placées entre l'arc et les corps des vertèbres, sont formées par deux de ces dernières, mais toujours en plus grande partie par la supérieure, sont beaucoup plus grandes.

La crête des apophyses épineuses des vertèbres est moins saillante. Les os sternaux, pris ensemble, sont plus courts, et se terminent plus haut, environ à la hauteur d'une ligne horizontale comprise entre les points les plus bas de la quatrième paire de côtes, tandis que, chez l'homme, ils descendent jusqu'à une ligne tirée d'une cinquième côte à celle du côté opposé. Aussi la distance comprise entre eux et le pubis est-elle plus grande. Quelques anatomistes ajoutent qu'ils s'écartent davantage de la colonne vertébrale.

Les lombes sont plus longues.

Le promontoire, ou l'angle que la dernière vertèbre lombaire fait avec le sacrum, est plus aigu.

Le bassin (1) a tous ses diamètres plus grands. Les crêtes et les portions sciatiques des os des iles sont plus distantes les unes des autres (2).

(1) CREVE, *Beschreibung der weiblichen Beckens.* Leipzick, 1793. — On trouve de bonnes figures d'un bassin d'homme et d'un bassin de femme, placés en regard l'un de l'autre, dans LANGENBECK, *Icones anat. Osteologia*, tab. XI.

(2) Selon Dupuytren, le bassin de la femme diffère peu de celui de l'homme jusqu'à la puberté : il a une forme presque triangulaire dans les deux sexes ; mais, à cette époque, il se développe rapidement.

Les pubis sont plus écartés, ce qui fait que le ligament cartilagineux est plus large, plus épais, et cependant plus court. Les trous ovales sont plus obliques de haut en bas et de dedans en dehors.

Le sacrum fuit davantage en arrière; son extrémité inférieure, et avec elle les os coccygiens, ne font pas tant de saillie en avant.

Les cavités cotyloïdes sont plus distantes l'une de l'autre : aussi la marche est-elle moins sûre : elles sont, en outre, dirigées un peu en avant, de manière que, pendant les progrès de la grossesse, elles maintiennent mieux en équilibre le corps, dont le centre de gravité se trouve alors porté un peu plus en avant.

Les os des membres inférieurs se réunissent par le bas sous un angle moins aigu.

Les jambes sont plus courtes, les épaules plus déclives, les articulations des bras moins écartées, les membres supérieurs plus courts, les doigts plus effilés.

Les squelettes de femmes qui ont eu beaucoup d'enfants pendant leur jeunesse, se distinguent ordinairement de ceux des jeunes filles par une poitrine plus aplatie, un dos plus arrondi, et un cartilage interpubien plus large (1).

La plupart du temps, un os de femme adulte diffère d'un os d'homme, à dimensions égales, par une surface moins raboteuse, des dentelures plus petites, des sillons moins prononcés, des cavités articulaires moins profondes, une forme plus arrondie et un poli plus marqué.

Ordinairement un os long de femme se distingue d'un os long d'homme, en ce que, bien que tous deux aient non seulement la même longueur, mais encore des surfaces articulaires d'une égale étendue, la diaphyse paraît plus longue dans le premier ; aussi ces os, pris ensemble, pèsent-ils beaucoup moins, comparativement au crâne. Très souvent encore ils sont plus mous que chez l'homme. En général, ils ont quelque chose de féminin, qu'on aurait de la peine à décrire. Ils s'achèvent plus tard, c'est-à-dire que leurs extrémités demeurent plus longtemps cartilagineuses.

Le frontal a des sinus plus étroits, une glabelle plus basse, et des arcades surciliaires moins proéminentes.

Tous les os de la face sont plus délicats.

Les alvéoles du haut et du bas sont plus elliptiques chez la femme, plus arrondis chez l'homme.

____

(1) Comparez les figures d'os de femme dans Bidloo avec celles d'os d'homme, dans Albinus.

Les dents elles-mêmes sont plus petites.

Aux vertèbres, les corps sont plus hauts, et plus évidés sur les côtés ; les apophyses transverses sont plus fortement courbées en arrière, de sorte que les sillons qui règnent entre elles et les apophyses épineuses, en arrière, tout le long du dos, ont plus de profondeur ; les apophyses épineuses sont plus grêles, plus courtes et plus inclinées de haut en bas. La substance du corps de toutes les vertèbres paraît être plus dense.

Les côtes sont plus minces, moins arquées : aussi leur bord supérieur et leur bord inférieur sont-ils plus tranchants.

Quelques anatomistes pensent que les cartilages des côtes supérieures s'ossifient plus facilement chez la femme, que ceux des côtes sont plus larges, et ceux des côtes inférieures plus longs.

Parmi les os sternaux, le supérieur est d'ordinaire beaucoup plus grand, proportionnellement à l'inférieur, que chez l'homme, et fort souvent il a des dimensions telles que sa longueur n'est pas contenue, à beaucoup près, deux fois dans celle de l'inférieur, tandis que, chez l'homme, le sternum médian a une longueur double, et au-delà, de celle du supérieur. En outre, celui-ci est plus fort, relativement à l'inférieur. Cette différence sexuelle se manifeste déjà chez les plus jeunes embryons.

Les vertèbres lombaires sont plus hautes et plus élancées.

Le sacrum est plus large et plus excavé : quelques uns le croient aussi plus long (1).

Les os coccygiens sont plus étroits, plus mobiles, plus dirigés en avant, et moins saillants. Est-il vrai qu'on en rencontre plus fréquemment cinq chez la femme que chez l'homme (2) ?

Les os coxaux sont plus larges, plus aplatis, plus rejetés sur les côtés. La branche descendante du pubis se détache de la symphyse sous un plus grand angle : aussi l'angle compris entre les pubis est-il aigu chez l'homme, tandis qu'il a 80 à 90 degrés chez la femme, outre qu'il est plus arrondi. Les tubérosités sciatiques sont plus grosses et plus aplaties : l'espace compris entre elles et les cavités cotyloïdes est plus petit, l'échancrure sciatique plus grande, le trou ovale plus large. L'échancrure dans laquelle est placé le tendon du muscle obturateur externe, entre la tubérosité sciatique et la cavité cotyloïde, paraît plus étroite (3).

(1) Suivant Portal, il est plus court.

(2) Plus tard, dans la Syndesmologie, il sera question des axes du bassin de la femme.

(3) J-C. ROSENMULLER, *Diss. de singularib. et nativ. ossium corp. hum. varietatibus.* Léipzick, 1804. Ouvrage excellent.

Les clavicules sont plus droites, afin d'écarter les omoplates proportionnellement à la largeur des hanches, et de les rejeter convenablement en arrière. Chez l'homme, au contraire, elles sont plus courbes, afin de ramener les omoplates plus en devant qu'elle ne le seraient dans le cas contraire. Chez l'homme, elles se dirigent davantage de haut en bas, et les angles qu'elles font avec le sternum sont obtus, au lieu d'être presque droits, comme chez la femme.

Les omoplates sont plus petites, plus minces, plus plates : leurs angles sont plus aigus.

Les fémurs sont plus arqués d'arrière en avant; leur col fait un angle plus petit avec le corps; leur condyle interne est plus grand, plus bombé, et aussi un peu plus long que l'externe (1).

Différences du squelette suivant les individus.

Certains individus ont les os généralement plus épais que longs; d'autres, au contraire, les ont plus longs et plus larges, mais sans qu'ils aient proportionnellement plus d'épaisseur (2).

Le squelette présente quelquefois, sans qu'on puisse soupçonner l'influence d'aucune cause morbide, une tête grosse ou petite, des épaules larges ou étroites, une poitrine bombée ou plate, un dos voûté ou droit, des lombes courtes ou longues, des hanches épaisses ou minces, des cuisses arquées ou droites, des tibias élancés ou courts, des pieds et des mains longs ou courts, des orteils pointus ou obtus.

La substance même des os, ou la finesse de leur grain, paraît être sujette à varier (3).

(1) Tel est le cas du fémur que Merck a décrit dans les *Hessische Beitræge*, t. I, cah. 1. J'en possède un plus long encore, et en même temps plus épais.

(2) Meckel (*Traité d'anatomie*, trad. par Jourdan, t. I, p. 590) dit qu'ordinairement on trouve quatre os coccygiens, mais qu'il y en a parfois cinq, et que ce cas est plus commun chez les femmes. Je manque de données à cet égard.

(3) *Voyez* la mesure exacte des os d'une géante dans Bonn (*Descript. Thes. Hovii*, 462), qui cite aussi plusieurs faits semblables. Cheselden a donné, dans son *Ostéographie*, la figure du squelette d'un homme très grand et très fort. Le Muséum anatomique de Berlin possède celui d'un homme de sept pieds (*Voy.* Schaarschmidt, *Verzeichniss der Merkwuerdigkeiten des anatomischen Theaters zu Berlin*, 1750, p. 26.)

Différences des os suivant les habitudes, le genre de vie et les vêtements.

Il est des nations qui emploient des moyens particuliers pour faire prendre au crâne, aux dents, etc., certaines formes dont la description sera donnée quand il s'agira de l'anatomie des races.

Les Européennes de certaines classes cherchent, par des corsets, à renverser la forme naturelle de la cavité thorachique chez leurs filles. Cette cavité, abandonnée à la nature, est étroite en haut et large en bas ; on aime, au contraire, qu'elle soit large aux épaules et mince à lataille. Pendant quelque temps, le but semble être atteint ; mais, après l'âge de vingt-cinq ans, et souvent plus tôt, on voit une épaule devenir plus haute que l'autre, c'est-à-dire une véritable scoliose s'établir (1).

On cherche également à serrer les omoplates contre le dos, bien plus que ne le veut la nature, ou à forcer, par toutes sortes d'appareils, la colonne vertébrale à se tenir aussi droite que possible.

Chez les coiffeurs, qui dirigent le peigne d'une main tandis qu'ils ne font que tenir la chevelure de l'autre, le thorax finit par s'élever du côté actif, par l'influence continuelle des muscles de l'épaule (2). La même chose arrive souvent chez les écrivains, les savants, etc.

On a parlé de bandages herniaires qui avaient fait naître des exostoses au pubis (3).

L'exercice du cheval, durant la première jeunesse, arque les membres inférieurs.

L'équitation à l'anglaise rend l'épaule droite des femmes plus haute que l'autre (4).

L'habitude de se tenir à genoux fait acquérir plus de largeur aux rotules.

(1) *Voyez* mon *Abhandlung neber die Schaedlichkeit der Schnuerbrueste.* Léipzick, 1788. La pièce d'habillement appelée par les Anglais *backboard* rend les bras trop courts et trop petits (WALTER VAUGHAN, *On modern clothing.* Rochester, 1792).

(2) Le peu d'influence des muscles sur la forme des os est prouvé aussi par les os de nouvelle production, dans le cas de nécrose, et qui, pendant qu'ils se forment, sont exposés à l'action des puissances musculaires ; cependant cette assertion n'est exacte qu'en partie. De nouvelles observations ont fait voir que certaines difformités, par exemple les pieds-bots, dépendent principalement de l'action unilatérale des muscles, laquelle peut entraîner des changements dans les connexions ligamenteuses, et même dans la forme des os. *Comparez* surtout à ce sujet l'ouvrage de STROMEYER, *Beitrage zur operativen Orthopedik.* Hanovre, 1838. — H. BOUVIER, *Mémoires de l'Académie royale de Médecine*, Paris, 1838, t. VII, p. 411 et suiv.

(3) *British mercury*, 1790, n° 47.

(4) BLUMENBACH, *Osteologie*, n° 319.

L'usage des chaussures à hauts talons oblige les tarses et les métatarses à décrire une courbe plus forte que celle qui est prescrite par la nature, de telle sorte qu'après l'âge de vingt-cinq ans, le pied ne peut plus s'étendre en ligne droite, et que souvent même les articulations finissent par se souder d'une manière complète (1).

Les hauts talons exercent encore de l'influence sur le squelette entier, dont ils changent la direction. En effet, qu'on glisse un cône de leur hauteur sous les talons d'une personne qui se tient droite, elle devra nécessairement tomber en avant, à moins qu'elle ne prévienne la chute en rejetant le corps en arrière.

Chez tous ceux qui portent des chaussures ordinaires, les orteils sont tout au moins déformés, sinon même plus ou moins rabougris (2).

SECONDE PARTIE.

DES OS EN PARTICULIER.

CHAPITRE PREMIER.

DES OS DE LA TÊTE.

ARTICLE PREMIER. — DES OS DU CRANE.

Os frontal.

L'*os frontal* (*os frontis*), séparé des autres pièces du crâne, peut être comparé à une coquille, sous le point de vue de sa configuration, car il est convexe en dehors et concave en dedans.

Il forme la partie supérieure, antérieure et un peu interne du crâne, la paroi supérieure de l'orbite et la partie la plus élevée de la cavité nasale. D'après cela, on le divise en portion frontale, portions orbitaires, droite et gauche, et portion nasale. Ces diverses portions sont faciles à distinguer l'une de l'autre à l'extérieur.

La *portion frontale* (*pars frontalis*), la plus considérable et la plus épaisse de toutes, est convexe et lisse à l'extérieur, où elle offre seulement quelques petits trous et des traces légères de vaisseaux sanguins. Les *arcades surciliaires* (*arcus superciliares*), qui la sépa-

(1) Il y en a des exemples dans la collection de Sœmmerring.

(2) *Voyez* l'excellent ouvrage de Camper sur la meilleure forme à donner aux souliers, dans ses *Kleinere Schriften*, t. I, cah. I, p. 119. — Les nouvelles modes ont amené de grands changements sous ce rapport.

rent des portions orbitaires, forment deux courbes, au-dessus de chacune desquelles on remarque, dans le point où commence l'ossification du frontal, une faible éminence, appelée *bosse frontale* (*tuber frontale*), dont la saillie n'est très prononcée que chez les sujets qui ont été atteints de rachitisme. Intérieurement on découvre, au même endroit, un enfoncement dans lequel se loge l'extrémité du lobe antérieur du cerveau. Chez les sujets âgés surtout, il s'élève de chaque côté, au-dessus de la racine du nez, un renflement, qui tantôt se confond avec son congénère, et tantôt en demeure distinct. Ce renflement est souvent percé d'un grand nombre de petits trous, et, la plupart du temps, il décèle, par son plus ou moins d'élévation et de largeur, les sinus frontaux situés derrière lui. Entre les bosses frontales et les renflements dont il vient d'être parlé, se trouve un espace appelé en latin *glabella*, et généralement remarquable par l'absence des poils du sourcil à la peau qui le recouvre. Sur les côtés, on aperçoit la trace raboteuse de l'insertion du muscle temporal, circonscrite par un rebord arqué (*planum semi-circulare*).

Les *portions orbitaires* (*partes orbitales*) font angle avec la précédente ; leur face inférieure se continue avec elle par les arcades surciliaires, et leur épaisseur est bien moins considérable. Elles ont la forme d'une voûte plus ou moins surbaissée, dont le pourtour est triangulaire. Au côté externe de cette voûte on voit, outre des traces inconstantes de vaisseaux, une excavation nommée *fosse lacrymale* (*fossa glandulæ lacrymalis*), qui loge la glande du même nom. Au côté interne, il existe ordinairement une petite *fossette*, plus rarement une épine (*fovea s. spina trochlearis*), parfois toutes deux ensemble, servant à l'attache de la poulie du muscle grand oblique de l'œil. Les deux portions orbitaires sont séparées l'une de l'autre par l'*échancrure ethmoïdale* (*incisura ethmoidalis*). En dehors, chacune d'elles se prolonge en une apophyse appelée *malaire*, ou *zygomatique* (*apophysis malaris s. processus zygomaticus*).

La *portion nasale* (*pars nasalis*) est comprise entre les deux portions orbitaires. Sa partie antérieure est épaisse et garnie d'inégalités par le moyen desquelles s'effectuent les sutures qui l'unissent avec les os propres du nez et l'ethmoïde. Il s'en élève une saillie pointue, appelée *épine nasale* (*spina nasalis*), qui supporte l'ethmoïde et les os propres du nez. Derrière cette épine, et au-dessus, sont les *sinus frontaux* (*sinus frontales*). Les deux parties postérieures de la portion nasale sont séparées par des crêtes tranchantes, et forment pour ainsi dire le couvercle des cellules ethmoïdales.

La *face interne* du frontal est en quelque sorte mieux jointoyée que l'externe, de manière qu'on y distingue moins aisément les trois portions dont l'os se compose. Sur la ligne médiane, elle est partagée en deux moitiés, l'une droite et l'autre gauche, par une *crête* (*crista interna*), qui commence à l'épine frontale. Cette crête dégénère peu à peu vers le haut en une *gouttière* (*sulcus frontalis*), ou du moins s'y affaisse beaucoup; elle donne attache à la faux du cerveau. Vers le bas, on remarque, principalement sur les portions orbitaires, des élévations et des dépressions correspondantes à celles du lobe antérieur du cerveau (*impressiones digitatæ et juga cerebralia*), et qui sont tantôt plus, tantôt moins prononcées. On découvre aussi partout des sillons plus ou moins profonds, dans lesquels sont reçues les ramifications des artères antérieures et moyennes de la dure-mère; quelquefois on aperçoit, sur les côtés de la gouttière frontale, de petits enfoncements qui logeaient les corpuscules appelés glandes de Pacchioni.

La *substance* de l'os frontal est creusée de cellules médullaires dans les points où elle a le plus d'épaisseur. Mais, en devant, les deux tables s'écartent l'une de l'autre, et l'espace qu'elles laissent entre elles constitue les *sinus frontaux*. Ces sinus, très variables, sont séparés par une cloison, tantôt entière, tantôt perforée, parfois aussi double, qui s'élève de l'épine nasale, et qu'on ne rencontre pas toujours. Ils sont quelquefois divisés en plusieurs compartiments. Rarement celui d'un côté est-il disposé exactement de même que celui du côté opposé. Chez certains sujets, les sinus frontaux occupent presque toute la portion orbitaire du frontal, et se prolongent en arrière jusque dans les petites ailes du sphénoïde. Ils communiquent d'une manière très diversifiée avec les cellules ethmoïdales, et s'ouvrent dans la partie antérieure du moyen méat des fosses nasales.

Parmi les trous de l'os frontal, on distingue :

1º Le *trou sus-orbitaire* (*foramen supra-orbitalis*), qui n'est, la plupart du temps, qu'une simple échancrure, et qui livre passage au rameau frontal de la première branche de la cinquième paire de nerfs, accompagné de quelques vaisseaux sanguins. Ce trou est rarement divisé en deux par une lame, ou double, ou même triple; plus rarement encore ressemble-t-il à un canal. On remarque en cet endroit de petits pertuis, par lesquels passent des vaisseaux sanguins et des filets nerveux, qui se rendent dans les sinus frontaux. Quelquefois le trou sus-orbitaire est le point de départ de sillons qui montent sur le front, et qui indiquent la trace de vaisseaux et de nerfs.

2º Les *trous orbitaires internes* (*foramina orbitaria interiora s. ethmoidea*) sont, à proprement parler, des demi-canaux ou des canaux entiers, creusés obliquement dans la portion nasale. On en compte ou deux assez grands, ou trois, quatre, et jusqu'à cinq, plus petits, dont ordinairement l'antérieur est plus considérable. Ils sont formés tantôt par le frontal seul, ce qui arrive surtout à l'antérieur, tantôt à la fois par le frontal et l'ethmoïde. L'antérieur donne passage au rameau nasal de la première branche du nerf de la cinquième paire, ainsi qu'à une petite artère ; les postérieurs reçoivent des branches de l'artère ophthalmique.

3° Quelquefois, mais rarement, la fosse lacrymale est percée d'un trou considérable, par lequel pénètre alors l'artère lacrymale, née de la méningée antérieure (1).

4° Le *trou borgne* (*foramen cæcum*), situé à la face interne, est formé tantôt par le frontal seul, tantôt par cet os et l'ethmoïde simultanément. Le commencement de la faux du cerveau s'insinue dans ce trou, qui livre quelquefois passage à des ramuscules des artères ophthalmiques, destinés aux sinus frontaux, mais d'où, plus fréquemment, sortent de petites veines, qui vont se jeter dans le sinus falciforme.

L'os frontal s'*articule :* 1° en haut et en arrière avec les pariétaux, au moyen de la suture coronale ; 2° en bas et en arrière, par ses portions orbitaires, avec les petites ailes, les grandes ailes et le corps du sphénoïde ; 3° en dehors, par ses apophyses malaires, avec les os de la pommette ; 4° par les parties latérales de sa portion nasale, avec l'ethmoïde ; 5° enfin, par la partie antérieure de cette même portion et par l'épine nasale, avec l'ethmoïde et les os propres du nez ; puis, plus en dehors, avec l'apophyse montante du maxillaire supérieur.

Il fournit des points d'attache à plusieurs muscles. Le frontal et le surcilier s'insèrent à l'arcade surciliaire ; en bas, et latéralement, le temporal ; en dedans, et à la portion orbitaire, la poulie du grand oblique de l'œil.

Chez l'enfant à terme, on trouve toujours cet os composé de deux pièces totalement séparées et symétriques, dont la soudure, partielle à l'expiration de la première année, est complète à celle de la seconde. Ces deux pièces ne tiennent l'une à l'autre et aux autres os que par une membrane cartilagineuse ; elles forment la grande fontanelle, conjointement avec les pariétaux. Les sinus frontaux sont fort petits durant les premières années de la vie ; ils ne se développent qu'après l'âge de la puberté. A douze ans encore on n'en aperçoit

---

(1) HALLER, *Icones anat.*, fascic. VII, tab. VI. — Il n'est pas rare non plus de ne rencontrer cette variété que d'un seul côté.

qu'un vestige inférieurement ; car l'emplacement qu'ils doivent occuper un jour est rempli d'abord par de véritables cellules médullaires.

Anomalies. Quelquefois, chez l'un comme chez l'autre sexe, que le front soit bas ou d'une hauteur médiocre, qu'il soit large ou étroit, l'os frontal demeure, pendant toute la vie, partagé en deux portions distinctes l'une de l'autre, par une suture longitudinale (*sutura frontalis*). Alors il y a deux frontaux, l'un à droite, l'autre à gauche. Ordinairement, en pareil cas, le front est plus large que haut ; mais souvent la suture frontale n'est marquée qu'à l'extérieur. Sur la partie la plus inférieure, et supérieurement, on n'en découvre qu'une faible trace, de peu d'étendue (1).

Chez quelques personnes, le frontal est peu bombé, aplati et bas (2) : chez d'autres, au contraire, il est plus haut que large, de manière que, dans certaines têtes, on voit la région de la suture frontale s'élever en sorte de dos d'âne. Quelquefois l'os se porte presque perpendiculairement en haut, et sa portion orbitaire n'est point horizontale, mais elle se dirige en avant, et semble avoir été tirée de bas en haut. Dans d'autres cas, cet os est d'une brièveté extraordinaire. On trouve parfois son sommet, sur la ligne médiane, presque angulaire, et non arrondi comme de coutume. Enfin, il n'est pas rare de rencontrer de petits os wormiens entre lui et la suture sagittale.

Mais ce sont surtout les sinus frontaux qui varient sous le rapport de leur étendue, de leur division, de leur forme, de leur communication avec les cavités voisines de l'ethmoïde, et de leurs orifices. Il leur arrive quelquefois de marquer entièrement d'un côté (3).

Os pariétaux.

Les *os pariétaux* (*ossa verticis s. bregmatis s. parietalia*) (4), les plus simples de tous ceux du crâne, en forment la partie supérieure, moyenne et latérale.

---

(1) Lorsque l'accroissement du cerveau s'opère avec rapidité, et l'ossification avec lenteur, le frontal demeure divisé en deux (HUXAULD, dans les *Mém. de l'Acad. des sciences*, 1740, p. 372.)

(2) LAVATER, *L'art de connaître les hommes par la physionomie*, t. IV, p. 138.

(3) Ordinairement la cloison s'incline à droite, de sorte que l'ampleur du sinus frontal gauche dépasse celle du droit (Blumenbach et Isenflamm, dans ROSENMULLER, *Beitraege*, t. I, cah. 1, p. 21). — Nous avons sous les yeux un frontal dans lequel le contraire a lieu d'une manière très prononcée (*Note du traducteur*).

(4) Albinus a représenté les deux os pariétaux articulés ensemble (tab. oss. I, III), séparés l'un de l'autre (tab. VI), et d'après un enfant (*Icon. oss. fœtus*, tab. I).

Chacun d'eux, pris à part, représente une coquille carrée. L'angle supérieur antérieur, qui est presque droit, porte le nom d'*angle frontal* (*angulus frontalis*); l'inférieur antérieur, celui d'*angle sphénoïdal* (*angulus sphenoideus*); le supérieur postérieur, qui est le plus obtus de tous, celui d'*angle occipital* (*angulus occipitalis*); enfin le postérieur inférieur, celui d'*angle mastoïdien* (*angulus mastoideus*). Les quatre bords, dont la réunion donne naissance à ces angles, sont : le *bord supérieur*, ou *sagittal* (*margo sagittalis*), qui est le plus long et le plus droit; le *bord antérieur*, ou *coronal* (*margo coronalis*); le *bord inférieur*, ou *temporal* (*margo temporalis*), qui est le plus court, le plus mince et le plus courbe; enfin le *bord postérieur*, ou *occipital*, ou *lambdoïdien* (*margo occipitalis*), qui est le plus épais.

La *face externe* des pariétaux est convexe. Elle offre, sur chacun des deux os, une élévation très prononcée surtout chez les sujets qui ont été rachitiques. Cette élévation, appelée *bosse pariétale* (*tuber parietale*), correspond à la région la plus large du crâne. La moitié supérieure de la face externe est assez lisse; mais l'inférieure est raboteuse, à cause de l'insertion du muscle temporal, dont le bord demi-circulaire se décèle par une trace qui se continue avec un rebord analogue du frontal, et contribue ainsi à produire la *surface semi-circulaire* (*planum semi-circulare*). Quelquefois cette surface présente des sillons marquant le trajet de l'artère temporale profonde.

La *face interne* est concave. On aperçoit, dans toute son étendue, jusqu'à son bord supérieur, des vestiges de l'artère méningée moyenne, dont les branches principales montent entre l'angle sphénoïdal et l'angle mastoïdien. Ce sont des sillons, tantôt faibles, et tantôt profonds, qui parfois même constituent de véritables canaux, sur divers points de leur étendue, mais de préférence à leur origine. Les impressions correspondantes aux circonvolutions cérébrales sont très peu marquées, si ce n'est inférieurement. Les deux os pariétaux forment, à l'endroit de leur réunion, dans la suture sagittale, un sillon commun, qui s'élargit d'avant en arrière, et qui est la trace du sinus longitudinal supérieur de la dure-mère. Chez certains sujets, ce sillon appartient principalement, ou même uniquement, à l'un des deux os. Sur ses côtés, on découvre plusieurs enfoncements, variables eu égard à la situation, au nombre, à l'étendue et à la profondeur, qui correspondent aux glandes de Pacchioni. Ordinairement, on voit, à l'angle mastoïdien, un sillon analogue, mais court, qui est la trace du sinus transverse de la dure-mère.

La *substance* de l'os pariétal, fort épaisse en arrière, ne l'est qu'un peu moins en avant : c'est à la partie antérieure de la portion temporale qu'elle a le moins d'épaisseur.

Les deux os s'articulent ensemble, à leur bord supérieur, par la *suture sagittale* (*sutura sagittalis*), en arrière avec l'occipital, par la *suture lambdoïde* (*sutura lambdoidea*), en bas, par la plus grande partie de leur bord temporal, qui est taillé en biseau, avec le temporal (*sutura squamosa*), puis en devant avec les grandes ailes du sphénoïde. Leur bord antérieur est joint au frontal par la suture coronale.

Sur les côtés de la suture sagittale, mais plus en arrière qu'en avant, se font remarquer les *trous pariétaux* (*foramina parietalia*), auxquels il arrive souvent que le diamètre de l'un surpasse l'autre. Tantôt ces trous sont doubles, et tantôt ils manquent de l'un et de l'autre côté. Ils ont rarement une forme oblongue et des dimensions énormes (1). Ils livrent passage à une couple de veines, qui vont du cuir chevelu au sinus longitudinal de la dure-mère ; aussi la région qu'ils occupent est-elle très favorable pour opérer une déplétion immédiate de sang, au moyen des sangsues.

Le temporal est le seul muscle qui prenne attache au pariétal ; il s'insère latéralement à cet os.

L'angle frontal et l'angle mastoïdien sont purement cartilagineux chez l'enfant nouveau-né ; de là résultent des fontanelles, qui ne s'ossifient que vers la seconde année.

Anomalies. Parmi les aberrations de l'état normal, il faut citer : la persistance des fontanelles jusqu'après la vingtième année ; la soudure qui confond parfois les pariétaux en un seul os, le long de la suture sagittale ; la division, assez rare, d'un de ces os, ou des deux, en une moitié supérieure et une moitié inférieure, par une suture oblique complète (2). Il arrive quelquefois à cette suture de ne pas comprendre toute l'épaisseur de l'os. L'existence d'une suture plus ou moins verticale paraît être fort rare.

(1) LOBSTEIN, *Diss. de nervis duræ matris*, Strasbourg, 1772 ; dans la planche annexée à l'ouvrage.

(2) Parmi plusieurs observations relatives à cette anomalie, il en est une récente, publiée par Sœmmerring, dans TIEDEMANN, *Zeitschrift fuer Physiologie*, t. II, P. I, tab. I et II.

Os sphéno-occipital.

L'*os sphéno-occipital* (*os basilare s. spheno-occipitale*) (1), le plus épais de tous ceux du crâne, forme le milieu et la région postérieure de cette boîte, c'est-à-dire sa base, la partie sur laquelle repose la masse cérébrale, avec les origines de tous les nerfs cérébraux, qui livre passage à tous ces nerfs, l'olfactif, l'acoustique et le facial exceptés, ainsi qu'à toutes les artères du cerveau, qui fournit des attaches aux muscles par lesquels la tête est mise en mouvement et qui enfin unit la tête à la colonne vertébrale.

On divise cet os en deux parties : l'une *antérieure*, ou *sphénoïdale*, l'autre *postérieure*, ou *occipitale*, qui, jusqu'à l'âge de quinze ou seize ans, demeurent séparées l'une de l'autre par une lamelle cartilagineuse, mais qui, plus tard, se soudent ensemble d'une manière si intime qu'on n'aperçoit pas la moindre trace de séparation à l'intérieur, et qu'à peine en reste-t-il une légère à l'extérieur; absolument de même que, dans un os long, le corps se confond peu à peu avec les extrémités, qui d'abord avaient été séparées de lui (2).

A. OS OCCIPITAL.

L'*os occipital* (*os occipitis*), considéré en masse, est convexe en

(1) Sœmmerring, le premier, a décrit ensemble le sphénoïde et l'occipital, qu'avant lui tous les anatomistes considéraient comme deux os distincts, et il s'y est décidé parce qu'ils ne forment qu'une seule et unique pièce longtemps déjà avant que beaucoup d'autres os aient acquis tout leur développement. On voit, dit-il, que je pars d'un tout autre principe que ne le prétend Geoffroy Saint-Hilaire (*Annales du Mus. d'hist. nat.*, t. X, p. 234). Les meilleurs anatomistes, comme J.-F. Meckel, E.-H. Weber et Krause, ont adopté la manière de voir de Sœmmerring; mais ils décrivent les deux pièces de l'os basilaire chacune à part, ce qui a aussi ses avantages. Lauth, et surtout M.-J. Weber, au contraire, isolent complétement ces deux os, et le second rejette même, très probablement à tort, l'opinion exprimée par Sœmmerring (*Voyez* son *Handbuch der Anatomie*, t. I, p. 39). A proprement parler, les deux manières de voir peuvent se concilier ensemble. Si, en effet, on considère le crâne comme un composé de vertèbres, il est plus convenable d'admettre que le sphénoïde et l'occipital sont deux os totalement distincts (à titre de vertèbres céphaliques); mais si l'on se fonde sur la suture normale qui a lieu entre eux lorsque le squelette est complétement formé, ils ne représentent en réalité qu'un seul os. — On trouve une figure de l'os basilaire dans Albinus (tab. oss. I-VI; chaque os séparément, tab. VI), et de ce même os chez l'enfant, dans Albinus (*Icon. oss. fœtus*, tab. II, IV) et Langenbeck (*Icon. anatom. osteolog.*, tab. XV, fig. 15 et 16).

(2) La soudure n'a lieu quelquefois qu'après la vingtième année, mais c'est une exception.

dehors et concave en dedans. Il se compose, chez l'enfant, de quatre parties, savoir : la *portion occipitale*, ou *squameuse* (**pars occipitalis s. squama ossis occipitis**), les *portions latérales*, ou *condyloïdiennes*, droite et gauche (*partes condyloideæ*), et la *portion antérieure*, ou *basilaire* (*pars basilaris*).

La *portion occipitale* offre, à l'extérieur, de chaque côté de sa moitié inférieure, deux *lignes courbes*, l'une *supérieure*, l'autre *inférieure* (*linea semilunaris s. transversalis superior et inferior*), qui sont raboteuses, forment ensemble un demi-cercle, et se réunissent en une tubérosité, tantôt très prononcée, tantôt fort peu saillante, *protubérance occipitale externe* (*protuberantia occipitalis externa*), de laquelle descend verticalement la *crête occipitale externe* (*spina occipitalis externa*).

Inférieurement, cette portion, outre quelques traces de vaisseaux, présente, à peu près dans le milieu, une élévation, nommé *protubérance occipitale interne* (*protuberantia occipitalis interna*), au sommet de laquelle aboutit la prolongation de la gouttière pariétale, insensiblement élargie, qui loge le sinus longitudinal supérieur. Cette gouttière se continue, à droite et à gauche, avec un sillon plus large (*sulci transversi s. laterales*), qui descend, en décrivant un arc, jusqu'à l'échancrure destinée à recevoir la veine jugulaire : le sillon du côté droit est ordinairement situé plus haut et plus marqué que l'autre, ce qui le fait paraître la continuation immédiate de la gouttière. De la protubérance descend une *crête* (1), parfois très aiguë, rarement double (*spina s. crista occipitalis interna*), à laquelle s'attache la faux du cervelet. La protubérance se trouve donc au milieu de lignes saillantes qui se croisent (*lineæ cruciatæ*). Dans les fosses situées au-dessus des bras de cette croix, on aperçoit les impressions (*juga cerebralia*) du lobe postérieur du cerveau. Quelquefois on découvre encore, surtout à droite, un sillon considérable, qui descend le long de la crête interne : c'est la trace du sinus occipital postérieur, qui s'étend le long du bord du trou occipital, jusqu'au trou déchiré postérieur ; parfois aussi, autour du trou occipital, on remarque le vestige d'un sinus circulaire. Les fosses situées au-dessous des bras de la croix reçoivent les deux moitiés du cervelet, séparées par la petite faux.

La *portion condyloïdienne* droite est séparée de la gauche, en ar-

---

(1) Cette crête est plus prononcée et plus forte dans les têtes d'hommes que dans celles de femmes (ISENFLAMM, *Beitrage*, p. 22).

rière, par la portion occipitale, et en devant par la portion basilaire. Chacune de ces deux portions se distingue extérieurement par le condyle qu'elle supporte, et à la formation duquel elle contribue le plus, si l'on excepte seulement la partie antérieure. Les *condyles (condyli)*, destinés à l'articulation de la tête avec l'atlas, convergent l'un vers l'autre en devant : ils sont d'ordinaire faiblement convexes, parfois presque plans, plus longs que larges, et offrent leur plus grande largeur à leur partie moyenne. Tantôt étroits à leur extrémité antérieure et larges à la postérieure, tantôt, au contraire, rétrécis à leurs deux extrémités, ils sont quelquefois comme contournés. Toujours leur bord externe est plus élevé que l'interne : dans certains cas, chacun de ces bords se trouve pour ainsi dire divisé en deux moitiés. Le long de l'externe règne un sillon raboteux, qui sert à l'insertion du ligament articulaire, et l'interne offre des inégalités dues à l'attache du ligament qui vient de l'apophyse odontoïde de la seconde vertèbre cervicale. Derrière eux se voient de petites fossettes contenant de la graisse articulaire, et les *canaux condyloïdiens postérieurs (canales condyloidei postici)*, servant au passage de veines qui viennent de la nuque pour se jeter dans les sinus de la dure-mère. A leurs côtés on remarque une aspérité, ou un petit tubercule, voisin de l'apophyse styloïde du temporal, qui donne attache au muscle droit latéral de la tête.

Intérieurement, chaque portion condyloïdienne offre des enfoncements et des saillies contribuant à former le trou déchiré postérieur, en sorte qu'elle produit, pour s'adosser à la partie la plus postérieure du rocher, une *apophyse épineuse (processus jugularis s. spinosus)*, immédiatement derrière laquelle se trouve l'extrémité de la gouttière logeant le sinus latéral. De cette gouttière s'élève un petit tubercule au-dessous duquel est situé le canal destiné au nerf grand hypoglosse.

La *portion basilaire* forme, à l'extérieur, le reste des condyles. C'est une sorte d'apophyse, rugueuse à sa face externe, qui se soude avec le corps du sphénoïde. Sa partie moyenne, contre laquelle s'applique le pharynx, offre une forte élévation, appelée *épine basilaire (spina basilaris)*; de chaque côté de cette dernière s'en trouve une plus aiguë, destinée à l'insertion du grand et du petit muscle droits internes de la tête. Entre elle et le condyle, on aperçoit un sillon lisse, qui reçoit le ligament articulaire. Intérieurement, la portion basilaire est légèrement concave, et l'on y aperçoit, dans l'endroit où elle touche au rocher, un sillon, plus marqué tantôt au côté droit, tantôt au côté gauche, qui loge le sinus pétreux inférieur.

La *substance* de l'occipital n'a pas la même épaisseur partout ; les parties les plus épaisses de cet os sont celles où il présente des tubérosités à l'extérieur et à l'intérieur ; les plus minces, celles qui couvrent les deux moitié du cervelet.

On remarque à cet os les ouvertures suivantes :

1° Le grand *trou occipital* (*foramen occipitale magnum*), qui a, la plupart du temps, une figure ovalaire, de sorte que son diamètre d'avant en arrière surpasse en longueur celui d'un côté à l'autre. Rarement est-il plutôt arrondi qu'oblong. Il se compose des quatre bords arqués des quatre portions de l'os. Outre la moelle épinière, entourée de sa gaîne méningienne, il laisse passer quelques vaisseaux sanguins, artériels et veineux, de cette moelle, le nerf accessoire et les artères vertébrales.

2° La portion condyloïdienne forme, de concert avec le rocher du temporal, un trou considérable, appelé *trou déchiré postérieur* (*foramen jugulare s. lacerum*), par lequel passent la veine jugulaire interne, le nerf glosso-pharyngien, la dizième et la onzième paire de nerfs cérébraux. La grandeur et la forme de ce trou varient singulièrement (1). Quelquefois le nerf glosso-pharyngien est séparé des autres par une lamelle osseuse. Parfois aussi il y a, en devant, une échancrure semi-lunaire spéciale pour le nerf accessoire.

3° Au-dessus des condyles se trouvent les *trous condyloïdiens antérieurs* (*foramina condyloidea anteriora*), canaux courts et assez larges, qui se dirigent obliquement de dedans en dehors, et qui sont d'ordinaire simples, bien qu'on les voie assez fréquemment divisés à demi ou en totalité, et même parfois réellement doubles. C'est par eux que le nerf grand hypoglosse sort du crâne, et ordinairement aussi qu'une petite artère pénètre dans cette cavité.

4° Derrière les condyles sont situés les *trous condyloïdiens postérieurs* (*foramina condyloidea posteriora*), à travers lesquels passent de petites veines qui vont se jeter dans les sinus transverses : parfois aussi ils laissent pénétrer de petites artères destinées à la dure-mère, les méningées postérieures. L'inconstance de ces vaisseaux fait qu'assez souvent le trou condyloïdien postérieur manque d'un côté, ou même des deux côtés à la fois.

5° Les ouvertures les moins constantes sont les *trous mastoïdiens*

(1) Autenrieth et Meckel ont trouvé le trou déchiré plus grand du côté droit que du côté gauche, chez la femme ; le contraire se voit plus fréquemment chez l'homme que chez cette dernière. En général, le trou déchiré droit est plus grand que le gauche.

(*foramina mastoidea*), placés à l'union de l'os avec l'apophyse mastoïde. Lorsqu'ils ne manquent pas entièrement, ils sont formés tantôt par l'occipital ou le temporal seul, tantôt par ces deux os en commun.

Quelquefois on remarque, à la crête occipitale externe, un ou deux trous par lesquels passent des vaisseaux sanguins.

Les muscles suivants s'attachent à l'occipital ; à la ligne courbe supérieure, en haut le muscle occipital, en bas le trapèze et une partie du sterno-cléido-mastoïdien, enfin, immédiatement au-dessous de celui-ci, une partie du splénius et du digastrique de la nuque ; à la ligne courbe inférieure, le complexus, puis latéralement le grand droit postérieur et l'oblique supérieur de la tête ; au-dessous d'eux, la ligne présente, de chaque côté, un enfoncement raboteux, destiné à l'insertion du petit droit postérieur de la tête. Les attaches du droit latéral et de l'oblique supérieur de la tête, ainsi que celles du constricteur supérieur du pharynx, ont déjà été mentionnées.

B. OS SPHÉNOÏDE.

L'*os sphénoïde* (*os sphenoideum s. alœforme s. sphenoideum*) est situé au milieu de la base du crâne. On le divise en *portion médiane*, ou *corps*, et *apophyses*, dont on distingue trois paires, les *supérieures* ou *petites ailes*, les *médianes* ou *grandes ailes*, et les *inférieures* ou *apophyses ptérygoïdes*.

Le *corps* (*corpus*), ou, chez l'adulte, la continuation de la portion basilaire de l'occipital, est la région la plus épaisse, et s'adosse à l'ethmoïde. Il offre, d'avant en arrière, une lame tranchante, le *bec du sphénoïde* (*rostrum sphenoidale*), qui naît quelquefois de la rencontre des *cornets sphénoïdaux* (*cornua sphenoidea*), s'adapte, par son bord supérieur, à la lame perpendiculaire de l'ethmoïde, est reçue, par l'inférieur, entre les lames du vomer, et concourt ainsi à produire la cloison des fosses nasales : la corne postérieure de l'os palatin s'y applique. Supérieurement, du côté de la face interne ou crânienne, le corps présente un enfoncement arrondi, destiné à la glande pituitaire, et qu'on nomme *selle turcique* (*sella equina s. turcica s. Ephippium*). Cet enfoncement est limité, en devant, par un renflement tuberculeux (*tuberculum sellæ equinæ*), en arrière, par une paroi la plupart du temps verticale (*dorsum ephippii*), qui figure ordinairement un plan incliné (*clivus*) à sa partie postérieure. Le dos de la selle se prolonge en deux pointes, appelées *apophyses clinoïdes postérieures* (*processus clinoidei posteriores*). Fréquemment aussi il naît, de la base du renflement antérieur, deux autres apophyses (*pro-*

cessus clinoidei medii), qui demeurent presque toujours petites, et se confondent avec les *apophyses clinoïdes antérieures* (*processus clinoidei anteriores*). Ces dernières, dont les dimensions sont considérables, naissent par un jambage étroit (1), et contribuent à circonscrire le trou optique. Quelquefois les apophyses clinoïdes postérieures et antérieures sont soudées ensemble ; elles forment alors un anneau autour de l'artère carotide interne.

Sur la paroi latérale de la selle on aperçoit une dépression semicirculaire, ou seulement une trace de l'artère carotide, qui s'étend de bas en haut, sans avoir beaucoup de profondeur, s'infléchit ensuite, et se termine par une échancrure semi-lunaire de l'angle postérieur de la petite aile. Lorsque les apophyses clinoïdes sont soudées ensemble, on découvre, derrière le trou optique, deux autres trous, destinés, le postérieur à l'artère carotide, et l'antérieur à l'artère ophthalmique. Autour de la glande pituitaire, logée dans la selle turcique, la dure-mère, tendue au-dessus des os, forme le sinus caverneux.

Il arrive quelquefois qu'une petite lame, partant de la base, en dessous, entre le trou rond et le trou ovale, s'applique extérieurement autour de l'artère carotide interne, comme si elle voulait se prolonger en pyramide vers l'orifice antérieur du canal de cette artère. C'est ce qu'on nomme la *languette* (*lingula*). Mais, parfois aussi, au lieu de cette lamelle, on aperçoit une petite pièce osseuse, tout-à-fait distincte, et engagée dans la dure-mère (2).

Sur le renflement de la selle turcique, qui presque toujours offre en haut un sillon transversal, repose le chiasma des nerfs optiques. Ce sillon, qui, insensiblement, se dirige de côté, en devant et un peu en bas, finit par se continuer avec les trous destinés au passage des nerfs optiques et des artères ophthalmiques, trous percés eux-mêmes dans celles des racines des petites ailes qui partent du corps du sphénoïde. A leur origine, ou en arrière, ces trous paraissent anguleux

(1) Les descriptions des anatomistes diffèrent un peu les unes des autres, en ce qui concerne les apophyses clinoïdes : aussi Krause dit que les antérieures naissent par deux racines, qui laissent entre elles le trou optique. Mais il est plus exact de regarder la racine antérieure comme appartenant aux petites ailes. J'ai suivi, dans la description, les anciens anatomistes, dont quelques uns, Lochge, par exemple, ont fait de cet os difficile une peinture exacte, vraie et préférable en certains points à celle de Sœmmerring. (*Note de Wagner.*)

(2) MECKEL, *De quinto pari*, p. 21. — Caldani (*Opusc. anat.*, Padoue, 1803, p. 43-48) traite à part de cette petite pièce osseuse, et en donne une très bonne figure.

des deux côtés, principalement en dedans; mais ils s'arrondissent peu à peu à mesure qu'ils se portent en avant.

Le corps du sphénoïde renferme deux cavités, l'une à droite, l'autre à gauche, qu'on appelle *sinus sphénoïdaux* (*sinus sphenoidei*). Ces cavités sont séparées par une mince cloison verticale, et, de même que les sinus frontaux, elles varient beaucoup d'étendue et de configuration. Tantôt la droite et tantôt la gauche a plus d'ampleur que l'autre : ici, elles paraissent divisées en compartiments, là elles s'étendent de bas en haut jusque dans les petites ailes; ailleurs, au contraire, c'est jusqu'au trou occipital qu'elles se prolongent. Elles s'ouvrent en devant, par un trou arrondi, dans le méat supérieur des fosses nasales. Quelquefois, chez les adultes, on les trouve remplacées par de simples cellules médullaires. Dans certains cas, elles ne sont formées en bas que par les cornets sphénoïdaux. Rarement communiquent-elles avec la cavité crânienne par un trou percé dans la selle turcique.

Les *petites ailes* (*alæ superiores s. minores*) s'étendent de chaque côté. Larges à leur base, qui est légèrement inclinée de bas en haut, elles se terminent par une pointe mince, nommée *apophyse ensiforme* (*processus ensiformis*). Leur bord antérieur est mince : il s'unit, par une suture légèrement dentée, avec le frontal et l'ethmoïde. Le postérieur, libre, arqué, tranchant, forme en arrière un angle un peu plus épais, quelquefois recourbé en crochet, par le moyen duquel il se confond avec l'apophyse clinoïde antérieure, et qui concourt à produire cette dernière; il marque la limite entre les lobes antérieurs et les lobes postérieurs du cerveau, et contribue aussi un peu à former la paroi supérieure de l'orbite. La face supérieure laisse ordinairement apercevoir le reste des impressions du lobe cérébral antérieur. L'inférieure est lisse.

Les *grandes ailes* (*alæ majores*) partent du corps de l'os, qui va en s'élargissant de haut en bas. Elles remplissent l'espace compris entre le frontal, le pariétal et le temporal. La *fente sphénoïdale* (*fissura sphenoidalis s. orbitalis superior*), oblique de haut en bas, et plus large en dedans qu'en dehors, les sépare des petites ailes. Le bord par lequel elles dessinent la partie inférieure de cette fente est oblique. De là chacune d'elles s'étend en avant et de côté, comme font les petites ailes, et va s'unir en devant et en haut avec le frontal par une large surface triangulaire et raboteuse, en devant et en bas avec l'os de la pommette, en dehors et en haut avec le pariétal par un petit bord circulaire, enfin en dehors et en bas avec la portion squameuse du temporal par un autre bord semi-circulaire plus étendu. Le bord postérieur, qui est le plus court, s'applique à la portion cartilagineuse de la trompe d'Eustache, et est en même temps contigu au rocher. A la réunion des bords externe et postérieur, qui se fait sous un angle aigu, on remarque une apophyse dirigée vers le bas, et appelée *épine sphénoïdale* (*processus spinosus s. spina sphenoidalis*), sur laquelle s'élève parfois aussi une petite lame osseuse (*ala parva Ingrassiæ*). A l'intérieur, la grande aile est concave, et marquée de sillons et d'impressions qui correspondent tant à l'artère méningée moyenne qu'à celles des circonvolutions du cerveau auxquelles elle sert de soutien. Extérieurement, elle est faiblement excavée ; une espèce de crête irrégulière la divise en deux portions, l'une supérieure, plus grande, à laquelle s'attache le muscle temporal, et l'inférieure, plus petite, qui sert à l'insertion du muscle ptérygoïdien externe. Au côté interne, elle présente une surface irrégulièrement rhomboïdale, très peu arquée vers le haut seulement, qui forme la plus grande partie de la paroi externe et postérieure de l'orbite. Le bord supérieur de cette surface forme la fente sphénoïdale avec la petite aile, et l'inférieur la *fente sphéno-maxillaire* (*fissura spheno-maxillaris s. orbitalis inferior*) avec l'os maxillaire.

Les *apophyses ptérygoïdes* (*processus pterygoidei*), continuation à la fois du corps et des grandes ailes, se portent presque directement de haut en bas, vers les os maxillaires supérieurs et les palatins, ou du moins s'écartent très peu sur le côté. Chacune d'elles est creusée en arrière d'une cavité de plus en plus profonde à mesure qu'elle s'approche davantage du sommet de l'apophyse. Cette cavité, destinée à l'insertion du muscle ptérygoïdien interne, porte le nom de *fosse ptérygoïdienne* (*fossa pterygoidea*). Elle finit par partager l'apophyse en deux lames, l'une interne, plus étroite et plus épaisse (*lamina interna*), l'autre externe, plus large et plus mince (*lamina externa*), qui sont séparées l'une de l'autre par un vide considérable, appelé *échancrure ptérygo-palatine* (*fissura pterygo-palatina*), dans laquelle la partie externe de l'os palatin se trouve enchâssée de manière qu'elle s'unit à la lame externe par une suture dentelée et à l'externe par une suture lisse. La lame externe offre une légère concavité et quelques aspérités pour l'insertion du muscle ptérygoïdien externe ; elle se termine en arrière par un bord tranchant et par une pointe plus ou moins aiguë. L'interne, qui descend en ligne droite, est garnie d'aspérités sur celle de ses faces qui regarde la fosse ptérygoïdienne, tandis que l'autre est lisse : elle se termine par un crochet tourné obliquement en arrière et en dehors, et garni d'un petit bouton à l'extrémité, qu'on nomme *crochet ptérygoïdien* (*hamulus pterygoideus*). Cette lame offre en haut un sillon (*sulcus pterygopalatinus*) pour les nerfs palatins supérieurs et l'artère palatine supérieure. Plus près encore de sa base, elle donne naissance à une lame (*apophysis vaginalis*), qui s'applique aux cornets sphénoïdaux, et dans laquelle s'insinue la partie supérieure et horizontale du vomer.

Parmi les trous et conduits du sphénoïde, on doit remarquer les suivants :

1° Le *trou optique* (*foramen opticum*), situé à la base de chaque petite aile, et qui livre passage au nerf optique, ainsi qu'à l'artère ophthalmique. C'est ordinairement un large canal, long de quatre lignes. Il est rare que l'artère ophthalmique passe par un trou spécial.

2° La *fente sphénoïdale*, ou *orbitaire supérieure*, par laquelle passent, outre des vaisseaux sanguins, la troisième paire de nerfs, la quatrième, la sixième, et la première branche de la cinquième.

3° La *fente sphéno-maxillaire*, ou *orbitaire inférieure*, qui n'est formée qu'en haut et en dehors par le bord inférieur de la grande aile ; elle livre passage à la troisième branche du nerf de la cinquième paire.

4° Le *trou rond* (*foramen rotundum*), par lequel cette même branche nerveuse sort du crâne, est, à proprement parler, un court canal, creusé à la base de la grande aile, et dirigé d'arrière en avant. La plupart du temps, il offre en arrière un sillon peu profond (*sulcus nervi maxillaris superioris*).

5° Le *trou ovale* (*foramen ovale*), souvent fort allongé, quelquefois aussi tout-à-fait rond, et rarement double, qui se voit à l'extrémité postérieure et inférieure de la grande aile. Dirigé un peu obliquement en dehors, il livre passage à la troisième branche du nerf de la cinquième paire.

6° Des trous vasculaires inconstants, au côté interne du précédent.

7° Le *trou épineux*, ou *sphéno-épineux* (*foramen spinosum*), situé derrière le trou ovale et au-devant de l'épine du sphénoïde, sert au passage du tronc de l'artère méningée moyenne et d'une veine. Quelquefois il est remplacé par un simple sillon, qui ne devient un véritable trou que par l'adossement du rocher. Parfois aussi le trou destiné à la veine est distinct de celui de l'artère.

8° Le *conduit vidien* ou *ptérygoïdien* (*canalis vidianus s. pterygoideus*), destiné à un nerf récurrent de la seconde branche de la cinquième paire, est situé au-dessus de la racine de la grande aile, près de son union avec le corps, et par conséquent en dedans. Il se dirige à peu près horizontalement d'arrière en avant, et sa longueur est d'environ huit lignes sur un sphénoïde isolé ; son orifice antérieur est plus large et plus apparent que le postérieur.

9° Rarement aperçoit-on, dans la paroi orbitaire, ou au-dessus, un trou (1) par lequel une branche de l'artère méningée moyenne et une veine s'introduisent dans l'orbite, car presque toujours ces vaisseaux passent par la fente sphénoïdale.

Il ne s'attache qu'un petit nombre de muscles au sphénoïde : le ptérygoïdien interne à la fosse ptérygoïde, l'externe à la face externe de la lame externe de l'apophyse ptérygoïde, le temporal à la face externe de la grande aile, enfin le péristaphylin externe au voisinage de l'insertion de la trompe d'Eustache ; le tendon de ce dernier muscle se réfléchit sur le crochet ptérygoïdien.

L'os basilaire s'articule avec tous les autres os du crâne et avec plusieurs de ceux de la face.

Chez les enfants, il se compose de neuf pièces, dont quatre appartiennent à l'occipital (portion squameuse, portions articulaires et base), et cinq au sphénoïde (petites ailes, corps et grandes ailes, avec les apophyses ptérygoïdes) ; la portion squameuse semble comme fendue à l'angle lambdoïdien. Vers la vingtième année a lieu la soudure des deux os, qui s'observe constamment chez l'adulte.

Os temporaux.

Les *os temporaux* (*ossa temporum*) (2) ferment le crâne en bas, dans le milieu et sur le côté ; ils contiennent les organes de l'audition.

Chacun d'eux est séparé : 1° de l'occipital et du sphénoïde, en partie par une suture, en partie par une harmonie, ou par une masse ligamento-cartilagineuse interposée entre eux ; 2° du pariétal par la suture écailleuse ; 3° de l'apophyse zygomatique du malaire par une suture dentelée. L'os maxillaire inférieur y est attaché par des ligaments.

On peut le partager en deux portions, qui sont distinctes l'une de l'autre chez les enfants : la *portion squameuse* (*pars squamosa*), et la *portion pétrée* (*pars petrosa, pyramis*), appelée aussi *rocher*. La *portion mastoïdienne* (*pars mastoidea*), que quelques anatomistes isolent, n'est qu'un appendice de la squameuse.

(1) Albinus, tab. I, x; tab. 5, fig. 7, U.
(2. Albinus, tab. oss. I, II, III (les deux os articulés, tab. VI (l'os isolé). Il a représenté l'os chez l'enfant. *Icon. oss. fœtus*, t. III.

La face externe de cet os est inégale et raboteuse en arrière ; elle se prolonge, vers le bas, en une tubérosité, appelée *apophyse mastoïde* (*processus mastoideus*), qui donne attache au muscle sterno-cléido-mastoïdien, et qui varie beaucoup, étant arrondie ou arquée, plus ou moins obtuse ou pointue, plus ou moins lisse ou raboteuse, plus ou moins plane ou bombée, enfin revêtue à l'extérieur d'une croûte plus ou moins épaisse. Les cellules que cette apophyse renferme présentent aussi de nombreuses variétés, car elles sont tantôt petites, nombreuses et très serrées, tantôt grandes, en petit nombre et fort écartées les unes des autres (1). Ces cellules communiquent avec la caisse du tympan (2). Au côté interne de l'apophyse se remarque une profonde échancrure, la *rainure digastrique* ou *mastoïdienne* (*incisura mastoidea*), à laquelle s'insère le ventre postérieur du muscle digastrique de la mâchoire inférieure. Plus en dedans s'en trouve une autre, que loge l'artère occipitale (3). Entre ces deux rainures s'élève une petite tubérosité, qui figure parfois une seconde apophyse mastoïde. Au-dessus de cette dernière apophyse règne une dépression peu profonde. Puis vient la portion squameuse proprement dite, dont la surface, légèrement bombée, présente des inégalités dues aux insertions du muscle temporal, et chez certains sujets aussi quelques traces de l'artère temporale profonde. De sa partie inférieure s'élève l'*apophyse zygomatique* ou *jugale* (*processus zygomaticus*), qui, née par une base large, se contourne bientôt de telle sorte que ses deux faces, d'abord horizontales, deviennent peu à peu verticales. Au-dessous de la base de cette apophyse, on aperçoit, en arrière, une *cavité articulaire* oblongue (*cavitas articularis*), qu'une fissure sépare du conduit auditif. En arrière de cette cavité s'élève un tubercule, et en avant une tubérosité transversale (*tuber articulare*), au-dessous de laquelle le condyle de la mâchoire inférieure joue par le moyen d'un disque cartilagineux interposé. Cette tubérosité est un peu plus large en dehors qu'en dedans, parce que l'extrémité externe correspondante du condyle de la mâchoire décrit dans ses mouvements un cercle plus grand que celui de l'extrémité interne. La fissure, qu'on nomme *fêlure* ou *scissure de*

(1) ARNEMANN, *Bemerkungen ueber die Durchbohrung des processus mastoideus*. Gœttingue, 1792, tab. I et II.

(2) Bell attribue aux excavations de l'apophyse mastoïde l'usage de renforcer le son.

(3) Sœmmerring se trompe en attribuant à cette rainure l'attache du muscle petit complexus, qui s'insère plus en dehors et en bas, à l'apophyse mastoïde elle-même.

Glaser (*fissura Glaseri*), est destinée au passage d'un filet nerveux que le facial envoie à la branche linguale de la cinquième paire (*corde du tympan*), du tendon du muscle externe du marteau, et de quelques petits vaisseaux artériels et veineux. L'apophyse zygomatique s'unit à l'os de la pommette par une suture dentelée, et de là résulte une arcade, dont le bord inférieur, plus court, présente d'abord une échancrure, puis, à sa jonction avec l'os malaire, un tubercule, tandis que le bord supérieur, plus long, un peu inégal, mais tranchant, se continue avec celui de l'os jugal par une surface plane. Du reste, la face externe de cette apophyse est moins lisse que l'interne.

La face interne du temporal offre, dans la portion squameuse de l'os, le bord qui, d'abord couvert par la grande aile du sphénoïde, recouvre ensuite par une large surface le bord inférieur du pariétal. On y remarque, en outre, des impressions correspondantes aux circonvolutions cérébrales, et des traces de l'artère méningée moyenne.

La substance de la portion squameuse est assez mince en divers points.

Cette portion est séparée de la portion pétreuse, en dedans et dans toute sa longueur, par une trace qui persiste jusqu'à l'âge le plus avancé, et qui ressemble presque à une suture écailleuse.

La portion pétreuse, obliquement dirigée d'arrière en avant et de dehors en dedans, affecte la forme d'une pyramide triangulaire. On y distingue trois faces, antérieure, postérieure et inférieure, dont les deux premières, nettement séparées l'une de l'autre par un rebord anguleux, sont visibles dans l'intérieur du crâne.

La face antérieure se rétrécit peu à peu d'arrière en avant. Outre qu'elle contribue à la formation du sillon qui loge un sinus de la dure-mère situé sur l'os basilaire, elle offre encore : 1° l'orifice supérieur du canal carotidien, qui décrit une arcade dans l'os ; 2° quand la languette du sphénoïde n'existe pas, une petite pièce osseuse, de forme arrondie, et totalement séparée ; 3° dans le milieu, entre la portion squameuse et le rocher, la portion osseuse de la trompe d'Eustache, ainsi que le conduit, à demi osseux et à demi membraneux, qui se trouve au-dessus de cette dernière, pour le muscle tenseur du tympan ; 4° au-dessus de ce conduit, plus en haut et en dedans, un sillon simple ou double, menant à un trou (*hiatus canalis Fallopis*), par lequel passent, outre de petits vaisseaux sanguins, le nerf pétreux superficiel, provenant de la seconde branche de la cinquième paire ; 5° plus haut, une éminence considérable, ou parfois une simple élévation transversale (*eminentia arcuata*), qui marque l'emplacement du canal demi-circulaire supérieur caché dans la substance de l'os. Du reste, cette face est parsemée d'inégalités correspondantes aux anfractuosités du cerveau. Sur le bord supérieur, ou immédiatement au-devant de lui, se trouve une longue dépression, en forme de gouttière, qui est la trace du sinus pétreux supérieur. On découvre aussi plus en arrière celle du sinus pétreux postérieur, en avant celle du sinus pétreux antérieur, et plus en devant encore, immédiatement au-dessus de l'orifice du canal carotidien, au sommet du rocher, une échancrure semi-lunaire, ou une dépression, qui reçoit la cinquième paire de nerfs.

La face postérieure du rocher présente une grande ouverture, le *trou auditif interne* (*meatus s. porus acusticus internus*), qui conduit au *canal commun des nerfs de l'audition* (*canalis communis nervorum auditus*). Ce canal, destiné aux nerfs facial et auditif, se dirige obliquement de dedans en dehors et d'arrière en avant ; une saillie indique la séparation des deux paires de nerfs ; le nerf auditif pénètre dans l'ouverture inférieure, qui est la plus grande, et le facial dans la supérieure, qui est la plus petite. Ce dernier parcourt ensuite un canal spécial et courbe, jusqu'à sa sortie par le trou stylo-mastoïdien. En arrière, la face postérieure est concave, pour loger tant le cervelet que le sinus transverse, dont le sillon se prolonge ensuite sur l'os occipital. Communément on trouve jusque dans l'âge le plus avancé, immédiatement au-dessus de ce canal, et près du sillon destiné au sinus pétreux supérieur, une fissure ou un petit trou, vestige d'un état de choses qui existait chez l'enfant, lorsque la dure-mère pénétrait dans une sorte de trou borgne au-dessous de l'arc du canal semi-circulaire supérieur. L'emplacement du conduit semi-circulaire postérieur est indiqué par une légère saillie, à peine sensible chez l'adulte. Inférieurement, à environ cinq lignes au-dessous du bord du trou auditif interne, se trouve placé l'orifice de l'aqueduc du vestibule, canal unique et un peu aplati (1), d'où part un sillon qui va gagner le trou déchiré postérieur. Ce canal est plus difficile à apercevoir sur un crâne non désarticulé que sur un temporal isolé, à cause d'une lamelle osseuse qui le recouvre. Enfin, la face postérieure du rocher se termine par une grande excavation (*fosse sigmoidea*), qui est l'extrémité de la trace du sinus transverse de la dure-mère, et où l'on aperçoit l'orifice interne des cellules mastoï-

____

(1) Cotugno, *De aquaeductibus auris*, tab. I. — Meckel, *Diss. de labyrinthi auris contentis.* Strasbourg, 1777, fig. 4, 5.

diennes. Cette excavation se termine en avant par un bord arqué, qui limite le trou déchiré postérieur en dedans et en bas, et qui parfois offre, pour le passage du nerf accessoire, une échancrure qui, chez certains sujets, est presque convertie en trou, soit par le temporal lui-même, soit par l'adossement de l'occipital (1).

La face inférieure du rocher offre une lame osseuse qui se roule en quelque sorte sur elle-même de bas en haut, pour former un tube, d'où résulte le *conduit auditif externe* (*meatus auditorius externus*). Cette lame se prolonge, vers le bas, en un bord plus ou moins long et plus ou moins obtus, immédiatement derrière lequel se dessine l'*apophyse styloïde* (*processus styloideus*), qui sort d'un enfoncement, comme d'une gaîne quelquefois très déchiquetée sur le bord. L'apophyse styloïde, dirigée en bas et en dedans, est tantôt fort courte, et tantôt longue de plus d'un pouce, droite ou courbe, quelquefois plus ou moins contournée et noueuse, enfin plus ou moins aiguë ou obtuse ; chez certains sujets, elle est interrompue par une ou même par deux portions ligamenteuses ou cartilagineuses. On aperçoit quelquefois dans l'apophyse mastoïde, ou même souvent entre son bord et celui de l'os occipital, soit un grand trou, soit deux ou trois petits canaux courts, variables eu égard au nombre, à la forme et aux dimensions, par lesquels le sang passe de l'extérieur de la tête dans le sinus transverse, comme le prouvent et leur direction et la plus grande ampleur qu'ils offrent à l'intérieur (*canales mastoidei et foramen mastoideum posterius*) (2). Il est vraisemblable que ces trous, comme beaucoup d'autres semblables qui se voient au crâne, livrent aussi passage à des vaisseaux lymphatiques. Entre l'apophyse mastoïde et l'apophyse styloïde, plus près toutefois de cette dernière, existe le *trou stylo-mastoïdien* (*foramen stylo-mastoideum*), qui est l'orifice extérieur du canal destiné au nerf facial. Au-devant de l'apophyse styloïde, et près d'elle, s'étend, de dehors en dedans, la fosse jugu-

(1) *Spatium trigonum pro nervo glosso-pharyngeo*, de Kilian.

(2) Ordinairement, mais non toutefois d'une manière constante, il existe un trou mastoïdien postérieur considérable, par lequel passe toujours un gros et court tronc veineux allant des veines occipitales au sinus transverse de la dure-mère. Ce trou est, en général, voisin du bord de la suture qui unit le temporal à l'occipital, et quelquefois il se trouve dans cette suture même, de sorte qu'alors il est formé en commun par les deux os. Comme il est situé très près de la superficie, l'emplacement convient très bien pour la soustraction immédiate du sang au moyen des sangsues. Parfois aussi l'artère méningée postérieure pénètre en cet endroit dans le crâne, et alors les os offrent des vestiges de son passage.

laire, destinée à loger le golfe de la veine du même nom, le nerf glosso-pharyngien et l'accessoire ; cette fosse est tantôt large et en même temps profonde, tantôt étroite et superficielle, de même que l'échancrure de son bord, pour le reste de la veine jugulaire, paraît tantôt plus et tantôt moins prononcée de haut en bas. Quelquefois cette échancrure est tellement divisée par une lamelle osseuse que le nerf accessoire se trouve pour ainsi dire séparé des autres parties. Immédiatement au-devant de la fosse jugulaire, se trouve l'entrée du canal carotidien, qui n'en est séparé que par une crête. Enfin, entre la fosse jugulaire et le canal carotidien, au bord antérieur, là où la face antérieure et la face postérieure se confondent ensemble, on découvre l'orifice conique de l'aqueduc du limaçon (*aditus ad aquæductum cochleæ*), d'où part un sillon aboutissant au trou déchiré postérieur.

Indépendamment des trous et canaux dont il a déjà été question, le temporal en présente deux encore, qui n'ont été bien décrits que dans ces derniers temps.

1° Vers le milieu, à peu près, du rocher, dans le petit espace compris entre la fosse jugulaire, le canal carotidien et l'ouverture de l'aqueduc du limaçon, il se trouve une petite fossette (*fossula petrosa s. apertura inferior canalis tympanici*), dans laquelle est logé le ganglion pétreux du nerf glosso-pharyngien, ganglion d'où part un filet nerveux qui pénètre dans l'os et parcourt le *canal tympanique* (*canalis tympanicus*), lequel aboutit à la face supérieure du rocher par une ouverture spéciale (*apertura superior canalis tympanici*), en dehors et au-devant du hiatus de Fallope.

2° Deux ouvertures très petites (*aperturæ externæ canaliculi mastoidei*), qui se trouvent immédiatement à l'entrée du conduit auditif externe, dans une petite fissure située entre son bord et l'apophyse mastoïde, et qui mènent au conduit mastoïdien (*canaliculus mastoideus*), lequel s'abouche dans la partie inférieure du conduit de Fallope, un peu au-dessus du trou stylo-mastoïdien, près de l'ouverture par laquelle passe la corde du tympan : là se trouve la branche auriculaire de la paire vague qui traverse ces ouvertures pour aller gagner l'oreille externe (1).

La substance du rocher est extrêmement compacte et dure.

Chez l'enfant nouveau-né, l'os temporal a une tout autre forme que chez l'adulte. Le labyrinthe est complétement développé, ainsi

___

(1) Les deux canaux et ouvertures ont été exactement décrits et figurés par Arnold, dans TIEDEMANN, *Zeitschrift fuer Physiologie*, 1831, t. IV, p. 283, pl. XII, fig. 1-5.

que les osselets de l'ouïe ; mais la portion squameuse est entièrement séparée du rocher : au lieu du conduit auditif externe, qui, chez l'adulte, forme un large tuyau osseux, on n'aperçoit qu'un simple anneau osseux, dans un sillon duquel la membrane du tympan se trouve enchâssée comme un verre de montre ; la portion mastoïdienne est à peine perceptible ; le rocher, les apophyses articulaires et la cavité glénoïde ne sont pas encore bien distincts ; le rocher incomplet laisse apercevoir clairement le labyrinthe contenu dans son intérieur : au-dessous du canal semi-circulaire supérieur, il y a une excavation dans laquelle pénètre la dure-mère. Avec l'âge, le labyrinthe se cache de plus en plus.

Au temporal s'attachent les muscles suivants : le temporal, le masséter, le sterno-cléido-mastoïdien, le petit complexus, le splénius, le digastrique du cou, et le muscle postérieur de l'oreille. De l'apophyse styloïde naissent le stylo-glosse, le stylo-hyoïdien et le stylo-pharyngien. Les muscles des osselets de l'ouïe sont situés, avec ceux-ci, dans la profondeur du rocher.

Os ethmoïde.

L'*os ethmoïde* (*os ethmoideum s. cribriforme*) (1), le plus délicat de tous ceux de la tête, remplit le vide du frontal dans le crâne, et concourt à la formation de l'orbite. Il est séparé par des lignes du frontal, dans l'échancrure de ce dernier et l'orbite, des os propres du nez, de la partie supérieure du sphénoïde dans le crâne et de son bec dans la cavité nasale, des os maxillaires supérieurs dans l'orbite et la cavité nasale, des os palatins en arrière dans le nez, du vomer, des os unguis dans les cavités orbitaire et nasale, enfin des cornets inférieurs, qui parfois s'y adossent.

On y distingue une partie moyenne et deux parties latérales.

La *partie moyenne* offre en dessus, dans le crâne, l'*apophyse crista galli*, éminence aplatie latéralement, dont le bord postérieur, plus ou moins tranchant, et parfois incliné à droite ou à gauche, s'amincit et s'abaisse peu à peu jusqu'à ce qu'il se termine par une portion plus forte, appelée *apophyse sphénoïdale* (*apophysis sphenoidalis*), qui touche au sphénoïde : son bord antérieur présente deux petites ailes, qui couvrent les fossettes creusées à la partie in-

---

(1) Albinus a représenté cet os en place (tab. oss. I, III, IV, V) et isolé (tab. IV-V). Scarpa en a donné aussi une excellente figure dans ses *Annotat. anat.*, lib. 2, tab. 1 et 2. Albinus l'a figuré chez l'enfant (*Icon. oss. fœtus*, tab. 2).

férieure de la crête frontale, de concert avec laquelle il lui arrive quelquefois de former le trou borgne. A cette apophyse s'attache le commencement de la faux du cerveau. Ordinairement elle est pourvue de cellules médullaires en dedans ; mais parfois aussi elle se trouve creusée d'une cavité, qui communique avec les sinus frontaux. De chaque côté, on remarque une lame horizontale, allongée, et percée de trous, qui porte le nom de *lame criblée* (*lamina cribrosa*). Cette lame remplit le vide que laissent entre elles les portions orbitaires du coronal. Sa forme excavée fait qu'elle est située plus bas que le sphénoïde et le frontal, qui la circonscrivent. Sa longueur, sa largeur, son épaisseur, sa situation et sa figure varient beaucoup. A proprement parler, les parties latérales de l'ethmoïde n'en sont que des prolongements, ce qui fait qu'après la séparation de l'os, on ne la distingue pas toujours bien nettement de ces dernières. Enfin la partie moyenne descend verticalement dans la cavité nasale, sous la forme d'une lame mince, assez souvent courbée, qui tantôt dépasse les cornets moyens, et tantôt ne se porte point aussi bas qu'eux ; cette lame, appelée *lame perpendiculaire* (*lamina perpendicularis*), constitue la partie supérieure de la cloison des fosses nasales ; en devant, elle s'applique à l'épine nasale du frontal, ou même s'étend jusqu'aux os propres du nez, dans le cas où l'épine nasale est très forte : en bas, elle se fixe, par un bord renflé et en quelque sorte spongieux, au cartilage formant la cloison du nez ; en arrière, elle est embrassée par le vomer et adossée au bec du sphénoïde. Quelquefois elle se confond en arrière avec les parties latérales de l'ethmoïde, pour former conjointement avec elle les *cornets sphénoïdaux*, ou *cornets de Bertin* (*cornua sphenoidalia*) (1).

Le plus ordinairement, les cornets de Bertin sont inséparables du sphénoïde. Souvent aussi ils font corps tant avec cet os qu'avec l'ethmoïde. Rarement ils représentent de petites pièces osseuses, latéralement distinctes, qui closent la cavité sphénoïdale par le bas. Ce qu'il y a de plus rare, c'est qu'ils fassent exclusivement partie de l'ethmoïde, et qu'ils se séparent avec lui du sphénoïde.

Les *parties latérales* de l'ethmoïde, qu'on appelle aussi les *masses latérales*, ou le *labyrinthe* de cet os, forment en haut et en dehors un assemblage de cellules ; mais lorsqu'on les examine en dedans et

---

(1) Ces cornets sont fréquemment soudés au vomer, ce qui fait que Santorini et Lieutaud regardent l'ethmoïde et le vomer comme ne constituant qu'un seul os. Bœhmer en a donné une figure fort exacte (*Osteologia*, tab. 1*).

par derrière, on y découvre deux lamelles recourbées, qui portent le nom de *cornets ethmoïdaux*.

Les *cellules ethmoïdales* (*cellulæ ethmoïdales*) (1), variables sous le rapport du nombre, de la situation, de la configuration, des dimensions et du mode d'ouverture, sont couvertes et closes en haut par des lamelles osseuses qui leur appartiennent en propre, mais principalement par l'os frontal. Il semble quelquefois y en avoir deux, et même, sur certains points, trois rangées superposées. Du côté externe, elles sont fermées, en partie par l'os unguis, et en plus grande partie par une lame osseuse particulière, qui constitue la paroi interne de l'orbite, et qui est connue sous le nom de *lame papyracée* (*lamina papyracea*). En devant, où elles présentent le plus d'ouvertures, elles le sont par le frontal et l'onguis, et communiquent par conséquent avec les sinus frontaux. En arrière, elles le sont par une paroi qui leur appartient en propre, mais principalement par la sphénoïde, et même quelquefois aussi par l'os palatin. Au contraire, en bas et en dedans, elles s'ouvrent, les antérieures dans le méat moyen des fosses nasales, et les postérieures dans le méat supérieur (2). En effet, lorsque l'on contemple l'os ethmoïde par derrière, on découvre une lame osseuse qui se détache à peu près de la moitié de la longueur des masses latérales, et se porte en arrière, en se roulant sur elle-même, de manière à tourner sa concavité vers la cloison et sa convexité vers l'orbite. Cette lame, que termine souvent un rebord spongieux, est appelée *cornet supérieur (concha superior s. os turbinatum s. spongiosum superius)* (3).

Une autre lame, de longueur presque double, réunie en devant avec la précédente, mais distincte d'elle en arrière, se porte également en bas, mais présente un rebord spongieux plus épais, et se roule

(1) Les cellules ethmoïdales ont été partagées, d'après les particularités décrites dans ce paragraphe, en *antérieures* ou *orbitaires* (*cellulæ orbitariæ*), *moyennes* ou *frontales* , *cellulæ frontales* , et *postérieures* ou *palatines* (*cellulæ palatinæ*).

(2) Haller en a donné de très exactes figures (*Icon.*, fasc. 4 , *Tab. narium internarum* . Mais on en trouve de plus belles encore dans SOEMMERRING , *Abbildungen der Organe des Geruchs* , Francfort, 1809, tab. V.

(3) Telle est du moins l'apparence de l'os, quoique, quand tout est encore couvert de la membrane pituitaire, ce cornet semble se courber comme le moyen. Dans l'état frais, on serait tenté de croire à l'existence d'un quatrième cornet, supérieur aux trois autres, parce que la membrane muqueuse forme un petit pli. —*Voyez* SANTORINI , *Posth.*, tab. 4. — SOEMMERRING , *Abbildungen der Harorgane*, tab. IV, fig. XVII, représentant la coupe des fosses nasales, mais surtout les parties de profil (tab. III. fig. II).

en sens inverse, c'est-à-dire tourne sa concavité vers l'orbite et sa convexité vers la cloison des fosses nasales. C'est le *cornet moyen*, qui forme quelquefois, sur le côté, une espèce de vésicule ou d'ampoule.

De l'angle inférieur de la lame papyracée descend une petite lamelle recourbée en devant, comme un crochet, qu'on appelle *petite apophyse unciforme de l'ethmoïde* (*processus uncinatus minor*), et qui, située en devant et en dehors, s'adapte à l'os unguis (1). Une autre lamelle, constituant la *grande apophyse unciforme de l'ethmoïde* (*processus uncinatus major*), affectant la forme d'une étroite et mince lame, souvent percée de petits trous, et recourbée en arrière et en dehors, descend, dans une direction opposée, entre le cornet moyen et la lame papyracée, pour gagner l'os maxillaire supérieur et le cornet inférieur, avec lesquels elle s'unit par une extrémité dentelée, qui entre aussi un peu en rapport avec l'os unguis.

Les surfaces des lamelles qui forment les cellules et la cloison nasale sont à peu près lisses ; on y aperçoit seulement quelques légères empreintes de vaisseaux et de nerfs ; mais la surface des cornets qui regarde le nez est pleine de petits trous et de petits canaux, outre qu'elle présente aussi plusieurs traces de vaisseaux.

Les trous de la lame criblée peuvent être rapportés, de chaque côté, à deux séries, l'une interne, l'autre externe. Ceux de la série externe conduisent les branches du nerf olfactif aux masses latérales, dans les canaux des cornets supérieur et moyen (2). Ceux de la série interne, le long de l'apophyse crista galli, sont au nombre de sept à neuf, et livrent passage aux nerfs de la cloison (3). Parmi ces derniers, l'antérieur se fait ordinairement remarquer par sa forme oblongue, qui lui donne de la ressemblance avec une fente. En y regardant de plus près, on voit qu'ils sont, à proprement parler, les orifices de petits canaux fort courts, qu'on aperçoit plus distinctement à la face inférieure de la lame criblée. C'est en devant qu'on découvre le plus de petits trous entre ces deux séries de grands. Quelques uns des canalicules sont tellement courts que leur longueur dépasse à peine l'épaisseur de la lame criblée : cependant ils conduisent obliquement

---

(1) Cette apophyse, qui, sans contredit, existe ordinairement, et qu'Albinus avait déjà décrite, est admise par Sœmmerring et Meckel. E.-H. Weber et Krause n'en parlent point. M.-J. Weber en a donné une exacte description. Elle varie tellement, ainsi que la grande, qu'il semble réellement y avoir un peu d'arbitraire à l'admettre.

(2) Ils ont été bien représentés par Scarpa (tab. II, fig. I); cependant ces canalicules superficiels ne sont pas également prononcés dans tous les crânes.

(3) Voyez, à leur égard, l'ouvrage de Scarpa.

dans quelques petits canaux plus longs. D'autres canalicules s'étendent à travers la lame perpendiculaire, et parmi ces derniers, les antérieurs, qui sont les plus courts, ont une direction oblique d'arrière en avant; les médians descendent pour la plupart en ligne droite, et ont une longueur moyenne; les postérieurs sont obliques d'avant en arrière, et deviennent peu à peu de plus en plus longs. Quelquefois cependant il y en a, dans le nombre, qui se distinguent des autres par leur longueur plus considérable. Les canalicules qui sont la continuation des trous de la série externe ne se font remarquer que sur le côté tourné vers la cloison nasale; les uns sont courts, et les autres si longs, qu'ils atteignent jusqu'au bord inférieur du cornet moyen. La plupart se dirigent d'avant en arrière. Indépendamment d'eux, le cornet moyen présente aussi une couple de sillons transversaux, qui sont destinés à des rameaux de la seconde branche de la cinquième paire de nerfs.

Les trous communs qui existent dans l'orbite et au côté interne du frontal (*foramina ethmoïdea*), ont été décrits à l'occasion de ce dernier os.

Chez l'enfant à terme, l'ethmoïde n'est développé que d'une manière fort incomplète encore : toute la partie moyenne ne s'ossifie qu'après la naissance, et les masses latérales ont encore pris si peu de développement, que la paroi interne et la paroi externe se touchent presque; la lame criblée n'a que la consistance d'une membrane cartilagineuse, et sa largeur absolue dépasse même celle qu'on lui connaît chez l'adulte; elle se rétrécit à mesure que, par les progrès de l'évolution, les parois interne et externe des masses latérales s'écartent l'une de l'autre. La portion médiane, ou la lame perpendiculaire et l'apophyse crista galli, ne se forment ou ne s'ossifient que durant les six derniers mois de la seconde année. Inférieurement la lame perpendiculaire demeure cartilagineuse pendant toute la vie. L'ethmoïde se compose donc encore, chez l'enfant, de trois parties, la médiane et les deux masses latérales.

Anomalies. Il n'est pas rare de trouver la lame papyracée divisée en plusieurs petites lamelles.

ARTICLE II.

DES OS DE LA FACE.

Os maxillaires supérieurs.

Les *os maxillaires supérieurs* (*maxillæ superiores, ossa malæ*) (1) sont les plus considérables de os de la face. Tous les autres, à l'exception de la mâchoire inférieure, n'en sont pour ainsi dire que des appendices. Ils concourent beaucoup à la formation des cavités orbitaires et nasales, forment en grande partie les joues et le palais, et supportent la rangée supérieure des dents.

Chacun d'eux est séparé du frontal par une suture, de l'ethmoïde, de l'unguis et de l'os propre du nez par une ligne, de l'os palatin par des lignes et des sutures, de l'os jugal par une suture, du maxillaire supérieur opposé par une suture, du cornet inférieur par des lignes, et du vomer par une harmonie.

On le partage en corps et en apophyses frontale ou nasale, malaire, alvéolaire et palatine.

Quatre faces peuvent être admises au corps, l'externe ou faciale, la supérieure ou orbitaire, l'inférieure ou palatine, et l'interne ou nasale.

La *face externe*, ou *faciale*, ou *malaire* (*facies malaris*), la plus étendue de toutes, offre en bas un rebord arrondi (*limbus alveolaris*), sur lequel des élévations indiquent, en avant surtout, les racines des dents contenues dans son intérieur. En arrière, elle forme un angle saillant, appelé *tubérosité maxillaire* (*tuberositas maxillaris*) (2), qui présente non seulement des sillons et des trous pour les vaisseaux et les nerfs des dents postérieures, mais encore des rugosités servant à l'attache du muscle buccinateur. Conjointement avec l'apophyse malaire, qui offre d'abord des aspérités destinées à l'insertion du muscle masseter, et qui ensuite se prolonge, par une échancrure semi-lunaire, en une crête arrondie, cette même face produit la plupart du temps une dépression (*fossa maxillaris*), rarement remplacée par une saillie, au-dessous de laquelle s'aperçoit l'orifice du canal sous-orbitaire. Au-dessus et au-devant de cet orifice

(1) Albinus les a représentés en place (tab. oss., I-IV) et chez l'enfant (*Icon. oss. fœtus*, tab. 5).

(2) Cette tubérosité, correspondante à l'angle de la mâchoire inférieure, subit, par les progrès de l'âge, une transformation analogue à celle de ce dernier.

on découvre une suture, qui est la continuation de la fissure du conduit sous-orbitaire. En dedans, elle forme la moitié de l'entrée des fosses nasales (*apertura pyriformis*), par un bord tranchant, qui se prolonge antérieurement en une épine. Enfin vers le haut, elle se termine par l'*apophyse nasale* (1), ou *montante* (*processus adscendens s. nasalis*), qui est légèrement concave, et présente de petits trous et sillons vasculaires ; cette apophyse, dont la forme, le volume, et l'épaisseur varient à l'infini, dénote, par un bord arrondi, ou anguleux, ou même renversé en dessous, la part plus ou moins grande qu'elle prend à la formation de l'excavation destinée au sac lacrymal, et qu'il est rare que seule elle produise.

La *face inférieure* ou *palatine* (*facies palatina*) présente, à la partie externe et elliptique de son pourtour, les *alvéoles* destinés aux racines de huit (et rarement de neuf) dents (2). L'alvéole de la première incisive, est plus grand, plus profond ou plus élevé, et en général aussi plus arrondi que celui de la seconde. Le troisième, qui loge la canine, le plus profond et la plus pointu de tous, est ordinairement aplati, comme s'il voulait se diviser. Le quatrième et le cinquième, dévolus à la première et à la seconde molaire, sont également aplatis, et un peu plus larges en avant ; tantôt l'un, et tantôt l'autre est double. Le sixième, appartenant à la troisième molaire, est, ainsi que le septième, triple, rarement quadruple, de telle sorte que ses deux plus petits compartiments se trouvent en dehors, et le plus grand en dedans. Le huitième, celui qui varie le plus, est ordinairement triple, quelquefois double, plus rarement simple ; il y a des sujets chez lesquels il manque. Du reste, les alvéoles postérieurs et leurs cloisons sont beaucoup plus spongieux que les antérieurs. Le reste de la face palatine est tantôt plus et tantôt moins bombé, raboteux et percé de trous ; quelquefois il est tellement rugueux, surtout en arrière, que les vaisseaux et les nerfs s'y trouvent entourés d'un véritable anneau osseux. À la partie antérieure, on remarque une fente qui sépare totalement l'apophyse palatine en dedans, descend obliquement d'avant en arrière, à travers le trou palatin antérieur,

---

(1) Il n'est pas rare que la portion de l'os maxillaire supérieur qui concourt à former le canal lacrymal, constitue une pièce osseuse distincte, qui ne tient au reste de l'os que par une suture harmonique. J.-C. ROSENMULLER, *Organorum lacrymalium descriptio anatomica*, Léipzick, 1797.

(2) La portion des parois de ces alvéoles qui regarde en dehors est plus mince ou plus faible que l'interne, circonstance importante à connaitre dans la pratique de l'art du dentiste.

et disparaît dans la direction de l'espace compris entre la dent incisive et la canine, rarement dans celle de l'intervalle existant entre la
canine et la première molaire. De là résulte que cette région de l'os
ressemble jusqu'à un certain point à l'os intermaxillaire des animaux (1). Elle est ordinairement plus facile à distinguer chez les
jeunes sujets que chez ceux d'un âge avancé. Rarement voit-on partir
de cette fente une autre fissure qui se porte en avant, entre la première et la seconde dent incisive (2), ou bien une autre qui se dirige en arrière, ou enfin deux, dirigées l'une en avant, l'autre en
arrière. Rarement aussi la fente s'étend-elle jusqu'au côté interne, à
travers l'épaisseur de toute l'apophyse nasale (3). L'os maxillaire supérieur s'unit à son congénère par le bord interne de sa portion palatine. L'échancrure qu'offre le bord postérieur de cette dernière est
remplie par l'os palatin.

La *face interne* ou *nasale* (*facies nasalis*) laisse apercevoir, à l'a-

(1) Cependant, l'os intermaxillaire des animaux diffère en ceci, que l'homme,
dans l'état normal, n'offre jamais la moindre trace d'une fissure ou d'une
suture entre les alvéoles, ni moins encore à la face externe ou antérieure
de l'os maxillaire, entre les dents incisives. C'est chez un embryon de trois
mois, dit Sœmmerring, qu'il a aperçu les premiers vestiges de la pièce osseuse
séparée à la face palatine par cette fente. De ce que cette pièce, ajoute-t-il, est
quelquefois distincte dans les cas de bec-de-lièvre, on n'est pas en droit de
conclure que l'os intermaxillaire appartient à la structure normale de l'homme,
comme à celle des animaux. La seconde édition renfermait le passage suivant :
« L'ingénieuse tentative de Gœthe pour prouver, d'après l'anatomie comparée,
que l'os intermaxillaire est également propre à l'homme et aux animaux, mé-
riterait d'être rendue publique. » Ce passage a été rayé par Sœmmerring dans
un exemplaire manuscrit. Gœthe attachait une grande importance à son opinion, et l'on sait, d'après la correspondance de Meckel, comment il s'exprima
à cet égard sur le compte de Sœmmerring. Son mémoire, dont une grande
partie était déjà écrite en 1786, a paru dans le dixième volume des *Nov. act.
Acad. nat. cur.* (Bonn, 1831). On peut appliquer à cette hypothèse ce qui a été
dit par rapport à l'os basilaire et à la formation du crâne par des vertèbres. Il
n'existe pas de véritable os intermaxillaire chez l'homme ; mais on en trouve
réellement un durant les premières semaines de la grossesse (vers le milieu du
second mois), et souvent aussi le palais osseux offre pendant toute la vie une
suture incomplète, dont les vestiges ne sont pas rares derrière les dents incisives et le conduit palatin. *Comparez* un mémoire de M.-J. Weber sur l'os intermaxillaire de l'homme et sur la formation de la scissure du palais, dans les
Notizen de Froriep (1828, janvier, p. 281). Cet anatomiste a reconnu qu'à l'aide
de l'acide azotique ou sulfurique étendu, on parvient encore à séparer presque entièrement l'os intermaxillaire chez les enfants d'un et de deux ans.

(2) Albinus, *Annotat. acad.*, lib. I, tab. IV, fig. 2, *c, d*.

(3) Rosenmuller (*Diss. de varietatibus ossium*, Leipzick, 1804) a donné une
excellente figure de ce cas.

pophyse montante, des trous et des sillons vasculaires, et une légère dépression qui concourt à couvrir les cellules antérieures de l'ethmoïde. On y remarque aussi, en devant, le bord auquel s'applique l'os propre du nez, puis, chez certains sujets, une crête transversale, rugueuse, à laquelle s'adapte le commencement du crochet et du cornet moyen de l'ethmoïde. En arrière et en dehors, entre deux bords renversés, se voit le sillon, plus ou moins profond, qui est destiné au canal nasal : ce sillon, un peu plus large à sa partie inférieure qu'à la supérieure, porte le nom de *gouttière lacrymale*; il se dirige obliquement de dedans en dehors et d'avant en arrière ; quelquefois, sa profondeur est telle que les bords renversés arrivent presque à se toucher, et qu'alors le canal est formé par l'os maxillaire supérieur presque seul, sans le concours du cornet inférieur. On remarque encore sur la face nasale de l'os une crête rugueuse, sur laquelle repose le cornet inférieur, et qui est parfois située si haut qu'elle représente l'extrémité de la gouttière lacrymale. La partie interne de cette face est très inégale, et offre la large et irrégulière ouverture du sinus maxillaire. On découvre quelquefois, au bord de cette ouverture, du côté de l'orbite, des enfoncements qui, réunis à d'autres correspondants de l'ethmoïde, produisent des cellules (1). La face interne décrit ensuite une concavité sur laquelle on n'aperçoit que quelques traces de vaisseaux, et elle se continue avec le plancher des fosses nasales, dont la partie antérieure, un peu plus étroite que la postérieure, présente une fente conduisant au canal situé derrière les dents incisives. Enfin on remarque la surface lamelleuse et dentelée par laquelle l'os s'unit à son congénère, et qui, moins haute en arrière qu'en avant, s'élève, de ce dernier côté, en une crête (*crista nasalis*) terminée antérieurement par une épine (*spina nasalis anterior*) courbée de haut en bas. Cette crête, en se réunissant à celle de l'autre os maxillaire, forme un sillon, plus large en devant qu'en arrière, dont la partie postérieure, qui est la plus étendue, reçoit le vomer, tandis que l'antérieure, plus courte, reçoit le cartilage de la cloison du nez.

Le *sinus maxillaire*, ou *antre d'Highmore* (*sinus maxillaris s. antrum Highmori*), dont souvent on aperçoit déjà des traces chez l'embryon, mais qui fréquemment aussi ne devient visible qu'après la naissance, est la plus considérable de toutes les cavités creusées

(1) HALLER, *Icon.*, fascic. 4, *tab. narium internar.*, fig. 2, o, o ; *Cellulæ orbitariæ.*

(2) VAN DOEVEREN. *Observ. anat.*, p. 197.

dans les os de la tête ; mais sa configuration varie à l'infini. On y remarque quelquefois, au-dessous de sa paroi orbitaire, une crête qui parfois même devient une véritable cloison, et à sa base les saillies plus ou moins prononcées, mais parfois insensibles, des trois dernières dents molaires, dont il n'est pas rare que les racines pénètrent dans cette cavité. Chez certains sujets, le sinus est fort étroit en avant, où ses parois interne et externe semblent pour ainsi dire accollées. Sa partie interne est creusée de quelques sillons, qui reçoivent des vaisseaux et des nerfs. Il s'ouvre dans le méat moyen des fosses nasales, par un orifice que l'ethmoïde, l'os palatin et le cornet inférieur, rétrécissent beaucoup. Quelquefois cet orifice est double (1). Au reste, le sinus maxillaire est ordinairement formé d'une lame osseuse mince, qui n'a un peu plus d'épaisseur que vers le bord alvéolaire et dans le point correspondant à l'arête arrondie qui descend de l'apophyse malaire (2).

La substance de l'os maxillaire supérieur ne contient de cellules médullaires que dans les points où cet os a plus d'épaisseur, par exemple à la base de l'apophyse montante, et en devant au-dessous de l'ouverture des fosses nasales, parce que l'apophyse palatine est plus épaisse en avant, et s'amincit peu à peu à mesure qu'elle se porte en arrière.

On distingue dans cet os les trous et canaux suivants :

1° Le *canal sous-orbitaire* (*canalis infra-orbitalis*), pour le nerf du même nom, provenant de la seconde branche de la cinquième paire.

2° Le *conduit palatin antérieur* ou *incisif* (*canalis incisivus*), pour le passage d'un rameau de la seconde branche de la cinquième paire (nerf naso-palatin de Scarpa) et de quelques vaisseaux sanguins qui établissent une communication entre les vaisseaux des fosses nasales et ceux du palais. Ce canal est tantôt fort large, et tantôt très étroit. Chez certains sujets, les deux os contribuent à le former, dans toute son étendue, ou seulement à son origine ; chez d'autres, chaque os a son canal propre en avant, et de plus, soit en avant, soit en arrière, ou même à la fois en avant et en arrière, un conduit médian commun, de sorte qu'alors, sur le crâne articulé, on aperçoit en dessous quatre trous.

3° Le *canal lacrymal* (*canalis lacrymalis*), à la formation duquel l'os maxillaire concourt plus qu'aucun autre.

(1) MONRO, tab. 9, fig. 2.
(2) MORGAGNI, *Advers. anat.*, I, p. 38 ; adv. VI, p. 116.

4° Un faible sillon, qui n'est pas toujours marqué, contribue, avec l'os palatin et l'apophyse ptérygoïde du sphénoïde, à produire le *canal ptérygo-palatin externe (canalis pterygo-palatinus exterior)*, destiné à des rameaux de la seconde branche de la cinquième paire de nerfs.

6° Un peu plus haut, la *fente orbitaire inférieure (fissura orbitalis inferior)* se trouve comprise entre la grande aile du sphénoïde et l'os maxillaire.

Les muscles qui s'attachent à cet os sont les suivants : l'orbiculaire des paupières, l'oblique inférieur de l'œil, une partie du temporal, du ptérygoïdien externe et du buccinateur, l'élévateur de l'aile du nez et de la lèvre supérieure, le canin et le myrtiforme.

Chez l'enfant à terme, l'os maxillaire supérieur offre déjà toutes les parties qui viennent d'être décrites ; cependant il est plus large que haut, et surtout très surbaissé au-dessous de l'apophyse malaire. Ses portions les plus développées sont la surface orbitaire et l'apophyse montante, qui par conséquent aussi sont celles qui s'accroissent le moins avec l'âge. La portion lacrymale de l'apophyse montante, avec la gouttière lacrymale, est assez souvent plus ou moins séparée du reste de l'os par un sillon, et semble constituer un os à part (1). On n'aperçoit que six alvéoles, qui, bien qu'ils ne renferment que les commencements des dents incisives, de la canine et de deux molaires, sont cependant très grands proportionnellement. Ces alvéoles se dénotent à l'extérieur par des élévations arrondies (*juga alveolaria*), surtout chez les enfants non à terme. C'est ce qui a lieu principalement pour l'alvéole de la canine, qu'on trouve placé à une certaine hauteur entre la seconde incisive et la première molaire, où il n'est couvert que d'une substance poreuse, mince et fréquemment percée de larges trous. Le sinus maxillaire est fort petit, et il n'y a point encore d'excavation au-dessous de l'orbite. Tous les bords sont moins dentelés, le canal sous-orbitaire est plus large, la cavité nasale moins large, et son plancher, non pas concave comme chez l'adulte, mais

(1) Cette pièce osseuse, formant la gouttière lacrymale, constitue, comme l'os inter-maxillaire, une pièce totalement distincte durant les premières périodes de la gestation. Sa séparation primitive est même fréquemment encore indiquée, chez l'adulte, par un sillon profond et une trace de suture, qui s'étend depuis le sommet de l'apophyse montante jusqu'au bord inférieur de l'orbite. M.-J. Weber donne à cette trace le nom de *sutura longitudinalis imperfecta*. Quelquefois la pièce demeure séparée pendant toute la vie, et forme alors ce que certains anatomistes ont appelé l'*os lacrymal externe (os lacrymale externum)*.

convexe, parce que les dents incisives ne sont point encore développées. C'est au rebord alvéolaire que surviennent les plus grands changements, ainsi qu'on le verra quand il sera question des dents. Après même la septième année, non seulement ce rebord est bas et non horizontal en arrière, mais encore il est bombé, de sorte qu'il semblerait que les dents doivent percer en arrière et non en bas. C'est donc surtout des diversités que l'os présente et de son graduel développement que dépendent les différences qu'on remarque entre la face de l'enfant, celle de l'adulte et celle du vieillard.

Os palatins.

Les *os palatins* (*ossa palati*) (1), qui sont pour ainsi dire le complément des maxillaires supérieures en arrière, concourent à la formation du palais, des fosses nasales et des orbites.

Ils sont séparés l'un de l'autre par une suture, des maxillaires par des sutures et des lignes, des apophyses ptérygoïdes du sphénoïde par des harmonies, de l'ethmoïde par des sutures, enfin du vomer et de la partie postérieure des cornets inférieurs par une ligne (2). Leurs bords s'engrènent de tant de manières diverses avec ceux des maxillaires, qu'il est fort difficile de les en séparer sans les rompre.

Chacun de ces os peut être divisé en deux portions, l'une horizontale et l'autre perpendiculaire ; fréquemment aussi on distingue dans cette dernière une portion ou apophyse orbitaire.

La *portion horizontale* (*pars horizontalis s. palatina*), appelée aussi *portion palatine*, ou *base* de l'os, est plus ou moins quadrangulaire, et unie de telle manière à la portion palatine de l'os maxillaire supérieur, qu'elle en forme, **pour ainsi dire**, la continuation. Sa face inférieure, considérée en général, est droite, mais beaucoup moins tuberculeuse et poreuse que celle du maxillaire, et l'on y aperçoit une crête tranchante ou rugueuse. Du reste, cette portion de l'os palatin est plus mince dans le milieu, plus épaisse en dehors et en dedans. Son bord postérieur est tranchant et échancré en demi-lune : à la rencontre des deux os, il se prolonge postérieurement en une pointe appelée *épine nasale postérieure* (*spina palatina s. nasalis poste-*

(1) Albinus les a figurés en place (*Tab. ossium*, I-V), et chez l'enfant (*Icon. ossium fœtus*, tab. V).

(2) A la rigueur, les connexions des os palatins avec les os voisins ne sont pas des sutures proprement dites, mais de simples harmonies. Il n'y a qu'entre eux que ces os s'unissent, sur la ligne médiane, par une forte suture.

rior). Le bord interne et droit, par lequel chaque os s'unit à son congénère, au moyen d'une suture un peu plus haute en avant qu'en arrière, s'élève supérieurement, c'est-à-dire du côté de la cavité nasale, en une crête (*crista palatina*), qui sert à l'union avec le vomer ; inférieurement, ou du côté du palais, les deux bords externes produisent, par leur adossement, une saillie moins considérable. Le bord antérieur s'articule avec l'os maxillaire, par une suture qui, cependant, vue du côté des fosses nasales, n'apparaît que comme une simple fente.

La base se recourbe de dedans en dehors et de bas en haut, pour se continuer avec la *portion verticale* (*pars perpendicularis*), qui est plus large, mais plus mince, et qui, s'adaptant en dedans au côté interne du maxillaire supérieur, rétrécit beaucoup postérieurement l'ouverture de l'antre d'Highmore. D'ordinaire, cette portion horizontale se termine en haut par une pièce appelée orbitaire, et en arrière par une espèce de corne. Celle de ses faces qui regarde la cavité nasale est séparée par une crête un peu oblique de bas en haut, et à laquelle s'adapte le cornet inférieur, en deux moitiés, l'une supérieure, l'autre inférieure. Du reste, elle ne se borne pas à rétrécir l'orifice de l'antre d'Highmore par la partie supérieure de son bord antérieur, mais ce bord semble même être en quelque sorte engrené entre les deux lames du maxillaire supérieur qui forment la partie inférieure de cet orifice.

En arrière, en dehors et en bas, les portions horizontale et verticale forment concurremment l'*apophyse pyramidale* ou *ptérygoïdienne* (*processus pyramidalis*), appelée aussi *tubérosité de l'os palatin*, sorte de pyramide assez longue, pointue, et à base large, qui s'adapte entre les lames de l'apophyse ptérygoïde du sphénoïde et l'os maxillaire supérieur. Quelquefois cette apophyse manque entièrement à l'os palatin, et de la tubérosité du maxillaire s'en détache une autre, qui la remplace, affectant d'ailleurs la même forme et les mêmes connexions.

En dedans et en bas, parallèlement à la ligne saillante sur laquelle s'ajuste le cornet inférieur, on en découvre une seconde pour le cornet moyen.

L'*apophyse orbitaire* (*processus orbitalis*) forme le sommet de la portion verticale. Elle est totalement creuse, et varie beaucoup eu égard à sa configuration. Elle commence par une partie assez étroite et mince, mais augmente bientôt de volume, et, quand elle est complète, présente un côté externe lisse, plus ou moins large, la plupart du temps carré, mais parfois aussi triangulaire, qui fait partie du plancher de l'orbite. Son bord supérieur s'unit avec l'os maxillaire, par le moyen d'une suture ; l'interne avec l'ethmoïde, et le postérieur avec le sphénoïde ; l'externe est lisse, et appartient au bord antérieur de la fente sphéno-maxillaire. Sa plus grande cavité, qui est située en arrière, communique avec les fosses nasales : elle concourt aussi, par un enfoncement ouvert en avant, à clore une cellule de l'ethmoïde, ou par une cellule plus ample, offrant presque toujours, sur l'os isolé, une large ouverture tournée en arrière, à fermer le sinus sphénoïdal ; quelquefois cette cellule est presque entièrement close elle-même, et ne communique avec le sinus du sphénoïde que par un très petit orifice. Chez certains sujets, l'apophyse orbitaire manque entièrement, ou bien elle est remplacée par une apophyse du maxillaire supérieur, excavée du côté de l'ethmoïde, dont elle ferme les cellules ; dans d'autres cas, elle est suppléée par une pièce de l'ethmoïde.

Un peu en arrière, et au-dessous de l'apophyse orbitaire, naît l'*apophyse sphénoïdale* (*processus sphenoideus*), entre laquelle et la précédente on aperçoit une échancrure profonde, ou un large trou, appelé trou sphéno-palatin.

Les principaux trous et conduits de l'os palatin sont :

1° Le *canal palatin postérieur* (*canalis palatinus posterior*), gouttière formée en commun par l'os palatin et le maxillaire. A ce conduit mène un trou considérable, qui existe à la face inférieure de la portion horizontale, immédiatement dans l'endroit où celle-ci s'infléchit pour se continuer avec la portion verticale.

2° Le *canal ptérygo-palatin* (*canalis ptérygo-palatinus*), demi-gouttière située à la partie postérieure, qui descend obliquement en dehors, de la tubérosité de l'os palatin à l'apophyse sphénoïdale, et que l'apophyse ptérygoïde du sphénoïde convertit en un canal complet. La tubérosité est, en outre, percée de plusieurs trous qui varient beaucoup. Ces ouvertures servent au passage de vaisseaux et de nerfs.

3° Le *trou sphéno-palatin* (*foramen spheno-palatinum*), situé, dans le crâne entier, en arrière et au-dessous de la fente sphéno-maxillaire (1).

(1) Les manuels d'anatomie offrent ordinairement de la confusion dans leurs descriptions des canaux et des ouvertures de l'os palatin, surtout en ce qui concerne la nomenclature, car il arrive souvent, par exemple, que le canal palatin postérieur soit appelé à tort canal ptérygo-palatin, comme l'a fait Scemmerring lui-même. Voici comment cet auteur décrit les trous situés derrière le

Les muscles suivants prennent leur insertion à l'os palatin : le sphéno-salpingo-staphylin, l'azygos de la luette, et une partie des ptérygoïdiens, interne et externe.

Chez l'enfant à terme, l'os se compose bien d'une seule pièce ; mais, comme le maxillaire supérieur auquel il s'applique, il est encore fort incomplet. L'apophyse orbitaire est la portion qui a reçu le plus de développement. La portion horizontale offre une largeur considérable à sa jonction avec celle du côté opposé, et elle est fortement excavée en devant, à son union avec le maxillaire.

Os malaires.

Les *os malaires*, ou *de la pommette* (*ossa jugalia s. malæ, s. zygomatica*) (1), forment les orbites en dehors, donnent la forme aux joues, et contribuent à unir les maxillaires supérieurs, en dehors, avec quelques os du crâne, comme le frontal, le sphénoïde et le temporal.

Chacun d'eux est séparé par une surface dentelée de l'apophyse malaire du maxillaire, et par des sutures de l'apophyse zygomatique du temporal, de l'apophyse jugale du frontal, et de la grande aile du sphénoïde.

On y distingue une face externe, une supérieure, et une postérieure.

La *face externe* ou *faciale* (*planum externum*) est en quelque sorte rhomboïdale, faiblement convexe en devant et plane en arrière chez l'adulte. Son bord supérieur, demi-circulaire, fait partie du rebord de l'orbite. L'inférieur est épais en devant, plus mince en arrière, et présente des rugosités, variables suivant les sujets, qui

palatin postérieur, ceux surtout qui percent la tubérosité de l'os, et leurs variations : derrière le canal qui appartient en commun à l'os maxillaire et au palatin, celui-ci en présente quelquefois un autre plus petit qui lui est propre, ou ce canal se partage promptement en un grand et deux petits, de sorte qu'il s'ouvre au palais par trois à cinq orifices, savoir : un plus considérable, toujours antérieur et aplati latéralement, puis un, deux ou trois plus petits et postérieurs ; enfin un externe, qui, en général, mais non toujours, se trouve placé entre le palatin et le maxillaire supérieur, bien qu'il appartienne quelquefois au premier seul, et qui, chez certains sujets, ne représente qu'une sorte de fente, ou même manque entièrement. Quand l'orifice postérieur a des dimensions insolites, l'antérieur est un peu plus petit. Quelquefois on ne trouve qu'une seule ouverture ; quelquefois aussi de ces canaux en part un autre situé au-dessus ou au-dessous de la crête inférieure de la cavité nasale, et qui mène au cornet inférieur une branche du nerf palatin.

(1) Albinus les a figurés en place (*tab. oss.* I, II, IV, et isolés IV) et chez l'enfant : *Icon. oss. fœtus*, tab. V.

tiennent à l'insertion du muscle masseter. Le postérieur a plus ou moins la forme d'une S romaine ; dentelé à sa partie supérieure, par laquelle il tient au frontal, il est ensuite assez arrondi , et parfois cependant muni d'un angle saillant en haut ; vers le bas, il redevient dentelé , pour s'unir à l'apophyse zygomatique du temporal ; l'aponévrose qui recouvre le muscle temporal s'y attache.

La *face supérieure* ou *orbitaire* (*planum orbitale*) est concave, lisse, et comprise entre les bords externe et interne. Par son bord externe, qui représente le bord supérieur de la face précédente , elle confine à cette dernière. La partie supérieure de son bord postérieur forme d'abord une surface dentelée, qui s'articule avec le frontal, de telle sorte que celui-ci se trouve en avant ; les dentelures suivantes s'articulent avec la grande aile du sphénoïde , qui, au contraire, recouvre l'os malaire ; vient ensuite un petit espace arrondi , qui borne en devant la fente sphéno-palatine ; la dernière portion est oblique , et repose sur l'os maxillaire.

La *face postérieure* ou *temporale* (*planum temporale*) est à peu près lisse, si ce n'est dans une petite étendue triangulaire, par laquelle elle s'articule avec l'os maxillaire. Du reste, elle est limitée par les quatre bords déjà décrits , savoir, le bord postérieur de la face orbitaire, et les bords antérieur, inférieur et postérieur de la face externe.

La substance de l'os renferme des cellules médullaires partout où elle a une certaine épaisseur.

Les trous et les canalicules sont fort inconstants. Quelquefois on en voit un grand et plusieurs petits sur la face externe. Par le premier, qui se prolonge en un canal dont l'autre ouverture se trouve à la face orbitaire , passent le nerf malaire sous-cutané et une artère ; les petits livrent passage à des filets du rameau lacrymal de la cinquième paire et du nerf temporal profond. Il est très rare que tous ces trous manquent.

Anomalies. On a vu , dans des cas peu communs, l'os malaire ne point exister (1). Plus fréquemment, il se divise en deux ou même trois pièces , situées à la suite l'une de l'autre, et unies ensemble par des sutures (2).

Les muscles qui s'insèrent à cet os sont le grand et le petit zygomatique, l'orbiculaire des paupières, le masséter et le temporal.

(1) Meckel , *Beitrage zur vergleichenden Anatomie* , t. 1, cah. 2 , p. 54.
(2) Sandifort, *Obs. anat. path.*, l. III, p. 9, fig. 7, p. 113 , IV, p. 134. Sœmmerring l'a observé sur un crâne de nègre. Spix a vu l'os jugal divisé en trois pièces (*Cephalogenesis*, p. 9).

Chez l'enfant à terme, sa forme est encore très vague, et diffère beaucoup de celle qu'il affecte chez l'adulte. La face orbitaire est déjà considérable, tandis que l'externe et la postérieure sont beaucoup plus petites; le bord orbitaire est aussi plus tranchant. Toutefois, l'os a déjà beaucoup changé chez les enfants âgés de quelques années; tantôt il s'est notablement creusé à l'extérieur, et tantôt, au contraire, il y est proéminent d'une manière très sensible.

Os propres du nez.

Les *os propres du nez* (*ossa nasi s. nasalia*) (1) ferment le vide que laissent entre eux le frontal et les maxillaires supérieurs. Ils forment le dos du nez, qu'on peut comparer à une selle, puisqu'il est concave dans le sens de sa longueur et arrondi dans le sens transversal.

Ces os sont séparés, par une suture dentelée, du frontal, et, par une suture un peu plus lisse, tant l'un de l'autre et du maxillaire supérieur, que de l'ethmoïde, quand ils atteignent ce dernier.

Dégagés de toutes leurs connexions, ils paraissent épais à leur partie supérieure; mais ils s'amincissent et en même temps s'élargissent par le bas. Ils ont une forme quadrilatère, ce qui fait qu'on y distingue deux faces et quatre bords. La face externe est convexe transversalement, concave de haut en bas, et assez lisse, car on n'y remarque que quelques petits trous et de légers sillons vasculaires. L'interne est concave, très rugueuse, un peu dentelée, et parcourue par des traces profondes de vaisseaux. Le bord supérieur a beaucoup de largeur; il est garni de nombreuses dentelures qui s'adaptent à celles du frontal. L'interne, par lequel les deux os nasaux s'articulent ensemble, est large supérieurement, et se rétrécit peu à peu en descendant. Réuni à celui du côté opposé, il forme quelquefois une crête, à laquelle s'applique la partie moyenne de l'os ethmoïde, et alors l'épine frontale est plus courte, ou même n'existe point. Le bord externe, qui s'articule avec l'os maxillaire, est tranchant et le plus long de tous. L'inférieur est mince, libre, et garni de diverses dentelures (*spinæ nasales*).

Ordinairement on trouve, vers le milieu de la face antérieure, un trou plus grand que les autres, par lequel passent des nerfs et des vaisseaux; mais ce trou manque souvent.

Le muscle frontal et le tranverse du nez s'attachent à l'os nasal.

(1) Albinus les a figurés réunis (tab. oss. I-IV), isolés (tab. IV, et chez l'enfant (*Icon. oss. fœtus*, tab. V, fig. XXXVI et XXXVII).

Il est rare que ces deux os soient parfaitement symétriques ; quelquefois ils se soudent ensemble à leur partie supérieure, ou même dans toute leur longueur.

Chez l'enfant à terme, ils ont une autre forme que chez l'adulte. Le crâne, avec lequel ils s'articulent en haut, ayant proportionnellement plus de volume, ils ont autant de largeur à leur extrémité supérieure qu'à l'inférieure (1). Vus dans leur ensemble, ils affectent donc une forme presque régulièrement carrée, et leurs dimensions sont considérables, eu égard aux autres os de la face. C'est par conséquent leur extrémité inférieure qui doit se développer le plus.

Os unguis.

Les *os unguis*, ou *lacrymaux* (*ossa lacrymalia s. unguis*) (2) , les plus petits de ceux de la face, comblent le vide du crâne existant entre le frontal, l'ethmoïde et le maxillaire supérieur ; ils contribuent par conséquent à la formation de la cavité nasale, et reçoivent en devant le sac lacrymal. Ils sont séparés des os précédents et des cornets inférieurs par de simples lignes dans la plus grande partie de leur circonférence, et seulement en haut par une faible suture.

Chacun d'eux consiste en une mince lamelle, et semble par conséquent être une continuation de l'ethmoïde.

La *face externe*, ou *orbitaire*, est lisse. Une crête, dirigée vers le bas (*crista lacrymalis*), et souvent terminée en avant par un crochet (*hamulus lacrymalis*), la divise en deux moitiés, l'une postérieure, l'autre antérieure. La première, ordinairement plus large que l'autre, est toujours plus courte, plus plane et plus lisse. La seconde, en général, plus étroite, forme une gouttière (*sulcus lacrymalis*), dans laquelle se trouve logé le sac lacrymal ; elle est toujours plus longue que l'autre, et descend plus bas aussi dans la cavité nasale : il lui arrive quelquefois d'atteindre jusqu'au cornet inférieur.

La *face interne*, ou *nasale*, présente, à l'endroit où s'élève la crête de la face externe, une rainure qui lui donne l'apparence d'être séparée en deux moitiés par un pli. Du reste, la moitié antérieure est bombée, surtout vers le bas, tandis que la postérieure l'est à peine. On y remarque çà et là des rugosités et des traces de vaisseaux : elle contribue ordinairement à former les cellules ethmoïdales et l'issue

(1) Ce cas n'a pas toujours lieu ; il y a des crânes d'enfants dans lesquels l'extrémité supérieure est plus étroite encore que chez l'adulte.

(2) Albinus les a figurés en place (*tab. oss.* I–IV), isolés (tab. IV, fig. 5), et chez l'enfant (*Icon. oss. fœtus*, tab. V. fig. XXXIV et XXXV).

des sinus frontaux. Son bord antérieur est comme renversé en avant ; le supérieur est un peu dentelé, et l'inférieur la plupart du temps tranchant.

En général, les os unguis sont percés de quelques trous très petits, surtout dans leur moitié antérieure.

Chez l'enfant à terme ils sont plus développés proportionnellement que d'autres os de la face, à cause du volume de l'œil.

Ces os présentent beaucoup de variétés. Quelquefois ils sont très petits, ou manquent entièrement : alors le canal lacrymal est formé en totalité par l'apophyse montante du maxillaire, qui a plus de largeur que de coutume, quelquefois mais rarement par la lame criblée de l'ethmoïde, ou même par ces deux os. Chez certains sujets, le crochet n'existe pas, mais il se trouve alors implanté sur le maxillaire ; chez d'autres, il n'y a point de crête, en sorte que les deux moitiés, antérieure et postérieure, sont simplement distinguées l'une de l'autre par la rainure (1).

Cornets inférieurs.

Les *cornets inférieurs* (*conchæ inferiores s. ossa spongiosa s. turbinata inferiora*) (2) pendent dans la cavité nasale par leur bord inférieur, qui est contourné : ils couvrent les orifices des conduits lacrymaux, contribuent à former celui de l'antre d'Highmore et du canal nasal, et déterminent les méats moyen et inférieur des fosses nasales.

Chacun d'eux est séparé du maxillaire supérieur, de l'os palatin et de l'unguis par une harmonie, et du crochet de l'ethmoïde par une suture ; on n'a ordinairement point de peine à le détacher du maxillaire.

Considéré d'une manière générale, le cornet inférieur représente un os spongieux, creusé de sillons assez profonds et de canaux interrompus. On y distingue deux faces et deux bords. La face interne, celle qui regarde la cloison des fosses nasales, est convexe, surtout

______

(1) L'os *lacrymal externe* (*os lacrymale externum s. unguis minor*), décrit d'abord par Rousseau, puis par Lauth, comme un osselet qui se rencontre quelquefois au côté externe et inférieur de l'os unguis, s'unit à ce dernier ainsi qu'au maxillaire supérieur, concourt à la formation du canal nasal, et ne constitue pas une pièce distincte : il est plus exact de le rapporter au maxillaire supérieur, dans la description duquel nous en avons fait mention.

(2) Albinus les a figurés en place (tab. oss. I–V), isolés (tab. IV), et chez l'enfant (*Icon. oss. fœtus*, tab. V, fig. 38-39). On en doit aussi d'excellentes figures à Scarpa (*Annot. acad.*, lib. II, tab. II), et à Sœmmerring (*Abbildungen des Geruchsorgans*, tab. V).

dans la moitié de sa longueur, et se fait remarquer par deux canaux interrompus, ou deux traces de vaisseaux, qui marchent d'arrière en avant. Le bord inférieur, libre dans la fosse nasale, est le plus long, plus ou moins contourné et recourbé en dehors, et plus épais dans son milieu qu'en avant et en arrière. La partie antérieure du bord supérieur est très mince, garnie de fines dentelures, et tranchante ; elle s'applique tant à la crête du maxillaire supérieur qu'à l'os unguis, pour former avec eux le canal nasal : on y remarque une lamelle inconstante, et dirigée de bas en haut, qui porte le nom d'*apophyse lacrymale* (*processus lacrymalis*), et derrière laquelle s'en trouve aussi quelquefois une autre plus petite, l'*apophyse ethmoïdale* (*processus ethmoidalis*), qui s'unit à l'ethmoïde ; au-dessus, une troisième lame mince et assez lisse, l'*apophyse maxillaire* (*processus maxillaris*), se recourbe vers le bas, en forme de crochet ; d'ordinaire, cette dernière s'adapte exactement à l'échancrure de l'os maxillaire, et elle sert surtout à fixer le cornet inférieur ; elle contribue encore à rétrécir l'orifice de l'antre d'Highmore, ou plutôt elle le ferme complétement, car sans elle, il s'ouvrirait dans le méat inférieur des fosses nasales. La partie postérieure du bord supérieur est dentelée, et se reporte obliquement de haut en bas ; elle est articulée avec la crête de l'os palatin, et se termine en pointe. La face externe de l'os, ou celle qui regarde le maxillaire, est concave, et moins grossièrement spongieuse que l'interne.

Chez l'enfant à terme, les cornets inférieurs sont très petits et incomplets.

Fort souvent on les trouve déjà, chez l'adulte, totalement soudés avec le maxillaire. Quelquefois aussi on les voit soudés à l'ethmoïde chez le fœtus non à terme. Dans certains cas, ils sont plus dentelés que spongieux. Enfin on les voit tantôt fortement et tantôt très peu contournés.

Vomer.

Le *vomer* (*vomer*) (1) est une lame qui descend verticalement d'arrière en avant dans la cavité nasale, dont une partie considérable de l'étendue se trouve partagée par elle en deux moitiés latérales, l'une droite, et l'autre gauche. Cette lame reçoit le cartilage nasal. Elle est séparée du corps et des apophyses ptérygoïdes du sphénoïde, de la lame perpendiculaire de l'ethmoïde, et de l'os pa-

(1) Albinus l'a figuré en place (*tab. oss.* I. II. III. V) et chez l'enfant (*Icon. oss. fœtus*, tab. VI, fig. 40-42).

latin par des sutures ; elle l'est aussi de ce dernier os et du maxillaire supérieur par une harmonie. Sa forme, la plupart du temps rhomboïdale, permet d'y admettre quatre bords.

Le bord supérieur forme la partie la plus épaisse de l'os. Il s'écarte à droite et à gauche, en deux ailes (*alæ vomeris*), qui reçoivent entre elles le bec du sphénoïde. L'antérieur, ordinairement plus long que les trois autres, est tranchant en arrière, où il s'unit à la lame perpendiculaire de l'ethmoïde, plus large et spongieux en avant et en bas, où il fait corps avec le cartilage de la cloison du nez ; rarement le trouve-t-on encore, chez l'adulte, formé de deux lames, qui embrassent cette lame perpendiculaire et cette cloison. L'inférieur est un peu renflé en devant, puis tranchant : il s'ajuste dans la gouttière produite par l'articulation des os maxillaires et palatins des deux côtés. Le postérieur est libre, double et arrondi supérieurement, simple et tranchant inférieurement, et tantôt droit, tantôt échancré en demi-lune. Les faces droite et gauche sont lisses ; on y remarque seulement, dans le milieu, un faible sillon longitudinal, qui se dirige en avant et en bas, vers le conduit incisif, et qui loge le nerf naso-palatin de Scarpa.

La substance du vomer ne renferme de cellules médullaires que dans les points où elle a une certaine épaisseur, comme aux ailes.

Chez l'enfant à terme, cet os est toujours formé, en haut et en avant, de deux lames profondément séparées dans toute leur longueur, qui sont fort écartées l'une de l'autre, et qui persistent jusqu'après la douzième année, époque à laquelle elles se soudent ensemble d'une manière fort irrégulière. Il arrive très souvent que, sans cause de maladie, l'une de ces deux lames semble disparaître, soit en partie, soit même en totalité. D'ailleurs la forme de l'os diffère : chez l'enfant, il est plus long que large.

Le vomer affecte rarement une verticalité régulière ; le plus ordinairement il offre une courbure à droite ou à gauche. Quelquefois la cloison cartilagineuse du nez ne repose pas exactement sur sa partie moyenne, et dépasse plus ou moins, d'un côté ou de l'autre. Dans certains cas, la continuité de l'os est interrompue par un vide considérable, qu'alors un cartilage bouche pendant la vie. Chez d'autres sujets les lames sont tellement écartées, qu'elles laissent entre elles une cavité assez spacieuse ; ou bien on remarque, sur l'un des côtés, une lamelle osseuse contournée en manière de cornet. Il est rare que le vomer manque tout-à-fait, ce qui n'arrive que dans le cas de développement incomplet.

Os maxillaire inférieur.

L'*os maxillaire inférieur* (*maxilla inferior* , *os maxillare inferius, mandibula*) (1) a une forme parabolique, et ressemble à un fer à cheval.

On le divise, d'une manière très commode, en *partie moyenne* , en *alvéolaire*, appelée aussi *corps*, ou, quand on considère chaque moitié de l'os séparément, en *branche horizontale* (*ramus horizontalis s. pars alveolaris*), et en *branches ascendantes*, nommées encore *parties latérales*, ou *articulaires*.

Au bord supérieur, ou alvéolaire (*limbus alveolaris*) du corps, se voient, de chaque côté, ordinairement huit *alvéoles* (*alveoli*), quelquefois sept, ou même six seulement, très rarement neuf. La plus antérieure de ces cavités, destinée à la première incisive, est la plus petite et la plus étroite de toutes; la seconde, pour la seconde dent incisive, n'est qu'un peu plus grande ; la troisième, pour la canine, est communément la plus profonde, et celle qui, en général, fait le plus de saillie; elle se divise rarement en deux compartiments; la quatrième et la cinquième, pour les deux premières molaires, sont un peu plus arrondies que les précédentes, et presque toujours à une seule loge; la sixième est généralement la plus grande de toutes, carrée et à deux loges; la septième a des dimensions pareilles, ou est un peu plus petite, quelquefois un peu plus ample, et également biloculaire; la huitième, enfin, est un peu plus petite que la septième, triangulaire ou carrée, et à deux ou trois loges.

Le bord alvéolaire, pris dans son ensemble, décrit une parabole, plus rarement une ellipse. Sa circonférence est un peu moins étendue que celle du rebord alvéolaire de l'os maxillaire supérieur, ce qui fait que les dents du haut saillent toutes au-devant de celles du bas. Du reste, les élévations qu'on remarque au côté externe de ce bord (*juga alveolaria*), décèlent les racines dentaires situées derrière elles, surtout aux dents incisives et canines, et parfois jusqu'à l'avant-derrière molaire. Les trois ou quatre dernières dents molaires ont aussi leurs axes légèrement dirigés en haut et en dedans.

Le bord inférieur est arrondi, plus renflé en devant, plus étroit en arrière. Il se continue avec le postérieur par un angle plus ou moins

(1) Cet os a été magnifiquement représenté sous toutes ses faces, d'après l'adulte, par Albinus , *Tab. oss.*, tab I et II) et par Hunter (*Natural history of the human teeth* , tab. I-IV). Albinus l'a également figuré chez l'enfant *Icon. oss. fœtus* , tab. VI, fig. 43-15).

obtus, rarement droit, et un peu déjeté en dehors. C'est pourquoi on y distingue une *lèvre externe* et une *lèvre interne* (*labrum internum et externum*) pour l'insertion de divers muscles. Ce bord est quelquefois marqué d'un faible sillon, qui correspond à l'artère faciale.

Le bord postérieur, qui appartient à la branche ascendante, est rugueux en dehors, à l'angle d'inflexion, endroit où s'attache le muscle masseter; à mesure qu'il s'élève, il devient plus mince et plus plat; puis il s'élargit beaucoup, pour donner naissance au *condyle* (*processus condyloideus*).

Le condyle a une forme arrondie et oblongue : il est convexe tant d'arrière en avant que d'une extrémité à l'autre : son plus grand axe se trouve placé en travers, mais cependant tourné un peu en dehors, de sorte que les deux condyles ne se trouvent pas sur la même ligne droite, et ne sont point non plus parallèles l'un à l'autre. Chacun d'eux est lisse en arrière; mais, en devant, il s'arque un peu, et offre un bord assez aigu, terminant sa surface encroûtée de cartilage, au-dessous de laquelle on remarque postérieurement une petite fossette raboteuse, qui se continue d'une manière insensible avec la face interne, et dans laquelle se trouve le tendon du muscle ptérygoïdien externe. Sa partie la plus étroite porte le nom de *col*; elle est concave en devant et convexe en arrière.

L'apophyse antérieure de la branche ascendante se nomme *apophyse coronoïde* (*processus coronoideus*). Elle s'élève de la face externe de la partie antérieure de l'os, à partir des dents molaires postérieures, par une ligne saillante, d'abord arrondie, de plus en plus tranchante, qui affecte la forme d'un S tiré en longueur (*linea obliqua externa*), et à laquelle s'insère le muscle buccinateur. Cette apophyse est tantôt basse et obtuse, tantôt, au contraire, élevée et pointue, et plus ou moins courbée en arrière. Elle se continue ordinairement avec l'angle externe du condyle par un bord tranchant formant une échancrure demi-lunaire, qu'on appelle *échancrure sigmoïde* (*incisura semilunaris*).

La face externe de la mâchoire inférieure offre en devant, sur sa partie moyenne, au-dessous des dents incisives, une éminence qui va en s'élargissant de haut en bas, et qui porte le nom d'*apophyse mentonnière* (*spina mentalis externa*); elle est rugueuse à cause des muscles qui s'y insèrent. La face interne présente également, sur la ligne médiane, un à trois tubercules, qui constituent l'*apophyse geni* (*spina mentalis interna*), et qui donne aussi attache à des muscles. Une ligne, nommée *ligne myloïdienne* (*linea obliqua in-*

terna), se porte obliquement de cette apophyse au bord supérieur de l'os, et devient surtout très saillante au-dessous du bord interne des dents molaires : elle sert à l'insertion du muscle mylo-hyoïdien. Dans l'angle des deux branches, plus toutefois sur l'ascendante que sur l'autre, on remarque une éminence rugueuse, à laquelle s'attache le muscle ptérygoïdien interne. Sur cette face, on aperçoit encore, ordinairement derrière une lamelle osseuse à bord tranchant et terminée en pointe, le *trou maxillaire postérieur* (*foramen maxillare posticum*), orifice d'un conduit qui, après avoir décrit une arcade dans la substance de l'os, offre à l'extérieur une seconde ouverture, le *trou maxillaire antérieur* (*foramen maxillare anticum*), entre la première et la seconde dent molaire, mais n'en continue cependant pas moins de s'avancer encore dans l'os. De ce côté, en partent d'autres plus petits, qui aboutissent à la racine de chaque dent. Il livre passage aux vaisseaux dentaires et aux nerfs dentaires provenant de la troisième branche de la cinquième paire. La plupart du temps, il part de son entrée, c'est-à-dire de trou maxillaire postérieur, un sillon destiné à loger le nerf mylo-hyoïdien.

Des muscles nombreux s'insèrent à la mâchoire inférieure ; en devant, à la région de l'apophyse mentonnière, l'élévateur du menton, le triangulaire des lèvres et le peaucier ; en arrière, à l'apophyse geni, le digastrique, le mylo-hyoïdien, le génio-hyoïdien, et le génioglosse ; enfin, aux endroits qui ont été indiqués, le masseter, le temporal et les deux ptérygoïdiens.

Chez l'enfant à terme, cet os est toujours formé de deux moitiés symétriques, qui ne sont que très rarement soudées ensemble à l'époque de la naissance. Ces deux pièces sont basses et larges, mais épaisses, et gonflées par les germes des dents qu'elles renferment : l'angle est un peu obtus, les condyles sont arrondis, la substance est moins compacte. Chez l'enfant de sept ans, la proportion entre le bord supérieur et l'inférieur est de 5 à 21, tandis qu'elle est de 7 à 21 chez l'adulte : le canal dentaire et ses orifices sont presque aussi grands que dans l'âge adulte ; l'orifice postérieur est généralement double. La soudure des deux moitiés s'accomplit pendant les premiers mois qui suivent la naissance ; elle a lieu de bas en haut, de manière qu'assez souvent encore, à deux ans, on découvre supérieurement une petite fente, qui est la trace de l'ancienne séparation effacée. Jusqu'à l'âge de sept ans, la forme de l'os présente encore des différences considérables ; le menton est arrondi, la mâchoire a plus de hauteur en cet endroit, surtout au-dessous des dents incisives ; elle est plus basse, au contraire, dans la région de la troisième molaire, parce que les dernières molaires n'ont pas encore percé; enfin le bord inférieur est plus fortement concave sur ce point.

Peu d'os changent autant de forme que celui-là chez les vieillards. Non seulement les alvéoles disparaissent, au point qu'il n'en reste plus aucune trace, mais encore, à cette époque de la vie, la mâchoire présente plus de largeur que de hauteur, tandis qu'auparavant elle était plus haute que large. L'apophyse coronoïde s'amincit, comme tout le reste de l'os, et devient en outre plus pointue; la portion mentonnière ne descend plus en ligne droite, mais se porte obliquement de haut en bas. Ce qui change le moins, c'est la longueur de l'os (1).

Jamais, chose digne de remarque, on ne trouve, chez l'adulte, les deux moitiés du maxillaire inférieur séparées l'une de l'autre, comme elles le sont chez le fœtus et l'enfant. Il est rare qu'on rencontre en cet endroit un os intermédiaire permanent.

Dents.

Les *dents* (*dentes*) (2), qui, à proprement parler, ne peuvent point être rangées parmi les os, diffèrent totalement de ces derniers par leur structure intime, et ce n'est qu'à la surface de leurs racines qu'il se trouve une mince couche de véritable substance osseuse. La *vraie substance dentaire* (*substantia ossea dentis*) est beaucoup plus dure et plus dense, privée de ces corpuscules qui sont presque caractéristiques pour les os, et d'une texture fibreuse, sans nulle trace de cellules médullaires. Toute la portion saillante hors des alvéoles est revêtue d'une substance d'un blanc de lait, brillante, très dure et cassante, l'*émail* (*substantia vitrea*), dont la cassure présente un tissu fibreux particulier, d'un blanc mat, et qui se compose de fibres prismatiques réunies en lames transversalement superposées autour des dents. L'intérieur des racines est, comme leur extérieur, tapissé d'une couche mince de vraie substance osseuse.

On distingue, dans chaque dent, la *couronne* (*corona s. corpus dentis*), dont l'étendue détermine celle de la couche d'émail, le *col*

(1) On voit, dans Hunter (*loc. cit.*, tab. VII), une bonne figure d'un crâne de vieillard, avec les mâchoires édentées.

(2) La description détaillée de la structure intime des dents appartient à l'histologie; elle a été donnée par J. Henle dans le tome VII de l'*Encyclopédie anatomique*. Les principaux ouvrages sur ce sujet, avec de bonnes figures, sont ceux de Fraenkel (*De penitiori dentium humanorum structura observationes.* Breslau, 1835, in-4°), d'A. Retzius (*Mikroskopiska undersökningar œfver tanderness, særdeles tandbenets struktur.* Stockholm, 1837, in-8°), de R. Owen, *Odontography, a treatise on the comparative anatomy,* London, 1840, in-8, fig.

(*collum s. cervix dentis*), que la gencive entoure, et la *racine* (*radix dentis*), de forme conique, qui plonge dans l'alvéole.

Au sommet de chaque racine d'une dent se trouve une très petite ouverture, conduisant à une cavité dont les dimensions croissent avec la largeur de la racine. Cette cavité affecte en petit la forme extérieure à peu près de la dent; et lorsque plusieurs racines aboutissent à un même corps, il y a également plusieurs cavités qui se réunissent en une seule commune. Les parois de cette excavation sont lisses, et elle-même est remplie d'une masse molle, à laquelle des nerfs et des vaisseaux sanguins se rendent par les ouvertures qui viennent d'être indiquées.

En dehors, chaque racine d'une dent est entourée d'un périoste mince, qui, inférieurement, à l'orifice de la cavité dentaire, semble se continuer avec celui de la mâchoire; ce périoste s'élève, supérieurement, un peu au-dessus de l'alvéole, et va se confondre avec la gencive. Lorsque la putréfaction ou l'ébullition l'ont détruit, les dents incisives et canines deviennent branlantes et tombent, ce qui arriverait également aux molaires, si leurs racines n'étaient point écartées les unes des autres. Voilà pourquoi, dans les os secs, les dents ne remplissent pas complétement leurs alvéoles.

On divise les dents en incisives, canines et molaires.

Les *incisives* (*dentes incisivi, incisores, tomici, primores, risorii*) sont au nombre de huit, quatre pour chaque mâchoire, deux à droite et deux à gauche. Toutes ont en commun les caractères suivants : Leurs couronnes sont en forme de ciseau, c'est-à-dire plus larges vers le bord libre, plus étroites du côté de la racine, arrondies ou bombées en devant, et légèrement concaves en arrière; vues de côté, elles sont, au contraire, plus étroites à leur bord tranchant et plus larges du côté du col : leur face postérieure est triangulaire et un peu plus étroite que l'antérieure. La couche d'émail est plus épaisse en avant, plus mince en arrière et principalement sur les côtés; le bord de l'émail est elliptique en avant et en arrière, du côté de la gencive. Leurs racines sont simples. Les incisives de la mâchoire supérieure sont plus fortes, plus épaisses, plus larges et plus saillantes que celles de la mâchoire inférieure; leurs axes se dirigent de haut en bas, un peu en avant, et les uns vers les autres, de manière que si on les prolongeait ils arriveraient à se toucher en bas ; c'est pourquoi il reste entre chaque paire de ces dents un vide triangulaire dont la base est tournée vers le haut. Celles de la paire médiane ou interne sont également plus fortes, plus larges et plus épaisses que les externes, et faciles en outre à reconnaître par leur forme, qui ressemble complétement à celle d'un ciseau. En effet, dans l'état d'entier développement, l'angle externe de la couronne de la paire externe est arrondi, et le côté interne un peu plus long, ce qui fait que la dent se rapproche déjà un peu d'une canine, ou du moins marque le passage à cette seconde classe de dents. La racine de la paire interne est plus arrondie. Les incisives de la mâchoire inférieure sont beaucoup plus petites que les supérieures; mais, parmi elles, l'inverse a lieu, c'est-à-dire que celles de la paire interne sont plus petites que celles de l'externe, que par conséquent elles sont les plus petites et les plus étroites de toutes les dents. La direction de leurs axes est différente aussi ; celles de la paire interne sont à peu près perpendiculaires, tandis que celles de la paire externe divergent, et s'éloignent l'une de l'autre à leur sommet.

Les *canines* (*dentes canini*, *laniarii*, *cuspidati*) sont au nombre de quatre, deux à chaque mâchoire, et situées à côté des incisives. Parvenues au dernier terme de leur développement, elles présentent les caractères suivants : Leur couronne, sur laquelle on distingue une face antérieure convexe, et deux faces postérieures un peu inégales, parfois aussi légèrement concaves, est en quelque sorte pyramidale, et se termine par une pointe, qui, à la mâchoire inférieure surtout, s'élève souvent au-dessus de toutes les autres couronnes dentaires. Leurs racines sont plus longues et plus épaisses, aplaties sur les côtés, communément simples, rarement à demi-doubles, ou même tout-à-fait doubles, dans la mâchoire inférieure. Leurs alvéoles font davantage de saillie : par conséquent, les canines sont, d'une manière absolue, et plus épaisses et plus fortes que les dents entre lesquelles elles se trouvent enchâssées. Leur émail est plus épais sur les côtés qu'aux incisives. Les deux de la mâchoire supérieure sont d'ordinaire plus fortes que les inférieures, et les plus longues de toutes les dents. On les nomme *œillères*, parce que, avant qu'elles percent, leurs germes sont situés très près de la face inférieure de l'orbite. Dans la situation naturelle, lorsque la bouche est close, la canine inférieure se porte en avant de la supérieure, c'est-à-dire entre l'incisive supérieure externe et la canine supérieure.

Il y a ordinairement vingt *molaires* (*dentes molares*), cinq paires dans chaque mâchoire; mais assez souvent on n'en trouve que seize ou dix-huit; le cas le plus rare est d'en rencontrer vingt-deux, vingt-trois ou vingt-quatre. Voici quels sont leurs caractères communs. La couronne est plus large que haute, dentée et comme festonnée. Les racines, simples aux deux paires antérieures, demi-doubles, triples, quadruples, et rarement quintuples, aux autres. Les molaires supérieures ne sont pas beaucoup plus fortes que les inférieures, qui parfois les égalent ou même les surpassent en grosseur. Aussi, dans le cas de constitution normale, s'adaptent-elles assez bien les unes aux autres, si ce n'est cependant que les supérieures sont un peu plus en arrière, et qu'elles avancent un peu sur celles du bas. La première du haut répond entre la première et la seconde du bas, la seconde entre la seconde et la troisième. Les molaires supérieures ont leurs axes dirigés en dehors; ceux des inférieures, surtout des deux dernières, le sont en dedans : cependant elles sont quelquefois presque perpendiculaires. Du reste, à la mâchoire du haut surtout, les racines de l'une ou de l'autre des trois dernières molaires sont tantôt plus ou moins écartées et tantôt parallèles, ici diversement contournées, là courbées en crochet ou comme torses, plus ou moins longues, et lisses ou noueuses. En général, leur émail descend plus bas sur le devant et sur le derrière que sur les côtés.

Les deux premières molaires (*dentes molares anteriores s. minores s. bicuspidæ*) sont, dans les deux mâchoires, plus petites que la canine à laquelle elles succèdent; les supérieures ont ordinairement plus de volume que les inférieures. La première du haut est plus épaisse et plus large que la seconde. Leurs couronnes présentent deux pointes, l'une externe, plus haute et plus forte, l'autre interne, plus basse et plus faible : ces deux pointes sont surtout prononcées aux dents du haut; car, en bas, elles sont réunies, de manière que la couronne offre deux petites fossettes. Leurs racines sont simples, demi-doubles, ou doubles. La troisième molaire est constamment la plus forte de toutes : sa couronne a quatre ou cinq pointes, ou même plus, dont, en général, trois externes et deux internes : elle est la plus large de toutes. La racine de celle du haut est triple ou quadruple, tandis que celle de la dent du bas est simple, bien qu'un peu cannelée. Les couronnes de la troisième et de la quatrième molaire inférieure sont plus convexes en dehors qu'en dedans. Ces dents ont des racines courbées en dedans, mais un peu plus courtes néanmoins que celles des deux premières. Les couronnes des troisième et quatrième molaires supérieures sont rhomboïdales, avec un des angles aigus tourné en dehors et en devant, l'autre regardant en arrière et en dedans. Parmi leurs racines, les deux externes, plus faibles et plus plates, sont à peu près verticales, et très rapprochées l'une de l'autre; la troisième, plus forte et arrondie, s'écarte obliquement en dehors. La quatrième molaire est plus petite que la troisième : **sa** couronne est coupée par un sillon en croix, et forme par conséquent quatre pointes ; à la mâchoire supérieure, au contraire, les pointes sont rarement divisées d'une manière aussi régulière.

La cinquième ou dernière dent molaire, nommée aussi *dent de sagesse* (*dens sapientiæ s. tardivus*), ressemble à la précédente pour la forme. Elle est tantôt un peu plus grosse, surtout à la mâchoire inférieure, et tantôt un peu plus petite. Un sillon en croix divise sa couronne en quatre pointes, auxquelles s'en joint ordinairement une cinquième postérieure, à la mâchoire du bas; sa racine est simple. Comme cette dent est la plus tardive de toutes, elle est aussi la plus inconstante; à la mâchoire supérieure surtout, elle manque presque aussi souvent qu'elle existe.

Il est digne de remarque que, en général, le nombre des racines s'accorde avec celui des tubercules de la surface triturante. Ces racines ne sont pas toujours distinctes ; mais, alors même qu'elles sont soudées, un sillon indique constamment leur séparation. La plupart du temps on en trouve trois, parfois aussi deux ; il est moins commun d'en voir quatre, ou une seule. Cinq ou six racines séparées sont une exception rare.

Si l'on considère les deux séries de dents dans leur ensemble, on reconnaît que la supérieure a une forme la plupart du temps parabolique, quelquefois elliptique, et rarement semi-circulaire; que, chez certains sujets, elle est droite en devant et anguleuse sur les côtés ; qu'en raison de la largeur et de l'obliquité plus considérables des incisives, son étendue surpasse celle de l'inférieure, et que par conséquent elle dépasse cette dernière d'une manière très sensible en avant, mais de moins en moins prononcée à mesure qu'elle se porte en arrière. Il est rare que l'inverse ait lieu, et que l'arcade dentaire inférieure dépasse la supérieure, ce qui défigure singulièrement la face. La ligne de séparation entre les dents des deux mâchoires rapprochées les unes des autres est onduleuse : à la mâchoire supérieure, cette ligne décrit un arc à convexité inférieure depuis la première incisive jusqu'à la seconde molaire, puis un second arc à convexité supérieure depuis ce dernier point jusqu'à la partie postérieure; il faut donc que les dents de la mâchoire inférieure soient situées plus haut en devant et en arrière, pour atteindre celles de la mâchoire supérieure, ce qui est surtout bien sensible dans les belles têtes de femmes.

Depuis la première incisive jusqu'à la dernière molaire, les couronnes deviennent de moins en moins saillantes au-dessus de la gencive : cependant, depuis la première incisive jusqu'à la troisième molaire, les dents augmentent peu à peu de volume, après quoi elles redeviennent un peu plus petites.

Le bord supérieur de chaque série des dents est simple en devant ; mais, depuis la pointe de la canine jusqu'en arrière, il y a deux bords, l'un interne, l'autre externe. De ces deux bords, le plus tranchant est l'externe aux molaires du haut, et l'interne à celles du bas. La surface comprise entre eux, d'abord étroite, acquiert sa plus grande largeur sur la troisième molaire, puis se rétrécit peu à peu en arrière ; à la mâchoire supérieure, elle est disposée de telle sorte que, tout en regardant vers le bas, elle soit cependant tournée d'abord en dedans, mais qu'à partir de la troisième molaire elle s'incline de plus en plus en dehors ; à la mâchoire inférieure, elle regarde vers le haut, mais elle est tournée d'abord en dedans, puis en dehors sur la troisième molaire, et de nouveau en dedans sur les deux dernières, de sorte que quand les dents ne sont point usées, leurs deux rangées s'adaptent parfaitement l'une à l'autre, à peu près comme les dentelures des bords de certains os, et que les molaires inférieures offrent des enfoncements sur les points où les tubercules des supérieures sont plus longs.

Les racines des incisives et des deux premières molaires ont à peu près la même longueur. Celles des canines sont les plus longues de toutes : mais la longueur de celles des molaires diminue peu à peu depuis la canine jusqu'à la dernière molaire.

Les alvéoles sont moins grands à la mâchoire supérieure qu'à l'inférieure, peut-être à cause du sinus maxillaire. C'est probablement aussi pour cela que les molaires supérieures ont trois racines, et que ces trois racines sont écartées les unes des autres, les internes surtout, qui ont plus de volume, afin qu'elles ne puissent pas être chassées dans l'antre d'Highmore. De là vient sans doute encore que les deux molaires de lait supérieures ont trois racines.

Tel est l'état des dents à l'époque la plus florissante de la vie, quand la dernière molaire a pris tout son développement, et qu'elle n'est point encore usée. Mais à peine aperçoit-on les commencements de ces dents chez l'enfant nouveau-né : ici se développent d'abord ce qu'on appelle les *dents de lait* (*dentes lactei s. infantiles s. decidui*), dont l'origine sera exposée dans le volume consacré à l'histoire de l'évolution du corps humain. Les *dents permanentes* (*dentes fixi, permanentes, serotini, constantes*), dont la description vient d'être donnée, ne commencent à paraître que vers la septième année, ce qui les fait appeler par le peuple *dents de sept ans*. En général, l'enfant n'a point de dents lorsqu'il vient au monde, et celles de lait ne percent qu'à la fin de la première année. Le nombre de ces dernières est de vingt, tandis que celui des dents permanentes s'élève à trente-deux. De ces vingt dents, huit sont incisives, quatre canines et huit molaires, quoique, même chez le fœtus non encore à terme, on compte déjà vingt-quatre alvéoles, ce qui tient à ce que la troisième molaire ne tombe pas. C'est donc à tort que quelques anatomistes fixent le nombre des dents de lait à vingt-quatre. Ces dents, non seulement sont plus petites et plus étroites que celles qui doivent les remplacer, mais encore s'en distinguent aisément, parce que leurs couronnes sont mieux séparées des racines et forment une sorte de bourrelet circulaire avant de se continuer avec ces dernières, ce qui est surtout bien sensible aux molaires. De là résulte que les racines des dents de lait sont, proportionnellement aux couronnes, plus minces, plus courtes et par conséquent plus faibles que celles des dents permanentes. Les couronnes des molaires sont, au contraire, plus larges et plus garnies de tubercules et d'enfoncements. Celles des incisives sont un peu épaisses, ce qui les fait paraître plus courtes; celles des canines sont plus arrondies. La première molaire de lait ressemble assez, quant à la forme de sa couronne, à celle qui doit la remplacer : mais elle est beaucoup plus grosse, en proportion des autres dents, et à la mâchoire supérieure elle a trois racines, tandis que celle qui lui succède n'en a qu'une. Celle de toutes les dents de lait qui diffère le plus, est la première molaire de la mâchoire inférieure; sa couronne a plusieurs pointes plus aiguës, et sa racine est double. La seconde molaire de lait diffère totalement de celle qui la remplace : sa couronne, plus large, a cinq tubercules, dont, à la mâchoire inférieure, trois sont placés en dehors et deux en dedans; sa racine est double à la mâchoire du bas, et souvent même triple à celle du haut.

Communément les dents de lait percent dans l'ordre suivant : on voit d'abord paraître la paire médiane des insicives inférieures, et, quelques semaines après, celle des incisives supérieures; au bout d'un certain laps de temps, les incisives externes commencent à se montrer, tantôt l'inférieure, et tantôt, au contraire, la supérieure, en premier lieu; ensuite la première paire des molaires perce vers la fin de la première année, tantôt l'inférieure, et tantôt la supérieure d'abord; plus tard se montrent les canines, dont, en général, les inférieures paraissent d'abord ; les supérieures ne deviennent visibles que vers la seconde année ; rarement percent-elles avant la première paire de molaires, ou les premières de toutes (1). Enfin la seconde paire de molaires se développe vers la fin de la seconde année, ou seulement dans le cours de la troisième.

A l'âge de sept ou de huit ans paraît peu à peu la troisième molaire, qui fait le passage des dents de lait aux dents permanentes, tant à cause de sa forme, que parce qu'elle est la première de celles-ci à percer.

Chez l'enfant à terme, les germes des dents permanentes, dont l'origine date, au moins en partie, de la seconde moitié de la grossesse, sont situés encore presqu'à la même hauteur que les dents de lait. Ceux des incisives se trouvent derrière les incisives de lait, au-dessous dans la mâchoire inférieure, au-dessus dans la supérieure, et séparés d'elles par un alvéole clos de toutes parts. Leurs alvéoles étant plus grands que ceux des dents de lait, sont placés non pas immédiatement derrière ceux-ci, mais un peu de côté ; de là vient que le rudiment de la canine permanente n'a point assez de place derrière la canine de lait, et qu'il est obligé de se loger entre le rudiment de la seconde incisive permanente et celui de la première molaire permanente, toutefois plus haut à la mâchoire supérieure, plus bas à l'inférieure, que ces derniers, et un peu plus haut aussi vers la racine de la première molaire. Les rudiments des deux premières molaires permanentes sont placés, aux deux mâchoires, entre les racines de leurs dents de lait, et toutefois dirigés un peu obliquement en arrière. Des recherches faites avec soin ont appris que la racine des dents de lait se ramollit et disparaît peu à peu par résorption, de sorte que la dent devient de plus en plus branlante et finit par tomber : à l'époque de sa chute, la racine a disparu en totalité, ou du moins en très grande partie. La pression exercée par les dents permanentes qui s'accroissent contribue évidemment à produire ce résultat. Les cloisons qui séparent les dents de lait les unes des autres. se ramollissent et disparaissent également d'arrière en avant, parce que les nouvelles dents ont trop de largeur pour s'accommoder des anciens alvéoles. La nou-

---

(1) La plupart des auteurs disent que la canine perce avant la première molaire. Cette assertion est fausse, tant pour la première que pour la seconde dentition. Il n'est pas rare, suivant la remarque fort juste de Meckel, que la première molaire apparaisse même avant l'incisive externe. Serres (*Essai sur l'anatomie et la physiologie des dents*, Paris, 1817, p. 80) le dit positivement, en contradiction avec Sabatier, Boyer et Bichat.

velle dent passe donc dans l'alvéole de sa dent de lait, mais de telle sorte qu'elle occupe à la fois et cette cavité et celle qu'elle-même remplissait déjà auparavant. Il y a entre les dents et leurs alvéoles une certaine corrélation qui fait que les unes croissent et disparaissent en même temps que les autres.

Les trous qu'on aperçoit dans les mâchoires avant que les dents percent, sont plus grands, ainsi que les dents, à la mâchoire supérieure. Ceux des incisives médianes se voient derrière les dents de lait, un peu sur le côté, en dehors; ceux des incisives externes sont placés immédiatement derrière les premières dents; ceux des canines sont plus petits, et situés presque immédiatement derrière les dents de lait : on ne les aperçoit qu'à la mâchoire supérieure, parce qu'à la supérieure, la nouvelle canine perce précisément au-dessous de l'ancienne. Les deux premières molaires n'ont pas de trou au bord des mâchoires, elles sortent précisément au-dessus ou au-dessous de celles qu'elles remplacent, et qu'elles chassent devant elles; mais, à la mâchoire supérieure, on trouve de petits canaux, par lesquels leurs racines pénètrent dans les sinus maxillaires. La quatrième et la cinquième molaire ont un trou régulier, ou même plus qu'un trou.

Avant de percer, les dents permanentes changent de place. Chez l'enfant de sept ans, leurs germes ont la couronne en avant et la racine en arrière; mais, peu à peu, à mesure qu'elles se développent dans la mâchoire supérieure, la couronne se tourne vers le bas, et la racine vers le haut.

Ainsi les dents permanentes croissent en même temps que celles de lait, mais avec beaucoup plus de lenteur, et c'est peut-être à cette circonstance qu'on doit attribuer leur plus grande solidité. La formation des incisives et des canines dure six à sept ans, celle des deux premières molaires sept à huit ans, et celle des autres molaires, douze à dix-huit ans, ou même plus (1). Au moment où les incisives paraissent à l'extérieur, leur bord n'est pas droit, mais festonné ou tuberculeux ou denté en scie, ce qui contribue peut-être à rendre leur sortie graduelle plus facile.

La seconde dentition commence vers l'âge de sept ans. Voici quel est, en général, l'ordre suivant lequel elle a lieu. Après que les dents de lait sont devenues branlantes par le ramollissement et la résorption de leurs racines, on voit tomber, à sept ans, les deux paires des in-

____

(1) Avant que la racine d'une dent soit achevée, la couronne est déjà usée en partie, de sorte qu'il est bien rare qu'on rencontre une dent parfaitement développée.

cisives inférieures ; à huit ans, les incisives du haut, et de dix à douze
ans les canines et les molaires. Mais, en même temps, percent à sept
ans les incisives permanentes internes de la mâchoire supérieure, et
bientôt après celles de la mâchoire inférieure; puis, généralement,
les incisives externes du haut et du bas; ensuite la première paire de
molaires, d'abord en haut, et plus tard en bas; à treize ou quatorze
ans, la seconde paire de molaires, tantôt d'abord en haut, tantôt en
bas, et presque toujours aussi plus tôt d'un côté que de l'autre; la
troisième paire de molaires, qui ne se renouvelle pas, existe déjà; la
quatrième, qui s'ossifie à six ou sept ans, perce à seize ou dix-huit,
souvent plus tard encore, et quelquefois jamais; enfin la cinquième
paire apparaît fort irrégulièrement, à dix-huit, vingt, vingt-cinq ou
trente ans, et en premier lieu, tantôt à la mâchoire supérieure, tantôt à l'inférieure ; il y a beaucoup de personnes chez lesquelles ces
dents manquent (1).

Dans l'âge avancé, les dents, usées ou ramollies, tombent, et leurs
alvéoles s'effacent.

Les anomalies des dents, par rapport au nombre, au mode d'apparition, à la forme et à la situation, sont très nombreuses, mais ne
se rapportent, en général, qu'à des particularités peu importantes.

Parmi celles de nombre, la plus commune est l'absence des dents
de sagesse, soit en haut ou en bas, soit aux deux mâchoires. Il manque parfois une des deux premières molaires. L'absence des incisives
externes est plus rare, et alors ordinairement les internes sont assez
larges pour remplir tout l'intervalle compris entre les canines. Rarement voit-on deux, trois ou quatre molaires surnuméraires, par
conséquent en tout trente-six dents (2). Il n'est pas commun non plus

(1) Se fondant sur un nombre assez considérable d'observations, Meckel
pense que, dans l'espèce humaine, les dents de remplacement paraissent plus
tard chez la femme que chez l'homme, ou même souvent ne percent pas du
tout, de sorte que les dents de lait persistent, ou que, si plus tard elles viennent à tomber, elles ne sont point remplacées.

(2) Sœmmerring a le premier décrit le cas remarquable de molaires surnuméraires (*Von der kœrperlichen Erschiendenheit des Negers von Europæer.*
Francfort, 1785, p. 29). Il dit avoir trouvé trois de ces dents de plus, en tout
trente-cinq, sur une tête de nègre. Billmann a fait compter les dents sur divers nègres vivants; mais chez aucun le nombre n'a dépassé celui qui est ordinaire. Le crâne décrit par Sœmmerring a passé dans le cabinet de l'Académie
de chirurgie de Vienne. Il est dit, dans le Catalogue du cabinet de Sœmmerring : *Cranium sine mandibula æthiopis ; memorabile ob dentes sex molares, quem
numerum in simiis americanis obvium jam in quinque Ethiopis vidit Sœmmerrin-
gius . nunquam tamen in Europæis neque ipse neque alii invenerunt.*

de voir une incisive de plus (1). Quelquefois les dents de lait percent de très bonne heure, de sorte que les enfants en ont lorsqu'ils viennent au monde (2). L'un des cas les plus rares est celui d'une troisième dentition. Celle-ci suit parfois de près la seconde ; mais le plus souvent elle a lieu à une époque fort avancée de la vie ; du reste, jamais elle n'est régulière, et son seul effet est la pousse de quelques dents, notamment des molaires postérieures, après lesquelles les plus communes sont les incisives ; fort rarement s'étend-elle à toutes les dents (3). Les prétendus faits de quatrième dentition sont trop douteux pour qu'on s'y arrête.

Les anomalies de situation, de direction, de forme des surfaces triturantes, sont variées à l'infini, mais n'offrent aucun intérêt particulier, et n'ont d'importance que pour le dentiste (4).

ARTICLE III.

DE LA TÊTE OSSEUSE EN GÉNÉRAL.

Les cinquante-quatre os (ou cinquante-cinq, quand le frontal est divisé en deux portions) dont la description vient d'être donnée, sont joints les uns aux autres de telle manière qu'à l'exception de la mâchoire inférieure, des incisives et de quelques autres dents, ils demeurent unis après la destruction des parties molles par la putréfaction, et qu'ils peuvent bien moins encore exécuter des mouvements pendant la vie.

Sutures du crâne.

Les connexions les plus solides entre les os de la tête ont lieu par des *sutures* (*suturæ*), dont celles qui avoisinent le pariétal portent des noms particuliers. La *suture coronale* (*sutura coronalis s. coronoidea*), qui sépare les pariétaux du frontal, court transversalement d'un côté à l'autre ; elle est convexe en arrière et concave en devant. La *suture sagittale* (*sutura sagittalis*) sépare les deux pariétaux l'un de l'autre, et tombe verticalement sur le milieu de la précédente.

(1) Il y a cinq incisives à la mâchoire supérieure d'une tête de Javanais dans le cabinet de Camper, et à celle d'une tête d'Européen dans celui de Sœmmerring.

(2) Ces cas ne sont pas rares, et presque tous les praticiens répandus ont pu en rencontrer. L'exemple de Louis XIV est généralement connu.

(3) Haller (*Elem. physiol.*, t. VIII , p. 22 et divers autres auteurs en rapportent des cas.

(4) Otto a donné une longue énumération de ces anomalies, avec l'indication des sources *Lehrbuch der pathologischen Anatomie*. t. I, p. 186). — I. Geoffroy Saint-Hilaire , *Histoire des anomalies de l'organisation*, Paris, 1832, t. I, p. 409, 546, 650.

Quand il existe une *suture frontale* (*sutura frontalis*), divisant l'os frontal sur la ligne médiane, elle se continue avec la sagittale. La *suture lambdoïde* (*sutura lambdoïdea*) sépare les pariétaux de l'occipital. Les *sutures squameuses* (*suturæ squamosæ*) séparent les pariétaux surtout des temporaux.

Lorsque les os qui se rencontrent sont minces, les sutures affectent une direction verticale. Mais quand ces os ont de l'épaisseur, non seulement celles-ci deviennent obliques, mais encore les surfaces en contact sont la plupart du temps disposées de telle manière qu'une portion du bord d'un os couvre le bord de l'os voisin, qui à son tour le recouvre dans une autre portion de son étendue. De cet état de choses, qu'on remarque à la suture coronale, à la suture squameuse, etc., résulte une plus grande solidité. Mais toujours les sutures, quelque compliquées qu'elles paraissent être à leur surface externe, sont beaucoup plus simples à l'interne, où elles ressemblent presque à des harmonies.

Les sutures ont une grande importance pour l'accroissement du crâne. Dans le principe elles sont remplacées par des languettes cartilagineuses qui unissent les os ensemble; mais jamais, si ce n'est chez les fœtus non à terme, ces languettes n'ont une largeur notable. Comme le cerveau, en augmentant de volume, force pour ainsi dire doucement les os du crâne à s'écarter les uns des autres à leur point de jonction, le cartilage intermédiaire deviendrait de plus en plus large, s'il ne s'ossifiait pas à mesure qu'il croît; en conséquence, les os du crâne croissent, comme les os longs, par l'alongement de leurs extrémités, ou, ce qui revient au même, de leurs bords, avec cette différence néanmoins que, dans les os longs, il ne se forme pas de sutures entre les extrémités et la pièce intermédiaire.

Une suture, ou, pour parler avec plus d'exactitude, l'étroite languette osseuse de jonction, est donc d'autant moins contournée et complexe que l'enfant est plus jeune. Mais comme, avec l'âge, les os s'écartent par l'effort de l'encéphale, et qu'ils augmentent d'épaisseur par un dépôt de substance osseuse tant à l'intérieur qu'à l'extérieur surtout (car la table interne paraît être développée avant l'autre), l'intrication des sutures, quand une fois elle a commencé, doit nécessairement s'accroître extérieurement jusqu'à ce qu'elle-même finisse par s'opposer à ce que le cerveau continue d'exercer son action diductive sur le crâne, ce qui arrive vers le moment de la puberté. Il est très rare que l'ossification se prolonge jusqu'à l'âge adulte.

Chez l'enfant nouveau-né, on découvre encore plusieurs points où il reste, entre divers os du crâne, de grands vides remplis uniquement par des lamelles cartilagineuses. Ces points sont désignés sous le nom de *fontanelles* (*fonticuli*). On distingue les suivants : 1° la *fontanelle antérieure*, ou *fronto-pariétale*, *grande fontanelle* (*fonticulus anterior, major, quadrangularis*), qui occupe le milieu du vertex à peu près, et se trouve comprise entre les quatre angles par lesquels les pariétaux et les deux frontaux s'adossent l'un à l'autre. Elle figure une losange dont l'angle postérieur est oblong, l'antérieur aigu, et chacun des deux latéraux presque droit ; les deux côtés postérieurs sont égaux entre eux, de même que les deux antérieurs, mais ceux-ci sont plus longs. 2° La *fontanelle postérieure*, ou *occipito-pariétale*, *petite fontanelle* (*fonticulus posterior, minor, triangularis*), se trouve entre les pariétaux et l'occipital, à l'angle de la suture lambdoïde ; elle a la forme d'un triangle dont le sommet est tourné en avant, vers la suture sagittale. 3° Les *fontanelles latérales* (*fonticuli laterales*) sont situées de chaque côté au-dessus du temporal et de la grande aile du sphénoïde ; elles représentent un grand vide antérieur, qui se continue, par une portion étroite et courbée en demi-cercle, avec un autre grand vide postérieur. Après l'ossification de la partie moyenne, il reste de chaque côté deux fontanelles ; l'*antérieure*, ou *temporale* (*fonticulus lateralis anterior*), entre le frontal, le pariétal, le temporal et la grande aile du sphénoïde ; la *postérieure*, ou *mastoïdienne* (*fonticulus lateralis posterior Casserii*), à l'endroit où l'occipital et le pariétal se réunissent, dans la suture lambdoïde, avec la portion mastoïdienne du temporal.

Les fontanelles jouent un rôle important dans l'art obstétrical ; elles fournissent à l'accoucheur un moyen de s'orienter pour reconnaître la position de la tête du fœtus ; elles servent en outre à rendre le passage de cette tête plus facile à travers le bassin, les os pouvant y chevaucher un peu les uns au-dessus des autres (1).

Certaines sutures s'effacent fréquemment par les progrès de l'âge, ou même disparaissent à tel point, chez des sujets encore jeunes, qu'on n'en retrouve plus la moindre trace. La suture qui sépare la portion mastoïdienne du temporal de l'os occipital est celle qu'on trouve le plus souvent oblitérée, chez des enfants même d'un petit nombre d'années ; cette disposition doit exercer une grande influence

(1) De bonnes figures de ces fontanelles et des divers degrés de développement du crâne de l'enfant ont été données par Spix (*Cephalogenesis*, tab. III, fig. I-IX) et Langenbeck (*Icon. anat. Osteol.*, tab. XV, fig. 12-14).

sur le développement ultérieur du crâne ; car les pièces osseuses soudées ne pouvant plus céder à l'effort du cerveau, tandis que les pièces voisines continuent de croître, la forme de la boîte crânienne est nécessairement altérée. C'est à cette cause surtout que paraissent devoir être rapportées les déformations si fréquentes de l'occiput.

Le crâne offre quelquefois, fréquemment même, des pièces osseuses surnuméraires, en général petites, et rarement de dimensions considérables, qu'on nomme *os wormiens* (*ossa wormiana s. suturarum* (1). Ces os, séparés des autres par des sutures, existent tantôt d'un côté seulement, et tantôt des deux côtés à la fois. On en rencontre bien partout, mais le point qu'ils occupent de préférence est la suture lambdoïde, qu'alors ils font paraître double ou triple. On en voit plus rarement à la suture sagittale ou à la suture squameuse. Chez certains sujets, il y en a aux ailes du sphénoïde, et même aux os de la face.

Ils varient beaucoup relativement à la situation, au nombre, à la grandeur et à la configuration. Dans certains cas, la suture lambdoïde en est toute remplie.

Les plus remarquables sont ceux qui existent à l'occipital, dont ils forment quelquefois la moitié de la portion squameuse, au nombre de deux ou trois, et rarement d'un seul (2). Il est moins commun d'en voir un considérable, allongé, arrondi ou presque carré, au milieu du vertex, dans l'endroit où existait la grande fontanelle, et à la rencontre des sutures sagittale et coronale (3).

De même (4) qu'en général un tableau de la structure du corps humain doit être tracé non pas seulement d'après l'état des parties après la mort, mais d'après ce qu'elles sont pendant la vie, de même on ne peut se faire une idée exacte et complète de la tête de l'homme et des animaux qu'en la considérant à l'état de vie (5).

(1) Les anciens anatomistes connaissaient déjà ces petits os. Olaus Worms, professeur à Copenhague, les a décrits le premier (Worms, *Epist.* Copenhague, 1728). Les meilleures figures sont celles de Sandifort (*Obs. anat. path.*, lib. 3, tab. 9) et de Tiedemann (*Zeitschrift fuer Physiologie*, t. III, 1829, p. 217, tab. XIV-XX).

(2) *Voyez* des figures d'os semblables dans Tiedemann, *loc. cit.*, tab. XVI-XX).

(3) Tiedemann a représenté deux de ces crânes (tab. XIV et XV).

(4) Ceci est un Mémoire que Sœmmering écrivit en 1816, à l'occasion d'une critique de la *Cephalogenesis* de Spix, présentée à l'Académie de Munich.

(5) Albinus avait posé un principe qu'il ne faut jamais perdre de vue dans les descriptions anatomiques : décrivez même les parties les plus solides, même les os, de manière que le tableau corresponde, non au squelette mort, mais au squelette contenu dans le corps vivant.

Le squelette de la tête forme, pendant la vie, un tout cohérent, indivis : la seule mâchoire inférieure peut être considérée comme une pièce à part, en raisonnant d'après le même principe qui fait qu'on distingue, par l'exemple, l'os du bras de ceux de l'avant-bras, ou les phalanges les unes des autres, et qu'on voit en eux des os distincts, entre lesquels existent des limites nettement tranchées.

Chez un embryon âgé de quelques semaines, le crâne est une masse cartilagineuse qui ne fait qu'un tout, une boîte formée pour ainsi dire d'un seul jet de cartilage, dans laquelle, par la conversion de sa masse cartilagineuse en masse osseuse, il se produit peu à peu des pièces osseuses qui, en augmentant de grandeur et d'épaisseur, jusque même après l'âge de la puberté, arrivent à se superposer, à s'engrener les uns dans les autres, et à produire ainsi ce que, dans un langage figuré, mais mal choisi, on nomme des sutures. Constamment, sans nulle exception, la masse cartilagineuse unissante occupe la place des sutures, entre les pièces osseuses, dans l'état de vie et de santé. Ces pièces ne tiennent pas les unes aux autres d'une autre manière que les apophyses d'un os long quelconque, le fémur par exemple, au corps ou à la diaphyse de l'os. De même que la masse cartilagineuse située entre les épiphyses et le corps d'un os long ne sert, tant qu'elle augmente, et qu'en augmentant elle se convertit partiellement en substance osseuse, qu'à agrandir l'os, de même celle qui est interposée entre les pièces osseuses du crâne n'a d'autre destination que d'agrandir et d'élargir cette boîte, tant qu'elle-même prend de l'accroissement, et que pendant cette crue elle se transforme en partie en masse osseuse. Enfin, de même que la masse cartilagineuse comprise entre les épiphyses et le corps d'un os long finit par s'ossifier entièrement, afin que l'os atteigne le terme de ses dimensions, et qu'un moment arrive où l'on n'aperçoit plus de limite entre le corps et les extrémités, de même le crâne arrive au terme de son accroissement lorsque la masse cartilagineuse située entre ses pièces est ossifiée en totalité, époque à laquelle aussi il ne reste souvent plus aucun vestige de sutures entre les os qui le constituent. Personne jusqu'à présent n'a encore considéré cette disposition des sutures comme une chose contre nature, comme un phénomène pathologique.

Il suit donc de là que l'accroissement du crâne se fait absolument de la même manière que celui de tous les autres os longs et larges. D'abord il n'y a pas de sutures proprement dites, mais les os sont unis, aux endroits qu'elles doivent occuper, par des languettes cartilagineuses, qui font corps avec eux. Excepté chez les enfants non à terme ou chez les hydrocéphales, ces languettes n'ont jamais beaucoup de largeur. Comme le cerveau, en augmentant de volume, exerce en quelque sorte un léger effort de diduction sur les sutures, les languettes cartilagineuses deviendraient plus larges si elles ne s'ossifiaient pas en même temps. Les os du crâne croissent donc, comme les os longs, par allongement de leurs bords, avec cette différence toutefois que, dans les os longs, il ne se produit pas de suture entre les épiphyses et la diaphyse. Ainsi les sutures, ou, à proprement parler, les languettes cartilagineuses, sont d'autant moins dentelées que l'enfant est plus jeune. Mais comme, avec l'âge, l'accroissement du cerveau oblige les os à s'écarter, et que ceux-ci augmentent, tant en dehors que surtout en dedans, par l'addition de nouvelle substance osseuse, la déchiqueture des sutures doit nécessairement augmenter, jusqu'à ce qu'elles-mêmes deviennent le plus grand obstacle à la diduction ultérieure du crâne par l'encéphale. Le but des sutures du crâne n'est donc pas tant d'unir ensemble les pièces de cette boîte, que de permettre son accroissement en capacité; car si les os de la tête cessaient peu après la naissance d'être garnis de languettes cartilagineuses, ils ne pourraient plus croître, à moins que la nature n'eût employé d'autres dispositions (1).

On a fréquemment remarqué que jamais, dans l'état frais, ni moins encore pendant la vie, les sutures n'arrêtent les fissures et fractures déterminées par une violence extérieure, et que, malgré leur présence, les sutures n'en passent pas moins d'un os à l'autre. Ce fait fournit une des meilleures preuves que le crâne n'est qu'un seul tout, indivisible et immobile.

A aucune époque de la vie, les sutures n'ont pour but de diviser le crâne en pièces distinctes, de le scinder en os à part, comme sont, entre autres, les phalanges des doigts, destinées à se mouvoir les unes sur les autres. Les os du crâne ne sont, dans aucun temps, destinés à jouer les uns sur les autres. De même qu'une épiphyse unie à la diaphyse d'un os long par une masse cartilagineuse, n'est mobile à aucun âge sur le corps de l'os, et forme un tout continu avec ce dernier, de même, en aucun temps, dans l'état de santé, la masse cartilagineuse interposée entre les pièces du crâne ne leur permet d'exécuter le moindre mouvement.

(1) Gibson (*Mem. of the Society of Manchester*, tab. II, 1813), dans son excellent Mémoire sur l'utilité des sutures du crâne chez les animaux, les appelle fort ingénieusement des organes sécrétoires.

Une preuve irréfragable que le crâne, dans l'état frais ou pendant la vie, forme une boîte absolument indivise, c'est que quand on le laisse tremper durant un laps de temps assez long dans l'acide chlorhydrique faible, qui lui enlève ses sels calciques, on obtient pour résidu une boîte cartilagineuse cohérente de toutes parts, et sans traces de division à l'endroit des sutures. L'anatomie comparée démontre également la justesse de cette vue : chez les animaux, les oiseaux surtout, le crâne se compose, bien avant l'aptitude à procréer, d'une seule pièce n'offrant aucun vestige des sutures qui ont dû y exister à l'époque de son accroissement.

Il n'y a rien de surprenant à ce qu'après la mort, quand la putréfaction a détruit la masse cartilagineuse, ou dans l'état sec, les choses se passent autrement. Le crâne desséché offre des fissures qui, dans l'état frais ou durant la vie, étaient comblées par une masse cartilagineuse faisant corps avec la masse osseuse. Ces points non seulement ressemblent alors à une limite, mais encore marquent les contours d'une division réelle en plusieurs pièces. Cependant on ne se tromperait pas moins si l'on croyait ces espaces également vides pendant la vie, que si l'on considérait les fissures du bois sec comme existantes déjà dans le bois vert.

Aucun os du crâne ne constitue une pièce distincte, comme le fémur l'est du tibia, ou comme les phalanges, les osselets de l'ouïe, le sont les uns des autres. En un mot, les sutures ou languettes cartilagineuses, loin de séparer les os, servent au contraire à les réunir. Les os de la tête ne devraient donc pas plus être regardés comme des os à part, que les épiphyses des os longs. C'est uniquement pour s'y reconnaître, et pour rendre les descriptions plus claires, que les anatomistes les supposent distincts.

Cavité du crâne.

La cavité que forme le crâne est à peu près sphérique, sa base exceptée, et plus étroite en avant qu'en arrière. Elle est également presque symétrique, si ce n'est dans des cas rares, où, sans cause de maladie, l'une des deux moitiés latérales a plus de capacité que l'autre. Elle se continue, par le trou occipital, avec le canal de la colonne épinière. La base du crâne est aplatie : le bord tranchant des petites ailes du sphénoïde la divise en une portion plus élevée et une autre plus profonde, et marque la limite des lobes antérieurs et postérieurs du cerveau, de même que le rocher et le large sillon transversal de l'occipital bornent l'espace conique destiné à loger le cervelet. De là résultent en quelque sorte deux fosses, l'une antérieure et supérieure, plus grande, qui reçoit le cerveau, et que forment le frontal, l'ethmoïde, le corps, les petites et les grandes ailes du sphénoïde, la portion squameuse du temporal et le côté antérieur du rocher ; l'autre, postérieure et inférieure, plus petite, qui loge le cervelet, et qui doit naissance à la face postérieure du rocher et à la plus grande partie de l'occipital. Ces deux fosses sont séparées l'une de l'autre par le bord tranchant du rocher.

La fosse destinée au cerveau est partagée elle-même en deux moitiés latérales par la selle turcique, l'apophyse crista galli, le sillon de l'os frontal, celui qui règne entre les pariétaux et les traces du sinus longitudinal supérieur sur l'occipital. La base de cette fosse est bombée pour recevoir la portion des lobes antérieurs qui repose sur la voûte orbitaire formée par le frontal et les petites ailes du sphénoïde, concave pour loger celle des lobes postérieurs qui s'appuie sur les grandes ailes du sphénoïde et le côté antérieur du rocher.

La fosse cérébelleuse, située en arrière entre les deux moitiés latérales de la cérébrale, est divisée aussi en deux moitiés, l'une droite, l'autre gauche, par la crête perpendiculaire qui descend sur le milieu de l'occipital.

Le commencement de la moelle épinière repose sur l'enfoncement moyen de l'os occipital.

Boîte crânienne.

Le crâne enveloppe le cerveau comme ferait une boîte osseuse close de toutes parts, à l'exception de quelques vides et de petites fissures. Son épaisseur varie beaucoup, suivant les régions : plus considérable à la voûte, elle l'est moins que partout ailleurs à la lame criblée de l'ethmoïde, à la paroi supérieure de l'orbite, à la tempe et à la partie inférieure de l'occipital. Au total, le crâne est plus épais en haut et plus mince en bas. Du reste, il a beaucoup d'épaisseur chez certains sujets, de sorte que la grosseur de la tête ou sa configuration extérieure ne permet pas toujours de hasarder des conclusions eu égard au volume du cerveau. Ordinairement, ou du moins fréquemment, les cerveaux très développés ont un crâne plus mince, proportion gardée, que les petits. Aux endroits où cette boîte est le plus épaisse, on y distingue fort bien deux lames osseuses, appelées *tables* (*tabulæ cranii*), l'une interne, l'autre externe, entre lesquelles se trouvent des cellules médullaires, dans un tissu en quelque sorte spongieux (*diploe*). Au frontal, les deux tables s'écartent tellement l'une de l'autre, que de là résultent deux excavations considérables, les sinus frontaux.

La table interne du crâne est plus lisse que l'externe, qui, sur beaucoup de points, paraît raboteuse, à cause des attaches de muscles qui la garnissent. Elle est aussi plus cassante, ce qui lui a valu le nom de *table vitrée* (*tabula vitrea*). Plus mince que l'externe en beaucoup d'endroits, elle offre non seulement des sillons ou canaux destinés à recevoir les principales branches des artères et des veines de la dure-mère, qui leur sert en même temps de périoste, et de petites fossettes logeant les glandes dites de Pacchioni, mais encore, surtout à la base, des inégalités, des saillies et des impressions, qui correspondent en partie aux circonvolutions cérébrales.

La substance des os de la tête est, sans influence morbide aucune, plus dense, plus dure, plus lisse, plus plane, chez certains sujets du même âge et du même sexe, plus lâche, plus molle, plus rugueuse chez d'autres. Cette différence tient probablement au genre de vie. Le rocher se fait toujours remarquer par sa grande dureté.

Aux dépressions plus ou moins profondes que les circonvolutions du cerveau produisent à la table interne du crâne, correspondent des saillies sur la face externe de ce dernier. Le cas n'a cependant pas lieu toujours, et surtout il n'est pas possible de fixer positivement le nombre de ces saillies extérieures (1).

(1) Sœmmerring avait rédigé, dès 1807, un Mémoire sur la doctrine de Gall, qu'il n'a fait imprimer qu'après la mort de ce dernier. En voici la substance.

Il est hors de doute que vingt-sept points du crâne humain se font remarquer, chez certains individus, par des proéminences arrondies, ovales et oblongues, puisque Gall les a décrits d'après nature, et qu'on peut les retrouver dans toutes les collections riches en crânes. Mais c'est une question moins facile à trancher que celle de savoir si ces protubérances sont réellement l'annonce de certains penchants ou de certaines aptitudes.

Gall a eu le mérite d'examiner cette question avec beaucoup de soin et de sagacité pendant plus de quatorze années. Je vais dire jusqu'à quel point il est, suivant moi, parvenu à la résoudre.

1° Il n'y a pas à douter que les crânes de peintres, poëtes, musiciens, mathématiciens, astronomes très distingués, cités par Gall, et qui offrent les saillies en question, appartiennent réellement à ces personnages. Le moindre soupçon à cet égard suffirait pour qu'on n'eût plus un seul mot à dire de la doctrine. J'ai reconnu, dans sa collection, la conformation des têtes de Blumann, Alxinger, Fræulein et Frank, qui tous avaient été connus personnellement de moi.

2° Je ne connais non plus jusqu'à présent aucun exemple qui contredise Gall, dans lequel, au lieu de la protubérance caractéristique, on ait observé

Orbites.

Les cavités destinées à recevoir les organes de la vue portent le nom d'*orbites* (*orbitæ*) (1). Séparées l'une de l'autre par la cavité nasale, dont la longueur dépasse un pouce, elles sont situées immédiatement au-dessous du crâne. Chacune d'elles représente un cône ou une pyramide quadrilatère, dont le sommet correspond, en arrière et en dedans, au trou optique, et dont la base se dirige en avant et en dehors.

On y distingue quatre parois : une *supérieure*, la plupart du temps horizontale et concave (*planum frontale*) ; une *inférieure*, plus plane, et qui s'incline en bas et en dehors (*planum maxillare*) ; une *in-*

une dépression chez des musiciens, des mathématiciens, des astronomes de mérite. Aucun de ses antagonistes n'en a cité non plus. Au contraire, tout ce que j'ai vu jusqu'à ce jour m'a paru favorable à ses opinions. Cependant Gall a dit que le grand chirurgien suédois Acrell avait connu un homme chez lequel, après la guérison d'une fracture du crâne, avec perte de substance à l'os, on remarqua un penchant irrésistible au vol. Le fait est exact ; mais quand il ajoute que la fracture occupait le point du crâne où se trouve, suivant lui, l'organe du vol, il avance une chose inexacte, car cette fracture était placée au-dessus et en arrière de l'oreille gauche, et non au-devant.

3° Il est facile de se convaincre qu'aux vingt-sept endroits où le crâne offre des saillies extérieures, il présente des concavités à l'intérieur.

4° C'est également un fait positif que ces saillies correspondent à une ou plusieurs circonvolutions cérébrales, qu'elles paraissent dues à une pression exercée par le cerveau.

5° C'est encore un fait avéré que l'on peut distinguer, dans les crânes de quelques mammifères et oiseaux, les douze saillies que Gall regarde comme indiquant douze facultés ou aptitudes différentes.

6° Mais il ne me paraît pas évident que ces douze saillies aient leurs correspondantes ou leurs analogues au crâne de l'homme : tout, sous ce rapport, me ressemble vague encore et purement arbitraire.

7° Je crois qu'on est loin encore d'avoir prouvé que ces saillies du crâne des animaux indiquent réellement les facultés ou aptitudes dont on les dit être l'annonce.

8° Je ne puis comprendre que le point de la masse cérébrale qui correspond aux saillies du crâne, contienne la cause matérielle des aptitudes ou facultés, qu'il en soit l'organe, comme dit Gall. Je ne puis me résoudre à donner le nom d'organes aux circonvolutions du cerveau.

Les autres remarques de Sœmmerring, dans ce mémoire, portent sur les vues de Gall relativement à la structure du cerveau, sur la méthode qu'il emploie pour le disséquer, pour le déplisser, et que notre auteur dit n'être ni exacte ni nouvelle, enfin sur divers points de l'anatomie et de la physiologie du système nerveux, dont nous n'avons pas à nous occuper ici.

(1) ALBINUS, *Tab. oss.*, I, IV, V. — SOEMMERRING, *Icon. oculi humani*, tab. III et VII.

terne, légèrement bombée ; enfin, une *externe*, qui est concave, et située un peu plus haut que l'interne, mais moins prononcée qu'elle.

On distingue également à la base de l'orbite, qui affecte la forme d'un carré arrondi, quatre bords, *supérieur, inférieur, externe* et *interne*, qui, par leur réunion, forment les angles frontal, temporal, jugal et lacrymal. Quelquefois le pourtour de cette base est rhomboïdal, avec l'angle frontal dirigé en haut et le jugal tourné en bas. Les bords supérieur et inférieur sont plus petits que la cavité située derrière eux.

Comme la paroi interne de l'orbite du côté droit est à peu près parallèle à celle de l'orbite du côté gauche, les axes des cônes qui représentent ces deux cavités se rencontrent en arrière et en dedans, derrière la selle turcique, sous un angle de quarante-trois à quarante-quatre degrés ; par conséquent, les yeux embrassent un champ plus vaste que si les axes des deux cônes étaient parallèles (1).

Les trous, enfoncements et attaches de muscles qui existent dans les orbites ont été décrits à l'occasion de chaque os.

Chaque orbite est formé par sept os. Le frontal constitue à lui seul la paroi supérieure. L'interne résulte de l'unguis et de l'ethmoïde ; l'interne est produite par le maxillaire supérieur, l'os palatin en arrière, l'os jugal en dehors et en devant ; l'externe l'est par l'os jugal et la grande aile du sphénoïde.

Au reste, les orbites présentent de grandes différences individuelles. Ils sont tantôt étroits et enfoncés, tantôt petits, saillants et très ouverts ; ici fort larges, là arrondis, carrés, rhomboïdaux, tirés en long, ou comme déprimés du haut en bas. Rarement y en a-t-il un dont la capacité dépasse sensiblement celle de l'autre.

Chez l'enfant, l'orbite est plus arrondi en devant ou à la base, plus triangulaire ou carré en arrière, vers le sommet.

Fosses nasales.

Les *fosses nasales* (*cavitates narium*), destinées à l'épanouissement de la membrane pituitaire, sont situées entre les orbites et au-dessous d'eux (2). Ils résultent du concours de quatorze os, savoir le frontal, les naseaux, les maxillaires supérieurs, les palatins, les cornets inférieurs, les unguis, l'ethmoïde, l'os basilaire et le vomer.

---

1) CAMPER, dans HALLER, *Select. disp.*, vol. IV, tab. 5, fig. 1, 2, 3, 4.

2) ALBINUS, *Tab. oss.*, I, II, III, IV, V. — SOEMMERRING, *Icones organ. olfactus*, tab. III, IV, V.

Une cloison (*septum narium*), formée par la lame perpendiculaire de l'ethmoïde, le vomer entier, la crête de l'os frontal, celle des os propres du nez, le bec de l'ethmoïde, et les crêtes des os maxillaires et palatins, la divise en deux moitiés, l'une à droite, l'autre à gauche. Comme ordinairement elle n'est pas perpendiculaire, mais penchée d'un côté ou de l'autre, il résulte de là qu'une des deux moitiés a plus d'étendue que l'autre.

L'*ouverture antérieure*, ou l'*entrée* (*apertura pyriformis*), formée par les os propres du nez et les maxillaires supérieurs, est commune aux deux moitiés latérales, et en forme de cœur. Elle présente un bord tranchant, qui, vers le bas et dans le milieu, se prolonge en une pointe dirigée/en avant (*spina nasalis anterior*).

L'*ouverture postérieure*, ou la *sortie* (*choana narium*), formée par les apophyses ptérygoïdes, l'os palatin et le vomer, n'est point commune aux deux moitiés latérales, dont chacune a la sienne propre. Elle est plus haute que large, ovale, droite en haut, arrondie par le bas, et dirigée obliquement d'arrière en avant.

Le *plancher* est formé par les os maxillaires supérieurs et palatins.

La *paroi interne*, constituée par la face interne de la cloison, est plane et verticale.

La *paroi externe* doit naissance aux os maxillaire supérieur, palatin, unguis, ethmoïde et sphénoïde. C'est la plus inégale de toutes. On y remarque les trois cornets, qui font saillie en dedans, et les trois ou quatre gouttières, appelées *méats des fosses nasales* (*meatus narium*), qui sont situées au-dessous des cornets, savoir : le *méat inférieur*, plus grand que les autres, entre le plancher et le cornet inférieur ; le *moyen*, entre les cornets inférieur et moyen ; le *supérieur*, plus court, entre les cornets moyen et supérieur. Communément on voit encore, tout en haut, une espèce de petit cornet, entre lequel et l'os basilaire se trouve compris un quatrième méat, plus court que le précédent. Les deux méats supérieurs sont fermés en devant, ouverts en arrière : le moyen et l'inférieur sont ouverts tant en avant qu'en arrière.

La *paroi supérieure*, la plus petite de toutes, est constituée par la seule lame criblée de l'ethmoïde.

Au méat supérieur aboutissent dans le milieu les cellules ethmoïdales, en arrière le sinus sphénoïdal ; au moyen, le sinus frontal et le maxillaire ; l'inférieur se continue avec le canal nasal. Toutes ces cavités accessoires, non seulement rendent la tête plus légère, mais encore servent de réservoir à l'humidité qui lubrifie les fosses nasales ; de sorte que , quelque position que prenne la tête, l'une ou l'autre d'entre elles peut laisser s'écouler du liquide dans l'excavature nasale.

Voûte palatine et cavité orale.

La langue est entourée d'une voûte osseuse, que produisent les os palatins, les maxillaires supérieurs, le côté interne des dents du haut et du bas, enfin le côté interne du rebord alvéolaire de la mâchoire inférieure. L'espace ainsi formé porte le nom de *cavité orale* (*cavitas ori*). Quant à la voûte , on l'appelle *palais* (*palatum durum s. stabile*) ; elle a en quelque sorte la forme de la langue (1).

Fosses temporales.

L'espace compris entre la partie latérale du crâne et l'arcade zygomatique , qui est formé par l'os temporal , la grande aile du sphénoïde, l'os jugal , le maxillaire supérieur, et un peu aussi le frontal , vers le haut , porte le nom de *fosse temporale* (*fossa temporalis*). Cette fosse est principalement remplie par la masse charnue des muscles temporal et masseter.

Régions du crâne.

Supérieurement, la *région frontale* se continue avec la *région syncipitale*, et celle-ci avec la *pariétale*, à laquelle succède l'*occipitale*, qui se perd dans la *cervicale*. Des deux côtés cette même région se continue avec les *temporales*, auxquelles succèdent les *auriculaires*. Enfin , en devant, elle se continue, dans le milieu, avec la *région nasale*, et sur les côtés avec les *régions oculaires*, après lesquelles viennent les *régions jugales*, puis les *régions des joues*, qui, à leur tour, se confondent ensemble à la *région buccale* et à la *région mentale*.

Proportions relatives du crâne.

Le crâne est plus volumineux chez l'homme que chez aucun mammifère connu, proportionnellement aux os de la face. Plus l'embryon est jeune , plus le crâne est bombé et sphérique, outre qu'il a tant de volume que les os de la face semblent n'en être qu'une sorte d'appendice.

Le profil du côté externe du crâne est assez exactement elliptique en devant, en haut et en arrière, par conséquent dans plus de la

<hr>

(1) ALBINUS, *Tab. oss.*, I-V. — SOEMMERRING , *Icon. org. olf.*, tab. I.

moitié de son étendue ; la portion la plus étroite du cercle correspond en avant. Le rapport entre le rayon du petit cercle et celui du grand est à peu près de 3 : 4 ou de 2 : 3 chez l'enfant (1), mais il est de 30 : 31 chez l'adulte, attendu que, par les progrès de l'accroissement, la partie antérieure du crâne augmente beaucoup plus que la postérieure, eu égard à sa capacité. Le plus grand pourtour horizontal est également elliptique, avec la petite extrémité tournée aussi en devant. Le plus grand diamètre de la face externe du crâne, dans le sens de la longueur, c'est-à-dire du frontal à l'occipital, est d'environ six pouces et demi ; le plus grand diamètre transversal en a cinq et demi, et le vertical postérieur, depuis le trou occipital jusqu'au synciput, à peu près cinq. Ainsi, quand on rencontre des crânes adultes qui, avec des os en apparence bien proportionnés, dépassent de beaucoup ces dimensions, il faut admettre qu'ils appartenaient non à des géants, mais à des individus malades.

Le crâne est arrondi chez les enfants, à la région des tempes ; tandis que, chez l'adulte, c'est là qu'il a le moins de largeur (2).

Les os de la tête varient beaucoup, tant dans leur proportion par rapport au squelette qu'à l'égard les uns des autres. Les variétés portent et sur leur forme et sur leur nombre, si l'on considère les os wormiens comme des os à part. Quelquefois on les trouve, sans qu'il soit possible d'en assigner la cause, tantôt petits, mais minces, tantôt petits, mais épais. Dans certains cas, le crâne a une hauteur extraordinaire ; dans d'autres il est surbaissé. On le voit ici étroit, ou comprimé d'un côté à l'autre, là d'une belle forme sphérique, ailleurs renflé ou tuberculeux, soulevé à l'endroit des sutures, déprimé le long de la suture lambdoïde, etc. (3).

L'idéal le plus parfait de la beauté est une tête offrant un crâne aussi grand que possible pour loger le cerveau, avec des os aussi petits que possible pour les organes des sens, de la mastication et de la déglutition. Le front se trouve alors en ligne presque droite avec le nez, et dégénère en un synciput et un occiput tous deux régulière-

---

(1) L'ovale pour le profil de la tête est donc mal placé dans tous les manuels de dessin ; car la plus grande partie de la courbure du crâne coïncide, dans le profil, avec une ellipse mathématique dont le plus grand diamètre répond à la ligne horizontale entre le front et l'occiput (non entre le synciput et le menton), ce qui n'a pas lieu pour la face.

(2) Monro croit que cette différence est produite par l'action des muscles temporaux.

(3) Nous reviendrons sur cet objet dans le volume qui traitera des races et des nations.

ment bombés; les mâchoires, au contraire, sont petites, et fuient pour ainsi dire en arrière. C'est aussi dans les belles têtes que, quand on les regarde de haut en bas, les os de la face font le moins de saillie en avant.

CHAPITRE II.

DES VERTÈBRES.

Les vertèbres ont une forme plus ou moins annulaire. Elles se composent, en avant, d'un *corps* (*corpus vertebræ*), qui est plus épais que le reste de l'os, et en arrière d'un *arc* (*arcus*), qui circonscrit une large ouverture destinée au passage de la moelle épinière (*apertura spinalis*).

On distingue, de chaque côté, dans les vertèbres, les apophyses transverses (*processus transversi*); puis les deux *apophyses articulaires* supérieures et les deux inférieures (*processus obliqui s. articulares superiores et inferiores*); en arrière l'*apophyse épineuse* (*processus spinosus*), qui est implantée sur l'arc.

Les formes des vertèbres et de leurs apophyses varient beaucoup dans les diverses portions de la colonne vertébrale.

ARTICLE PREMIER.

DES VERTÈBRES CERVICALES.

1° La *première vertèbre cervicale*, appelée aussi *atlas* (1), se distingue de toutes les autres par les caractères suivants :

Considérée dans son ensemble, elle est annulaire; ses apophyses transverses font saillie, sur les côtés, au-delà des autres vertèbres; elle s'articule avec la tête et avec la seconde vertèbre du cou.

La portion qui constitue le corps dans les autres vertèbres, forme ici un *arc antérieur* (*arcus anterior*), présentant en devant un *tubercule* obtus (*tuberculum anterius*), pour l'attache du muscle long du cou, et en arrière une *surface articulaire* arrondie (*sinus atlantis anterior s. medius*), contre laquelle l'apophyse odontoïde de la seconde vertèbre frotte lorsque la tête tourne sur son axe. La partie inférieure du tubercule offre des aspérités auxquelles s'insère un ligament.

Sur les côtés sont les deux *masses latérales* (*partes laterales*), qui ont un volume énorme. La face supérieure de chacune est creu-

(1) ALBINUS, tab. X (homme); *Icon. ossium fœtus*, tab. VIII, fig. 55 et 56 (enfant). — BIDLOO, tab. XVIII, fig. 1 et 2 (femme).

sée d'une facette articulaire oblongue, concave, plus rapprochée de sa congénère en devant qu'en arrière, et obliquement dirigée de dehors en dedans, ce qui fait qu'elle est plus voisine aussi du bord interne que du bord supérieur. Ces facettes s'articulent avec les condyles de la tête. Derrière chacune d'elles se trouve un sillon profond pour l'artère vertébrale, qui monte à travers l'apophyse transverse. En dedans, on remarque des rugosités et une fossette dans laquelle s'insère le ligament transverse situé derrière l'apophyse odontoïde. La face inférieure de chaque masse latérale présente aussi deux facettes articulaires, également obliques, mais peu concaves et arrondies à leur pourtour, qui s'adaptent à celles de la seconde vertèbre. Ces deux dernières facettes représentent les apophyses obliques. Les apophyses transverses sont ici plus volumineuses qu'aux autres vertèbres du cou; elles naissent en quelque sorte par deux racines, l'une antérieure, plus courte et plus faible, l'autre postérieure, plus longue et plus forte, formant, pour le passage de l'artère vertébrale, un trou plus grand que celui qu'offrent les autres vertèbres cervicales, et se terminent par un bouton plus ou moins prononcé.

L'arc postérieur (*arcus posterior*) est plus long que l'antérieur. D'abord transversal, et échancré, en haut pour l'artère vertébrale et le premier nerf cervical, en bas pour le second nerf cervical, il offre des échancrures plus profondes que celles des autres vertèbres. Vers le milieu il devient plus arrondi et plus épais, et sa face interne, lisse, est oblique ou perpendiculaire; il se termine, en arrière, par un *tubercule* obtus (*tuberculum posterius*), analogue de l'apophyse épineuse des autres vertèbres, auquel s'attache le petit muscle droit postérieur de la tête.

Le trou rachidien que forme cette vertèbre est plus grand que celui de toutes les autres, et les tubercules qui font saillie dans son intérieur le divisent en deux portions, l'une antérieure, pour l'apophyse odontoïde de la seconde vertèbre, l'autre postérieure, pour la moelle épinière.

L'atlas donne attache, par le tubercule de son arc antérieur, au muscle long du cou et au petit droit interne; par son apophyse transverse, au droit latéral de la tête, à l'oblique supérieur, à l'oblique inférieur, à l'élévateur de l'angle de l'omoplate, aux intertransversaires antérieurs et postérieurs, au scalène antérieur, et parfois aussi au transversaire cervical; par son arc postérieur, au petit droit postérieur de la tête.

Chez l'enfant à terme, on ne trouve que deux pièces, les racines de l'arc postérieur, qui soient ossifiées, de sorte qu'un cartilage intermédiaire les unit ensemble. Les autres vertèbres du cou ont une troisième pièce osseuse dans leur corps.

Il n'y a presque pas de vertèbre, si ce n'est la dernière lombaire, qui varie autant, dans sa forme et son volume, que l'atlas. En effet, l'atlas est rarement symétrique, c'est-à-dire aussi gros dans sa partie droite que dans la gauche. On trouve la facette articulaire supérieure à peu près ou même tout-à-fait divisée en deux, plus large en avant ou en arrière, plus ou moins concave, plus ou moins éloignée de celle du côté opposé par son extrémité antérieure, plus ou moins écartée d'elle aussi par son extrémité postérieure, enfin plus ou moins inclinée en dedans. Lorsque l'extrémité postérieure de cette facette est située fort en arrière, une demi-languette osseuse descend vers l'arc postérieur, de sorte que l'artère vertébrale se trouve entourée de tous côtés par de la substance osseuse : quelquefois cette languette offre encore un petit trou. Dans certains cas, le trou de l'apophyse transverse est ouvert en devant, et alors la racine postérieure de celle-ci est plus épaisse que de coutume; dans d'autres, au contraire, l'apophyse est double; ou bien elle est sensiblement plus petite d'un côté que de l'autre; ou elle fait fortement saillie, en manière de bouton, sur le côté; ou elle est beaucoup plus faible et plus courte, et diffère moins de l'apophyse transverse de la seconde vertèbre. Quelquefois l'arc antérieur est si court, que les facettes articulaires supérieures touchent immédiatement à celle sur laquelle glisse l'apophyse odontoïde. Parfois l'arc postérieur manque de sa partie moyenne (1).

2° La *seconde vertèbre cervicale* (*epistropheus s. axis*) (2) diffère de toutes les autres par son apophyse en forme de dent ou de pivot, de la précédente et des trois suivantes par son volume et par la largeur de ses apophyses articulaires supérieures.

Son *corps*, au lieu de la surface articulaire qu'offre, en dessus, celui des autres vertèbres, se prolonge en une *apophyse odontoïde* (*processus odontoideus*), sur laquelle on remarque deux surfaces articulaires, l'une antérieure légèrement convexe, l'autre postérieure concave. Aussitôt après sa base, cette apophyse se rétrécit un peu, puis se renfle en forme de tête, et se termine par un sommet obtus, inégal, rugueux, auquel des ligaments prennent leur attache. C'est

(1) Sœmmerring possédait des exemples de toutes ces anomalies dans sa collection.

(2) ALBINUS, tab. X (homme ; *Icon. oss. fœt.*, tab. VII (enfant). — BIDLOO, tab. XCIII, fig. 2 et 3 (femme).

autour d'elle que tourne l'atlas, avec la tête. Le corps présente aussi, en avant, de chaque côté, une dépression, de manière que, sur la ligne moyenne, il est parcouru de haut en bas par une crête plus large inférieurement que supérieurement. En arrière il est rugueux et percé de trous. Sa face inférieure descend obliquement d'arrière en avant, et elle est embrassée par la face sous-jacente de la troisième vertèbre du cou.

L'*arc* présente, non loin du corps, les surfaces articulaires supérieures, auxquelles s'adaptent les inférieures de l'atlas. Au-dessous on remarque les apophyses transverses, qui se dirigent vers le côté, et qui sont en quelque sorte couvertes par les surfaces articulaires, tandis qu'aux autres vertèbres cervicales elles sont plus longues, situées au-devant et au-dessous des surfaces articulaires supérieures, et échancrées. Plus en arrière qu'au-dessous des apophyses transverses, on découvre les surfaces articulaires inférieures, qui sont beaucoup plus petites que les supérieures, plus planes et dirigées obliquement en avant, tandis que, dans les autres vertèbres, on les aperçoit plus au-dessous de ces mêmes surfaces. La racine antérieure de l'apophyse transverse de la seconde vertèbre cervicale est arrondie, au lieu d'être plane et de se terminer par un angle supérieur, comme aux quatre vertèbres suivantes. Son trou ou canal affecte une autre direction qu'aux vertèbres sous-jacentes, et décrit un coude pour l'artère vertébrale, qui monte, non pas en ligne droite, mais de dedans en dehors. L'apophyse épineuse a plus d'épaisseur, de largeur et de longueur à son bord supérieur que celles des trois vertèbres suivantes : le bord inférieur est rugueux, et se termine obliquement en arrière par deux angles, ordinairement recourbés, qui sont séparés l'un de l'autre en bas et réunis en haut. De toutes les vertèbres cervicales, celle-ci est la plus large et la plus forte à l'endroit où se rencontrent les deux racines. Le trou rachidien y est un peu plus large, plus arrondi ou plus cordiforme, que dans les vertèbres qui viennent après.

La seconde vertèbre du cou s'articule avec la tête, avec la première et avec la troisième. A l'apophyse transverse s'attachent le muscle splénius du cou, l'élévateur de l'omoplate, le scalène, le transversaire cervical, le long du cou, et les seconds intertransversaires antérieur et postérieur ; à l'apophyse épineuse, le grand droit postérieur de la tête, l'oblique inférieur, le demi-épineux du cou, l'inter-épineux de la nuque et la multifide du rachis.

Chez l'enfant à terme, cette vertèbre offre quatre points d'ossification, deux sur les côtés, un dans le corps, et un dans l'apophyse odontoïde, qui est presque toujours ossifiée.

Lorsqu'on scie le corps, avec l'apophyse odontoïde, on voit quelquefois cette dernière descendre plus bas à l'intérieur, de sorte qu'il semblerait qu'elle est en quelque façon enclavée dans le corps.

3° Les *troisième*, *quatrième* et *cinquième vertèbres cervicales* (1) se ressemblent tellement, pour la forme, qu'à peine peut-on les distinguer l'une de l'autre autrement que par le volume. En effet, la quatrième est plus forte que la troisième, et la cinquième que la quatrième.

Leurs corps sont déclives en devant, en recouvrement les uns sur les autres, et plus longs dans le sens transversal que dans celui de la largeur; inférieurement ils augmentent graduellement, mais lentement, de hauteur. La face antérieure est un peu bombée, et présente, de chaque côté, une légère fossette; la postérieure est faiblement concave. La face supérieure est concave, de manière qu'elle embrasse la face inférieure de la vertèbre située au-dessus, d'où il suit que ses dimensions dépassent celles de la face inférieure.

Les apophyses transverses naissent du corps par une racine longue et mince, de l'arc par une autre plus courte. Elles sont situées obliquement, un peu creusées en gouttière, et dirigées de haut en bas. Elles se terminent par un petit coin antéro-supérieur, renversé sur lui-même, et par un autre postéro-inférieur, de forme arrondie. Le trou compris entre elle et l'arc est destiné à l'artère vertébrale. La gouttière, dont la profondeur et la largeur augmentent aux vertèbres inférieures, loge les nerfs cervicaux.

Les deux apophyses obliques supérieures et les deux inférieures consistent en des surfaces articulaires à peu près planes, qui sont presque parallèles entre elles, et dont la supérieure, plus petite, regarde en arrière, tandis que l'inférieure, plus grande, est tournée en avant. Leur bord aigu est dirigé en avant.

Le reste de l'arc dégénère en une apophyse épineuse, qui commence par une double racine dirigée obliquement de haut en bas, et se termine, la plupart du temps, par deux sommets, écartés l'un de l'autre, courts et peu tournés vers le bas, comme à la septième vertèbre. L'apophyse est concave en dessous. Les apophyses épineuses augmentent peu à peu de longueur vers le bas. Quelquefois celle de la sixième

(1) ALBINUS, tab. X (homme); *Icon. oss. foetus*, tab. VII (enfant). — BIDLOO, tab. XCIII, fig. 5 et 6 (femme).

vertèbre n'est déjà plus à peine double à son sommet; elle se dirige aussi, non plus obliquement de haut en bas, mais en droite ligne, comme aux autres vertèbres.

Le pourtour supérieur du trou triangulaire par lequel passe la moelle épinière est plus étroit; l'inférieur, au contraire, par lequel la vertèbre embrasse pour ainsi dire celle qui vient après elle, a plus de largeur.

4° La *septième vertèbre cervicale*, appelée *vertebra proeminens* (1), à cause de la forte saillie produite par son apophyse épineuse, qui se porte directement en arrière, est non seulement plus volumineuse que celles qu'elle supporte, mais encore conformée d'une autre manière.

Son corps est moins déclive, et offre, au bord inférieur, la facette articulaire destinée à recevoir la tête de la première paire de côtes.

Les racines antérieures des apophyses transverses (dont il ne reste déjà plus aucune trace à la première vertèbre dorsale) sont très petites; les postérieures, en revanche, sont d'autant plus grosses. Les apophyses ne sont pas non plus autant creusées en gouttière.

Les apophyses obliques supérieures sont à peine sensibles, et semblent n'être qu'une partie de l'apophyse transverse. Les inférieures, au contraire, font partie de la racine de l'apophyse épineuse.

L'apophyse épineuse est plus forte et plus longue qu'aux autres vertèbres cervicales. Elle se dirige en ligne droite, et son sommet simple est garni d'un petit bouton.

Cette vertèbre fait donc le passage aux vertèbres dorsales.

Aux vertèbres cervicales s'attachent les muscles interépineux de la nuque, les intertransversaires antérieurs et postérieurs du cou, le grand droit antérieur de la tête, le long du cou, les scalènes antérieur, moyen et postérieur, le cervical descendant, le transversaire cervical, l'épineux de la nuque, le multifide du rachis, l'angulaire de l'omoplate, le petit et le grand complexus, le demi-épineux et l'épineux du dos, le sacro-lombaire, le dentelé postérieur supérieur, le petit rhomboïde, le trapèze, le splénius de la tête, et une portion du grand rhomboïde.

Chez l'enfant à terme, chaque vertèbre cervicale n'a que trois pièces osseuses, deux dans l'arc et une dans le corps. La septième se compose de cinq pièces, attendu que deux noyaux contenus dans les apophyses transverses ne se soudent qu'à l'âge de deux ans.

(1) La ressemblance de la septième vertèbre cervicale avec les dorsales est si grande, que, suivant Meckel, il serait presque plus exact de la compter parmi ces dernières.

Parmi les cinq vertèbres cervicales inférieures, c'est la dernière qui varie le plus. Dans les quatre avant-dernières, il n'y a guère que le trou des apophyses transverses qui présente des variations, étant tantôt à demi, et tantôt complétement double : il est rare aussi que les sommets des apophyses épineuses soient symétriques, et en général ils s'inclinent plus ou moins d'un côté ou de l'autre. Quant à la dernière vertèbre cervicale, elle tient pour ainsi dire le milieu entre celles du cou et celles du dos, attendu que la pièce osseuse contenue dans l'apophyse transverse demeure souvent séparée pendant toute la vie, et représente une sorte d'appendice en forme de côte.

Quelquefois la dernière vertèbre cervicale manque du trou destiné au passage de l'artère vertébrale. Dans beaucoup de cas, elle ne contribue en rien à produire la surface articulaire destinée à la côte.

ARTICLE II.

DES VERTÈBRES DORSALES.

Le nom des *vertèbres dorsales* (*vertebræ dorsi*) (1) est déterminé par celui des côtes qui s'y fixent. On en compte donc ordinairement douze, rarement onze, plus souvent treize. Quand il y en a treize, on ne trouve en général que quatre lombaires.

A mesure qu'elles deviennent plus inférieures, leurs corps augmentent régulièrement de hauteur, de largeur, de longueur et de rondeur. Ainsi celui de la première est le plus petit, et celui de la douzième le plus gros ; ainsi, dans les intermédiaires, la face inférieure de chacune a plus d'étendue que sa face supérieure. Cependant les vertèbres dorsales diffèrent, en égard à la forme de ces surfaces. Le corps de la première, et celui aussi de la seconde, sont aplatis en devant, comme ceux des vertèbres cervicales ; le second parfois, et ordinairement le troisième, le quatrième, le cinquième, le sixième, présentent un angle arrondi, et leurs surfaces articulaires sont cordiformes ; les septième, huitième, neuvième, dixième, onzième et douzième, deviennent de plus en plus ronds. D'ordinaire le troisième et le quatrième sont les plus étroits. Les deux supérieurs et les deux ou trois inférieurs sont plus courts d'avant en arrière, plus longs d'un côté à l'autre ; les autres, au contraire, ont plus de longueur d'avant en arrière. A la partie postérieure de leur bord supérieur et de leur bord inférieur se trouvent, vers le bas, les petites

(1) ALBINUS , *Tab. oss.*, IV. — *Icon. oss. fœtus*, tab. VII et VIII, fig. 57, 58, 59 homme . — BIDLOO, tab. XCIII femme .

facettes articulaires destinées à recevoir les têtes des côtes, qui s'attachent simultanément à deux vertèbres. Ces facettes articulaires ne se voient qu'au bord supérieur, ou au milieu, dans la première, la onzième et la douzième vertèbre. Communément, la facette articulaire inférieure est beaucoup plus petite que la supérieure, et formée aussi en partie par la racine de l'arc : mais quelquefois la facette ne repose pas tant sur le bord que sur le corps lui-même. La face antérieure du corps est concave vers le milieu.

Les apophyses transverses éprouvent, depuis la première jusqu'à la troisième vertèbre dorsale, une légère diminution régulière de longueur et de volume, restent ensuite à peu près égales, puis, à la dixième, à la onzième et à la douzième, diminuent de nouveau d'une manière graduelle et rapide. A la première vertèbre, elles se portent directement en dehors ; aux suivantes, jusqu'à la dernière, elles se dirigent un peu de bas en haut. Jusqu'à la dixième ou onzième, elles s'arquent aussi peu à peu en arrière, de manière qu'on remarque un sillon entre elles et l'apophyse épineuse. Depuis la première jusqu'à la dixième vertèbre, leurs extrémités en forme de bouton offrent les facettes articulaires, légèrement concaves, auxquelles s'adaptent les tubérosités des côtes, mais qui sont plus élevées sur l'une, plus basses sur l'autre : les supérieures regardent obliquement en bas, les inférieures en haut : les trois supérieures sont placées au bord supérieur de leur apophyse ; la quatrième et la cinquième le sont dans le milieu ; les autres regardent peu à peu de plus en plus vers le bas. L'extrémité de l'apophyse transverse de la douzième vertèbre a deux sommets obtus.

Des quatre apophyses obliques, les supérieures sont moins apparentes qu'aux vertèbres lombaires ; mais elles le sont beaucoup plus qu'aux vertèbres cervicales. Les surfaces articulaires des apophyses obliques supérieures sont droites et tournées en arrière ; celles des inférieures regardent en avant, à l'exception de celle de la douzième, qui, pour faire le passage aux vertèbres lombaires, commence à se tordre en haut. Chaque surface articulaire, supérieure ou inférieure, s'adapte à la surface supérieure ou postérieure de l'apophyse oblique de la vertèbre située au-dessous.

L'apophyse épineuse, de forme pyramidale, est épaisse à la première vertèbre cervicale, et presque horizontale, ou très peu abaissée au-dessous de l'horizon, et elle se termine par un petit bouton. A la seconde, et plus encore à la troisième vertèbre, la racine devient plus large, le bord supérieur plus tranchant, l'extrémité plus longue et plus aiguë, la direction plus descendante. Tous ces caractères se prononcent encore davantage à la quatrième, à la cinquième, à la sixième, à la septième, et même aussi à la huitième vertèbre ; la direction descendante de l'apophyse devient surtout si marquée, que cette éminence vient à recouvrir presque comme un toit celle qui se trouve au-dessous d'elle, tandis que les sommets de la première, de la seconde, de la troisième, de la neuvième, de la dixième, de la onzième et de la douzième, sont plus écartés les uns des autres. C'est ce qui fait qu'en cette région la colonne vertébrale se fléchit plus en avant et moins en arrière.

Aux cinq vertèbres dorsales inférieures, la largeur de la racine de l'apophyse épineuse va bien en augmentant ; mais la longueur de la partie saillante diminue d'une manière notable, et sa direction commence à se rapprocher de la ligne horizontale ; d'où il suit qu'en cas de besoin la colonne vertébrale est susceptible de se fléchir davantage en arrière, sur ce point, qu'elle ne le peut à la hauteur des cinquième, sixième et septième vertèbres du dos. Au reste, on voit rarement les apophyses épineuses suivre une direction parfaitement verticale de haut en bas ; souvent il y en a une qui s'écarte de cette ligne à droite, une autre à gauche, une troisième encore à droite.

La douzième ou dernière vertèbre dorsale fait le passage aux lombaires ; son corps a une forme arrondie ; les surfaces articulaires de ses apophyses obliques, supérieures et inférieures, suivent une direction inverse les unes des autres, et les supérieures sont légèrement concaves, tandis que les inférieures sont un peu convexes.

Le trou destiné à la moelle épinière est plus arrondi aux vertèbres dorsales inférieures qu'à celles du dos et des lombes.

Aux vertèbres dorsales s'insèrent les muscles splénius de la tête et du cou, le petit complexus, le digastrique cervical, le grand complexus, le long du cou, la transversaire cervical, l'épineux de la nuque, le demi-épineux du dos, le multifide du rachis, la partie interne du sacro-lombaire, les courts et longs élévateurs des côtes, le feuillet interne du tendon des muscles oblique interne et transverse du bas-ventre, le grand dorsal, le grand rhomboïde, le trapèze et les dentelés postérieur, supérieur et inférieur.

Chez l'enfant à terme, les vertèbres lombaires ont trois noyaux osseux, un dans le corps et deux dans l'arc : le reste est cartilagineux.

Les anomalies ne sont pas aussi frappantes à ces vertèbres qu'à celles du cou ; elles ont déjà été indiquées.

ARTICLE III.

DES VERTÈBRES LOMBAIRES.

Les *vertèbres lombaires* (*vertebræ lumborum*) (1) sont ordinairement au nombre de cinq, rarement de six, plus rarement encore de quatre. Leur volume absolu est plus considérable que celui des vertèbres du cou et du dos, et elles grossissent graduellement à mesure qu'elles deviennent plus inférieures. Des fibro-cartilages plus épais les unissent entre elles. Leurs apophyses épineuses sont les plus mobiles de toutes. La forme des sept apophyses de leur arc les distingue aisément des vertèbres cervicales en dorsales. Les trois premières se ressemblent assez sous le point de vue de la configuration, et ne diffèrent presque qu'en égard au volume.

La face supérieure et la face inférieure du corps des trois vertèbres lombaires supérieures sont en quelque sorte réniformes et plus arrondies que celles des deux inférieures ; la face inférieure y est aussi à peu près parallèle à la face supérieure. Au contraire, les deux vertèbres inférieures sont un peu plus hautes en devant qu'en arrière, surtout la dernière, qui, de concert avec le sacrum, forme le *promontoire* (*promontorium*).

Leurs apophyses transverses sont plates, tranchantes au bord supérieur, ainsi qu'au bord inférieur, et un peu recourbées en arrière. Celle de la seconde est plus longue que celle de la première, mais plus courte que celle de la troisième ; à la quatrième, l'apophyse est ordinairement plus courte qu'à la seconde ; à la cinquième, elle est courte, mais épaisse et arrondie. Assez souvent l'apophyse transverse de la première est unie à la vertèbre par une articulation en règle, de manière qu'elle représente une formation intermédiaire entre une treizième côte et une apophyse transverse.

Quelquefois il existe deux apophyses accessoires, entre l'apophyse transverse et l'articulaire supérieure (2).

Les apophyses obliques ou articulaires représentent des tubérosités distinctes : les surfaces articulaires supérieures sont concaves, plus distantes l'une de l'autre que les inférieures, qui sont planes ou légèrement convexes. Les supérieures regardent en dedans et en arrière ;

---

1 ALBINUS, *Tab. oss.*, VIII ; *Icon. oss. fœtus*, tab. VII (homme). — BIDLOO, tab. XCIII (femme).

2 J'ai trouvé qu'une portion du sacro-lombaire s'insère à ces apophyses, mais surtout à la première lombaire, et cela tant chez l'homme que chez la femme.

les inférieures en dehors et en avant. A la dernière vertèbre lombaire, comme aux dorsales, les supérieures sont tournées en arrière, et les inférieures en avant.

Les apophyses épineuses sont à peu près horizontales et courtes proportionnellement aux apophyses obliques; elles ont un dos tranchant, et une extrémité peu renflée, plus épaisse en dessous. La dernière vertèbre lombaire est celle qui a l'apophyse épineuse la plus courte : cette apophyse, vue du bas, est plus large, de sorte qu'une crête tranchante s'élève sur elle (1).

Le trou destiné à la moelle épinière est triangulaire, surtout dans les vertèbres lombaires inférieures.

Aux vertèbres lombaires s'attachent le muscle épineux du dos, le multifide du rachis, le carré des lombes, le feuillet interne du tendon de l'oblique interne et du transverse du bas-ventre, le feuillet externe du transverse, la partie externe et la partie interne du sacro-lombaire, le grand dorsal, le dentelé postérieur inférieur, le diaphragme et les deux psoas.

Chez l'enfant à terme, les vertèbres lombaires se comportent comme les dorsales.

ARTICLE IV.

DU SACRUM.

Le *sacrum* (*os sacrum, latum, clunium*) (2), le plus gros des os de la colonne vertébrale, porte le reste de cette colonne : il s'adapte, comme un coin, entre les os des iles, avec lesquels il est uni, ainsi qu'à son extrémité supérieure avec la dernière vertèbre lombaire, et à son extrémité inférieure avec le coccyx. En place, il n'est pas perpendiculaire, mais penché en arrière, et forme avec les vertèbres des lombe un angle appelé *promontoire*, ou *angle sacro-vertébral (promontorium)*. Sa figure est triangulaire ou en forme de coin ; sa face antérieure est concave et assez lisse, la postérieure concave et tuberculeuse.

(1. La partie inférieure du sommet des apophyses épineuses est quelquefois pourvue d'une apophyse unciforme, qui touche celle située au-dessous, et souvent même s'articule avec elle. De petites articulations analogues se voient aussi parfois entre les apophyses articulaires supérieures et inférieures (même aux dernières vertèbres du dos). Comp. MAYER, dans *Zeitschrift fuer Physiologie*, t. II, p. 29.

(2) ALBINUS, *Tab. oss.*, VII (homme); *Icon. oss. fœtus*, tab. VII (enfant. — BIDLOO, tab. XCVIII (femme).

Cet os est composé en quelque sorte de cinq vertèbres, dont la hauteur, la largeur et l'épaisseur diminuent rapidement de haut en bas, qui sont quelquefois séparées par des disques fibro-cartilagineux jusqu'à l'âge de quatorze ans, ou même plus, mais qui finissent par ne plus laisser qu'en devant, sur la ligne médiane, des traces de leur séparation, donnant lieu à la même apparence que si les corps et les apophyses transverses s'étaient confondus en une seule masse, puis allongés dans le sens latéral. A l'extrémité supérieure, on aperçoit une surface ovalaire pour l'articulation avec la dernière vertèbre lombaire; l'extrémité inférieure en offre une petite et convexe pour celle avec la première pièce du sacrum. Le reste de l'extrémité supérieure s'étale de chaque côté en manière d'ailes, qui presque toujours sont un peu échancrées. Un bord arrondi, qui concourt à séparer le grand bassin du petit, établit la limite entre cette extrémité et la face antérieure, et présente une échancrure pour le passage des derniers nerfs lombaires.

La portion moyenne et antérieure, qui représente le corps et les apophyses transverses, est concave et garnie de saillies transversales. Sur les côtés, elle se rétrécit d'abord un peu, pour former le trou sacré, mais ne tarde pas à acquérir beaucoup d'épaisseur. Les parties latérales, qui représentent les apophyses transverses soudées ensemble, diminuent plus rapidement que la partie moyenne, représentant le corps. La pièce qui correspond à la première vertèbre est plus arrondie en devant, et ressemble davantage à une vertèbre lombaire que les autres, qui sont plus planes ou même concaves. Ce n'est qu'à la partie supérieure qu'on distingue encore la pièce ayant quelque ressemblance avec l'apophyse transverse d'une vertèbre. Les faces latérales sont fort inégales, également cunéiformes dans leur ensemble, larges en haut et étroites en bas; on y remarque, en haut, la surface encroûtée de cartilage qui sert à l'articulation du sacrum avec l'os des îles, et en haut le bord raboteux auquel s'insère le ligament sacro-sciatique. La facette articulaire a une forme qui se rapproche de celle d'un S ou de l'oreille humaine (*facies auricularis*) : on y découvre des aspérités et des enfoncements. Derrière elle, la face latérale est très raboteuse, et partagée, de chaque côté, en une fosse supérieure et une fosse inférieure, pour les ligaments de l'articulation.

On ne distingue, des apophyses obliques, que les supérieures, qui sont concaves, et dont les bords tranchants se dirigent en haut. Les inférieures forment une série de petits tubercules au côté externe des trous sacrés postérieurs. Les deux dernières font une très forte saillie.

et portent le nom de *cornes du sacrum* (*cornua sacralia*); elles s'articulent avec le coccyx.

Sur la face postérieure, on distingue très bien, aux trois vertèbres supérieures, les racines des apophyses épineuses confondues, qui deviennent plus petites vers le bas, et qui, à la troisième vertèbre, se terminent par une ou deux pointes. A la quatrième, il n'existe que le commencement des deux racines de l'apophyse épineuse. A la cinquième, on aperçoit à peine une paire de petits tubercules, qui, d'ordinaire, s'articulent avec les petites cornes du coccyx.

Le canal destiné aux nerfs de la moelle épinière est d'abord triangulaire; mais il se rétrécit promptement, prend une forme arrondie, oblongue, et s'aplatit. Il est ouvert en arrière à la dernière ou à l'avant-dernière vertèbre.

Les *trous sacrés* (*foramina sacralia*), par lesquels passent les nerfs et des vaisseaux sanguins, sont au nombre de quatre, de chaque côté, tant en devant qu'en arrière. Leur grandeur diminue régulièrement à mesure qu'ils deviennent plus inférieurs. Du milieu de chacun d'eux se dirige, en devant, vers le milieu de celui du côté opposé, une saillie indiquant la séparation des pièces sternales, de sorte qu'ici également ces trous sont formés en commun par deux vertèbres. Les antérieurs sont plus grands et plus ronds que les postérieurs; ils dégénèrent latéralement en des sillons obliques et assez profonds, dont les deux supérieurs sont presque transversaux et les inférieurs ascendants. Les trous postérieurs sont beaucoup plus étroits, leur pourtour est moins régulier, et ils ne se prolongent qu'en de légers sillons.

La substance du sacrum est la même que celle d'une des plus grosses vertèbres; plus spongieuse que partout ailleurs dans la portion qui correspond à l'apophyse transverse, moins spongieuse dans celle qui correspond au corps, plus dense dans celle qui répond à l'arc.

Au sacrum s'attachent le muscle multifide du rachis, les parties interne et externe du sacro-lombaire, le grand fessier, le pyriforme, le dentelé postérieur inférieur, le grand dorsal, et l'oblique interne du bas-ventre.

Chez l'enfant à terme, cet os présente vingt et un noyaux osseux; savoir : cinq dans chacune des trois vertèbres supérieures, et trois dans chacune des deux inférieures. La séparation de ses cinq vertèbres par du cartilage demeure très prononcée jusqu'à l'âge mûr presque. Les parties latérales se soudent les premières, puis la partie moyenne et antérieure.

Le sacrum varie beaucoup (1). On le trouve souvent composé de
six vertèbres, rarement de quatre (2). La vertèbre supérieure est
celle qui offre le plus de variations. Tantôt elle est à peine distincte
de la dernière lombaire ; tantôt sa partie supérieure ressemble parfaitement à l'un des côtés d'une vertèbre lombaire, tandis que l'autre
a la conformation ordinaire : quelquefois la ressemblance est un peu
ou même beaucoup moins prononcée ; ailleurs la pièce en question
tient pour ainsi dire le milieu entre une vertèbre lombaire et une
pièce sacrée. On l'a vue convexe ou concave sur les côtés, ou fortement courbée, ou ayant sa face antérieure absolument plane, ou plus
large que haute, ou plus haute que large. Elle est parfois à peu près
droite en haut, puis tout-à-coup recourbée en façon de crochet ; ou
bien le canal de la moelle est ouvert depuis le bas jusqu'au milieu,
ou dans toute son étendue, les apophyses épineuses manquant toutes ;
ou ces apophyses forment une forte crête très saillante ; ou la supérieure est fendue ; ou les trous sont énormément grands, ou extrêmement petits. Souvent la dernière pièce, dans le cas où il s'en trouve
six, est construite de manière à faire en quelque sorte le passage entre
la dernière vertèbre et le premier os coccygien. En général, la partie
supérieure offre plus souvent des anomalies, et des anomalies plus
considérables, que la partie inférieure.

ARTICLE V.

DES OS COCCYGIENS.

Les *os coccygiens* (*ossa coccygis*, *coccyx*) (3) sont au nombre de
quatre. Ils diminuent rapidement de volume, et sont unis ensemble
par des cartilages ligamenteux, de telle manière que, dans leur situation naturelle, ils continuent la courbure du sacrum en avant,

(1) Toutes ces anomalies sont décrites d'après les pièces existantes dans le
cabinet de Sœmmerring. Elles méritent d'autant plus d'attention qu'il n'est
pas indifférent de les connaître, soit dans l'art des accouchements, soit dans la
pratique des opérations qui peuvent être indiquées au bassin.

(2) Van Doeveren, *Obs. anat.* — Leveling (*Obs. rar.*, p. 151) a vu ce cas
deux fois. Il y en a trois exemples dans le cabinet de Sœmmerring, qui dit l'a-
voir rencontré plus souvent encore. Wagler l'a observé chez un enfant de huit
mois (*Verhandelingen te Halem*, I, 19. — S. Albertus, *Hist. part. corp. hum.*,
p 134). P. Paaw (*De ossibus*, p. 102) dit avoir vu quelquefois sept vertèbres au
sacrum. Ce cas n'a pas été retrouvé par les modernes, de sorte que Sœmmerring présume qu'il s'agissait seulement là de soudures avec les os coccygiens,
comme on en remarque dans son cabinet.

(3) Albinus, tab. VII (homme). — Bidloo, tab. XCVIII (femme).

et servent de soutien au rectum. Quelquefois le premier est soudé avec le sacrum, même chez de jeunes personnes (1). Il y a des cas où l'on n'en trouve que trois. Leur nombre va rarement jusqu'à cinq, ce qui paraît avoir lieu plus fréquemment chez la femme que chez l'homme (2).

Le premier os coccygien est le plus gros; le second est beaucoup plus petit; le troisième l'est encore davantage; quant au quatrième, son volume tantôt est inférieur à celui du troisième, et tantôt le dépasse. Tous sont plus larges que longs, et leurs surfaces articulaires se dirigent obliquement d'arrière en avant. Ils offrent sur les côtés une faible saillie, qui ressemble à l'apophyse transverse d'une vertèbre.

Le premier coccygien s'épanouit de chaque côté en une aile plate. Sa face antérieure est légèrement concave. La postérieure, un peu convexe, offre deux cornes (*cornua coccygea*), qui représentent les apophyses obliques supérieures d'une vertèbre, et s'articulent avec des saillies analogues du sacrum : cependant ces cornes n'atteignent pas toujours celles du sacrum, avec lesquelles il leur arrive parfois de ne s'unir qu'à une distance considérable, par l'intermédiaire de ligaments. C'est entre elles que, dans l'état frais, le canal rachidien se termine par un cul-de-sac.

Le deuxième coccygien est plus arrondi, et quelquefois muni de petits appendices latéraux.

Le troisième est encore plus rond, mais un peu plus large en haut qu'en bas.

Le quatrième a l'aspect d'un petit bouton anguleux.

La substance de ces os est ordinairement, même dans l'état de santé parfaite, non seulement plus spongieuse, mais encore plus molle que celle de tous les autres os, et présente l'apparence des os d'enfants rachitiques ou d'adultes scorbutiques.

Au coccyx s'attachent le muscle grand fessier, le coccygien, le releveur de l'anus et le sphincter externe de l'anus.

Chez l'enfant à terme, les os coccygiens sont souvent encore entièrement cartilagineux, quoiqu'on les distingue sans peine les uns des autres. Quelquefois, fréquemment même, le premier contient déjà un petit noyau bien marqué. Vers l'âge de sept ans, on trouve

(1) On a attribué cette adhérence à l'équitation. BLUMENBACH, *Ueber die Knochen*, p. 311.

(2) C. BAUHIN, *Theatr. anat.*, tab. XXXIX. fig. 9 — BIDLOO, tab. 98, fig. 3 et 4. — HALLER, *Icon.*, fasc. 4, tab. 3. — SMELLIE, tab. 1 et 2.

aussi des noyaux dans les autres. L'ossification complète a lieu plus tard qu'au sacrum.

ARTICLE VI.

DE LA COLONNE VERTÉBRALE.

La *colonne vertébrale*, ou *rachis* (*spina*, *spina dorsi*, *columna spinalis s. vertebralis*) (1), se compose de vingt-neuf os empilés les uns sur les autres, savoir sept vertèbres cervicales, douze dorsales, cinq lombaires, le sacrum, et les quatre os coccygiens. A l'exception de la première vertèbre cervicale, toutes les autres tiennent ensemble par le moyen de disques fibro-cartilagineux interposés entre elles.

L'épine du dos représente une forte colonne articulée et mobile, qui sert de support à la tête, de réceptacle à la moelle épinière, de base au tronc, et d'attache aux membres supérieurs. Elle-même est soutenue par les os des iles, qui embrassent le sacrum.

Si on la considère dans son ensemble, on voit, depuis la troisième vertèbre cervicale jusqu'au sacrum, les pièces osseuses qui la constituent augmenter peu à peu de volume, à mesure qu'elles deviennent plus inférieures. De là résulte que la troisième cervicale, la troisième dorsale et la troisième lombaire sont beaucoup plus grosses que la première de chacune de ces trois régions; mais, à partir du sacrum, les vertèbres diminuent rapidement de dimensions. En y regardant de plus près, la première et la seconde vertèbre du cou représentent pour ainsi dire un chapiteau. Par-devant, la colonne est plus large depuis la troisième vertèbre cervicale jusqu'à la septième, et plus étroite jusqu'à la troisième dorsale, après quoi elle s'élargit de nouveau, d'une manière régulière, jusqu'au sacrum. Si on la contemple de côté, on reconnaît que les corps s'élargissent depuis la troisième du cou jusqu'à la cinquième du dos; mais, au dos et aux lombes, ils conservent à peu près la même largeur, ou du moins n'en acquièrent que fort peu. Leur hauteur augmente également peu à peu, si ce n'est qu'elle est à peu près la même aux vertèbres cervicales inférieures : elle est, proportion gardée, plus considérable chez les personnes de petite taille que chez les sujets de haute stature.

Les interstices des vertèbres, que remplissent les disques fibro-

(1) Albinus en a donné une excellente figure (*Tab. sceleti*, 1, 2, 3). — Nous en donnons, dans l'Atlas, de G. et E. Weber, une qui représente la coupe longitudinale du rachis.

cartilagineux, sont presque égaux jusqu'à la troisième dorsale ; en descendant, ils deviennent peu à peu plus larges entre les autres vertèbres. Chacun de ces intervalles est à peu près aussi haut en avant qu'en arrière, si ce n'est aux endroits où la colonne décrit une forte courbure : de là résulte que les espaces compris entre les troisième, quatrième, cinquième et sixième dorsales, sont plus petits en avant qu'en arrière, tandis que le contraire a lieu entre l'avant-dernière lombaire, la dernière et le sacrum (1).

En devant et en arrière, la colonne vertébrale entière est droite, et l'on peut, au moyen d'une ligne verticale, la partager en deux moitiés, l'une droite, l'autre gauche. Les vertèbres cervicales décrivent une courbure dont la convexité regarde en avant ; les dorsales en décrivent aussi une, mais en sens inverse ; peu à peu cette dernière courbure se renverse à son tour, de manière qu'aux vertèbres lombaires elle a de nouveau sa convexité tournée en avant ; enfin, le sacrum et les os coccygiens produisent une dernière courbure, dont la convexité regarde en arrière. Il résulte de là que, vue de côté, la colonne vertébrale représente une belle ligne ondulée, qui se compose de quatre concavités et d'autant de convexités. Le point culminant de la première courbure correspond à la quatrième vertèbre cervicale, celui de la seconde aux septième et huitième dorsales, celui de la troisième à la réunion de la dernière avec le sacrum, celui de la quatrième au-dessous du milieu de ce dernier os. Les corps des vertèbres dorsales font proportionnellement plus de saillie dans le thorax que ceux des lombaires dans la cavité abdominale. La concavité de la région cervicale est remplie par les muscles de la nuque, et celle des lombes par les muscles lombaires. Quelquefois la colonne vertébrale est un peu concave de droite à gauche à la région de la troisième, de la quatrième ou de la cinquième vertèbre dorsale ; mais la plupart du temps aussi, dans ce cas, les apophyses épineuses ne forment pas en arrière une ligne droite.

Considérée dans son ensemble jusqu'au sacrum, la colonne vertébrale est en quelque sorte conique, ferme, solide, et assez forte, non seulement pour porter aisément le fardeau de la tête, de la poitrine et des membres supérieurs, mais encore pour permettre un mouvement d'avant en arrière, d'arrière en avant, et d'un côté à l'autre, ainsi qu'une légère torsion, et même pour pouvoir supporter sans

(1) Les revêtements cartilagineux lisses des apophyses articulaires sont plus épais aux vertèbres du cou et à celles des lombes qu'à celles du dos, ce qui fait que ces régions sont aussi celles qui possèdent le plus de mobilité.

danger un choc considérable et brusque, comme dans l'action de sauter. Mais sa mobilité est beaucoup plus grande au cou et aux lombes qu'au dos : au cou surtout, l'écartement plus considérable des apophyses épineuses lui permet une flexion plus étendue en arrière qu'en avant, parce que dans le premier cas les ligaments interépineux cèdent, tandis que dans le second ils résistent. Sa portion la moins mobile est la région dorsale, ce qui fait qu'aucune torsion ne peut porter atteinte aux poumons, à l'aorte, à la veine azygos et au canal thorachique.

Lorsqu'on courbe la colonne vertébrale, elle revient d'elle-même à sa situation naturelle, comme ferait un arc élastique. C'est au cou qu'elle a plus de mobilité, à cause de la petitesse des vertèbres, de l'épaisseur des cartilages intervertébraux, de la direction oblique des articulations, enfin de la brièveté des apophyses épineuses des vertèbres cervicales moyennes, et de la laxité de leurs ligaments. Au dos, elle est moins mobile, à cause des côtes, qui agissent comme autant d'arcs-boutants, de la minceur des cartilages intervertébraux, de la rigidité des ligaments, de la direction droite des articulations, et de la longueur des apophyses épineuses, qui sont comme imbriquées les unes sur les autres. Aux lombes, elle acquiert plus de mobilité, parce que les ligaments intervertébraux y sont plus épais, les ligaments plus longs, les surfaces plus écartées, les apophyses épineuses, droites et courtes. Les os coccygiens sont les plus mobiles de tous, parce qu'aucune apophyse ne restreint leurs mouvements (1). La mobilité de la colonne augmente lorsqu'on enlève tous les arcs, d'où l'on voit que ce sont ces derniers qui y apportent des limites : en effet, les ligaments robustes et rigides qui sont tendus entre eux empêchent la colonne de s'incliner trop en avant.

Il est donc facile, dans chaque vertèbre, depuis la seconde du cou jusqu'au sacrum, de distinguer nettement le corps et l'arc. Les faces supérieures et inférieures des corps sont, dans presque tous ces os, presque parallèles, mais un peu concaves au milieu, leur bord étant plus élevé et aussi un peu plus lisse que le reste de leur étendue. Entre l'arc et le corps se trouve l'ouverture destinée à la moelle épinière et à ses nerfs. Mais, dans l'arc, qui se détache du corps par une racine arrondie, on distingue encore deux apophyses transverses,

____

(1) Quand les vertèbres cervicales se courbent encore davantage en avant, par le renversement de la tête en arrière, les vertèbres dorsales s'étendent en proportion, et acquièrent ainsi en force pour supporter un poids, ce que la courbure en fait perdre aux vertèbres du cou.

une à droite, l'autre à gauche ; deux apophyses articulaires obliques, une à droite, l'autre à gauche ; et une apophyse épineuse. Ces diverses parties d'une vertèbre s'adaptent assez bien aux parties homonymes des vertèbres voisines, savoir les corps aux corps, et les apophyses obliques aux apophyses obliques ; les apophyses transverses, les apophyses épineuses et les trous sont également en rapport les uns avec les autres. En général, la dernière vertèbre cervicale fait le passage à la première dorsale, la dernière dorsale à la première lombaire, la dernière lombaire au sacrum , et la partie inférieure du sacrum au premier coccygien.

Les vertèbres cervicales, à l'exception de la première et de la seconde, qui se distinguent au premier coup d'œil, l'une par sa forme annulaire, l'autre par son apophyse odontoïde, diffèrent des dorsales et des lombaires par les caractères suivants :

1° Leurs corps sont plus petits, proportionnellement aux arcs ; ils ne font pas de saillie en avant, mais sont allongés dans le sens transversal, de manière que leur face antérieure est plus plane ; ils sont placés obliquement les uns sur les autres, en sorte que la face supérieure est creuse, et de même longueur que l'inférieure, tandis qu'à toutes les autres vertèbres cette dernière est sensiblement plus longue ; enfin, leur face antérieure n'est pas concave dans le milieu.

2° Leurs apophyses transverses sont plus courtes ; elles sont percées d'un trou, ou naissent par deux racines, dont l'une vient du corps et l'autre de l'arc ; elles forment une gouttière.

3° Leurs apophyses obliques sont plus grandes proportionnellement à l'arc , obliques et non perpendiculaires, planes et non concaves.

4° Leurs apophyses épineuses sont plus courtes, et la plupart doubles, à l'extrémité.

Les vertèbres dorsales diffèrent des cervicales et des lombaires par les caractères suivants :

1° La face supérieure et la face inférieure des corps de la seconde, de la troisième, de la quatrième, de la cinquième, de la sixième, de la septième, de la huitième et de la neuvième, sont cordiformes.

2° Le trou pour la moelle épinière est arrondi, et non triangulaire.

3° Les apophyses transverses sont en forme de boutons, et munies de facettes articulaires.

4° Les apophyses épineuses sont pyramidales et plus longues qu'épaisses.

5° Les échancrures latérales pour les nerfs dorsaux sont plus petites.

Les quatre vertèbres lombaires supérieures se distinguent suffisamment des dorsales et des cervicales :

1° Par leurs corps, qui n'ont pas de facette articulaire sur le bord ;

2° Par la minceur de leurs apophyses transverses ;

3° Par l'éloignement plus grand de leurs apophyses obliques.

Quant à la dernière lombaire, elle a pour caractère son corps, qui est plus haut en avant qu'en arrière.

Le canal vertébral est très spacieux dans les vertèbres cervicales. Dans les dorsales, il a un peu plus d'ampleur en haut qu'en bas ; sa portion la plus étroite correspond aux sixième, septième, huitième et neuvième : il redevient un peu plus large à la onzième et à la douzième. C'est dans les lombaires qu'il a les plus grandes dimensions. Ensuite il diminue rapidement dans le sacrum, et parfois il ne s'étend que jusqu'à la première pièce coccygienne. Généralement parlant, il est triangulaire, avec les angles arrondis : on y distingue une face antérieure, une latérale droite, et une latérale gauche (1). Les trente ouvertures latérales dont il est percé sont formées par une échancrure des racines des arcs, principalement par la vertèbre inférieure à la région du cou, par les deux vertèbres contiguës aux régions dorsale et lombaire : ces trous sont considérables entre les vertèbres cervicales, plus larges entre les dorsales, plus encore entre les lombaires ; au sacrum, ils diminuent à mesure qu'ils 'eviennent plus inférieurs. Ils servent au passage des nerfs et des vaisseaux sanguins. L'extrémité du canal représente une fente.

La distance entre les apophyses épineuses, dont on juge bien surtout en contemplant le profil de la colonne, est plus grande au cou que partout ailleurs, plus faible qu'ailleurs au dos, moyenne aux lombes.

Parmi les vides qui existent entre les arcs des vertèbres, le plus considérable est celui entre la première du cou et la tête ; les autres, au cou, à la partie supérieure du dos et aux lombes, deviennent peu à peu de plus en plus grands.

La moelle épinière n'est nullement serrée dans son canal ; donc, par conséquent, les mouvements divers ne peuvent lui porter aucune atteinte.

La substance des corps des vertèbres est intérieurement celluleuse, spongieuse, fibreuse, et cependant en quelque sorte rayonnée, comme on le voit surtout très bien aux vertèbres lombaires. Dans

____

(1) Suivant Wilkinson, une vertèbre peut se mouvoir d'un huitième de pouce sans comprimer le moins du monde la moelle épinière.

l'état frais, elle reçoit beaucoup de sang, et est remplie de moelle. Les faces supérieure et inférieure de ces corps sont plus lisses au pourtour qu'au milieu, qui est rugueux et spongieux. La substance des arcs se compose d'une masse osseuse plus dense, plus solide et plus lisse que celle des corps : on ne remarque de cellules médullaires, dans son intérieur, qu'aux endroits où elle a plus d'une demi-ligne d'épaisseur. Les trous destinés aux vaisseaux sont plus grands, sur les corps, du côté qui regarde le canal vertébral.

Les vertèbres offrent diverses anomalies : fort souvent, le bord supérieur du corps de l'une d'elles n'est pas parallèle à l'inférieur, la moitié droite de ce corps ayant sensiblement plus de hauteur que la gauche. Dans ce cas, on remarque ordinairement (si la maladie en est cause) que la moitié correspondante de la vertèbre située au-dessus ou au-dessous est plus basse. De là résulte que le défaut de parallélisme se trouve compensé, et qu'il ne nuit point à la rectitude de la colonne. D'autres anomalies ont été signalées à l'occasion des différentes parties des vertèbres.

CHAPITRE III.

DES OS DE LA POITRINE.

ARTICLE PREMIER.

DES CÔTES.

Le nombre des *côtes* (*costæ*) (1) est ordinairement de douze de chaque côté : cependant il n'est pas rare d'en trouver treize, une côte surnuméraire existant soit en haut, soit en bas. Dans le premier de ces deux cas, la côte surnuméraire ressemble plus ou moins à la première, et elle est unie, par un cartilage, ou seulement par un ligament, avec la pièce supérieure du sternum. Cependant la ressemblance n'est jamais complète; autrement on prendrait la côte de surplus pour la véritable première, on ne compterait que six vertèbres cervicales, et la côte inférieure recevrait le nom de treizième. La plupart du temps, elle tient le milieu entre la première vraie côte et l'apophyse transverse de la dernière vertèbre cervicale; la première côte proprement dite existe, et va s'attacher à la pièce supérieure du sternum, plus longue, mais plus étroite qu'à l'ordinaire, d'où il suit

(1) ALBINUS, *Tab. oss.*, XI, XII, XIII homme; excellente figure, représentant les côtes vues par devant, de côté et par derrière); *Icon. oss. fœt.*, tab. XIII enfant. — BIDLOO, tab. XCIV femme.

que l'espace compris entre elle, le sternum et le corps de la vertèbre,
est sensiblement plus large. Quand, au contraire, il existe inférieurement une treizième côte, elle a souvent une ressemblance si parfaite
avec la douzième ordinaire, qu'elle ne lui cède en rien sous le rapport de la force et de la longueur ; mais alors la douzième est plus
grosse et plus longue que de coutume. Quelquefois on rencontre à
la vertèbre, au-dessous de la douzième dorsale, un os plan et oblong,
qui, comme la côte surnuméraire supérieure, semble tenir le milieu
entre une treizième côte et l'apophyse transverse de la première vertèbre lombaire, ou faire le passage d'une côte à une apophyse transverse. On prétend même avoir vu quinze côtes chez un homme (1).
Mais le cas inverse, celui de onze côtes seulement, s'observe aussi
quelquefois : alors cependant il arrive, dans certains cas, que toutes
les côtes semblent avoir une largeur et une force plus grandes qu'elles
n'en auraient probablement dans le cas d'une poitrine de même capacité et circonscrite par douze côtes (2).

Des douze paires de côtes, il y en a ordinairement sept, graduellement plus longues de haut en bas, qui se fixent, par leurs cartilages,
aux deux pièces supérieures du sternum. On les nomme *vraies côtes*,
côtes sternales, ou *vertébro-sternales*. Les cinq autres, appelées
fausses, *asternales* ou *vertébrales*, décroissent, au contraire, de haut
en bas. Le cartilage de la huitième se fixe à la septième, et celui de
la neuvième à la huitième ; mais la dixième, la onzième et la douzième ne se touchent pas par leurs cartilages, ce qui leur a valu
l'épithète de *flottantes*. Cependant il y a beaucoup de cas où huit
côtes aboutissent au sternum, de sorte qu'on n'en trouve que quatre
fausses.

La première côte est d'ordinaire, parmi les vraies, la plus courte,
la plus courbée, la plus large, celle dont la face supérieure présente
le plus de rugosités, celle qui a le plus de force eu égard à sa petitesse. Elle a aussi le col le plus long et le plus étroit ; c'est celle
qui se dirige le moins obliquement vers le sternum, à la partie supérieure duquel elle se fixe par un cartilage qui est plus court que
tous les autres, plus dur, et aussi plus large tant à son extrémité
costale que surtout à son extrémité sternale.

La seconde, la troisième, la quatrième, la cinquième, la sixième
et la septième côtes deviennent graduellement de plus en plus longues ;
la force proportionnelle de toutes leurs parties et leur obliquité de

(1) BERTIN, *Osteolog.*, p. 142.
(2) Comme on le voit du moins dans la collection de Sœmmerring.

haut en bas s'accroissent aussi peu à peu. Leurs cartilages, qui, au lieu d'être descendants comme celui de la première côte, sont horisontaux à la seconde, et de plus en plus ascendants à partir de la troisième, deviennent plus longs et plus épais, mais diminuent de largeur, vers le haut ; ils se terminent par une extrémité arrondie ou anguleuse. Ils sont réellement articulés avec la pièce moyenne du sternum, comme celui de la première côte, confondus avec la pièce supérieure de cet os.

Ordinairement les cartilages des cinquième, sixième, septième et huitième côtes sont articulés ensemble par un prolongement descendant du supérieur, le sixième par exemple, au moyen d'un prolongement du cinquième, etc. Quelquefois il n'y a que ceux de la sixième, de la septième et de la huitième vraies côtes qui se tiennent ainsi ; mais la même chose arrive parfois aussi à ceux de la sixième, de la septième, de la huitième et de la neuvième. Chez certains sujets, trois ou quatre cartilages se confondent, sur ce point, en une pièce indivisible. Le cartilage de la cinquième côte tient ordinairement à celui de la sixième par un appendice de ce genre, au côté droit, mais non au côté gauche. Quand il existe huit vraies côtes, c'est la sixième qui opère cette jonction.

La huitième côte est, somme totale, plus courte que la septième ; mais, eu égard à sa portion osseuse, c'est la plus longue de toutes, bien qu'elle ne soit pas la plus forte, parce qu'elle s'amincit un peu à son extrémité sternale. Étant plus oblique encore que la septième, son cartilage est plus faible et plus court que celui de cette dernière, et il se termine en pointe aiguë. Nous venons de dire qu'il tient à celui de la septième par un prolongement que celui-ci lui envoie.

La neuvième côte est déjà sensiblement plus courte que la huitième, et plus faible dans toutes ses parties. Son cartilage est encore plus pointu, et quelquefois il tient à un prolongement de celui de la huitième.

La dixième et la onzième côtes sont encore plus courtes, et plus faibles, tant dans leur portion osseuse que dans leur cartilage ; elles sont également plus obliques que la neuvième. Leurs cartilages se terminent moins en pointe.

La douzième côte est la plus courte, la plus faible et la plus plate de toutes les fausses côtes. Son cartilage est le plus court, le plus obtus, parfois même à peine sensible. Souvent elle n'est pas si oblique que la onzième, surtout quand elle a moins de longueur que de coutume.

Chaque côte porte, en arrière, une petite *tête* (*capitulum costæ*) arrondie ou anguleuse, suivant qu'elle s'articule avec une seule vertèbre, comme la première, l'avant-dernière et la dernière, ou qu'elle est articulée entre deux vertèbres. Dans le premier cas, la tête est arrondie, et dans le second, elle est anguleuse. Cependant les têtes anguleuses ont la plus grande partie de leur étendue en rapport avec la vertèbre inférieure.

Après la tête, vient une partie arrondie, et un peu plus étroite, qu'on appelle le *col* (*collum*, *cervix*), dont il n'y a que l'avant-dernière et la dernière côtes qui soient dépourvues. Ce col aboutit à un *tubercule* (*tuberculum articulare*), qui s'adapte à la facette articulaire de l'apophyse transverse de la vertèbre située au-dessous de lui. Immédiatement au-dessus de cette surface articulaire se trouve aussi, la plupart du temps, un petit tubercule, ou seulement une rugosité, qui donne attache au ligament transverse. Puis chaque côte diminue peu à peu d'épaisseur et de force, devient aussi quadrangulaire, et présente, en arrière, une crête oblique de haut en bas, qui sert d'attache au muscle sacro-lombaire, et donne à quelques côtes une apparence anguleuse (*cubitus*). C'est à peu près dans cette région que son bord inférieur est le plus tranchant. Ensuite la côte s'arrondit, augmente un peu de largeur et de rondeur, vers son extrémité antérieure, jusqu'à la septième, diminue depuis la huitième jusqu'à la dernière, et se termine par un cartilage, qui d'abord lui ressemble tellement, eu égard à la forme et au volume, qu'on doit l'en regarder comme la continuation. Ce cartilage, quelque long qu'il soit sur quelques côtes, n'atteint jamais, à beaucoup près, la longueur de la portion osseuse.

Toute la face interne d'une côte est lisse et unie; il en est de même de la plus grande partie de la face externe, qui cependant offre presque toujours des rugosités inégales sur divers points. Le bord supérieur est arrondi en arrière, et par devant devient peu à peu tranchant : les insertions des muscles intercostaux y produisent des inégalités : il est assez uniformément onduleux, moins toutefois que l'inférieur. Le bord inférieur est tranchant, concave en arrière, et plus tranchant que partout ailleurs à la région de l'angle : il s'émousse peu à peu sur le côté et en devant : il présente un aspect onduleux, surtout chez les personnes robustes. Sur la face externe des deux côtes supérieures on remarque encore un enfoncement et une saillie raboteuse, qui correspondent aux insertions des muscles scalènes et du grand dentelé. Le bord inférieur de la face interne des côtes offre, à l'endroit où il se réfléchit d'arrière sur le côté, un sillon, qui disparaît plus loin, et qu'occupent les nerfs intercostaux, avec les vaisseaux du même nom. Quelquefois ce sillon est à peine visible sur la première côte et sur la dernière.

La courbure particulière, elliptique ou en forme de faux, se comporte de telle manière, en général, pour ce qui concerne la portion osseuse, que la première côte est la plus courbée de toutes, que les autres le sont de moins en moins, jusqu'à la dernière, et que celle-ci l'est peu ou point. La courbure de la portion osseuse, surtout aux côtes supérieures, est manifestement composée de deux arcs appartenant à des cercles différents; la portion postérieure de la côte est un segment d'un cercle bien plus grand que celui de la portion qui vient après. Quant à la courbure de la portion cartilagineuse, elle suit la direction du grand segment de cercle de la portion osseuse, aux première, seconde, avant-dernière et dernière côtes, tandis qu'aux huit autres côtes les cartilages se recourbent encore fortement pour monter presqu'en ligne droite vers le côté antérieur du sternum. En outre, les faces latérales interne et externe des côtes ne suivent pas partout cette courbure générale, mais en décrivent encore une particulière, qui fait que leur bord supérieur, devenant de plus en plus tranchant d'arrière en avant, et continuant toujours de descendre, arrive insensiblement aux vraies côtes à se placer un peu plus en dedans que le bord inférieur, lequel presque partout est encore beaucoup plus tranchant que l'autre. La torsion des faces latérales est un peu différente aux fausses côtes.

A la partie postérieure des côtes, là où cette portion s'unit par une petite tête avec le corps d'une vertèbre et par une surface plus plane avec une surface sous-jacente de l'apophyse transverse d'une vertèbre inférieure, la distance entre les deux surfaces articulaires diminue jusqu'à la troisième côte, diminue peu ou point aux suivantes, mais, à partir de la huitième, subit graduellement une diminution telle, qu'à la onzième côte la surface articulaire semble réunie avec l'apophyse transverse. La distance entre la ligne âpre oblique et la tubérosité diminue peu à peu jusqu'à la neuvième ou dixième côte; à la première, cette ligne et cette tubérosité tombent au même endroit.

De tous les os, les côtes sont les seuls, comme on peut s'en convaincre par une pression exercée sur son propre corps, qui possèdent une élasticité considérable. Cette propriété persiste même après la mort; elle tient principalement à leur forme arquée et torse, comme aussi à leur peu d'épaisseur, en proportion de leur longeur. Cependant leur substance n'a rien de particulier ; comme dans tous les autres os, elle est, à l'intérieur, celluleuse et remplie de moelle.

Le cartilage qui termine la portion osseuse est reçu par un enfoncement de cette dernière, dans lequel la substance a un caractère spongieux.

Aux côtes s'attachent leurs courts et longs élévateurs, les intercostaux internes et externes, le triangulaire du sternum, le diaphragme, le carré des lombes, le sterno-thyroïdien, les splénius, les pectoraux, le grand dorsal, le sous-clavier, les trois dentelés, les deux obliques, le transverse et le droit du bas-ventre, les parties interne et externe du sacro-lombaire et le cervical descendant.

Par rapport au squelette, les vraies côtes sont unies aux vertèbres dorsales (la supérieure parfois à la dernière cervicale), puis par le moyen de leurs cartilages, avec le sternum ; les cinquième, sixième, septième et huitième le sont aussi ensemble par les prolongements de leurs cartilages. Les cinq fausses côtes tiennent aux vertèbres du dos ; la huitième et la neuvième s'unissent aussi ensemble, en devant, par leurs cartilages. Ce sont surtout les côtes qui contribuent à former la cavité thorachique ; elles concourent aussi beaucoup à la formation de la cavité abdominale.

Les côtes sont du nombre des parties du squelette qui se développent complétement le plus tôt : aucun autre os, à l'exception des osselets de l'ouïe, n'est aussi complet qu'elles chez le fœtus à terme. Cependant leurs têtes ne se soudent au reste que vers l'époque de l'entier accroissement de tous les os du corps.

Les côtes varient, et quant à leur nombre, ce dont il a déjà été parlé plus haut, et sous divers autres rapports (1), à tel point qu'il est rare d'en trouver une du côté droit qui ressemble à sa correspondante du côté gauche, conformément aux lois de la symétrie. Quelquefois toutes celles du côté droit sont plus longues, plus larges et plus fortes que celles du côté gauche ; ailleurs, l'inverse a lieu. Ce sont surtout les quatre côtes inférieures qui varient, eu égard à leur longueur et à leur volume, et, parmi elles, principalement la dernière, qui, malgré sa brièveté, dépasse souvent de plus d'un pouce la correspondante du côté opposé. Parfois une côte d'un côté a une largeur hors de toute proportion avec celle de la côte opposée (2). Cette particularité peut être poussée jusqu'au point que la côte présente un trou dans

(1) Sœmmerring a fait voir, dans un ouvrage spécial (Berlin, 1794), combien les côtes ont à souffrir de la compression exercée par les corsets.

(2) Sœmmerring possédait une côte ayant un pouce et demi de large.

son milieu, ou même qu'elle soit bifurquée, et se fixe au sternum par deux cartilages (1). Dans certains cas, au contraire, deux côtes d'un côté seulement aboutissent à la pièce moyenne du sternum par un seul cartilage (2) ; quelquefois un cartilage complet sert pour ainsi dire de supplément à ce dernier, et tient d'une part au sternum par la grosse extrémité, de l'autre au cartilage unique par son sommet (3). Chez divers sujets, une des côtes diffère sensiblement de celle du côté opposé par son mode de courbure. Souvent l'extrémité cartilagineuse d'un de ces os est beaucoup plus longue, plus grosse, plus large, et autrement courbée d'un côté que du côté opposé. Parfois on ne voit que d'un seul côté le cartilage d'une côte se confondre avec celui d'une autre côte, dont il est ordinairement distinct (4) ; il y a des cas où cette disposition a lieu pour plusieurs cartilages. Il est rare que les cartilages s'insèrent exactement en face les uns des autres à la pièce moyenne du sternum : communément ceux d'un côté s'y fixent ou plus bas ou plus haut que ceux de l'autre côté. Quelquefois le cartilage de la septième côte d'un côté ne va pas jusqu'au sternum, et ne fait que se porter à la rencontre de celui de la septième côte opposé · (5). De là résulte que l'espace triangulaire compris entre les cartilages des dernières vraies côtes et des trois ou quatre cartilages des fausses côtes est rarement symétrique. De même on trouve, en arrière, l'articulation des côtes avec les vertèbres notablement différente d'un côté de ce qu'elle l'est de l'autre côté : ainsi, par exemple, la série entière des têtes fait quelquefois une impression sur les corps des vertèbres plus profonde d'un côté que de l'autre ; ou, comme la tête s'articule entre deux vertèbres, il arrive souvent que la vertèbre supérieure prend plus de part à cette articulation au côté droit, et l'inférieure au côté gauche. Quelquefois la côte droite et sa tête sont placées plus en avant que la gauche correspondante. Parfois deux ou même plusieurs côtes sont unies ensemble par une pièce intermédiaire. On a vu la quatrième et la cinquième se joindre, en arrière,

---

(1) *Hist. de l'Acad. roy. de méd.*, Paris, 1779, pl. 3, fig. 5. — L'auteur d'un article dans *la Gazette* de Halle (1808, n° 153) a vu la fissure cinq fois, et toujours à la quatrième ou à la troisième côte du côté droit.

(2) ALBINUS, *Annot. acad.*, L. 2, t. VII, f. 8. — CHESELDEN, tab. 17, fig. 2.

(3) CHESELDEN, tab. 17, fig. 2.

(4) *Voyez* la première table du squelette, par Albinus, et celle du squelette de la femme, par Sœmmerring.

(5) Suivant Meckel, sur cent huit cas, il y en a douze où le cartilage de la huitième côte droite s'insère à la pièce inférieure du sternum, et sept seulement des deux côtés.

à la région de la tubérosité, par des prolongements, et un petit os
exister entre elles (1).

ARTICLE II.

DU STERNUM.

Le *sternum* (*sternum*, *ossa pectoris*, *xiphoides*) (2) se compose
de trois pièces, formant la partie antérieure et moyenne du squelette de la cavité thorachique, et unis ensemble par des disques
cartilagineux minces, qui leur permettent de jouer un peu l'un sur
l'autre. La pièce supérieure, ou la *poignée* (*manubrium sterni*), est
octogone; la suivante, ou le *corps*, a plus de longueur, et se termine en bas par une extrémité obtuse; la dernière, ou l'*appendice
xiphoïde* (*processus xiphoideus*, la plus petite et la plus mince,
finit en une pointe cartilagineuse. Très souvent on voit déjà, chez
l'adulte, la pièce inférieure confondue avec la moyenne, sans que
les autres cartilages du corps offrent encore aucune trace d'ossification; par conséquent alors le sternum ne se compose que de deux
pièces, la supérieure et l'inférieure. Il est rare, même chez les jeunes
enfants, qu'un simple cartilage remplace la troisième pièce.

La poignée du sternum est plus épaisse, plus forte et plus large,
mais plus courte, que le corps. Elle tient aux cartilages de la première
paire de côtes absolument de même qu'avec la pièce moyenne, et
s'articule avec les clavicules. Sa jonction avec le corps de l'os est le
point où aboutit le cartilage anguleux de la seconde paire de côtes;
les extrémités sternales des cartilages des paires suivantes y aboutissent également, aux endroits où les pièces osseuses étaient autrefois
séparées chez l'enfant, jusqu'à la septième paire, qui se trouve placée
entre l'extrémité du corps et le commencement de l'appendice xiphoïde. Ordinairement les cartilages de la première paire de côtes
sont les plus écartés l'un de l'autre. Les trois ou quatre dernières
paires de côtes s'insèrent à des distances de plus en plus petites, par
rapport, tant à la largeur qu'à la longueur du sternum, en sorte que
fort souvent les cartilages de la septième arrivent même à se toucher :
mais toujours la troisième pièce du sternum, ou l'appendice xiphoïde,
est placée plus en dedans, de sorte que les cartilages de la dernière
paire de vraies côtes la couvrent en partie par-devant. Quelquefois

(1) LEVELING, *Obs. anat. rariores*, fasc. I, p. 152, tab. 5, fig. 6.
(2) Bausner *De consensu*, 1656, p. 59 et 60, emploie déjà le mot sternum
au pluriel.

il y a une progression presque régulière de haut en bas, relativement à la distance entre le cartilage d'une côte et la surface articulaire destinée à celui de la suivante, le maximum de cette distance tombant entre la première et la seconde côte, et le minimum entre la sixième et la septième. Entre les surfaces articulaires, les bords latéraux du corps du sternum sont concaves, ce qui les fait paraître onduleux quand on les considère dans leur ensemble. Ainsi les pièces du sternum sont disposées de telle manière que les cartilages des côtes les embrassent et les supportent, tandis qu'eux-mêmes remplissent le même office à l'égard des cartilages.

Le bord supérieur de la poignée du sternum, derrière lequel se trouve la trachée-artère, offre une échancrure semi-lunaire, appelée *fourchette du sternum* (*incisura semilunaris*). Sur la partie supérieure des bords latéraux reposent les extrémités sternales des clavicules; à leur partie moyenne s'insèrent les cartilages de la première paire de côtes; les parties inférieures sont les plus tranchantes.

Le bord inférieur tient au corps de l'os par une masse cartilagineuse. Il n'est pas rare que cette pièce médiane offre un trou considérable, la plupart du temps asymétrique, qui cependant était rempli, durant la vie, par du cartilage et des fibres tendineuses.

On trouve aussi, ce qui pourtant est rare dans l'âge mûr, l'appendice xiphoïde séparé du corps par une ligne cartilagineuse ou par un autre indice quelconque.

Ordinairement, le sternum, considéré dans son ensemble, décrit un arc, dont la concavité regarde en dedans, et la convexité en dehors.

Le sternum est un os plat, dont l'épaisseur diminue peu à peu vers le bas. Sa partie supérieure, à l'endroit où les clavicules s'articulent avec lui, est la plus épaisse, et l'inférieure la plus mince; la première a même beaucoup plus d'épaisseur à son bord supérieur qu'à son bord inférieur. Le corps conserve à peu près la même épaisseur jusqu'auprès de son extrémité inférieure; mais celle de l'appendice xiphoïde diminue rapidement. La face interne des trois pièces est assez lisse, parfois seulement un peu excavée; l'externe offre des rugosités destinées à l'insertion des ligaments. Du reste, l'os est léger et spongieux.

A la pièce supérieure s'attachent le muscle grand pectoral, le sterno-cléido-mastoïdien, le sterno-hyoïdien et le sterno-thyroïdien; à la moyenne, le grand pectoral en devant, et le triangulaire du sternum en arrière; à l'inférieure, le droit du bas-ventre, le diaphragme et le triangulaire du sternum.

Chez l'enfant à terme, la pièce supérieure offre un point d'ossification, rarement deux ; il y en a ordinairement un dans la moyenne ; l'inférieure en possède aussi un. Mais souvent on aperçoit dans le corps une double série de noyaux osseux. En général, cet os est sujet à de nombreuses anomalies sous le rapport de son développement et de son ossification.

Les pièces sternales varient infiniment, tant en général qu'en égard les unes aux autres. Quelquefois la supérieure est plus longue que large ; dans d'autres cas, l'inverse a lieu. La plupart du temps elle est plus large que le corps, quoiqu'on observe aussi parfois le contraire, et elle est plus étroite à son bord inférieur. La soudure de cette pièce avec la moyenne paraît être anormale.

La pièce moyenne est longue et étroite, tantôt plus courte et plus large, tantôt plus étroite aux extrémités, la supérieure surtout, et plus large dans le milieu ; quelquefois d'une même largeur partout, ici ovalaire, là presque quadrilatère, ailleurs divisée à son bord inférieur. Quelquefois elle manque entièrement, par vice primitif de conformation (1).

La pièce inférieure, avec ses extrémités cartilagineuses, est celle qui varie le plus par rapport aux dimensions (2), à la figure, à l'épaisseur, à la longueur, à la courbure et au mode de connexion. Quelquefois bifurquée, on la trouve aussi percée d'un trou. Tantôt la portion osseuse est la plus grosse, et tantôt la portion cartilagineuse. Il n'est pas rare que cette pièce n'existe point.

ARTICLE III.

DE LA CAGE THORACHIQUE.

La cage thorachique (*thorax*) (3), composée de trente-neuf os et de quelques cartilages, a extérieurement la forme d'un cône, dont le sommet, tronqué obliquement d'arrière en avant, serait tourné en

(1) G.-R. Wiedemann, *Programma ueber das fehlende Brustbein*, Brunswick, 1794. — Sœmmerring a vu le même cas chez un homme vivant. — On doit également rapporter ici le propre cas de Meyer (*Sammlung med. chir. Beobachtungen*, 1003), qui le regardait comme une fracture en long du sternum. G.-A. Ficker (*Beitræge zur Arzneiwissenschaft*, Munster, 1796, p. 76) donne à cette anomalie le nom de scissure du sternum.

(2) Hildebrandt possédait un appendice xiphoïde long de trois pouces. Desault (Gavard, *Traité d'ostéologie*, Paris, 1805, t. II, p. 45) a vu le cartilage descendre jusqu'à l'ombilic.

(3) Albinus, *Tab. sceleti*, I, II et III (homme). Sœmmerring figure le thorax de la femme dans sa *Tabula sceleti feminini*.

haut, et la base en bas. Arrondie et ovalaire sur les côtés, elle est aplatie en devant, et plus large en arrière, où l'on remarque dans le milieu deux sillons descendant le long du rachis, entre lesquels s'élève la série des apophyses épineuses des vertèbres.

A l'intérieur, le thorax forme une cavité dont le sommet est la partie la plus étroite, mais qui s'élargit peu à peu de haut en bas, à cause de la longueur croissante des côtes, de la courbure du rachis en arrière, de celle du sternum, et de la distance plus grande en bas qu'en haut qui sépare ce dernier de la colonne vertébrale. Tout-à-fait en bas cependant il se rétrécit un peu, à cause de la diminution de longueur des fausses côtes, de la saillie plus considérable des corps des vertèbres, qui ont plus d'épaisseur, et de la courbure en sens inverse de l'extrémité inférieure du sacrum ; mais il y est toujours beaucoup plus spacieux qu'en haut.

Les parois de la poitrine sont lisses tout autour. La saillie du rachis divise cette cavité en deux moitiés, l'une à droite, l'autre à gauche. La poitrine paraît un peu plus plate en devant qu'en arrière, à cause de l'aplatissement des côtes en avant, et surtout à cause de leurs cartilages et de la longueur du sternum. Sur les côtés, elle décrit une courbe elliptique. En arrière, elle semble plus plate encore, à l'extérieur que latéralement ; mais, intérieurement, c'est, de toute évidence, des deux côtés de la colonne vertébrale qu'elle offre le plus de concavité. Toutes les côtes, la dernière exceptée, ont bien une obliquité croissante de haut en bas, de manière que la hauteur de leur extrémité postérieure dépasse celle de l'antérieure ; mais cette obliquité n'est pas la même partout. En arrière, toutes les côtes, à l'exception de la dernière, font presque le même angle avec le rachis.

Les côtes ne sont point parallèles entre elles ; d'abord parce que leurs têtes sont notablement plus rapprochées en arrière que leurs extrémités sternales ne le sont en avant, puis parce qu'en avant les cartilages des cinq vraies côtes inférieures se rapprochent tellement que cinq ou six viennent se toucher immédiatement, enfin parce que leur mobilité devait être diverse, et que leurs faces latérales subissent une sorte de torsion ; par conséquent aussi elles laissent entre elles des intervalles qui ne sont pas limités par des lignes parallèles. Ordinairement l'espace compris entre la première et la seconde est partout fort large ; mais le plus large de tous est celui qui existe entre la seconde côte et la troisième. Les espaces suivants diminuent de largeur ; seulement ceux qui règnent entre les trois dernières côtes sont proportionnellement plus larges que ceux qu'on remarque depuis la troisième

jusqu'à la neuvième (1). En outre, l'espace compris entre chaque
paire de vraies côtes est plus grand vers le sternum que dans le milieu ou en arrière. Le plus grand est celui que laissent entre elles la
septième côte et la huitième. L'accroissement de la longueur, l'obliquité croissante de haut en bas à la portion osseuse, et de bas en haut
à la portion cartilagineuse, l'étendue des espaces intercostaux, et le
mode de jonction tant en devant qu'en arrière, font que la mobilité de
la seconde côte surpasse celle de la première, que la troisième l'em-
porte à cet égard sur la seconde, la quatrième sur la troisième,
qu'ainsi la mobilité de ces os augmente à mesure qu'ils deviennent
plus inférieurs, et qu'elle croît peu à peu jusqu'à l'avant-dernier ou
au dernier. La première vraie côte, quelque libre qu'elle soit en
arrière, ne peut se mouvoir sans entraîner le sternum avec elle, à
cause de son cartilage, qui est soudé avec cet os. La dernière côte est
parfois la moins mobile de toutes, tant seule que collectivement avec
les autres; elle fait passage aux apophyses transverses immobiles
de la vertèbre lombaire supérieure, tant à cause de la brièveté et de
la rigidité du ligament transversal, qu'en raison du grand angle
qu'elle décrit avec le rachis, et à cause du muscle carré des lombes,
qui s'y attache.

Les pièces du sternum sont unies ensemble de manière à ce que le
tout représente un arc surbaissé, bombé en avant, creux en arrière.
Elles figurent aussi, en devant et en arrière, un corps qui s'amincit de
haut en bas, acquiert cependant un peu plus de largeur entre l'attache de la quatrième paire de côtes et celle de la cinquième, mais
se rétrécit ensuite rapidement. L'allongement graduel des cartilages
des vraies côtes qui reçoivent entre eux le sternum, fait que pendant
l'inspiration l'extrémité de la pièce moyenne de ce dernier ne
s'écarte souvent pas autant de la colonne vertébrale que le fait la
pièce supérieure. L'échancrure comprise en devant, entre les cartilages de la dernière des vraies côtes et ceux des trois ou quatre paires
suivantes de fausses côtes, échancrure dans laquelle descend le milieu de l'apophyse xiphoïde, et qui n'est remplie que de chairs et de
peau, affecte une forme triangulaire; mais sa hauteur et sa largeur
varient beaucoup.

Si l'on pratiquait une coupe horizontale du cône de la cavité thorachique, la plus grande superficie de ce cône correspondrait à peu
près à la région de la septième ou huitième côte, en avant; c'est donc

____

(1) Pour apercevoir cette disposition, il ne faut pas se servir d'un squelette
sec, dans lequel les cartilages costaux sont revenus sur eux-mêmes.

là aussi que l'expansion et la compression doivent déterminer les changements les plus prononcés par rapport à l'accroissement ou à la diminution de la capacité intérieure de la poitrine. Ces changements arrivent quand les côtes sont soulevées; alors la première monte un peu, la seconde la suit, la troisième obéit encore plus aisément à la seconde à cause de sa mobilité plus grande, et ainsi de suite jusqu'à la douzième. En même temps, les pièces du sternum s'élèvent et s'écartent de la colonne vertébrale; cependant leur bord inférieur s'éloigne, proportion gardée, davantage de cette dernière que le supérieur; la jonction de la poignée avec le corps se courbe à angle, et par là empêche que l'endroit où est placé le cœur se dilate; les côtes, au contraire, suivent l'ascension du sternum. On peut jusqu'à un certain point comparer cet agrandissement et ce rétrécissement de la cavité thorachique à ceux du corps d'un soufflet mis en action.

Chez le vivant, des muscles puissants font éprouver parfois à la poitrine, mais alors presque toujours d'une manière brusque et violente, comme dans l'éternument par exemple, une diminution supérieure à celle qu'elle subit après la mort ou dans l'état ordinaire et calme de l'expiration. Ici les côtes s'abaissent et se rapprochent d'une manière en quelque sorte convulsive.

Dans les deux cas, celui de dilatation et celui de resserrement de la cavité pectorale, le changement qui s'opère est beaucoup plus considérable en avant qu'en arrière, parce que les côtes se tordent peu à leur extrémité postérieure, tandis que leur partie antérieure s'élève beaucoup, et que la colonne vertébrale se rejette en arrière.

Des cartilages situés entre les vertèbres dorsales il dépend que la poitrine et le rachis se raccourcissent entre le cou et les lombes, par l'effet d'une station prolongée, tandis que le décubitus sur le dos les allonge. Les disques s'affaissent un peu par le poids du corps, qui porte sur la colonne vertébrale pendant qu'on se tient debout; le liquide qu'ils contiennent est exprimé en partie; la hauteur de la colonne diminue donc sensiblement, surtout chez les personnes jeunes, de complexion molle; mais la position couchée sur le dos leur fait recouvrer l'humidité et l'élasticité qu'ils avaient perdues, et par là ramènent la colonne vertébrale à ses précédentes dimensions de longueur. Dans l'un des cas, par conséquent, la poitrine devient plus haute, et dans l'autre plus basse. Les cartilages intervertébraux sont en outre la cause qui fait que la colonne se laisse ployer en devant, en arrière, à droite, à gauche, quoique moins dans ces deux derniers sens, enfin dans toutes les directions intermédiaires entre celles-là. En effet, il faut quelquefois que le rachis s'écarte de la droite ligne pour équilibrer le poids du corps; par exemple, lorsqu'on se tient sur une jambe, et qu'on porte tout son poids du côté opposé, la colonne se fléchit, et dirige la convexité de son arc vers le côté opposé (1). En même temps les côtes se rapprochent un peu les unes des autres du côté qui sert de point d'appui, et s'éloignent du côté opposé; par conséquent la poitrine se rétrécit du côté vers lequel les côtes se rapprochent, et s'élargit de l'autre (2).

La variabilité de la cavité thorachique dans les mouvements de torsion, de flexion en avant, en arrière, à droite, à gauche, en tant que ces mouvements sont déterminés par les cartilages intervertébraux, la direction des apophyses épineuses et la situation des côtes, est évidemment plus grande en bas qu'en haut; dans la flexion en avant, en arrière ou de côté, à cause surtout de l'épaisseur croissante des disques cartilagineux; dans la flexion en arrière, à cause de l'obstacle que s'opposent mutuellement les apophyses épineuses des vertèbres; dans la torsion enfin, parce que les côtes ne se gênent plus les unes les autres.

Considérée d'une manière générale, la cavité thorachique est assez symétrique, et par conséquent ses deux moitiés latérales se ressemblent à peu près; mais il ne faut pas prendre cette assertion à la lettre, car ordinairement une moitié paraît plus grande ou autrement conformée, par exemple plus bombée, plus plate, etc., que l'autre. Il ne faut pas croire que ce soit là un vice de conformation de naissance ou acquis par maladie; ordinairement une petite modification du côté opposé rend ce défaut insensible, ou du moins incapable de nuire. On ne saurait donc évaluer rigoureusement quelle est la capacité de la poitrine.

La cage thorachique, dont les interstices sont remplis par des muscles et des fibres tendineuses, que la plèvre tapisse en dedans, et qu'au-dehors la peau transforme en une véritable cavité, renferme, chez l'homme, outre les deux poumons, qui en remplissent la plus grande partie, le cœur, les troncs de toutes les artères et de toutes les veines, les deux troncs des lymphatiques, avec diverses glandes qui leur appartiennent, beaucoup de nerfs, la trachée-artère, l'œsophage, le thymus, et çà et là de la graisse, qui par exemple garnit la plèvre costale, le pourtour du cœur et les médiastins.

Au-dessous du diaphragme, qui s'y attache en manière de voûte,

(1) ALBINUS, *De sceleto*, p. 87.
(2) ALBINUS, *De sceleto*, p. 113.

cette cavité reçoit le foie, l'estomac, la rate, les reins et diverses parties du canal intestinal. Par son union avec les muscles abdominaux et lombaires, la cage thorachique prend aussi une grande part à la formation de la cavité abdominale, de sorte qu'elle exerce une forte influence sur tous les viscères, vaisseaux et nerfs contenus dans cette dernière.

Comme la cavité abdominale n'est séparée par rien de la pelvienne, aucun changement de capacité survenue dans l'une ou dans l'autre ne peut manquer de réagir sur la cavité thorachique. Enfin, comme les vaisseaux artériels, veineux et lymphatiques de la poitrine et du ventre communiquent librement avec ceux de la tête, celle-ci doit se ressentir de toute altération notable survenue dans la capacité de l'une ou de l'autre des deux premières cavités splanchniques. Chez les enfants, le thorax est, proportion gardée, plus conique, plus bombé et plus ample que chez l'adulte.

CHAPITRE IV.

DES OS DES MEMBRES SUPÉRIEURS.

ARTICLE PREMIER.

DE LA CLAVICULE.

Les *clavicules* (*clavis, clavicula, ligula, furcula, os juguli*) (1) sont situées, comme deux arcs-boutants, un peu au-dessus de la première paire de côtes, entre le sternum et l'acromion de l'omoplate, apophyse avec laquelle, ainsi qu'avec la première côte, elles sont unies par des ligaments.

On distingue à chacun de ces os une extrémité sternale, un corps ou pièce moyenne, et une extrémité scapulaire.

L'extrémité sternale est en quelque sorte triangulaire, arrondie sur les angles. Sa face articulaire, entourée de cartilage et tournée en dedans, est inégale et légèrement concave; elle se dirige obliquement d'arrière en avant.

La pièce moyenne est courbée en forme d'S allongé. La première courbure, qui emb asse plus de la moitié de la longueur, est dirigée en avant, et suit en quelque sorte la voussure de la poitrine, dont cependant elle s'écarte. La seconde, en sens inverse de la précédente, à laquelle elle succède brusquement, a sa face supérieure

(1) ALBINUS, tab. XV (homme); *Icon. oss. fœtus*, tab. XIII, fig. 106. — BIDLOO, tab. XCV (femme).

légèrement convexe dans le sens de la longueur, et l'inférieure un peu concave. A partir de l'extrémité sternale, où la pièce moyenne a plus d'épaisseur que partout ailleurs, elle devient peu à peu plus arrondie, plus grêle et plus lisse, pour s'accommoder en quelque sorte à l'aplatissement de l'acromion. La première courbure est lisse en arrière, très raboteuse en devant, à cause des rugosités qui donnent attache au muscle pectoral, et elle montre en haut des traces de celle du sterno-cléido-mastoïdien. La seconde offre en arrière un faible vestige de l'attache du trapèze, et en bas une fossette destinée au ligament qui va se rendre à la première côte : antérieurement elle est très rugueuse, et en dessous elle présente une échancrure pour le muscle sous-clavier. Vers l'extrémité scapulaire on remarque une forte rugosité pour l'insertion des ligaments qui se portent à l'apophyse coracoïde.

L'extrémité acromiale se trouve fortement unie, au moyen de ligaments, avec l'acromion, par une surface transversale, ovalaire, incrustée de cartilage, et dirigée en dehors ; du reste, elle est inégale et rugueuse.

La substance de la clavicule, comme dans tous les os longs, est spongieuse aux extrémités, plus compacte et pourvue de cellules médullaires au milieu. Vers le milieu de son bord postérieur on découvre un ou deux trous considérables, aboutissant à des canaux vasculaires qui suivent une direction oblique.

Chez l'enfant à terme, la clavicule est encore cartilagineuse à ses deux extrémités ; mais, proportion gardée, c'est le plus développé de tous les os du membre supérieur, et elle a acquis assez de développement pour retenir convenablement les omoplates jointes au thorax. L'extrémité sternale reste épiphysée jusque vers l'époque de l'achèvement du squelette, et cependant la clavicule est de tous les os celui qui commence le premier à s'ossifier.

L'extrémité sternale est la partie qui varie le plus ; on la trouve tantôt plus et tantôt moins épaisse. L'os entier est lui-même plus ou moins recourbé. Dans certains cas rares, il en manque une partie, l'externe surtout, que remplace alors une apophyse mince de l'omoplate (1).

____

(1) La plupart du temps, la clavicule droite est plus courbée que la gauche, à cause du plus fréquent usage qu'on fait du bras droit (PORTAL, t. I, p. 16).

ARTICLE II.

DE L'OMOPLATE.

Les *omoplates* (*scapula*, *scoptula*, *omoplata*) (1) sont situées en arrière, de chaque côté du rachis, vers la partie supérieure du thorax, à laquelle s'adapte en quelque sorte leur concavité. Ces os tiennent à la tête, à la colonne vertébrale et aux côtes par des muscles seulement; mais ils sont articulés avec les clavicules et les humérus. Comme chacun d'eux a une forme triangulaire, on y distingue des bords, des faces et des angles.

Le bord supérieur ou cervical est le plus court, le plus tranchant et le moins courbe; on y remarque, à la base de l'apophyse coracoïde, une échancrure par laquelle passent des vaisseaux et des nerfs.

Le bord postérieur, ou vertébral, ou plutôt interne, qu'on appelle aussi *base de l'omoplate* (*basis scapulæ*), est le plus long de tous et arqué.

Le bord externe ou axillaire est le plus épais et légèrement convexe : il se compose de deux lèvres. Immédiatement au-dessous du cou, on y voit la trace rugueuse de l'insertion de la longue portion du muscle triceps brachial.

L'angle supérieur est en quelque sorte tronqué. L'inférieur est moins obtus, mais à pourtour arrondi. Au lieu d'un angle externe, on trouve la portion articulaire de l'omoplate. Cette partie de l'os est courte, épaisse, inégale et rugueuse à sa circonférence, saillante en arrière et en avant, et présente derrière elle une portion rétrécie, nommée *col de l'omoplate* (*collum scapulæ*). Sa surface articulaire, ou *cavité glénoïde*, enduite de cartilage et légèrement concave, est ovalaire, arquée à son bord postérieur, échancrée à l'antérieur, et dirigée en dehors et un peu en haut et en avant. Du col naît l'*apophyse coracoïde* (*processus coracoideus*, *unciformis*, *ancoralis*, *rostriformis*), qui surmonte la cavité glénoïde, au-dessus de laquelle elle se porte obliquement en dehors et en devant. Cette apophyse est plus large que partout ailleurs à sa base; à partir du côté antérieur du col, elle est lisse et échancrée pour le tendon du muscle sus-épineux : son sommet obtus et recourbé présente des rugosités destinées à l'insertion du petit pectoral, du biceps et du coraco-brachial; elle est, dans son ensemble, plus large qu'épaisse, et tordue de haut en bas.

(1) ALBINUS, tab. XVI (homme); *Icon. oss. fœtus*, tab. XII, fig. 114, 118, 119 (enfant). — BIDLOO, tab. XCV (femme).

L'articulation de l'épaule est protégée par elle en avant, comme elle l'est en arrière par l'acromion.

La face postérieure, externe ou dorsale, de l'omoplate est convexe quand on la considère d'une manière générale, et ses bords sont la plupart du temps renversés ; lisse au-dessus de l'épine, et excavée pour recevoir le muscle sus-épineux (*fosse sus-épineuse, fossa supra spinata*), assez échancrée au-dessous pour loger le muscle sous-épineux (*fosse sous-épineuse, fossa infra spinata*), elle présente en ce dernier endroit des inégalités, et presque toujours on y remarque des saillies correspondantes aux enfoncements de la face antérieure, et des enfoncements qui correspondent aux saillies de cette dernière. Sur cette face s'élève, depuis la base de l'os jusqu'à son col, une éminence appelée *épine de l'omoplate (spina scapulæ)*, qui, dirigée en travers, devient peu à peu plus haute et plus large, offre une échancrure arrondie et lisse derrière le col, fait une forte saillie au-dessus de l'articulation, en laissant une sorte d'échancrure pour le tendon du muscle sous-scapulaire, et se termine par une extrémité mousse, à laquelle on donne le nom d'*acromion*. D'abord, l'épine est concave tant en haut qu'en bas ; puis sa face supérieure subit une torsion telle qu'elle regarde obliquement en bas vers le col : sa face supérieure décrit donc une convexité pendant ce trajet, et la torsion qu'elle subit en montant fait qu'elle devient peu à peu postérieure et enfin supérieure. Au reste, la face inférieure de l'épine est anguleuse dans une certaine étendue, ce qui fait que l'épine elle-même, considérée dans son ensemble, acquiert une apparence trigone. Son dos est onduleux. La portion comprise entre lui et le bord de la face supérieure de l'épine, et qui présente de fortes rugosités pour l'attache du muscle trapèze, est d'abord large à l'endroit où l'épine a encore peu d'élévation, puis devient aussi étroite que possible, s'élargit ensuite par le bas, se rétrécit de nouveau, et enfin se termine à l'acromion en s'élargissant encore une fois : ou bien les faces de l'épine se continuent avec les bords de l'acromion, et les bords de celui-ci avec les faces de celle-là. L'acromion est droit, et offre à son bord postérieur une surface articulaire transversale, ovale, entourée de cartilage. Son bord inférieur est rendu très rugueux par l'attache du deltoïde.

La face antérieure, interne, ou costale, est concave pour loger le muscle sous-scapulaire, surtout à l'endroit où l'épine s'élève sur la face postérieure. Elle offre, pour les portions tendineuses de ce muscle, trois, quatre ou cinq crêtes rugueuses, qui se réunissent ensemble vers le col, et laissent entre elles de légères concavités. Les deux inférieures produisent, par leur réunion près du col, une crête épaisse et arrondie. Tout près de la base de l'os descend encore une autre crête rugueuse, produite par l'insertion du muscle grand dentelé.

La substance de l'omoplate est extrêmement mince dans le milieu, plus épaisse sur les bords, plus encore à l'acromion, à l'apophyse coracoïde. et enfin au col. Partout, mais principalement dans les points les plus épais, on aperçoit les orifices de conduits vasculaires, et au-dessous de l'épine se remarque une impression artérielle profonde.

Outre le trapèze, le sus-épineux, le sous-épineux, le grand rond, le petit rond, le sous-scapulaire, le petit pectoral, le grand dentelé, le biceps brachial, le triceps brachial, le coraco-brachial et le deltoïde, il s'insère encore à l'angle supérieur de l'os l'angulaire de l'omoplate, à son bord supérieur l'omoplat-hyoïdien, enfin à sa base le grand rhomboïde et le petit.

Chez l'enfant à terme, l'omoplate est fort imparfaite : l'apophyse coracoïde, l'acromion et la base sont encore à l'état d'épiphyse. L'ossification commence de très bonne heure dans cet os, qui cependant est celui dans lequel elle s'achève le plus tard.

Le bord postérieur de l'omoplate est plus ou moins arrondi, ce qui fait que l'os lui-même semble plus ou moins rond, ou plus ou moins allongé. Chez certains sujets, l'acromion forme une pièce distincte, qui ne tient à l'épine que par des cartilages, et qui est plus ou moins large ou étroite, plus ou moins arquée, tantôt anguleuse, tantôt arrondie (1).

ARTICLE III.

DE L'HUMÉRUS.

L'*humérus* (*humerus, os brachii*) (2), le plus long et le plus gros des os du membre supérieur, descend de l'omoplate, et s'articule au coude avec les os de l'avant-bras.

On y distingue deux extrémités, et un corps ou partie moyenne.

(1) J'ai remarqué à Erlangue que l'acromion s'articule quelquefois avec l'omoplate par le moyen d'un véritable ligament capsulaire, d'où résulte une mobilité qui peut en imposer pour une fracture de l'extrémité acromiale de la clavicule.

(2) ALBINUS, tab. XVII (homme ; *Icon. oss. fœtus*, tab. XIII. — BIDLOO, tab. XCVI (femme).

L'extrémité supérieure, ou scapulaire, se fait remarquer par une éminence lisse, encroûtée de cartilage, qu'on nomme la *tête de l'humérus* (*caput humeri*). Cette tête équivaut à peu près au tiers d'une sphère. Son axe est dirigé obliquement en arrière, en dedans et en haut. Comme elle joue sur la cavité glénoïde de l'omoplate, qui est trois ou quatre fois plus petite, elle constitue l'articulation la plus libre du corps humain. Au pourtour rugueux de cette tête s'attache le ligament capsulaire. Plus en devant, on aperçoit deux tubérosités, séparées l'une de l'autre par un sillon. La tubérosité externe, ou *trochiter* (*tuberculum majus*), est opposée à la tête, et offre trois empreintes musculaires, en haut pour le sus-épineux, dans le milieu pour le sous-épineux, et en bas pour le petit rond. La tubérosité interne, ou *trochin* (*turberculum minus*), sert à l'insertion du sous-scapulaire. Le sillon creusé entre elles porte le nom de *coulisse bicipitale*; il loge le tendon de la longue portion du biceps; très peu marqué vers le bas, il acquiert sa plus grande profondeur entre les tubérosités. Au-dessous de sa tête, l'humérus se rétrécit brusquement, et de là résulte son *col* (*collum*), qui se continue avec la diaphyse.

Le corps de l'humérus est assez épais et cylindrique dans une certaine étendue de sa partie supérieure; puis, à partir du milieu, il devient peu à peu plus mince, mais plus large. Considéré dans son ensemble, il paraît avoir éprouvé une sorte de torsion de dehors en dedans et d'arrière en avant. Vers le bas, il devient triangulaire. Sa face externe s'étend depuis la tête jusqu'au condyle inférieur; elle est en grande partie bombée; seulement elle s'aplanit un peu inférieurement. La face antérieure s'étend depuis le trochiter jusqu'au condyle antérieur et à la facette articulaire qui reçoit le radius : convexe dans la plus grande partie de son étendue, elle est concave vers le bas. La face postérieure s'étend du trochin au condyle postérieur, et présente des élévations inégales. Les bords sont arrondis : cependant l'antérieur et le postérieur sont tranchants et concaves en bas. L'interne est le plus droit et le plus épais, et se dirige un peu en arrière. A la rugosité qu'il présente au-dessous du trochiter (*spina tuberculi majoris*) s'attachent le grand pectoral, le grand dorsal, et plus bas le deltoïde, qui s'insère aussi à celle du bord antérieur. On aperçoit encore sur ce dernier bord les traces de l'attache de la courte portion du triceps, parfois aussi celles de vaisseaux et du nerf radial, et plus bas celles du long supinateur et du long radial externe. L'angle postérieur offre, au-dessous du trochin, les vestiges de l'attache du grand rond, à peu près vers le milieu du bras celles de l'insertion du coraco-brachial, et plus bas encore un grand et deux petits trous nourriciers.

L'extrémité inférieure, ou cubitale, présente deux *condyles*, l'un externe, l'autre interne. Le *condyle externe* (*condylus externus*) est rugueux, peu saillant, et sert à l'insertion des muscles extenseurs de la main. Le *condyle interne* (*condylus internus*) ou postérieur, est également rugueux, mais plus saillant, et donne attache aux muscles fléchisseurs de la main : derrière lui, le nerf cubital descend dans un large sillon. Les surfaces, encroûtées de cartilage et lisses, servent à l'union de l'humérus avec le cubitus et le radius. La surface circulaire destinée au cubitus est une poulie (*trochlea s. rotula humeri*), située la plupart du temps dans le milieu, un peu obliquement de dedans en dehors et d'arrière en avant, et concave. La moitié interne descend plus bas, et, vue de côté, décrit plus d'un demi-cercle ; l'externe, moins étendue, s'étend plus haut, en avant et en arrière. La surface articulaire destinée au radius, et qui fait suite à la précédente, ne s'aperçoit qu'au côté interne : c'est une éminence arrondie, appelée *petite tête de l'humérus* (*eminentia capitata*), qui a plus de longueur de haut en bas que transversalement. Dans le milieu, au-dessus de la surface articulaire pour le cubitus, on découvre en devant une petite cavité, et, en arrière, une fosse plus profonde, la *cavité olécrânienne* (*fossa olecranii*). L'antérieure reçoit l'apophyse coronoïde du cubitus, pendant la flexion du bras, et la postérieure l'olécrâne, pendant l'extension. Une fossette analogue, mais moins profonde, existe au-dessus de la surface articulaire destinée au radius, qui s'y loge quand la flexion est portée aussi loin que possible. Le pourtour de ces fossettes offre des rugosités auxquelles s'attache la capsule articulaire.

Les muscles qui s'attachent à l'humérus sont : le deltoïde, le susépineux, le sous-épineux, le grand rond, le petit rond, le sous-scapulaire, le grand dorsal, les deux pectoraux, le triceps brachial, le coraco-brachial, le biceps brachial, le long supinateur et le long radial externe, dont il a déjà été parlé précédemment ; à la face antérieure et à la face postérieure, le brachial interne ; au condyle externe, l'anconé, le court supinateur, le rond pronateur, le radial interne, le palmaire grêle, le sublime et le cubital interne ; au condyle interne, le court radial externe, le cubital externe et l'extenseur commun des doigts.

La substance des extrémités de l'os est spongieuse ; celle de la diaphyse, dense et solide. Le corps est moins lisse en haut qu'en bas. Il renferme une cavité médullaire considérable.

Chez l'enfant à terme, les extrémités sont cartilagineuses, comme dans la plupart des os longs. Il se développe ensuite un noyau osseux dans la supérieure et deux dans l'inférieure, parce que le condyle interne en a un qui lui appartient en propre. Vers l'époque de la puberté, quand le squelette achève son développement, tous les noyaux se réunissent enfin avec la pièce moyenne ; cependant l'extrémité inférieure se soude avant la supérieure.

Une anomalie qui n'est point rare consiste en ce que la cavité olécrânienne soit percée, d'outre en outre, d'un trou considérable.

ARTICLE IV.

DU CUBITUS.

Le *cubitus* (*cubitus, focile majus, canna major*) (1), principal os de l'avant-bras, est uni en haut avec le radius et l'humérus, en bas avec le radius, et, au moyen de disques cartilagineux, avec les os cunéiformes. Son rapport à l'humérus est de 7 à 8.

On distingue dans cet os un corps et deux extrémités, qui sont plus épaisses.

L'extrémité supérieure, ou humérale, offre une échancrure unciforme, appelée *olécrâne* (*olecranon, processus anconeus*), dont la face externe présente beaucoup de rugosités pour l'insertion du triceps brachial, et dont l'interne est lisse et revêtue de cartilage : cette dernière s'adapte à la poulie de l'humérus, ce qui fait qu'elle présente une échancrure semi-lunaire, partagée en deux par une crête verticale. On aperçoit aussi, à l'extrémité supérieure, une autre saillie, nommée *apophyse coronoïde* (*processus coronoideus*), qui offre en haut une surface articulaire encroûtée de cartilage, séparée de la précédente par une portion rugueuse, et divisée en trois facettes. Deux de ces facettes, l'interne et la moyenne, s'adaptent à la poulie de l'humérus ; la troisième, externe, est en rapport avec la tête du radius. L'interne est la plus grande et la plus large. L'externe, appelée *cavité sigmoïde*, est plus petite, mais plus étroite en devant et plus large en arrière. La moyenne est la moins considérable. Du reste, le bord de l'olécrâne est anguleux et tranchant. L'olécrâne et l'apophyse coronoïde entourent la poulie de l'humérus : ensemble, effectivement, ils re-

<hr>

(1) ALBINUS, tab. XVIII (homme) ; *Icon. oss. fœtus*, tab. XIV. — BIDLOO, tab. XCVI (femme).

présentent une échancrure semi-lunaire , que la crête et les rugosités divisent en quatre compartiments , dont les deux supérieurs s'appliquent à la poulie dans l'extension du bras, et les deux inférieurs dans la flexion.

Le corps se resserre brusquement au-dessous de l'extrémité supérieure , et il continue ensuite de diminuer, mais d'une manière plus lente ; vers l'extrémité inférieure , il redevient un peu plus épais. Considéré dans son ensemble , et surtout vu par-derrière , il est , depuis le sommet de l'olécrâne jusqu'à celui de l'apophyse styloïde , courbé en manière d'S allongée : supérieurement , il s'incline vers le radius ; dans le milieu , il est à peu près droit ; et, en bas, il s'écarte du radius. On y distingue , jusqu'à sa partie inférieure , trois faces : postérieure, antérieure et interne. La face postérieure s'étend depuis l'olécrâne et l'apophyse coronoïde jusqu'à l'apophyse styloïde : elle est concave jusque vers le milieu, où elle devient convexe. L'antérieure s'étend également de l'olécrâne , mais très peu de l'apophyse coronoïde, à l'apophyse styloïde : c'est la plus raboteuse et la plus inégale de toutes ; presque entièrement plane , ou légèrement concave , elle devient un peu plus arrondie vers le bas ; les rugosités obliques qu'elle offre en haut servent à l'attache du long abducteur du pouce ; l'inférieure , qui est droite , donne insertion à l'extenseur commun des doigts et à l'extenseur propre de l'indicateur. Tout-à-fait en bas, on remarque un sillon pour le tendon du cubital externe. La face interne s'étend depuis l'apophyse coronoïde jusqu'à l'extrémité inférieure. Concave en haut , elle s'arrondit en bas. Supérieurement , à peu de distance de l'apophyse coronoïde , et non loin de la face postérieure , on y aperçoit un enfoncement rugueux ou une élévation, qui donne attache au tendon du brachial interne. Un trou nourricier existe à peu près vers la fin du tiers supérieur de la longueur de l'os. Le bord antérieur du cubitus commence à la facette articulaire destinée au radius, et s'efface insensiblement vers le bas : c'est le plus tranchant des trois, et on y remarque des inégalités. Le ligament interosseux s'y attache , et le court supinateur y prend, supérieurement, son attache. Le bord externe commence à l'olécrâne, où il est large ; puis il s'arrondit, et finit par disparaître inférieurement. Le postérieur commence à l'apophyse coronoïde, et cesse à la partie postérieure de l'apophyse styloïde : c'est le plus obtus des trois, quoique un peu plus tranchant vers le haut : il cesse également vers le bas. En haut, il donne attache au fléchisseur profond des doigts et au carré pronateur.

L'extrémité inférieure forme un renflement arrondi, oblong, couvert de cartilage, qu'on appelle *tête du cubitus* (*capitulum ulnæ*), et qui sert à l'unir au radius : on y découvre aussi un prolongement court, terminé en pointe mousse, et un peu recourbé, qui porte le nom d'*apophyse styloïde* (*processus styliformis*). Entre la tête et l'apophyse se trouve comprise une échancrure, d'où part le ligament qui se rend au radius. Quelquefois l'apophyse styloïde porte deux facettes, dont la latérale s'unit immédiatement avec le radius, tandis que l'inférieure est un peu concave.

Le brachial interne, le triceps brachial, le carré pronateur, le court supinateur, le fléchisseur profond des doigts, leur extenseur commun, l'extenseur propre de l'index et l'anconé s'attachent en haut à la face antérieure du cubitus; le cubital externe, au moins par une aponévrose, à son bord externe; le long abducteur, le grand et le petit extenseurs du pouce à son bord et à sa face antérieure; le long fléchisseur du pouce à la rugosité située au-dessous de la facette articulaire destinée au radius.

La substance du cubitus est, comme celle de tous les os longs, plus compacte au milieu qu'aux extrémités.

Chez l'enfant, les deux extrémités sont des épiphyses cartilagineuses.

On a vu, anomalie rare, un os sésamoïde au-dessus de l'olécrâne(1), ou au sommet de l'apophyse coronoïde.

ARTICLE V.

DU RADIUS.

Le *radius* (*radius, focile minus, canna minor, additamentum ulnæ*) (2) est plus court que le cubitus de toute la longueur de l'olécrâne, et plus épais en bas qu'en haut, parce que c'est lui qui constitue le principal moyen d'union entre l'avant-bras et le carpe. Il est situé le long de cet os, mais plus en avant. Il s'articule supérieurement avec lui et l'humérus, inférieurement avec le scaphoïde, le semi-lunaire et le pyramidal. Sa longueur est à celle du cubitus : : 11 : 12.

L'extrémité supérieure, ou humérale, forme une surface articulaire, arrondie à son pourtour, concave au centre, revêtue de cartilage, qu'on nomme la *tête du radius*, et qui s'adapte à la petite tête

(1) CHENAL, *Obs. botan.*, Bâle, 1766, in-4o.
(2) ALBINUS, tab. XIX (homme); *Icon. oss. fœtus*, tab. XIV. — BIDLOO, tab. XCVI (femme).

de l'humérus. Cette surface est entourée d'un rebord cartilagineux, plus large du côté du cubitus que du côté externe, ce qui lui permet de tourner sur son axe.

Au-dessous de son extrémité inférieure, le radius devient plus mince, et forme un *col* presque cylindrique, qui prend sa direction vers le cubitus, et là se termine par une apophyse, en partie rugueuse, en partie encroûtée de cartilage, qu'on appelle *tubérosité bicipitale*, parce que le tendon du muscle biceps s'attache à sa partie rugueuse, et sur la partie antérieure de laquelle ce tendon glisse dans la pronation du bras.

Le corps de l'os s'écarte toujours de plus en plus du cubitus jusqu'au-dessous de son milieu; inférieurement, il s'en rapproche de nouveau. Par conséquent, le côté qui regarde le cubitus est concave à partir du col, et l'autre convexe. Entre la face interne et la face externe, l'os est un peu plus large, mais plus plat, au-dessous du col; après quoi il se rétrécit un peu, mais ne tarde pas à s'élargir de nouveau, et même à acquérir ses plus fortes dimensions. Un peu au-dessus de son extrémité inférieure, il devient prismatique. Le côté tourné vers le cubitus est tranchant, plus mousse cependant en haut et en bas; les autres côtés sont arrondis. De ce bord tranchant part le ligament interosseux. A sa partie interne se trouve une longue et large échancrure pour le muscle long fléchisseur du pouce; en dehors, on en remarque une plus courte et plus étroite pour le long abducteur de ce doigt. Vers le bas, ce bord tranchant devient plus large, et se termine à l'excavation qui reçoit le cubitus. En haut, la diaphyse offre, à ses côtés antérieur, externe et interne, des rugosités auxquelles s'attachent le court supinateur et le fléchisseur sublime des doigts. Vers le milieu de sa longueur, à l'endroit le plus élevé de sa convexité, on découvre la trace très rugueuse du tendon du rond pronateur. En bas, sur la face interne, se trouve celle du carré pronateur.

L'extrémité inférieure est plus large qu'épaisse, et en quelque sorte triangulaire. On y remarque une échancrure transversale, dirigée en arrière, lisse, encroûtée de cartilage, qui s'ajuste à la tête du cubitus, et se termine du côté opposé par une éminence pyramidale obtuse, appelée *apophyse styloïde* (*processus styloideus*). Tout-à-fait en bas, cette extrémité offre une surface articulaire considérable, revêtue de cartilage, oblique, concave, qui commence par une pointe obtuse, s'élargit peu à peu vers le radius, et se termine à l'échancrure dont il vient d'être parlé. Elle est pour ainsi dire divisée en deux moitiés, l'une antérieure, triangulaire, plus longue, qui s'adapte à l'os scaphoïde, l'autre postérieure, carrée, plus étroite, qui est en rapport avec l'os semi-lunaire.

A l'extrémité inférieure on remarque sur la surface qui se continue avec le dos de la main, quatre sillons superficiels, dans lesquels sont logés des tendons. L'un de ces sillons, dirigé obliquement en dedans, reçoit le long abducteur et le court extenseur du pouce : le tendon du long pronateur s'attache à une rugosité située immédiatement au-dessus de lui. Un autre plus large, et pour ainsi dire bifurqué, loge le long et le court radial externe. Une troisième, plus large, est destiné aux tendons de l'extenseur commun des doigts et de l'extenseur propre de l'indicateur. Le bord de la surface de l'extrémité inférieure qui se continue avec le plat de la main, est garni de rugosités livrant attache aux ligaments articulaires, mais plus étroit du côté de la jonction avec le cubitus. Le long et le court supinateur, le rond et le carré pronateur, le fléchisseur sublime des doigts, le fléchisseur propre du pouce, et le long abducteur du pouce, s'y insèrent aux endroits indiqués.

La substance de l'os est un peu spongieuse aux deux extrémités. Le canal médullaire a plus d'ampleur en haut qu'en bas. La situation du trou nourricier varie, tantôt plus haute, tantôt plus basse, tantôt d'un côté et tantôt de l'autre du bord tranchant.

ARTICLE VI.

DES OS DE LA MAIN.

La main se divise en trois segments, le carpe, le métacarpe et les doigts.

I. *Os du carpe (ossa carpi).*

On compte huit os au carpe (1), disposés en deux rangées. La rangée postérieure ou antibrachiale comprend le scaphoïde, le semi-lunaire, le pyramidal et le pisiforme; à la rangée antérieure ou métacarpienne se rapportent le trapèze, le trapézoïde, le grand os et l'os crochu.

1° *Os scaphoïde (os naviculare, scaphoideum, cotyloides)* (2), de

(1) Il existe, dans le cabinet du Jardin des Plantes de Paris, une anomalie rare, celle d'un nègre qui n'a que sept os au carpe, le semi-lunaire et le pyramidal étant confondus ensemble dans les deux mains. *Comp.* HEUSINGER, *Zeitschrift*, t. III, p. 330.

(2) ALBINUS, *Tab. oss.*, XX, fig. 1, 2, 3, 4 homme ; tab. XXXIV; *Hist. musc. icon.*, 3 et 4 (en place . — BIDLOO, tab. XCVII (femme .

figure très irrégulière, est situé obliquement de haut en bas, plus du côté du dos de la main que de la paume, et immédiatement au-dessus du radius. Sa partie supérieure est convexe, et présente deux surfaces revêtues de cartilage, séparées par un enfoncement rugueux, qui se perd en bas, vers l'extrémité obtuse. La face supérieure regarde obliquement en haut et en devant, affecte la forme d'un triangle arrondi sur les angles, se perd vers le sommet de l'os, et s'adapte à la moitié antérieure de la surface articulaire du radius. La face antérieure regarde obliquement en bas et en avant, a la forme d'un triangle allongé, et est disposée en sens inverse de la précédente, c'est-à-dire qu'elle a son sommet tourné en haut, et sa base dirigée en bas; elle s'ajuste dans l'excavation du trapèze et du trapézoïde, de sorte qu'elle paraît quelquefois divisée en deux par une crête légèrement saillante. La face inférieure, fortement concave pour recevoir la partie antérieure de la tête du grand os, est entièrement couverte de cartilage, affecte la forme d'une amande, et regarde obliquement en bas et en arrière. Entre la partie supérieure et la partie inférieure on trouve presque toujours une petite surface semi-lunaire, dont les cornes sont dirigées vers le bas, dont le cartilage se continue avec celui des deux parties, mais principalement de l'inférieure, et s'ajuste à l'os semi-lunaire. Son sommet obtus est tourné en bas et en dedans. Les ligaments articulaires s'attachent aux rugosités comprises entre les faces enduites de cartilages, ou entre les faces interne et externe.

L'ossification du scaphoïde ne commence que plusieurs années après la naissance.

2° *L'os semi-lunaire* (*os lunatum s. semi-lunare*)(1) est situé entre le scaphoïde et le pyramidal. L'une de ses cornes regarde le dos de la main, et l'autre la paume; la convexité est tournée en haut. Il se rétrécit un peu de la paume vers le dos de la main.

On y distingue quatre surfaces articulaires encroûtées de cartilage, et deux surfaces raboteuses. La facette articulaire supérieure est triangulaire, convexe du côté du dos de la main, et s'adapte à la moitié postérieure de la face articulaire du radius. La postérieure est plus grande la plupart du temps, plane ou légèrement convexe, en forme de demi-lune ou de triangle arrondi sur les bords, et s'ajuste à l'os pyramidal. L'inférieure est celle qui a valu à l'os le nom qu'il porte, à cause de sa grande concavité; une crête saillante la divise en deux parties, l'une plus longue, l'autre plus large; celle-ci reçoit une

(1 ALBINUS, tab. XX, fig. 5-9; tab. XXXIV; *Hist. musc. icon.*, 3 et 4 (homme). — BIDLOO, tab. XCVII (femme).

portion de l'os crochu. La face rugueuse, tournée vers le dos de la main, présente de grands trous pour le passage des vaisseaux. Celle qui regarde le creux de la main est un peu plus grande, se dirige obliquement en avant, et donne attache à de forts ligaments.

Ici encore l'ossification ne commence que plusieurs années après la naissance.

3° L'os *pyramidal* (*os triquetrum*, *triangulare*, *cuneiforme*)(1), plus petit que le précédent, est allongé, et situé au-dessous de l'extrémité du cubitus ; la base de la pyramide qu'il représente regarde l'os semi-lunaire, et son sommet tronqué est tourné vers le bas. Il a quatre faces. L'antérieure, ou base, est triangulaire, légèrement concave, et s'adapte, comme on vient de le voir, à l'os semi-lunaire. La supérieure est convexe ; non loin de la base on y remarque une élévation arrondie, triangulaire et carrée, couverte de cartilage, qui s'unit avec le radius par le moyen d'un ligament. Le reste est rugueux, percé de trous et couvert de tendons. La face inférieure est encroûtée de cartilage, à l'exception d'un petit point tourné vers l'os pisiforme ; une crête arrondie la divise en deux portions, l'une concave, l'autre convexe, de sorte qu'elle s'adapte à l'échancrure de l'os semilunaire, avec lequel le pyramidal est articulé. La face interne ou palmaire est rugueuse d'un côté, et couverte de cartilage de l'autre ; la portion rugueuse occupe la base, vers l'os semi-lunaire ; l'autre s'engage dans l'articulation de l'os pisiforme.

4° L'os *pisiforme* (*os pisiforme*, *subrotundum*, *orbiculare*, *lentiforme*) (2), le plus petit de tous ceux du carpe, s'adapte au côté interne du pyramidal par une surface tantôt convexe, tantôt concave, parfois plane en grande partie, et encroûtée de cartilage. Le reste est presque ovalaire ou sphérique, mais fort rugueux, parce qu'il se trouve contenu, comme un os sésamoïde, dans le tendon du muscle cubital interne, et que les ligaments du carpe s'y insèrent, ainsi que l'abducteur du petit doigt.

Cet os est un de ceux qui s'ossifient le plus tard. Son ossification ne commence que vers l'âge de sept ans.

5° L'os *trapèze* (*os multangulum majus*, *trapezoides*, *rhomboides*, *trapezium*) (3) est situé entre le scaphoïde, le trapézoïde et

<hr>

(1) ALBINUS, *Tab. oss.*, XX, fig. 10-13, tab. XXXIV ; *Hist. muscul.*, fc. 3 et 4 (homme). — BIDLOO, tab. XCVII (femme).

(2) ALBINUS, *Tab. oss.*, X, fig. 24-27 ; *Hist. muscul.*, fc. 3 et 4 (homme). — BIDLOO, tab. XCVII (femme).

(3) ALBINUS, *Tab. oss.*, XX, fig. 18-21, tab. XXXIV : *Hist. muscul.*, fc. 3 et 4 (homme). — BIDLOO, tab. XCVII (femme).

les métacarpiens du pouce et du doigt indicateur. On peut y distinguer trois surfaces enduites de cartilages et trois surfaces rugueuses. La surface articulaire supérieure a la forme d'un triangle arrondi; elle est légèrement concave, et s'adapte au scaphoïde. La surface articulaire interne, en rapport avec le trapézoïde et le métacarpien du doigt indicateur, est divisée par une saillie anguleuse; la plus grande facette, qui s'ajuste au trapézoïde, est rhomboïdale et légèrement concave; l'autre, qui correspond au métacarpien de l'index, est parfois réduite presque à rien, et dans d'autres cas assez considérable. La surface articulaire inférieure, la plus grande de toutes, a la forme d'un triangle arrondi ou d'un cœur; elle est peu convexe, et en rapport avec l'échancrure du métacarpien du pouce. La surface rugueuse dorsale est concave et percée de trous; l'antérieure est en quelque sorte carrée et un peu échancrée; la palmaire forme ordinairement un sillon profond, dans lequel le tendon du muscle radial externe joue, comme dans une poulie. A cet os s'attache une partie du court fléchisseur, de l'opposant et de l'abducteur du pouce.

L'ossification paraît n'y commencer qu'après l'âge de six ans.

6° L'os *trapézoïde* (*os multangulum minus, trapezium, pyramidale*) (1) est situé, comme un coin, entre le trapèze et la partie inférieure du grand os. Sa portion la plus épaisse appartient au dos de la main, et la plus petite à la paume. Il présente quatre faces articulaires couvertes de cartilage, et deux faces rugueuses. La face articulaire supérieure est carrée, un peu arquée, légèrement concave, et adaptée à la face inférieure du scaphoïde. L'inférieure, plus grande que les autres, en forme de selle, ou de triangle arrondi, en partie convexe en partie concave, et ayant son sommet dirigé vers le creux de la main, s'adapte à la face concave de l'os métacarpien du doigt indicateur. La face articulaire radiale est triangulaire, légèrement convexe, et en rapport avec le trapèze. La face articulaire cubitale, interrompue par une rugosité, et souvent double en réalité, s'ajuste sur le grand os. Ces quatre faces encroûtées de cartilage se continuent l'une avec l'autre. La face rugueuse dorsale forme en quelque sorte la base du coin; elle est inégale, percée de trous, légèrement convexe, et oblique de haut en bas; elle appartient au dos de la main. La face rugueuse palmaire est beaucoup plus petite, et ressemble pour ainsi dire à une échancrure oblique du sommet du coin; elle a une forme indéterminée, le plus souvent rhomboïdale ou pentagone, et

____

(1) Albinus, *Tab. oss.*, XX, fig. 22-26; tab. XXXIV; *Hist. muscul.*, le. 3 et 4 homme). — Bidloo, tab. XCVII.

appartient à la paume de la main. Quelquefois un très faible prolongement de cette face rugueuse s'étend entre les faces articulaires radiale et inférieure, et peut être considéré comme une cinquième surface articulaire.

A cet os s'attache une partie du court fléchisseur du pouce. Son ossification commence très tard.

7° Le *grand os* (*os capitatum magnum*) (1) est le plus gros de tous ceux du carpe, dont il occupe la partie moyenne, étant situé entre le trapézoïde, le scaphoïde, le semi-lunaire, l'os crochu, et les métacarpiens des doigts indicateurs, médius et annulaire.

Sa tête est tournée en haut, couverte de cartilage, arrondie, et partagée, par une crête anguleuse, en portion qui s'adapte au scaphoïde et portion qui s'adapte au semi-lunaire. Tout autour d'elle, à sa base, on remarque une dépression, une espèce de col. La face cubitale est la plus grande de toutes, triangulaire, couverte de cartilage depuis la tête jusque vers le milieu, et à partir de ce dernier point, du côté du dos de la main seulement, légèrement concave et articulée avec l'os crochu ; le reste est très inégal, rugueux et percé de trous. La face radiale est la plus petite ; elle s'élargit à partir de la tête : on y remarque tantôt une ou deux facettes, tantôt une facette unique, mais inégale, que du cartilage recouvre : c'est par là qu'elle se trouve en rapport avec le trapèze. Le reste est enfoncé, rugueux et percé de trous. L'angle que les faces antérieure et postérieure produisent par leur réunion dans le creux de la main, est épais et rugueux. La face dorsale est concave à partir de la tête, puis un peu convexe, et munie de rugosités et de trous. La base ou la face articulaire inférieure est lisse, encroûtée de cartilage et triangulaire ; elle a trois côtés courbés en S, un cubital, un radial et un palmaire. Une crête aiguë la partage en deux parties ; l'une, très étroite, légèrement concave, qui s'adapte au métacarpien du doigt indicateur ; l'autre, plus grande, triangulaire, concave, qui est en rapport avec le métacarpien du doigt médius. On distingue encore à l'angle cubital de cette face une portion plus ou moins considérable, qui s'articule avec le métacarpien du doigt annulaire.

On aperçoit déjà chez le fœtus à terme un point d'ossification dans le milieu de l'os.

8° L'*os crochu*, ou *unciforme* (*os unciforme, hamatum, cunei-*

____

(1) ALBINUS, *Tab. oss.*, XX, fig. 28-31; tab. XXXIV; *Hist. muscul.*, fc. 3 et 4 homme. — BIDLOO, tab. XCVII (femme).

forme) (1), est situé du côté du petit doigt, entre le scaphoïde,
le semi-lunaire, le trapèze et les métacarpiens de l'annulaire et du
petit doigt, en quelque sorte comme un coin, dont la base regarde
en bas, vers le métacarpe, et le sommet obtus est tourné en haut, vers
le trapèze. La surface articulaire antérieure est légèrement convexe,
couverte de cartilage en haut et vers le dos de la main, et articulée avec
le grand os : le reste est rugueux. La surface articulaire supérieure est
couverte de cartilage jusqu'à la portion qui se continue avec le crochet,
convexe vers le haut, où elle semble former la continuation de la
tête du grand os, concave plus bas, et divisée par un dos anguleux
en une portion supérieure qui s'ajuste au semi-lunaire, et une portion
inférieure, plus grande, qui s'adapte au trapèze. La surface articulaire inférieure est toute couverte de cartilage, quadrilatère, et arrondie sur les angles : tantôt ses côtés sont à peu près égaux, tantôt
les traversaux ont un peu plus de longueur ; une crête la divise en
deux portions concaves, qui s'articulent, l'une avec le métacarpien du
petit doigt, l'autre avec celui du doigt annulaire. Les faces articulaires supérieure et inférieure se réunissent ordinairement sous un
angle fort tranchant. La surface rugueuse dorsale est carrée, légèrement convexe, du reste inégale et percée de trous. La surface rugueuse palmaire est plus petite, et produit un crochet plus ou moins
recourbé, plus large qu'épais, qui regarde le pouce. Ce crochet,
presque toujours étroit d'abord, acquiert ensuite plus d'épaisseur, et
se termine presque en manière de bouton ; sa face convexe est rugueuse, et sa face concave lisse. Au crochet s'attache une partie de
l'adducteur et du court fléchisseur du petit doigt.

L'os crochu renferme déjà, chez l'enfant à terme, un petit point
osseux bien marqué ; mais son ossification complète n'a lieu qu'avec
celle des autres os du carpe.

II. *Métacarpe* (2).

Les os métacarpiens (*ossa metacarpi*) sont au nombre de cinq, qui
tous ont beaucoup de ressemblance les uns avec les autres, eu égard à
leur configuration. Celui du doigt indicateur a presque la même longueur
que celui du doigt médius ; quelquefois il est un peu moins long. Celui
du doigt annulaire est plus court, et celui du petit doigt encore davantage. Le plus court de tous est celui du pouce. Le volume de ces

(1) ALBINUS, *Tab oss.*, XX, fig. 32-36, tab. XXXIV ; *Hist. muscul.*, fc. 3 et 4
(homme). — BIDLOO, tab. XCVII (femme).

(2) ALBINUS, *Tab. oss.*, XXI, tab. XXXIV ; *Hist. muscul.*, fc. 3 et 4 (homme).
— BIDLOO, tab. XCVII (femme).

os diminue du pouce vers le petit doigt : celui du pouce est le plus gros, et celui du petit doigt le plus grêle. Ils sont droits d'arrière en avant. Leur face supérieure, celle qui regarde le dos de la main, est légèrement convexe; l'inférieure, au contraire, est fortement concave. Considérés d'une manière générale, ils ont une forme arrondie : cependant ils sont plus aplatis du côté du dos de la main, et l'on y aperçoit des empreintes musculaires, tantôt plus et tantôt moins prononcées. Quelquefois ils sont manifestement trigones, de manière qu'on y peut distinguer un côté dorsal, un côté radial et un côté cubital. On y admet aussi une extrémité carpienne et une extrémité phalangienne, séparées par une partie moyenne ou diaphyse; ces trois segments étaient réellement séparés les uns des autres, chez l'enfant, par des disques cartilagineux. L'extrémité carpienne, par laquelle ils s'unissent avec les os du carpe et entre eux, est anguleuse, inégale, et en partie couverte de cartilage. La pièce moyenne s'amincit un peu depuis l'extrémité supérieure jusque vers le milieu, après quoi elle augmente sensiblement de volume du côté du doigt. L'extrémité phalangienne forme une petite tête, couverte de cartilage, aplatie sur les côtés, dont la surface encroûtée s'élargit un peu, du dos vers le creux de la main, et se termine par deux pointes, que sépare une échancrure semi-lunaire. Sur ces têtes se meuvent les premières phalanges des doigts. Du côté du dos de la main, elles offrent de chaque côté un petit tubercule pour les ligaments latéraux qui y fixent la première phalange. Tout autour des deux extrémités on remarque des empreintes d'attaches de ligaments.

La substance des os métacarpiens est compacte, un peu spongieuse seulement aux extrémités.

Chez l'enfant à terme, les deux extrémités sont tout-à-fait cartilagineuses. La diaphyse, qui, dès le troisième mois de la vie intra-utérine, offre déjà des traces d'ossification, augmente peu à peu, et vers l'âge de la puberté, elle se soude avec les extrémités, plus tôt cependant avec la carpienne qu'avec la phalangienne.

Voici quels sont les caractères par lesquels ces os diffèrent les uns des autres, à leur extrémité phalangienne surtout.

1° *Os métacarpien du pouce.* Son corps est moins long, il est plus oblique par rapport au creux de la main, et sa mobilité surpasse celle de tous les autres. Sa face dorsale est un peu inclinée vers le doigt indicateur. Sa face cubitale est plus longue et concave. La radiale, au contraire, est plus droite. Proportion gardée, il ne diminue pas autant que les autres vers le milieu de sa longueur. Son extrémité phalangienne offre une surface encroûtée de cartilage, qui s'adapte à celle du trapèze, de sorte que ce métacarpien peut se fléchir et s'étendre, s'éloigner du doigt indicateur et s'en rapprocher, enfin tourner un peu sur lui-même. A la tubérosité de son côté radial s'insèrent le long abducteur et le court fléchisseur du pouce. Sa partie moyenne est légèrement convexe dans le sens transversal. Les rugosités du côté cubital dénotent l'attache du premier muscle interosseux externe, et celles du côté radial l'insertion de l'opposant du pouce. L'extrémité phalangienne est carrée, et moins bombée que celle des autres os métacarpiens. La pointe interne de sa surface encroûtée de cartilage, ou celle qui regarde le doigt indicateur, est plus large que l'autre, et présente de chaque côté une saillie, sur laquelle jouent les deux os sésamoïdes (1).

2° *Os métacarpien du doigt indicateur*. Son extrémité carpienne est triangulaire, et sa surface encroûtée de cartilages est inégale, avec des angles saillants. Elle offre un rétrécissement entre le côté cubital et le côté radial, s'élève un peu vers le milieu, et s'adapte au trapézoïde, de manière à ne pouvoir presque exécuter aucun mouvement. Elle a une petite facette triangulaire, qui s'ajuste au trapèze, et présente au côté radial, non seulement une petite facette, quelquefois fusiforme, en rapport avec le grand os, mais encore une autre, un peu plus large et plus longue, légèrement convexe, quelquefois presque divisée en deux, qui se trouve en contact avec l'os métacarpien du doigt médius. Les cartilages de ces trois facettes se confondent ensemble. On remarque encore, au côté palmaire de l'extrémité carpienne, une rugosité qui sert d'attache au tendon du radial interne, et un tubercule aigu destiné à l'insertion du long radial externe. La pièce moyenne est garnie d'inégalités auxquelles s'attachent les muscles interosseux (2), et on y aperçoit aussi deux crêtes aiguës. La crête du côté du dos de la main s'élargit vers les doigts, et celle du côté de la paume vers le carpe. La tête de l'os est libre au côté radial, tandis qu'au côté cubital un ligament l'unit à l'os métacarpien du doigt médius.

3° *Os métacarpien du doigt médius*. Son extrémité carpienne a la

(1) On ne saurait méconnaître que l'os métacarpien du pouce se rapproche des phalanges sous divers rapports, ce qui fait que plusieurs anciens anatomistes, Vésale entre autres, et quelques modernes, par exemple Bluff (MECKEL, *Archiv*, 1826, p. 112), l'ont considéré comme une première phalange.

(2) C'est ce qu'on voit surtout très bien figuré dans Albinus (*Hist. muscul.*, fc. 3 et 4).

forme d'un carré long ; elle est comprimée sur les côtés, et située obliquement. La surface articulaire, incrustée de cartilage, qui s'adapte au trapézoïde et au grand os, est plus large et concave vers le dos de la main, plus étroite et légèrement convexe vers la paume, de sorte que la direction de sa courbure est en sens inverse de celle du métacarpien précédent. Cependant l'angle qui se rend, du côté du dos de la main, entre le grand os et le trapézoïde, fait plus de saillie en haut, et offre une impression musculaire, à laquelle s'attache le tendon du court radial externe. Au moyen d'une petite surface articulaire, située au côté radial, encroûtée de cartilage, concave et parfois divisée en deux moitiés, il s'adapte à l'os métacarpien du doigt indicateur, et par le moyen d'une ou de deux autres plus petites, inclinées l'une sur l'autre, il s'ajuste au côté cubital de l'os métacarpien du doigt annulaire. Les cartilages de ces surfaces articulaires se continuent les uns avec les autres. Le corps de l'os est conformé comme celui du métacarpien de l'indicateur, qu'assez souvent il surpasse en volume. L'abducteur du pouce s'attache encore à cet os.

4° *Os métacarpien du doigt annulaire.* Son extrémité carpienne est triangulaire ou carrée ; sa surface articulaire et encroûtée de cartilage, qui le joint à l'os crochu, est située obliquement, et d'abord concave, puis convexe, au côté radial. Du côté radial, on aperçoit deux surfaces articulaires, légèrement convexes, de dimensions égales ou inégales, qui sont en rapport avec l'os métacarpien du doigt médius : ordinairement aussi, entre elles deux, s'en trouve une petite, qui est en rapport avec le grand os. Au côté cubital, il y en a une oblongue et concave, qui s'adapte à l'os métacarpien du petit doigt. Les cartilages de ces surfaces articulaires se confondent ensemble.

4° *Os métacarpien du petit doigt.* Son extrémité carpienne est presque triangulaire, et a son sommet dirigé vers la paume de la main. Sa surface articulaire, encroûtée de cartilage, qui s'adapte à l'os crochu, est concave. A son côté radial, on en remarque une encore, dont le cartilage se confond avec celle de la précédente, et qui est en rapport avec le métacarpien du doigt médius. Au côté cubital, l'os est arrondi et inégal dans l'endroit où s'insère son propre abducteur, et l'on y remarque un tubercule auquel s'attache le tendon du muscle cubital venant du pisiforme.

III. *Phalanges.*

Parmi les cinq doigts, le médius est le plus long : l'annulaire est un peu plus court, l'indicateur l'est un peu plus, et l'auriculaire encore davantage ; le plus court de tous est le pouce.

Le pouce est le plus gros des doigts, et l'auriculaire le plus mince ; entre eux se placent, sous ce rapport, le médius, l'annulaire et l'indicateur.

Le pouce n'a que deux phalanges ; la seconde lui manque. Les autres doigts en ont chacun trois, une postérieure, une moyenne et une antérieure.

A tous les doigts, la phalange postérieure est la plus longue et la plus grosse ; la moyenne est plus courte et plus mince, l'antérieure l'est davantage encore.

Ces quatorze phalanges ont cela de commun qu'elles sont spongieuses aux extrémités ; qu'elles se rétrécissent peu à peu à partir de l'extrémité supérieure, mais redeviennent un peu plus grosses vers l'extrémité inférieure ; que celle-ci demeure cependant toujours inférieure à l'autre en dimensions ; qu'elles sont concaves à leur côté radial et à leur côté cubital ; que les premières phalanges et les moyennes ont, chez l'enfant, deux extrémités cartilagineuses, comme tous les os longs, mais que les troisièmes, quoique ayant une épiphyse cartilagineuse en arrière, commencent d'ailleurs à s'ossifier par le sommet ; enfin, que leur surface dorsale est convexe en travers, et aussi en long, pour les premières et les secondes, et que leur surface palmaire est concave, au contraire.

1° *Premières phalanges des doigts*, ou *phalanges* proprement dites (*phalanx prima digitorum*) (1).

Les cinq phalanges postérieures des doigts ne diffèrent pas sensiblement les unes des autres, si ce n'est par leur volume. On y distingue une extrémité postérieure, une extrémité antérieure, et une diaphyse, qui, chez l'enfant, sont séparées par des disques cartilagineux. L'extrémité postérieure, ou métacarpienne, est presque toujours quadrilatère, arrondie sur les angles, plus longue en travers, fort inégale au pourtour ; elle offre en haut une surface articulaire concave, ovalaire, et encroûtée de cartilage, qui joue sur la tête de l'os métacarpien correspondant, de manière que la phalange peut non seulement s'étendre et se fléchir, mais encore tourner un peu sur elle-même. Au pouce seul, l'extrémité postérieure a une circonférence arrondie et une surface articulaire un peu plus plate, ce qui rend la phalange moins susceptible de torsion. Des deux côtés, on

____

(1) Albinus, *Tab. oss.*, XXII ; *Hist. muscul.*, le 3 et 4 (homme). — Bidloo, tab. XCVII (femme).

aperçoit les rugosités donnant attache aux ligaments latéraux , et au côté cubital de la phalange de l'indicateur on voit le tubercule servant à l'insertion des muscles interosseux de ce doigt : la phalange du petit doigt en offre une destinée à son abducteur, et celle du pouce présente les tubercules auxquels s'insèrent les ligaments qui viennent tant de l'os sésamoïde du tendon du court fléchisseur, que du tendon de l'adducteur et du court abducteur. Le corps de la phalange est ordinairement muni, de chaque côté, d'une crête à laquelle s'attachent les petits ligaments qui retiennent les tendons des fléchisseurs : cependant, au pouce, on n'aperçoit pour cela qu'une simple rugosité. Quand le court extenseur du pouce s'attache à cette phalange, on en voit la trace sur le dos de celle-ci, dans une petite élévation peu éloignée de l'extrémité supérieure. Les extrémités antérieures, ou têtes des premières phalanges, ne font saillie qu'au côté palmaire ; elles ont une surface articulaire couverte de cartilage, creusée transversalement en façon de poulie, qui commence par une languette étroite à la face dorsale, s'élargit ensuite, et présente deux petites élévations à la face palmaire. Plus ces surfaces articulaires se rapprochent de la face palmaire, plus leur excavation devient profonde. Les extrémités antérieures des quatre doigts externes s'articulent en ginglyme avec les secondes phalanges, celle du pouce avec la troisième : des deux côtés, on remarque des saillies rugueuses, qui, au pouce, constituent de véritables tubercules, et auxquelles s'attachent les ligaments latéraux.

2° *Secondes phalanges des doigts,* ou *phalangines* (*phalanx media s. secunda digitorum*) (1).

Cette phalange manque au pouce. Aux quatre autres doigts , non seulement les phalangines se ressemblent presque complétement, à cela près de leur volume, mais encore elles ont beaucoup de ressemblance (si ce n'est dans leur face articulaire supérieure) avec les premières phalanges. L'extrémité supérieure a une face articulaire encroûtée de cartilage , qu'une saillie oblongue partage en deux compartiments , et qui s'adapte en charnière à la poulie de la phalange précédente. Le bord dorsal de cette surface s'allonge, dans le milieu , en une pointe mousse, à laquelle s'attache le tendon du muscle extenseur. Du reste, les secondes phalanges ont , comme les premières, sur les côtés, des rugosités qui donnent attache aux ligaments latéraux. Le corps est souvent un peu moins grêle qu'aux premières phalanges, et, du côté

(1) Albinus, *Tab. oss.*, XXII; *Hist. muscul.*, Ic. 3 et 4 (homme). — Bidloo, tab. XCVII (femme).

de la paume de la main, il présente des inégalités indiquant l'insertion du tendon du fléchisseur sublime et du ligament destiné à recevoir celui du perforant. Les extrémités antérieures, ou têtes, ne font de saillie, comme aux précédentes, que du côté de la paume de la main : on y voit une surface articulaire couverte de cartilage, en forme de poulie concave, dans le sens transversal, qui est étroite du côté dorsal, s'élargit ensuite, et montre deux tubercules du côté de la face palmaire. Plus elle se rapproche de cette dernière face, plus sa concavité devient profonde. Les extrémités antérieures sont articulées en charnière avec les phalanges unguéales, de manière que leurs deux côtés présentent des aspérités auxquelles s'attachent les ligaments latéraux.

3° *Troisièmes phalanges, phalanges unguéales*, ou *phalangettes* (*phalanx tertia digitorum*) (1). Leurs extrémités postérieures sont disposées comme aux phalanges moyennes, couvertes de cartilages, divisées en deux segments par un dos arrondi, et articulées en charnière avec la surface en poulie de la phalange précédente. Le bord, qui est rugueux, se termine, vers le milieu de la face dorsale, en une pointe mousse, à laquelle s'insère le tendon de l'extenseur, et, sur les côtés, on remarque un tubercule pour les ligaments latéraux. Le corps se rétrécit brusquement, et se termine par un petit bouton très rugueux, presque déchiqueté, renversé du côté dorsal, et ayant la forme d'une sphère aplatie. Sur le milieu de la face palmaire de ce tendon, on remarque une rugosité, qui donne attache au tendon du fléchisseur profond, ou, pour le pouce, à celui du long fléchisseur.

III. OS SÉSAMOÏDES DES DOIGTS.

La main a ordinairement cinq *os sésamoïdes* (*ossa sesamoidea*) (2), logés dans le milieu de la substance des tendons.

Les deux plus grands sont situés à la première articulation du pouce, et jouent sur l'extrémité phalangienne de son os métacarpien. Ils sont oblongs, ovalaires ou arrondis, convexes et rugueux en dehors, légèrement concaves et revêtus d'un cartilage lisse en dedans. Quelquefois il y en a un plus gros que l'autre. On les trouve dans le tendon du court fléchisseur, qui par là acquiert plus de facilité à mettre en

---

(1) ALBINUS, *Tab. oss.*, XXII ; — *Hist. musc.*, Ic. 3 et 4 (homme). — BIDLOO, tab. XCVII (femme).

(2) ALBINUS, *Tab. oss.* XXII. — *Hist. muscul.* Ic. 1, 2 et 3. — *Comp.* surtout, au sujet des os sésamoïdes, S.-G. ILG, *Anatomische Monographie der Sehnenrollen und Sesambeinchen beim Menschen und bei Thieren*. Prague, 1823, in-4°.

mouvement la première phalange. Entre eux passe le tendon du long
fléchisseur du pouce. Le troisième, plus petit, occupe la seconde articulation du pouce; le tendon du long fléchisseur de ce doigt passe
sur lui, et s'attache ainsi plus commodément à la phalange unguéale :
il est ordinairement plus large qu'épais. Le quatrième, qui diffère peu
du précédent quant au volume, est placé dans la première articulation du doigt indicateur : il a une forme arrondie ou ovale. Le cinquième, plus petit que tous les autres, occupe la première articulation du petit doigt. Il est aussi rare, sinon même plus, de voir l'un
de ces osselets manquer (1), que d'en rencontrer à d'autres articulations (2).

On distingue déjà leurs cartilages chez les enfants, et ils sont ossifiés
dès avant que le squelette ait atteint toute sa perfection.

ARTICLE VII.

DES ARTICULATIONS DES OS DU MEMBRE SUPÉRIEUR.

Les membres supérieurs (le droit et le gauche) (3) se composent
donc de soixante et douze os, apposés sur le thorax de telle manière
que les angles compris entre les omoplates et les clavicules, sous lesquels les bras pendent, comme en équilibre, embrassent et couvren t
la partie supérieure de cette cage. Les clavicules et les omoplates tenant à la tête, au cou et au rachis, il résulte de là que les membres
supérieurs chargent moins le thorax par leur poids.

Ces membres ont une longueur telle que les mains peuvent être
portées communément vers toutes les parties du corps, même sous les
plantes des pieds, quand on fléchit le corps ou qu'on soulève la jambe.
Quand on se baisse, ils atteignent jusqu'à terre. À peu près dans leur

(1) Du moins Sœmmerring les a-t-il toujours trouvés, et Albinus en a
figuré cinq, tant dans son *Hist. muscul.* que dans sa *Tab. muscul.* et sa *Tab.
sceleti.* Ilg, qui s'en est occupé d'une manière spéciale, dit (*loc. cit.*, p. 3)
qu'ordinairement ils manquent tout-à-fait aux quatre doigts externes; que
parfois seulement on en rencontre à l'indicateur, au petit doigt et au petit orteil, dans la poulie tendineuse de l'articulation de la première phalange. Leur
nom vient de la ressemblance qu'ils ont avec la graine de sésame. D'ailleurs,
tous n'ont pas la même forme : ceux de l'articulation de la première phalange
du pouce et du gros orteil sont plus larges que les autres, et ressemblent
davantage à des grains de café.

(2) Morgagni (*Adv. anat.* 2; *Animadv.* 50, p. 64) en a vu aux quatre
doigts.

(3) Albinus, *Tab. sceleti*, I, II, III. *Voy.* pour la main la dernière planche
des *Tab. oss. Voy.* aussi l'excellente planche dans l'*Hist. muscul.*

milieu, ils ont une articulation au moyen de laquelle l'une des mains atteint aisément l'autre et lui sert de soutien.

Les clavicules sont assez rapprochées l'une de l'autre, à l'extrémité supérieure du sternum, pour être unies ensemble par un ligament, outre qu'elles tiennent à cet os par une articulation très solide. Faisant office d'arcs-boutants, elles déterminent la distance à laquelle les omoplates doivent se trouver des surfaces articulaires de la poignée du sternum, de sorte qu'en raison de leur forme varie aussi celle que le thorax affecte dans les deux sexes. Elles rendent la poitrine et les épaules plus larges, empêchent le déplacement des omoplates, et leur permettent cependant de s'élever et de s'abaisser; comme elles sont plus mobiles en avant, elles font qu'on a plus de facilité pour lever les omoplates en devant qu'en arrière; ce qui était nécessaire, puisque nos mains nous sont plus utiles en avant qu'en arrière. Dans ce mouvement, le point d'appui est à la poignée du sternum. Pendant que les clavicules s'élèvent et s'abaissent, elles décrivent au plus un angle de quarante degrés : celui qu'elles décrivent dans leurs mouvements en avant et en arrière est de vingt-cinq degrés. Les omoplates, qui, remplies par des muscles, adaptent leur concavité à la saillie de la poitrine, également couverte d'expansions musculaires, et dont le bord supérieur offre une concavité pour la courbure des clavicules, sont placées de telle sorte, dans la situation normale, que leur base est oblique, et qu'elles-mêmes s'appliquent assez exactement au thorax, bien que, par le bas, elles s'en éloignent un peu. Leur direction est d'ailleurs de dehors en dedans et un peu d'arrière en avant, de sorte que la portion articulaire s'écarte tout-à-fait du thorax, pour rendre les mouvements plus libres, que le bord supérieur s'incline en dehors, et que l'externe penche en arrière. L'angle supérieur est tronqué, et par conséquent ne peut point faire de saillie. La laxité de leurs attaches permet qu'elles jouent librement et facilement, presque en cercle en haut et en bas, dans l'espace compris entre la première côte et la neuvième, en dedans et un peu en dehors, entre les apophyses épineuses des vertèbres et les arcs des côtes, enfin dans toutes les directions possibles intermédiaires entre celles-là. On peut les appliquer contre la poitrine et les en éloigner; mais de là résulte que le membre supérieur entier se meut sur le thorax, et aussi, quoique d'une manière moins frappante, le thorax sur le membre supérieur. La mobilité de l'omoplate est utile sous plusieurs rapports. 1° Elle permet au bras de s'allonger; 2° elle procure un plus grand espace au mouvement du bras; 3° elle donne plus de jeu à la main.

Quand l'omoplate est tirée en arrière et fixée, le muscle grand dentelé peut aider à l'inspiration, comme on en acquiert la conviction toutes les fois qu'un sujet inspire avec force, par exemple dans l'accouchement et dans les efforts pour aller à la selle. Et comme notre corps vacille pendant l'inspiration, les omoplates contribuent, par leur mobilité, à le maintenir en équilibre, surtout dans la station droite. Il y a d'autres occasions encore où elles servent à rétablir l'équilibre par le poids des membres; comme lorsqu'on glisse, qu'on chancelle, qu'on se baisse, qu'on tombe, qu'on danse. Elles peuvent être retirées en arrière et fixées avec une telle force qu'on a vu des hommes saisir une corde entre elles et s'en servir pour se soulever. Par elles le tronc devient plus large ou plus droit, suivant l'exigence des cas, comme lorsqu'on fait effort pour fendre la foule ou pour traverser un boyau étroit. Elles rendent plus commode le décubitus du tronc sur le côté. Elles aident à porter un fardeau sur l'épaule.

L'articulation scapulo-humérale est de toutes les articulations du corps celle qui permet les mouvements les plus libres en tous sens, parce qu'une tête volumineuse y joue sur une cavité peu étendue. L'acromion et l'apophyse coracoïde de l'omoplate non seulement l'entourent et la protègent, par le haut, mais encore servent de point d'appui dans la fixation du bras.

Le condyle interne de l'humérus est situé plus bas que l'externe, ce qui fait que la surface articulaire est oblique, et que la main tombe naturellement par rapport à la face et à la poitrine, de sorte que les mains peuvent se croiser, dans la flexion, sans que la partie supérieure du bras subisse de torsion. La principale articulation de l'avant-bras a lieu, au coude, entre l'humérus et l'extrémité supérieure du cubitus, qui est la plus grosse. Cette articulation, étant disposée en charnière, a des mouvements très bornés; ployée, elle forme un angle de quarante degrés, ou jusqu'à ce que le sommet de l'apophyse coronoïde du cubitus touche la fossette antérieure de l'humérus. Elle ne peut point être étendue en ligne droite, parce que l'olécrâne l'en empêche : c'est pourquoi elle ne forme de ce côté qu'un angle très obtus. En bas, au contraire, ou au poignet, l'union la plus étendue a lieu avec l'extrémité inférieure du radius, qui est la plus grosse; la main doit donc suivre le mouvement de cet os, qu'elle soit étendue ou fléchie. Mais le cubitus et le radius s'unissent réciproquement ensemble par leurs extrémités les plus grêles : celle du radius se joint à la grosse du cubitus, et la petite de celui-ci à la grosse de celui-là. Dans la flexion de l'articulation du coude, le radius suit le cubitus;

cependant son extension est plus bornée, car il reste plus en devant.

Lorsque le membre supérieur est au repos, les os de l'avant-bras se trouvent à côté l'un de l'autre à peu près sur une même ligne horizontale ; quand au contraire le radius tourne sur lui-même, il croise presque le cubitus ; ou si la main pend tranquillement, son dos regarde en dehors, sa paume en dedans, le pouce en avant, le petit doigt en arrière. Vient-on à tourner le radius, de manière que le dos de la main regarde en arrière, ce mouvement porte le nom de *supination* (*supinatio*) ; la torsion du radius a-t-elle, au contraire, pour résultat de tourner le dos de la main en avant, c'est le mouvement de *pronation* (*pronatio*). Dans la pronation, le radius tourne de dehors en dedans, en haut autour de son propre axe, en bas en roulant sur le cubitus. Dans la supination, le radius se tourne de dedans en dehors, en haut autour de son axe (moins facilement toutefois que dans la pronation), inférieurement en roulant sur le cubitus. Le cubitus éprouve aussi pendant la pronation et la supination un mouvement de torsion, presque insensible en haut, mais visible à l'extrémité carpienne, surtout quand l'articulation du coude est fixée. Dans l'espace compris entre le cubitus et le radius se trouve tendue une membrane fibreuse, qui s'oppose à ce que la supination puisse être portée trop loin. Nous aidons ordinairement à la pronation, mais surtout à la supination, en faisant tourner le bras entier à l'articulation de l'épaule.

La main osseuse est un peu plus longue que large, plus large cependant que l'avant-bras, et plus large aussi à son extrémité digitale qu'à son extrémité brachiale. Elle conserve presque la même largeur et la même épaisseur au carpe, et s'élargit peu à peu au métacarpe. Le pouce, avec son os métacarpien, en représente la plus petite partie ; les autres doigts forment le reste.

Les huit os du carpe sont superposés les uns aux autres en deux rangées. La rangée supérieure comprend le scaphoïde, le semi-lunaire, le pyramidal, le pisiforme, placés à côté les uns des autres ; l'inférieure se compose du trapèze, du trapézoïde, du grand os et de l'os crochu. Considérés ensemble, ces os forment une demi-lune, dont les cornes obtuses appartiennent, avec la concavité qu'elles embrassent, à la paume de la main, tandis que sa convexité constitue le dos de cette dernière. L'extrémité radiale de cette demi-lune est formée par le trapèze ; la cubitale par le crochet de l'os crochu et l'os pisiforme. L'arc embrasse les tendons des muscles fléchisseurs des doigts, ainsi que les troncs des vaisseaux et des nerfs destinés à ces appendices, et sa voussure le met à l'abri de toute lésion du dehors, de tout déplacement des pièces qui la constituent. Le carpe, dans son ensemble, est inégal, tant à sa face dorsale qu'à sa face palmaire ; cependant cette dernière est rendue unie et lisse par des ligaments. Le trapèze et le trapézoïde d'un côté, le scaphoïde de l'autre, laissent entre eux une fossette au dos de la main. Le scaphoïde, le semi-lunaire et le pyramidal ne forment, par leurs parties supérieures revêtues de cartilages, qu'une seule surface articulaire, oblongue, bombée, qui s'ajuste sous le radius et le ligament unissant cet os au cubitus ; par leurs parties inférieures, non encroûtées, ils s'emboîtent dans les os de la seconde rangée. Les surfaces supérieure et inférieure, encroûtées de cartilages, de la seconde rangée, sont inégales, de manière que, en haut et en bas, elles reçoivent les os de la première rangée et les os métacarpiens, qui également les reçoivent en partie.

Comme l'articulation du poignet est assez libre entre les os de l'a-vant-bras et la première rangée de ceux du carpe, la main peut être fléchie tant du côté de la face externe ou dorsale que surtout du côté de la face interne ; elle peut aussi être inclinée vers le radius, et beaucoup plus vers le cubitus. Le même mouvement paraît avoir lieu, mais à un bien moindre degré, entre les deux rangées des os du carpe. Il n'y a guère que les trois de la rangée supérieure qui puis-sent se mouvoir un peu les uns sur les autres ; les autres le peuvent difficilement, à l'exception du pisiforme, qui peut se déplacer, car cet osselet arrondi ne fait point, à proprement parler, partie du carpe, et n'est en réalité qu'un os sésamoïde superposé à ce segment de la main.

Parmi les os métacarpiens, celui qui appartient au pouce est le plus court, et il conserve presque la même épaisseur dans toute sa lon-gueur ; les autres deviennent plus larges et plus épais en avant.

Le métacarpe a presque la même largeur en avant et en arrière. Du côté du dos de la main il est convexe, tant en long qu'en travers, tandis que du côté de la paume il est concave dans l'un et l'autre sens, et cela d'autant plus que les os de la rangée antérieure du carpe et les extrémités correspondantes des métarcarpiens vont en se rétrécissant vers le creux de la main, comme il arrive aux pierres dont se compose une voûte. Son bord antérieur ou digital forme, aux quatre doigts externes, un arc dont la convexité regarde les doigts, et dans lequel le métacarpien du médius est celui qui fait le plus de saillie, le métacarpien du petit doigt celui qui en fait le moins. Les quatre métacarpiens externes ont leurs extrémités supérieures ou carpiennes contiguës les unes aux autres, et fortement serrées aussi contre les os du carpe, de sorte qu'ils concourent avec ceux-ci à former le creux de la main, ce qui fait que les deux du milieu sont situés à une plus grande profondeur. Les extrémités des os du carpe et du métacarpe s'engrènent réciproquement les unes dans les autres ; le métacarpien du médius est celui qui s'étend le plus loin vers le haut. De ce côté, le métacarpien du doigt indicateur est presque immobile, celui du médius peu mobile, celui de l'annulaire plus mobile déjà, et celui de l'auriculaire plus encore. Mais, du côté opposé, ces os, ceux surtout de l'annulaire et du petit doigt, peuvent plus sensiblement être rapprochés ou écartés les uns des autres, et par conséquent unis de telle sorte que la main devienne plus creuse, et simultanément plus étroite, ou plus plate, et en même temps plus large. La mobilité du pouce est plus considérable que celle des autres doigts, à cause du mode d'insertion de son os métacarpien au carpe ; comme il se trouve plus de côté, il ne gêne pas le reste de la main ; on peut le rapprocher des autres doigts, l'en écarter, l'opposer à eux, et il contribue à accroître tant la convexité que l'extension de la main.

Les sésamoïdes, logés au côté interne de la première articulation, agrandissent l'angle sous lequel les tendons s'insèrent aux os, et ne mettent aucun obstacle au mouvement, parce qu'ils sont susceptibles de se déplacer un peu.

Les généralités qui concernent les doigts ont déjà été exposées en partie précédemment. Le dos des quatre externes est légèrement convexe dans le sens de la longueur, et plus encore dans le sens transversal ; leur côté antérieur est, au contraire, un peu concave en long ; les doigts sont même faiblement courbés ; ils vont aussi en s'amincissant, de sorte que, quand ils sont rapprochés les uns des autres, la main se rétrécit peu à peu vers leur extrémité. Le pouce est absolument droit ou recourbé vers le dos de la main, ou bien sa face interne regarde obliquement la face interne des quatre autres doigts, et il ne se rétrécit pas autant que ces derniers vers le bout.

La première phalange est celle qui a les mouvements les plus libres, car elle peut se porter de tous côtés ; cependant elle se meut avec plus de facilité vers la paume de la main, et ordinairement moins vers le dos, chez l'adulte. Le pouce, au contraire, se porte souvent plus vers le dos que vers la paume, mais se meut à peine de côté, ce qui fait qu'il reste plus roide. Les mouvements de la seconde et de la troisième phalange sont beaucoup plus bornés ; ils ne peuvent guère s'exécuter que vers la paume de la main ; cependant le pouce se redresse aussi un peu vers le dos.

Les doigts étant composés de plusieurs articles, ils embrassent mieux les objets ; comme le nombre de ces articles ne dépasse point trois, ils les saisissent avec plus de force. Ils peuvent se courber jusqu'à toucher les os du métacarpe, et le pouce vient à leur rencontre. Cette disposition rend la main apte à palper, pincer, saisir, embrasser, retenir, comprimer, tant les corps d'un certain volume que les petits objets, quelle qu'en soit la forme ; elle lui permet même de puiser des liquides, de les contenir, et de servir à une foule d'autres fonctions. Le pouce et les autres doigts, soit ensemble, soit isolément, vont à la rencontre les uns des autres quand il s'agit de saisir quelque chose, et le pouce, malgré sa brièveté, malgré sa rectitude, atteint jusqu'à la seconde phalange des autres doigts, parce que ceux-ci décrivent un arc plus considérable ; de là vient qu'il peut se réunir en avant avec un doigt quelconque, et de sa face interne toucher celle de tous les autres quand on ferme le poing. Le petit doigt se ploie de manière à ne laisser aucun vide ; les trois autres en laissent successivement un plus grand, que le pouce bouche en façon de couvercle.

CHAPITRE V.

DES OS DES MEMBRES INFÉRIEURS.

ARTICLE PREMIER.

DES OS DES ILES.

Les *os des iles*, *innominés*, ou *coxaux* (*ossa coxarum, innominata, anonyma*) (1), les plus considérables de tous les os longs, forment la plus grande partie du bassin. Ils sont larges en haut, épais dans le milieu, et perforés en avant. Des ligaments cartilagineux les unissent tant ensemble qu'avec le sacrum, enclavé entre eux ; ils sont joints aux cuisses par une articulation du genre des énarthroses.

Comme ils se composent, presque jusqu'à l'âge de puberté, de trois pièces réunies par une masse cartilagineuse, on admet, dans chacun d'eux, trois portions, l'ilion, le pubis et l'ischion, qu'il faut seulement ne point considérer comme des os à part ou distincts.

1° L'*ilion* (*os ileum*) est la plus grande de ces trois pièces. La partie antérieure de sa face interne, qui constitue la plus grande partie de cette dernière, est lisse et légèrement concave : un bord arrondi,

(1) Albinus, *Tab. oss.* XIII. *Icon. oss. fœt.*, tab. X (homme). — Bidloo, tab. XCIX (femme).

servant de limite entre le grand bassin et le petit, la sépare angu-
lairement de la petite portion, ou portion interne, qui finit à l'échancrure sciatique. La partie postérieure est séparée de l'antérieure par
un bord assez tranchant; on y remarque une *surface auriculaire*
(*facies auricularis*), inégale, encroûtée de cartilage, dont le grand bord
regarde en devant et l'échancrure en arrière, et qui s'unit avec le
sacrum ; postérieurement elle offre beaucoup d'éminences, d'enfoncements et de rugosités, qui servent d'attache à des ligaments. Cette
pièce dépasse le sacrum en arrière. En dehors et en bas, elle forme,
jusqu'à sa terminaison à la cavité cotyloïde, une concavité contournée,
sur laquelle descend le muscle lombo-iliaque.

La face externe est un peu plus rugueuse ; une saillie arrondie,
dirigée de haut en bas, d'abord assez large, puis plus étroite, la sépare en deux portions légèrement concaves. En travers, au-dessus
de cette saillie, on voit, sur les sujets fortement musclés, une trace
rugueuse de l'insertion du petit fessier ; plus en arrière, se trouve
une ligne courbe plus courte, et au commencement de l'échancrure
sciatique une rugosité servant à l'attache du muscle pyriforme. Cette
face se termine par le bord saillant de la cavité cotyloïde, région à
laquelle se fixe une partie du tendon du muscle droit de la cuisse.

Le bord supérieur, ou *crête iliaque* (*crista iliaca*), est arrondi,
rugueux et courbé en *S* italique, c'est-à-dire que sa partie postérieure offre une convexité en dedans, et que sa partie antérieure
en présente une en dehors. Il commence postérieurement par une
portion assez étroite, se renfle brusquement, devient plus étroit,
puis acquiert une forme anguleuse en dedans, a l'endroit d'où part
un ligament allant aux vertèbres lombaires ; ensuite il redevient peu
à peu plus large et anguleux en dehors, dans l'endroit où il envoie sur
la face externe la saillie arrondie dont nous avons parlé plus haut ;
enfin il se réfléchit un peu en dedans, forme une tubérosité obtuse,
qu'on nomme *épine iliaque antérieure supérieure* (*spina anterior
superior ossis ilei*), et se continue avec le bord antérieur. Ce bord
antérieur est d'abord échancré, puis offre, au-dessus du bord de l'articulation de la cuisse, un tubercule allongé et arrondi, qu'on appelle
épine iliaque antérieure inférieure (*spina anterior inferior*), et se
termine par une autre échancrure dirigée de dedans en dehors et du
haut en bas.

2º Le *pubis* (*os pubis*), la plus petite des trois portions de l'os des
iles, se compose de deux branches, l'une horizontale, anguleuse,
l'autre descendante, plane.

La branche horizontale (*ramus horizontalis, transversalis s. superior*) est, en grande partie, une continuation de l'ilion, et ne tient que peu à l'ischion. Supérieurement, on y aperçoit le prolongement de la séparation entre le grand bassin et le petit, sous la forme d'un bord tranchant, appelé *crête du pubis*, qui, du côté externe, se prolonge en un tubercule arrondi (*tuberculum ossis pubis*), séparant l'une de l'autre la face externe et la face interne. La face externe est convexe du côté de la cavité cotyloïde; puis, plus bas, elle offre une légère échancrure, qui correspond au cordon spermatique chez l'homme, au ligament rond de la matrice chez la femme. Elle commence à la cavité cotyloïde, et se dirige également vers le tubercule, sous la forme d'un dos arrondi, qui va toujours en se rétrécissant. La face externe de la branche descendante est large en haut, puis se rétrécit peu à peu, jusqu'à ce qu'elle se perde dans la face externe de la branche ascendante de l'ischion. La face interne est plus lisse que l'externe, un peu renversée en dehors à sa partie supérieure, du reste légèrement concave à la branche horizontale, et un peu convexe à la branche descendante. La surface cartilagineuse par laquelle le pubis d'un côté s'unit avec celui du côté opposé, au moyen d'un fibro-cartilage, présente presque toujours une crête en dedans, et du reste va toujours, sur le devant, en s'écartant de celle du côté opposé (1).

Le pubis est plus étroit sur le bord, vers le trou ovale, point à partir duquel son épaisseur augmente peu à peu dans le reste de son étendue (1).

3° L'*ischion* (*os ischii*) se compose également de deux branches, l'une antérieure plus petite, l'autre postérieure beaucoup plus grande.

La branche antérieure ou ascendante (*ramus adscendens*) devient peu à peu plus large et plus épaisse à partir du point où finit la branche descendante du pubis, et se continue avec la branche postérieure. Sa face antérieure est rugueuse, la postérieure lisse; son bord supérieur est étroit, et l'inférieur large.

La branche postérieure ou descendante (*ramus descendens*) présente, sur sa face externe, un dos arrondi qui se termine au rebord saillant de la cavité cotyloïde; inférieurement et postérieurement elle dégénère en une éminence, appelée *tubérosité sciatique* (*tuber ischii*),

---

(1) Lassus a trouvé, dans un cadavre, le pubis muni de deux apophyses qui ressemblaient à l'apophyse styloïde, avaient deux à trois pouces de long, et s'étendaient vers la vessie. (*Pathologie chirurgicale*, Paris, t. I, 1805, chap. 80.)

qui, d'abord assez étroite, s'élargit peu à peu, se termine par un pourtour ovale, et, dans son ensemble, décrit une torsion de dedans en dehors et d'avant en arrière. Entre la cavité cotyloïde et la tubérosité sciatique, il y a un sillon pour le tendon du muscle obturateur externe. Ensuite elle devient convexe pour la partie postérieure de la cavité cotyloïde, et se termine par deux échancrures, l'une inférieure plus petite (*incisura ischiadica inferior*), dans laquelle se réfléchit le muscle obturateur interne, et une supérieure, plus grande (*incisura ischiadica superior*, ou mieux *iliaca*), qui est produite en grande partie par l'ilion, affecte une forme elliptique, et loge les principaux nerfs et vaisseaux sanguins du membre inférieur, savoir, le nerf sciatique, l'artère et les veines sciatiques et fessières. Ces deux échancrures sont séparées l'une de l'autre par une épine (*spina ossis ischii*).

4° La *cavité cotyloïde* (*acetabulum*) est formée par les trois pièces à la fois, mais surtout par l'ischion. Elle se dirige obliquement en dehors et en bas (1); son bord, ou *sourcil* (*supercilium acetabuli*), est onduleux : il commence au pubis par une élévation, présente ensuite une échancrure, puis s'élève de nouveau à l'endroit où l'ilion est le plus épais, acquiert une seconde échancrure vers le bas, fait une saillie presque plus forte que la précédente à l'ischion, et se termine, vers le trou ovale, par une échancrure profonde (*incisura acetabuli*), qui livre passage aux vaisseaux. C'est tout-à-fait en haut et tout-à-fait en bas que le bord est le plus tranchant, et qu'il fait le plus de saillie. La cavité elle-même est hémisphérique : mais le cartilage ne la revêt pas dans toute son étendue, car près d'un tiers s'en trouve exempt, de sorte que la portion encroûtée a une forme semi-lunaire : au-dessus du milieu de cette région se trouve une dépression rugueuse, servant d'attache au ligament rond qui fixe le fémur (2). Le reste, non enduit de cartilage, de la cavité cotyloïde est plein de graisse, très mince, et aussi un peu plus plat.

La disposition de l'articulation coxo-fémorale est telle que la cuisse peut se ployer sur l'os des iles, en devant surtout, moins sur le côté, et moins encore en arrière.

Dans la station droite, le tronc repose principalement sur la portion de la cavité cotyloïde qui appartient à l'ilion.

---

(1) Portal a vu, chez l'enfant de quatre ans d'un acrobate, la cavité cotyloïde deux fois plus large qu'à l'ordinaire et moins profonde. (*Éléments d'anatomie*, t. V, p. 73.)

(2) Quelquefois il y a un trou au fond de la cavité cotyloïde.

Le grand *trou ovale* (*foramen ovale s. thyreoideum*), situé entre le pubis et l'ischion, est tantôt plus, tantôt moins triangulaire, avec des angles arrondis. Une membrane fibreuse le ferme, à l'exception de quelques trous pour le passage d'un nerf ou d'une artère. C'est ce qui lui a valu aussi le nom de *trou obturateur* (*foramen obturatum*). Le plus long côté est formé par l'ischion, le moyen par la branche descendante du pubis, et le plus court par la branche horizontale de cet os. Son bord est d'ailleurs rugueux. Son angle supérieur se prolonge obliquement, du côté interne et supérieur, en une échancrure, ou en un demi-canal, et la membrane fibreuse ne s'étend pas sur ce point.

La substance de l'os des iles est plus compacte que partout ailleurs dans l'endroit où il appuie immédiatement sur la tête du fémur, c'est-à-dire à la portion de l'ilion qui forme la cavité cotyloïde. Dans les points où cette substance est plus épaisse, elle contient des cellules médullaires. En général, toute la face externe de l'os présente plus de trous vasculaires que l'interne ; cependant cette dernière possède un trou considérable très constant, ou l'orifice d'un canal pour des vaisseaux sanguins, non loin de l'articulation avec le sacrum.

A la portion iliaque de l'os coxal s'attachent les muscles oblique externe, oblique interne et transverse du bas-ventre, le carré des lombes, les trois fessiers, le pyriforme, l'iliaque interne et le sacro-lombaire ; à l'angle de la crête, le muscle du fascia lata et le grêle interne ; au pubis, une partie du tendon de l'oblique interne et de l'oblique externe du bas-ventre, le pyramidal, le droit du bas-ventre, le court et le long adducteurs, le pectiné, l'obturateur externe et l'obturateur interne ; à l'ischion, l'oblique externe et l'oblique interne du bas-ventre, les jumeaux de la cuisse, le carré des lombes, le demi-membraneux, le demi-tendineux, le biceps crural, l'ischio-coccygien, le grand adducteur, une partie du droit de la cuisse et du muscle périnéal ; enfin, chez l'homme, l'ischio-caverneux, et chez la femme l'ischio-clitoridien.

Chez l'enfant à terme, l'os des iles est cartilagineux, avec trois points d'ossification, un pour chacune de ses pièces. Le disque cartilagineux qui disparaît le premier est celui qui réunissait les branches antérieures du pubis et de l'ischion ; il n'en reste déjà plus de traces à douze ans ; rarement ce point reste-t-il partagé par un cartilage après l'achèvement complet de l'os (1). Ensuite, vers l'âge mûr, les trois

(1) On cite l'os coxal d'une jeune fille de dix-sept ans, chez laquelle les trois pièces étaient encore tout-à-fait séparées dans la cavité cotyloïde. (S.-N.-C. DE FREMERY. *Diss. de mutationibus figurae pelvis.* Leyde, 1793, p. 14.

pièces de la cavité cotyloïde se soudent ensemble. A la même époque s'ossifient aussi les épiphyses de la tubérosité sciatique et de l'épine du pubis, enfin la crête qui forme le rebord de l'ilion. Le trou ovale est elliptique chez les enfants, et triangulaire chez les adultes.

ARTICLE II.

DU FÉMUR.

Le *fémur* (*os femoris*) (1) est le plus long, le plus gros et le plus pesant de tous les os du squelette. Il s'unit avec l'os des iles, le tibia et la rotule. On y distingue la tête, le col, les trochanters, le corps et les condyles, parties qui toutes, pendant la jeunesse, forment autant de pièces distinctes.

La *tête*, incrustée de cartilage, représente un peu plus d'une demi-sphère; elle a un contour onduleux, de manière qu'elle s'allonge en forme d'angle vers le haut et en arrière, ce qui fait qu'elle correspond à la circonférence de la cavité cotyloïde de l'os coxal. Presque dans son milieu, un peu plus près toutefois de la partie interne et inférieure, on remarque une dépression raboteuse, non garnie de cartilage, dans laquelle s'implante le ligament rond. Le milieu de la portion sphérique correspond à l'axe du col.

Le *col*, qui s'écarte du corps, de dehors en dedans, de bas en haut, et d'arrière en avant, sous un angle aigu, ce qui lui permet de supporter plus commodément le poids du tronc, est placé à une distance suffisante des os du bassin, pour permettre à ce dernier et au fémur de se mouvoir librement l'un sur l'autre. Immédiatement au-dessous de la tête, il est plus mince que dans le reste de son étendue; puis il devient triangulaire, avec des bords arrondis. Plus aplati en devant, il montre en arrière une face supérieure et une face inférieure. Considéré uni avec le corps de l'os, il est échancré par-devant.

Le *grand trochanter*, auquel le col se termine en dehors, s'élève au-dessus de lui, et se dirige en arrière. Il est convexe en dehors, et garni de rugosités auxquelles s'attachent de forts tendons; en dedans, il est excavé, de manière qu'il offre un angle arrondi en arrière, et qu'il forme une petite cavité.

Le *petit trochanter*, situé plus bas, et en arrière, à l'extrémité du col, est une éminence arrondie, qui se dirige en bas et en dedans.

Du grand trochanter au petit s'étend, tant en devant qu'en arrière,

(1) ALBINUS, tab. XIV et XV. *Icon. oss. fœt.*, tab. X (homme). — BIDLOO, tab. CIII (femme).

une ligne rugueuse (*linea intertrochanterica*), à laquelle s'insèrent les ligaments articulaires. Cette ligne ou crête est très prononcée, en forme de saillie arrondie et percée de trous, surtout en arrière, où elle commence au grand trochanter ; outre les ligaments, le muscle carré de la cuisse y prend son insertion.

Le corps, vu dans son ensemble, est légèrement courbé en devant, et un peu concave en arrière ; son extrémité inférieure se porte un peu en dehors ; d'abord plus large, il s'amincit un peu, puis conserve le même calibre dans une certaine étendue, et, vers les condyles, acquiert rapidement plus de largeur et d'épaisseur que partout ailleurs. Par-devant il semble arrondi ; mais, à proprement parler, il est triangulaire, de sorte qu'on y distingue une face antérieure, et deux faces latérales, interne et externe, adossées l'une à l'autre. La face antérieure commence au grand trochanter, au-dessous du col, et s'étend jusqu'au bord des condyles, où elle offre une légère dépression, pour pouvoir procurer de l'espace à la rotule, dans l'extension du genou. Elle est plus arrondie en haut qu'en bas. Son bord externe est plus obtus que l'interne. La face externe commence au grand trochanter, et s'étend jusqu'au condyle externe ; elle est à peu près arrondie ; seulement on remarque quelques sillons dans le milieu de sa longueur. La face interne, un peu plus aplatie, commence au-dessous du col, et s'étend jusqu'au condyle interne, en se rétrécissant. La *ligne âpre* (*linea aspera*), produite par la rencontre des faces interne et externe, commence double au-dessous des deux trochanters, puis devient simple, et finit par se perdre au-dessous du milieu de l'os. Elle est plus ou moins saillante, plus ou moins tranchante. En haut et en bas, où ses deux moitiés s'écartent l'une de l'autre, elle donne presque une apparence carrée à l'os. C'est pourquoi on y distingue une lèvre externe, et une lèvre interne, dont la première est plus forte. Sur cette ligne on aperçoit une élévation allongée, à laquelle s'attache le vaste interne.

Le deux *condyles*, distingués en *externe* et en *interne*, sont simples en devant, tandis qu'en arrière, ils font chacun saillie, et s'écartent l'un de l'autre. L'externe est plus droit et plus élevé en devant que l'interne. L'interne est arrondi et plus long, ce qui fait qu'il descend aussi plus bas ; sa partie postérieure est plus bombée. Tous deux sont rugueux, pour l'attache de quelques tendons. Leurs surfaces terminales, encroûtées de cartilage, sont réunies en devant, creusées en forme de poulie, par-devant, plus saillantes du côté externe pour l'union avec la rotule, et séparées en arrière par une profonde échancrure rugueuse, dans laquelle les ligaments croisés se logent, et où l'artère poplitée, avec les veines et les nerfs, se trouve en sûreté. En bas, où elles s'adaptent au tibia, elles sont aplaties. Comme le condyle interne n'est point dirigé en sens inverse de la tête, le fémur semble avoir subi inférieurement une torsion de dedans en dehors.

La substance du fémur forme une cavité considérable dans le milieu du corps de l'os, où le vide a beaucoup de capacité. Elle est très spongieuse aux extrémités, l'inférieure surtout.

Les extrémités du fémur offrent des trous nombreux et grands pour le passage de vaisseaux. Vers le milieu du corps, en arrière, sur la ligne âpre, on en aperçoit deux considérables, par lesquels s'introduisent des artères. De plus, la surface de l'os offre partout de légers sillons, qui sont autant de traces de vaisseaux.

Au fémur s'attachent : dans la fosse située derrière le grand trochanter, le muscle obturateur interne et les jumeaux ; immédiatement au-dessous de cette cavité, l'obturateur externe ; à la partie interne du sommet du grand trochanter, le pyriforme ; au côté externe de ce sommet, le moyen fessier ; à son excavation, en devant et en bas, le petit fessier ; à la crête située entre les trochanters, le carré de la cuisse ; à la ligne rugueuse qui part du grand trochanter, d'un côté le grand fessier, de l'autre le pectiné, puis les adducteurs et la courte tête du biceps ; au petit trochanter, le psoas et l'iliaque ; en devant, au-dessous du grand trochanter, le vaste externe, et au-dessous de la ligne tendue entre les trochanters, le crural ; à une éminence du condyle interne, le tendon du plus gros ventre du biceps ; à une autre éminence du condyle externe, le ventre externe des gastrocnémiens, et, dans une fossette plus profonde, le poplité ; à la partie postérieure de ce même condyle externe, le plantaire grêle.

Chez l'enfant à terme, le fémur est fort incomplet : il n'y a que le corps d'ossifié. En outre, l'os est droit, et non encore courbé.

Le fémur est celui de tous les os du membre inférieur qui varie le plus. Chez les sujets, qui ont été rachitiques, même à un faible degré, l'angle entre le col et le corps est moins obtus, ce qui rend la démarche chancelante. Quelquefois l'os est fort long (1), mais même alors il est à la fois long et épais. Très rarement la cavité qui loge le ligament rond manque à la tête.

(1) MERCK, *Hessische Beitræge*, cah 1. Le fémur qu'il décrit avait 21 pouces. Sœmmerring en possédait de plus longs encore. Le plus grand qu'on connaisse avait 23 pouces 3 lignes 1 2.

ARTICLE III.

DU TIBIA.

Le *tibia* (*tibia, focile majus cruris*) (1) est le principal os de la jambe, celui seul qui, avec son congénère, porte le fardeau entier du corps. Il est plus court que le fémur, moins épais en bas qu'en haut, à sa jonction avec l'os de la cuisse, et la plupart du temps triangulaire. Il s'articule en haut avec le fémur, la rotule et le péroné, en bas avec le péroné et l'astragale.

On y distingue un corps, deux extrémités, les bords et l'angle ou la crête.

L'extrémité supérieure se termine par une surface presque elliptique, inclinée en arrière, où elle offre une échancrure, et garnie de deux enfoncements latéraux, encroûtés de cartilage, séparés par une éminence sur laquelle le dernier ne s'étend pas. Ces enfoncements sont appelés cavités glénoïdes. Ils sont oblongs, presque ovalaires, déclives en arrière et sur les côtés. L'interne est plus long et plus profond que l'externe, qui, en revanche, est un peu plus large, et aussi situé un peu plus haut. En arrière et en avant des cavités glénoïdes on trouve une légère dépression, à laquelle les cartilages articulaires du genou sont attachés par des ligaments. Ces cavités glénoïdes sont plus courtes et plus arrondies à leur pourtour que les surfaces des condyles du fémur qui reposent sur elles par l'intermédiaire de disques cartilagineux. L'éminence médiane, ou *épine du tibia* (*acclivitus condyloidea*) donne attache aux ligaments des cartilages articulaires. Des deux tubercules qui la terminent, l'externe est un peu plus en avant que l'interne. Le côté antérieur de l'extrémité supérieure du tibia est un peu déclive vers le tubercule destiné à l'insertion du ligament de la rotule. On remarque aussi aux parties externe et postérieure du pourtour rugueux de cette extrémité, la surface articulaire, arrondie, encroûtée de cartilage, saillante et dirigée de haut en bas, à laquelle s'adapte le péroné. Autour de la partie interne règne une crête transversale, à laquelle s'insère le muscle demi-membraneux.

Le corps de l'os est un peu courbé en dedans à sa partie supérieure, convexe à son côté interne, et concave à son côté externe, ce qui fait que son sommet est déclive en avant. Inférieurement il est droit. Au-dessous de l'extrémité supérieure, il se rétrécit, tant de droite à

____

(1) ALBINUS, *Tab. oss.* XXVI, XXVII. *Icon. oss. fœt.*, tab. XI (homme). — BIDLOO, tab. CIV.

gauche, que d'avant en arrière; mais, vers le bas, il devient peu à peu plus épais. De ses trois faces, l'une est interne, la seconde externe, et la troisième postérieure. La face interne s'étend depuis l'extrémité supérieure jusqu'à la malléole; c'est la plus grande, la plus large, la plus arrondie : aucun muscle ne la couvre; cependant on y remarque en arrière et un peu en bas, à la tubérosité antérieure, celle qui sert d'attache au tendon de l'extenseur de la jambe, des rugosités indiquant l'insertion des tendons réunis du grêle interne et du demi-tendineux; vers l'angle interne, au contraire, s'en trouve une moins marquée, qui sert au ligament latéral de l'articulation du genou. La face externe est à peu près droite en haut; mais, au-dessous du milieu, elle se dirige en avant et en dedans, et se perd, en devenant plus large, dans la face interne; supérieurement elle est plus étroite que dans le milieu, et légèrement concave pour le long extenseur du gros orteil, le long extenseur commun des orteils, le troisième péronier, et le tibial antérieur; inférieurement, elle est arrondie. La face postérieure est concave en haut, où une ligne saillante qui descend le long de sa partie moyenne, la divise en deux; vers le bas, elle est tournée un peu en dedans et simple; mais, considérée dans son ensemble, elle a plus de largeur aux extrémités que dans le milieu. Au-dessus de cette crête, on voit une ligne âpre, produite par l'insertion d'un des muscles du mollet, descendre obliquement de dehors en dedans. Le muscle poplité s'insère au-dessus de la crête : au-dessous de celle-ci, on trouve le long fléchisseur des orteils, et à son côté externe le tibial postérieur. Inférieurement on aperçoit encore un enfoncement, qui s'élargit peu à peu, se perd dans la cavité destinée à recevoir les ligaments du péroné, et donne en cet endroit une forme quadrangulaire au tibia.

Le bord antérieur, appelé *crête du tibia*, est formé par la réunion des faces interne et externe. Il descend obliquement au côté externe de la tubérosité qui donne attache au tendon de l'extenseur de la jambe, et se perd à la hauteur de la malléole. Il est légèrement concave en dehors à sa partie supérieure, et en dedans à sa partie inférieure.

Le bord interne descend jusqu'à la partie postérieure de la malléole; arrondi en haut, il est un peu plus tranchant au-dessous du milieu. D'abord échancré, puis saillant, ensuite de nouveau échancré, il redevient une seconde fois saillant, et se termine en bas par une dernière échancrure.

Le bord externe est tranchant de haut en bas. Légèrement concave à sa partie supérieure et à sa partie inférieure, il est proéminent dans le milieu. Il donne attache au ligament interosseux.

L'extrémité inférieure du tibia produit en dedans la malléole interne, et offre des rugosités à sa périphérie. Du côté externe, elle est concave. En avant et en arrière, elle présente des aspérités pour les ligaments qui unissent l'os avec l'extrémité inférieure du péroné, et tout-à-fait en bas on y remarque une facette concave, tournée en dehors, et incrustée de cartilage, contre laquelle ce dernier os s'applique. La surface inférieure, revêtue de cartilage, est quadrilatère, plus étroite du côté de la malléole, concave en avant et en arrière, bombée dans le milieu, légèrement concave au côté externe, et profondément déprimée au côté interne : elle offre, du côté de la malléole, une surface déclive, qui s'adapte à la surface en forme de poulie de l'astragale. Sa direction est oblique, c'est-à-dire que son côté antérieur regarde en dehors, l'externe en arrière, le postérieur en dedans, et l'interne en avant. De là résulte que le pied se trouve aussi porté en dehors. La malléole interne, courte, mais large en dedans, descend en se rétrécissant peu à peu. Son côté externe est bombé et rugueux. A sa partie postérieure on remarque un sillon destiné au tendon du muscle tibial postérieur ; plus en arrière encore s'en trouve un, moins prononcé, pour le tendon du long fléchisseur du gros orteil : à la partie la plus inférieure, en arrière, on aperçoit un enfoncement qui loge le ligament par lequel le tibia tient au calcanéum. Le tibia semble donc, d'après cela, avoir éprouvé, dans sa totalité une torsion telle que la malléole interne soit dirigée en avant, comme si elle était située précisément au-dessous de la partie latérale et arrondie de l'extrémité supérieure.

La substance de l'os est plus compacte dans le milieu, et y renferme une cavité médullaire. Aux extrémités, elle est spongieuse. L'un des plus grands trous s'observe à la face postérieure, non loin au-dessous de la ligne transversale à laquelle s'attache le muscle soléaire : c'est l'orifice d'un conduit vasculaire dirigé de haut en bas.

Au tibia s'attachent l'extenseur de la jambe (au moyen de la rotule), le couturier, le grêle interne, le demi-tendineux, le demi-membraneux, le poplité, les jumeaux, le soléaire, le tibial antérieur, le tibial postérieur, le long fléchisseur des orteils, le fléchisseur propre du gros orteil, et l'extenseur commun des orteils.

Chez l'enfant à terme, cet os se compose de son corps, qui est ossifié, et de ses extrémités, qui sont cartilagineuses.

ARTICLE IV.

DE LA ROTULE.

La *rotule* (*patella, rotula, mola*) (1) représente en quelque façon
le plus grand des os sésamoïdes : c'est une sorte d'appendice mobile
du tibia, et jusqu'à un certain point l'analogue de l'olécrâne. Son bord
supérieur est situé dans le tendon du muscle extenseur du genou, et
son bord inférieur s'attache au tibia par un fort prolongement de ce
même tendon. Elle a la forme d'un triangle arrondi ; plus large
qu'épaisse, elle a plus de hauteur à son côté externe, plus d'épaisseur
en haut (à sa base), et s'amincit peu à peu vers le bas (à son sommet), où elle se termine par un angle obtus. Sa face antérieure est
convexe, rugueuse, en quelque sorte striée, et percée de trous considérables, qui livrent passage à des vaisseaux sanguins. Le bord supérieur est concave, et couvert d'inégalités dues à l'attache du tendon.
Un sillon analogue, mais plus profond, règne aussi au bord externe.
La face postérieure est couverte de cartilage, à l'exception du sommet, qui présente une concavité, et d'une petite partie du bord externe ; elle s'élève sous la forme d'un dos arrondi, dirigé de haut en
bas, qui lui permet de s'adapter mieux à la surface cartilagineuse
trochléiforme du fémur. Les facettes situées des deux côtés de ce dos
sont légèrement concaves ; l'interne est plus petite et plus plane ;
l'externe, plus grande et un peu plus profonde.

La substance de la rotule est compacte extérieurement, spongieuse
intérieurement.

Chez l'enfant à terme, cet os n'est encore qu'un simple cartilage,
qui ne s'ossifie que vers l'âge de six à dix ans.

La forme de la rotule varie : on trouve cet os tantôt plus rond ou
plus trigone, tantôt plus plat ou plus bombé. Sa surface interne est
cependant celle qui varie le plus, car tantôt elle a un dos fort élevé,
et tantôt elle est presque plane (2).

ARTICLE V.

DU PÉRONÉ.

Le *péroné* (*fibula, perone, focile minus cruris*) (3) est situé au

(1) ALBINUS, tab. XXVII. *Icon. oss. fœt.*, tab. X (homme). — BIDLOO,
tab. CIII (femme).

(2) La génuflexion fréquente et prolongée, pendant la jeunesse, paraît modifier un peu la rotule, ou la déformer et la rendre plus large.

(3) ALBINUS, *Tab. oss.* XXVIII. *Icon. oss. fœt.*, tab. XI (homme). —
BIDLOO, tab. CIV (femme).

côté interne du tibia, auquel il se trouve attaché, à ses deux extrémités, l'inférieure surtout, par des ligaments ; il s'articule aussi inférieurement avec l'astragale. Un certain intervalle, rempli par le ligament interosseux, le sépare du tibia. Un peu plus court et beaucoup
plus mince que le tibia, il est presque triangulaire dans le milieu de
sa longueur, quadrangulaire au-dessous de ce point, et plus épais
aux deux extrémités.

L'extrémité supérieure est presque trigone et inégale. Elle se termine en haut par une pointe obtuse. Sa face interne est pourvue
d'une petite facette, incrustée de cartilage, par laquelle elle s'adapte
au tibia, de manière à ne pouvoir exécuter qu'un léger glissement en
avant et en arrière. La face externe est également déclive et raboteuse à l'endroit où s'insère le biceps crural.

Au-dessous de son extrémité supérieure, l'os devient sur-le-champ
fort étroit, après quoi il augmente peu à peu de volume. D'abord il
descend en ligne droite jusqu'aux deux tiers de sa longueur, puis il
se rapproche de plus en plus du tibia, et ensuite recommence à descendre directement. On y distingue quatre faces, externe, interne,
postérieure et antérieure, séparées par les bords antérieur, interne et
externe. La face externe est concave en haut, puis sillonnée, ensuite
tordue d'avant en arrière, enfin de nouveau concave vers le bas. Elle
donne attache au court et au long péronier, qui exigeaient qu'elle
présentât cette torsion, parce qu'ils se contournent autour de la malléole externe. Inférieurement, elle se continue avec la face externe
de la rotule, qui est triangulaire et exempte de muscles. La face postérieure se contourne en même temps que l'externe, de manière
qu'inférieurement elle devient interne, comme celle-ci postérieure.
Au-dessus de la malléole, elle présente de grandes aspérités, produites
par l'attache des ligaments ; en haut, on en voit d'autres, dues à l'insertion du muscle soléaire et du long fléchisseur des orteils. La face
interne cesse, par une pointe, au-dessous du milieu, à la rencontre
des faces antérieure et postérieure : dans sa concavité se trouve logé
le muscle tibial postérieur. La face antérieure commence, fort droite,
au bord antérieur, et se termine, en se rétrécissant, à la face antérieure de la malléole. Le bord antérieur (*crête du péroné*) sépare
l'une de l'autre les faces interne et externe, et produit la face antérieure : il donne attache à l'extenseur du gros orteil, au long extenseur des orteils, au soléaire, et, en bas, au ligament interosseux. Le
bord externe est obtus en haut, devient plus tranchant en se contournant, et se perd au côté interne de la rotule. Le bord interne est ar-

rondi en haut, puis devient le plus tranchant de tous, et se perd au bord antérieur : il donne attache au ligament interosseux.

L'extrémité inférieure forme la malléole externe, qui est plus épaisse que l'interne, plus longue, et située en arrière. Elle est presque triangulaire. Son côté externe est bombé ; le postérieur, plus petit et plus plat ; l'interne, couvert de cartilage, s'adapte en partie au tibia, en partie à l'astragale, avec lequel s'unit un fort ligament. Le dos de la malléole est sillonné, pour les tendons des muscles péroniers.

La substance du péroné est compacte à l'extérieur, celluleuse et pourvue de moelle à l'intérieur, si ce n'est aux extrémités, qui sont spongieuses. Au-dessus du milieu de la longueur de sa face postérieure se trouve l'orifice d'un canal vasculaire descendant.

Les deux extrémités du péroné sont encore cartilagineuses chez l'enfant à terme.

ARTICLE VI.

DES OS DU PIED.

Les os du pied comprennent les sept os du tarse, les cinq métatarsiens, et les phalanges des orteils.

I. *Os du tarse* (*ossa tarsi*).

1° L'*astragale* (*astragalus, talus, os tesseræ, tetroros*) (1) soutient immédiatement le poids du corps. Il s'articule supérieurement avec le tibia et le péroné d'une manière assez lâche ; antérieurement, avec le scaphoïde ; inférieurement, avec le calcanéum, d'une manière plus serrée.

On y distingue un corps, un col et une tête.

Le corps a cinq faces. La supérieure, échancrée en forme de poulie, et couverte de cartilage, devient plus large en avant, se continue avec le col, et se renverse des deux côtés, de telle sorte que sa partie supérieure s'adapte à l'échancrure du tibia, les côtés aux malléoles, et que l'articulation, outre son mouvement de charnière, peut encore se mouvoir latéralement, surtout lorsque le pied est étendu. La face interne est en partie incrustée de cartilage, en partie inégale et très raboteuse ; la portion incrustée, qui est la plus petite, est arrondie en devant, pointue en arrière, et légèrement concave ; la portion rugueuse sert à l'attache des ligaments. La face externe est presque en-

____

(1) ALBINUS, *Tab. oss.* XXIX, fig. 7-11, tab. XXXII, XXXIII et XXXIV. *Icon. oss. fœt.*, tab. XII, fig. 83 et 84 (homme). — BIDLOO, dernière planche (femme).

tièrement couverte de cartilage, à cela près d'un sillon profond destiné à recevoir un ligament : elle ressemble à un quart de cercle, se rétrécit vers le bas, et se termine en pointe. La face postérieure est la plus petite : on y remarque une échancrure lisse, et située obliquement, pour le tendon du long fléchisseur du gros orteil. Sa face inférieure offre, en arrière et en dehors, une échancrure transversale, couverte de cartilage, qui s'adapte au calcanéum, de manière que l'articulation peut se fléchir un peu sur le côté, mais plus en dedans qu'en dehors.

Le col est très rugueux, inégal, troué, et en quelque sorte contourné. Plus long au côté externe, il est plus court au côté interne et au côté postérieur, où il a aussi une concavité plus prononcée, et où il s'adapte à une échancrure analogue, mais moins profonde, du calanéum, d'où résulte un vide considérable, rempli de ligaments dans l'état frais.

La tête se compose de deux surfaces articulaires, incrustées de cartilage, l'une antérieure, l'autre postérieure. L'antérieure, plus grande que l'autre, est très convexe, et s'articule avec le scaphoïde : quelquefois elle est rendue un peu anguleuse par l'attache du fibrocartilage qui unit l'astragale avec le scaphoïde. L'inférieure, plus petite et oblongue, repose sur l'apophyse latérale du calcanéum. Il est rare qu'on trouve encore une petite surface, couverte de cartilage, par le moyen de laquelle l'astragale s'unit au cuboïde.

L'astragale contient un noyau d'ossification chez l'enfant à terme.

2° Le *calcanéum* (*os calcis*, *calcaneus*) (1), le plus gros de tous les os du pied, sert de base aux autres os du tarse. Il s'articule, d'une manière très serrée, avec l'astragale et avec le cuboïde.

L'extrémité postérieure forme une saillie oblongue et très rugueuse, qu'on nomme *tubérosité du calcanéum*. Cette saillie descend obliquement de dehors en dedans ; le tendon du muscle péronier s'y insère, de manière que le bord supérieur de la tubérosité, le long duquel ce tendon s'applique pendant la flexion du pied, demeure libre et offre une surface lisse.

La portion suivante, appelée corps, est plus haute qu'épaisse. Elle se termine en haut par une surface articulaire, convexe et couverte de cartilage, et vers le bas se dirige en avant avec la portion inférieure. La surface articulaire, sur laquelle repose l'astragale, regarde

____

(1) ALBINUS, *Tab. oss.* XXIX, fig. 1-6. Tab. XXXII, XXXIII, XXXIV. *Icon. oss. fœt.*, tab. XII, fig. 81 et 82 (homme). — BIDLOO, dernière planche (femme).

obliquement en avant ; elle est presque ovalaire, plus étroite en haut qu'en bas.

En dedans, le calcanéum forme, pour recevoir le col de l'astragale, une saillie (*sustentaculum s. processus lateralis tali*) qui présente supérieurement une surface circulaire incrustée de cartilage, plus étroite, moins déclive et concave, tandis qu'inférieurement on y remarque un sillon pour le tendon du long fléchisseur du gros orteil. Sur la portion saillante, de laquelle part un ligament allant au scaphoïde, on aperçoit, entre cette surface articulaire et le sillon, un sillon très léger, souvent à peine sensible, qui est destiné au tendon du long fléchisseur des orteils. Tout contre ce sillon, plus en devant encore, se trouve une échancrure plus petite, couverte de cartilage, tantôt séparée de lui, tantôt, au contraire, confondue avec lui, et qui reçoit aussi une partie de l'astragale. Entre la face articulaire convexe et la face articulaire de l'apophyse latérale, on découvre un enfoncement très inégal, destiné aux ligaments qui se rendent du calcanéum à l'astragale. Derrière la partie la plus antérieure s'élève, au bord externe, une rugosité à laquelle s'insère le court extenseur des orteils. La portion antérieure, incrustée de cartilage, qui s'unit avec le cuboïde, est légèrement concave en haut, un peu convexe en bas, et presque triangulaire dans son pourtour ; elle regarde en avant et un peu en dedans. La face externe du calcanéum, la plus longue de toutes, est inégale et raboteuse, et forme la partie latérale du tarse. Quelquefois on y aperçoit deux tubercules, entre lesquels passe le tendon du long péronier. La face interne est plus lisse, et l'on y aperçoit, pour le passage des tendons, des vaisseaux et des nerfs, une forte échancrure, qu'agrandit encore l'apophyse latérale de l'os. La face inférieure et la face postérieure sont séparées l'une de l'autre, à l'extrémité inférieure, par une tubérosité rugueuse, à laquelle l'abducteur du petit orteil et l'aponévrose plantaire prennent leurs attaches. A la face inférieure, la rugosité par laquelle se termine la tubérosité de l'extrémité postérieure donne attache au tendon du court fléchisseur des orteils ; au côté externe se trouve une autre rugosité, d'où partent des ligaments qui vont au cuboïde.

La substance du calcanéum est compacte à l'extérieur, réticulaire et spongieuse intérieurement.

Au calcanéum s'attachent le tendon d'Achille, le plantaire grêle, le court extenseur des orteils, l'abducteur du petit orteil, le court fléchisseur des orteils, la longue tête de l'abducteur du gros orteil, et une partie du tendon du tibial postérieur.

Chez l'enfant à terme, le calcanéum est déjà ossifié en partie, et son noyau osseux surpasse de beaucoup en volume celui de l'astragale.

3° Le *scaphoïde*, ou *naviculaire* (*os naviculare s. scaphoideum tarsi*) (1), est situé en travers et de haut en bas, entre l'astragale, les trois cunéiformes et le cuboïde, au côté interne du tarse, entre les deux rangées des os duquel il se trouve en quelque sorte enclavé. La plus grande partie de sa face postérieure est incrustée de cartilage, concave, ovale, et cependant pointue vers le bas ; elle s'adapte à l'astragale. La plus petite, inégale et raboteuse, se termine en dedans par une apophyse rugueuse (*tuberositas ossis navicularis*), à laquelle s'insère le tendon du muscle tibial postérieur. La face antérieure est couverte de cartilage jusqu'à l'apophyse précédente, convexe, et divisée en trois facettes par deux lignes saillantes ; la facette interne, plus grande que les autres, affecte la forme d'un triangle dont le sommet regarde en dehors, et s'adapte au grand os cunéiforme ; la moyenne, triangulaire aussi, et ayant son sommet dirigé en dehors, est en rapport avec le second cunéiforme ; l'externe, presque quadrangulaire, s'adapte au troisième cunéiforme. La face supérieure appartient au dos du pied ; elle est inégale, rugueuse et percée de trous. La face inférieure offre, à son côté interne, une petite facette plate et couverte de cartilage, qui manque rarement, et par laquelle elle s'unit avec le cuboïde ; du reste, elle est fort inégale, et appartient à la plante du pied. Au-dessous de la tubérosité se trouve un sillon pour le tendon du tibial postérieur.

La substance du scaphoïde ressemble à celle des autres os du tarse.

A cet os s'attache une partie du tendon du muscle tibial postérieur.

Chez l'enfant à terme, il est entièrement cartilagineux. L'ossification ne commence ordinairement que dans le corps de la seconde année.

4° Les *trois os cunéiformes* (*ossa cuneiformia*) sont situés entre le scaphoïde, les quatre os métatarsiens et le cuboïde. Le plus grand se trouve en dedans, le moyen en dehors, et le plus petit entre eux deux. Le plus petit et le moyen ont à peu près la forme d'un coin : le grand affecte moins cette forme. Les deux premiers sont réellement enclavés, tandis que le grand a son côté principal libre.

Leur substance est la même que celle du scaphoïde.

Ils sont tout-à-fait cartilagineux chez l'enfant à terme.

L'étendue de leurs surfaces incrustées de cartilage varie beaucoup.

(1) Albinus , *Tab. oss.* XXIX , fig. 12-17, tab. XXXII et XXXIII. *Icon. oss. fœt.*, tab. XII , fig. 85 et 86 (homme . — Bidloo, dernière planche (femme).

a. Le *grand* ou *premier cunéiforme* (*os cuneiforme primum,
majus s. internum tarsi*) (1), plus long que large, a sa grosse extrémité dirigée en bas. On y remarque une surface convexe et une
surface concave. En arrière, se trouve une surface articulaire, couverte de cartilage, triangulaire et concave, qui s'adapte au scaphoïde.
En avant, on en remarque une analogue, mais plus grande, réniforme, convexe, avec un enfoncement dans le milieu, et qui est en
rapport avec l'os métatarsien du gros orteil. La face interne est inégale et raboteuse, à cause de l'attache de forts ligaments : elle présente une surface incrustée de cartilage, en forme de crochet, qui
s'adapte la plupart du temps au second cunéiforme, et seulement par
une très petite étendue au second métatarsien. La face convexe appartient en partie au dos et en partie à la plante du pied : elle est très
raboteuse et percée de trous. À son angle antérieur et inférieur, on
voit une facette presque lisse, sur laquelle repose le tendon du tibial
antérieur, qui s'attache à une rugosité venant immédiatement après :
inférieurement, au contraire, existe un tubercule auquel s'insère le
tendon du muscle tibial postérieur.

Le long péronier, une partie du péronier postérieur et la courte
portion de l'abducteur du gros orteil s'attachent à cet os.

b. Le *moyen* ou *second cunéiforme* (*os cuneiforme minus, secundum s. medium tarsi*) (2), le plus petit des trois, est pour ainsi dire
enfermé entre le grand, le petit, le second métatarsien et le scaphoïde.

Sa face supérieure, ou base, est quadrilatère, plus longue que
large cependant, rugueuse et criblée de trous ; elle appartient au coudepied. Les faces interne et externe sont carrées aussi, plus longues
entre les bords supérieur et inférieur qu'entre les antérieur et postérieur, et garnies, tant à leur bord postérieur qu'au supérieur, de
surfaces articulaires incrustées de cartilage. Le reste de ces faces
latérales est rugueux et enfoncé ; elles se réunissent par le bas en un
bord arrondi. La face latérale interne, qui s'adapte au premier cunéiforme, est convexe ; l'externe, qui se trouve en rapport avec le
troisième cunéiforme, est concave. La face antérieure et la postérieure
sont couvertes de cartilages triangulaires, larges en haut, terminées

---

1 ALBINUS, *Tab. oss.* XXIX, fig. 18-22, tab. XXXII et XXXIII. *Icon.
oss. fœt.*, tab. XII, fig. 91 et 92 (homme). — BIDLOO, dernière planche
(femme).

(2) ALBINUS, *Tab. oss.* XXIX, fig. 23-27, tab. XXXII et XXXIII. *Icon. oss.
fœt.*, tab. XII, fig. 91 et 92 (homme). BIDLOO, dernière planche (femme).

en pointe par le bas; cependant l'antérieure est plus étroite et plus longue que la postérieure, que le cartilage n'encroûte pas tout entière jusqu'à sa partie inférieure. L'antérieure, en rapport avec le second métatarsien, est légèrement convexe; la postérieure, adaptée au scaphoïde, est un peu concave.

Les tendons du court fléchisseur du gros orteil s'insèrent au second cunéiforme.

c. Le *petit* ou *troisième cunéiforme* (*os cuneiforme tertium*) (1) est situé en bas et en avant, comme un coin, dont il affecte la forme, entre six os, le second métatarsien, le troisième, le quatrième, le second cunéiforme, le scaphoïde et le cuboïde. Sa surface supérieure, qui fait partie du coude-pied, est inégale, plus longue que large, quelquefois hexagone, et plus souvent pentagone seulement, parce que les connexions avec le second os du métatarse et le quatrième ont très peu de largeur. Ses faces latérales, interne et externe, sont la plupart du temps quadrilatères; elles se réunissent par le bas en un bord arrondi. L'interne présente, à l'angle supérieur et antérieur, ou le long du bord antérieur, un petit endroit incrusté de cartilages, par lequel elle s'adapte au second métatarsien; l'angle supérieur et postérieur en offre un plus grand, qui s'ajuste au second cunéiforme; le reste est concave et inégal. La face interne est garnie postérieurement et supérieurement d'une facette couverte de cartilages et un peu inégale, par laquelle elle entre en rapport avec le quatrième métatarsien; le reste est plus rugueux encore que celui de la face interne. La face postérieure est presque toujours entièrement incrustée de cartilage, quadrilatère, peu concave, et dirigée en dedans et en arrière; elle s'adapte au scaphoïde. La face antérieure est tout-à-fait couverte de cartilage, triangulaire, légèrement concave en haut et en bas; elle s'ajuste à l'os métatarsien du milieu.

A l'extrémité du bord inférieur arrondi de cet os s'attache le long adducteur du gros orteil, avec une partie du tibial postérieur.

5° L'*os cuboïde* (*os cubiforme s. cuboideum*) (2) n'est pas parfaitement nommé, car la longueur de sa face interne dépasse celle de l'externe. C'est le plus gros des os du tarse, après l'astragale. Il se trouve placé entre le calcanéum, le scaphoïde, le troisième cunéiforme, l'avant-dernier métatarsien et le dernier.

(1) Albinus, *Tab. oss.* XXIX, fig. 28-32, tab. XXXII et XXXIII. *Icon. oss. fœt.*, tab. XII, fig. 93 et 94 (homme). Bidloo, dernière planche (femme).

(2) Albinus, *Tab. oss.* XXIX, fig. 33-37, tab. XXXII et XXXIII. *Icon. oss. fœt.*, tab. XII, fig. 87 et 88 (homme). Bidloo, dernière planche (femme).

La face supérieure, qui appartient au coude-pied, est rugueuse et en quelque sorte quadrilatère. La postérieure, qui s'adapte au calcanéum, est couverte de cartilage, presque cordiforme, concave en haut, convexe à son extrémité tournée en bas. La face interne offre supérieurement, dans le milieu, un espace triangulaire, incrusté de cartilage, dont la partie antérieure s'adapte au troisième cunéiforme, et la postérieure, beaucoup plus petite, au scaphoïde. Quelquefois on aperçoit encore au sommet une très petite facette, incrustée, qui touche à l'astragale. Le reste est fort inégal et tuberculeux. La face externe est très petite, et offre une concavité pour le tendon du long péronier. La face inférieure est partagée par une saillie oblique, d'où part un fort ligament allant au calcanéum, en deux portions, l'une antérieure, profondément fourchue pour le tendon du long péronier, l'autre postérieure, plus grande, rugueuse, et sillonnée, pour donner attache à des ligaments. La ligne saillante elle-même est incrustée de cartilage à son côté interne, là où le tendon du muscle péronier se réfléchit immédiatement autour de l'os. La face antérieure est entièrement couverte de cartilage; elle a deux facettes tournées en dehors : l'interne, plus grande, s'adapte à l'avant-dernier métatarsien, et l'externe, plus large, au dernier.

La substance est comme dans les autres os du tarse.

Au cuboïde s'attachent l'adducteur et le court fléchisseur du gros orteil, avec une partie du tendon du tibial postérieur.

Chez l'enfant à terme, cet os contient déjà un noyau osseux considérable.

II. *Os du métatarse (ossa metatarsi)* (1).

Les cinq os du métatarse, auxquels s'attachent les orteils, sont situés à côté les uns des autres, entre le tarse et les orteils. Tous sont allongés, plus minces dans le milieu, et plus épais aux extrémités. L'extrémité antérieure est bombée, la postérieure anguleuse.

La substance de cet os est un peu spongieuse aux extrémités, et plus compacte dans le milieu.

Chacun d'eux se compose de trois pièces chez l'enfant à terme.

L'*os métatarsien du gros orteil* est beaucoup plus gros, mais un peu plus court que les quatre autres.

Son extrémité postérieure, qui affecte presque la forme d'un haricot dans son pourtour, est située obliquement, plus arrondie sur les côtes libres que sur le côté tourné vers le second orteil, et garnie

____

(1) Albinus, *Tab. oss* XXX, tab. XXXII et XXXIII. *Icon. oss. fœt.*, tab. XII, fig. 95-102 (homme). Bidloo, dernière planche (femme).

tout autour de rugosités et d'enfoncements. La face postérieure est presque entièrement couverte de cartilage, un peu concave, pour ainsi dire divisée en deux portions, l'une supérieure plus grande, l'autre inférieure plus petite, et adaptée au premier os cunéiforme. Au côté interne se remarque un tubercule qui sert d'attache au muscle tibial antérieur, et le sommet, qui appartient à la plante du pied, offre une surface rugueuse indiquant l'insertion du long péronier. Quelquefois on aperçoit encore, à l'extrémité postérieure et dans le milieu de la partie latérale, une surface incrustée de cartilage, qui s'adapte au second métatarsien.

L'extrémité antérieure, ou la tête, est plus arrondie, inégale à sa circonférence, couverte de cartilage en devant, plus étroite en haut, où elle s'adapte à la première phalange, et inférieurement, où elle entre en contact avec les os sésamoïdes, partagée, par une ligne saillante, en deux surfaces trochléiformes. Des deux côtés se voient des aspérités servant d'attache aux ligaments latéraux.

Le corps est plus mince que les extrémités, et plus sensiblement triangulaire que celui des autres métatarsiens. La face supérieure est convexe, l'inférieure légèrement concave, l'externe concave aussi, mais moins. Le bord supérieur est peu concave, l'interne un peu plus, et l'inférieur davantage encore.

Les quatre autres métatarsiens ont en commun les caractères suivants :

Leur extrémité postérieure est plus forte que l'antérieure ; elle offre une surface cartilagineuse par laquelle elle s'adapte aux os du tarse, et des rugosités qui donnent attache aux ligaments latéraux.

Le corps, presque triangulaire, s'amincit d'arrière en avant ; mais avant d'aboutir à l'extrémité antérieure, il acquiert peu à peu plus de volume. Les trois faces sont en quelque sorte tordues. La supérieure est légèrement convexe, et l'inférieure sensiblement concave.

L'extrémité antérieure, ou la tête, est bombée et incrustée de cartilage en devant, comme comprimée sur les côtés ; mais le pourtour de la surface articulaire, là où elle s'adapte à la première phalange, est arrondi, tandis qu'inférieurement, à l'endroit où les ligaments s'y insèrent, elle offre une échancrure, de sorte qu'elle semble cesser en arrière par un double tubercule. Ces tubercules sont situés sur la même ligne au second métatarsien ; aux trois suivants, l'externe, plus volumineux, fait plus de saillie en arrière que l'interne. Supérieurement, la tête est échancrée, immédiatement au-dessus de la surface articulaire, et l'on y remarque de chaque côté un petit tu-

bercule , avec une petite fossette rugueuse, pour les ligaments latéraux. La surface articulaire postérieure, couverte de cartilage, est
située obliquement, de sorte que sa longueur entière est plus grande
au côté externe , et que (excepté à l'avant-dernier métatarsien) elle
semble avoir une circonférence triangulaire.

Au reste , ces os diminuent graduellement de volume en dehors;
le second est le plus long , et le cinquième le plus court, ce qui toutefois n'a pas lieu toujours , car , chez certains sujets, le plus court
est le quatrième.

Le s cond métatarsien a encore cela qui le distingue , qu'il est le
plus long et celui qui s'étend le plus loin en arrière , que la surface
articulaire postérieure de son extrémité postérieure est légèrement
concave , et s'adapte au troisième cunéiforme. Cette même extrémité
postérieure porte encore , à son côté interne , une facette articulaire
plus petite , qui la joint au grand cunéiforme, et à son côté externe ,
deux autres, assez petites, l'une supérieure , la seconde inférieure,
presque toujours séparées par une échancrure, quelquefois cependant
confondues ensemble , qui s'adaptent en grande partie au troisième
métatarsien et un peu aussi au troisième cunéiforme. Le côté de son
corps qui regarde le premier os du métatarse est sensiblement concave en haut et en bas, pour l'insertion du premier muscle interosseux externe du second orteil; celui qui regarde le troisième métatarsien l'est moins , pour l'insertion du second interosseux externe de
ce même orteil.

Au troisième os du métatarse , la surface articulaire postérieure encroûtée de cartilage est bombée en haut et en bas , et concave dans
le milieu; elle s'adapte au troisième cunéiforme. Le côté interne de
l'extrémité postérieure offre deux facettes articulaires , couvertes de
cartilage , l'une supérieure , l'autre inférieure, plus petite , qui entre
en rapport avec le second os du métatarse. Quelquefois les deux facettes sont réunies postérieurement. La surface articulaire incrustée du côté externe est légèrement concave , et s'adapte à l'avant-
dernier métatarsien. Les deux côtés du corps , l'interne surtout , présentent une échancrure pour l'insertion des muscles interosseux.
L'adducteur du gros orteil s'attache au tubercule de l'extrémité postérieure.

La surface articulaire de l'extrémité postérieure du quatrième métatarsien est quadrilatère ou ovale, et un peu élevée dans le milieu;
elle s'adapte au cuboïde. L'interne des deux facettes articulaires latérales est plus petite et plus allongée que l'externe , et sa partie posté-

rieure se trouve en rapport avec le troisième métatarsien. L'os entier est comme tordu de dehors en dedans à son extrémité antérieure.

A son côté interne se trouve placé le second muscle interosseux interne, et à l'externe le dernier interosseux externe. L'adducteur du gros orteil s'attache au tubercule de son extrémité postérieure.

Du reste, il est un peu plus fort, en arrière, que le troisième.

L'extrémité postérieure du cinquième os du métatarse offre, en arrière, une surface triangulaire, ayant sa pointe dirigée en haut, légèrement convexe, qui s'adapte au cuboïde; une tubérosité dirigée en dehors, à laquelle s'insère le tendon du court péronier, et sur laquelle le pied repose; enfin une surface articulaire arrondie, légèrement concave, qui entre en contact avec l'avant-dernier os du métatarse. Le corps est légèrement convexe en haut, concave en bas; on y remarque des rugosités donnant attache au court fléchisseur du petit orteil. Il est échancré au côté externe. Immédiatement derrière son extrémité antérieure se trouve situé le muscle transverse des orteils. Du reste, c'est le moins triangulaire des os métatarsiens; il semble avoir été aplati de haut en bas.

III. *Phalanges des orteils* (*phalanges digitorum pedis*).

Le gros orteil n'a que deux phalanges. Les autres en ont chacun trois, une postérieure, une moyenne et une antérieure. C'est la moyenne qui manque au gros orteil. Les phalanges de ce dernier sont les plus grosses et les plus longues; celles des orteils suivants deviennent successivement plus petites et plus courtes.

La substance de ces os est plus compacte dans le milieu qu'aux extrémités.

1° Les *premières phalanges des orteils* (*phalanx prima s. posterior*)(1) sont plus épaisses à l'extrémité postérieure qu'à l'antérieure. Une surface articulaire concave, encroûtée de cartilage, et ayant la forme d'un triangle arrondi, les unit à la grande surface articulaire de la tête des os métatarsiens. Du reste, l'extrémité postérieure a son pourtour très rugueux, ce qui tient à l'attache des ligaments articulaires; on y remarque aussi deux petits tubercules. La première phalange du gros orteil donne attache à l'abducteur, qui se fixe au tubercule interne, lequel est le plus gros; aux premières phalanges des trois doigts moyens se fixent les muscles interosseux; enfin à celle du petit orteil, le court fléchisseur propre et l'abducteur de ce doigt. Le corps est arrondi vers le haut, plus plat en bas, légèrement concave

(1) ALBINUS, *Tab. oss.* XXXI, tab. XXXII et XXXIII. *Icon. oss. fœt.* tab. XII (homme). — BIDLOO, dernière table (femme).

d'arrière en avant ; plus large en arrière que partout ailleurs, il se rétrécit bientôt, puis, à partir du milieu, redevient plus large, et se confond avec l'extrémité antérieure. L'extrémité antérieure, ou la tête, a une surface articulaire, creusée en manière de poulie et incrustée de cartilage, dont le pourtour est arrondi en haut, échancré en bas, et qui s'articule, au gros orteil, avec la phalange unguéale, aux quatre autres orteils avec la phalange moyenne. Des deux saillies auxquelles donne lieu l'échancrure, la plus considérable est l'externe au gros orteil et l'interne aux autres. Du reste, l'extrémité antérieure a son contour rugueux, et l'on y remarque de chaque côté des tubercules pour l'attache des ligaments latéraux. La première phalange du gros orteil diffère d'ailleurs de celles des quatre orteils suivants, en ce qu'elle n'est point aussi grêle, quand on compare le volume de son corps à celui de ses extrémités, en ce qu'elle a une tête moins arrondie, qu'elle s'élève parfois en haut sous la forme d'un petit tubercule, que sa face articulaire postérieure est moins arrondie, qu'elle-même ne diminue pas si rapidement d'arrière en avant, qu'elle est moins concave en dessous, et que la surface articulaire antérieure occupe le côté interne, tandis que, dans les premières phalanges du troisième, du quatrième et surtout du cinquième, c'est en dehors qu'elle regarde. En outre, la face inférieure est lisse, tandis qu'aux autres orteils on y découvre, de chaque côté, une ligne âpre à laquelle s'insèrent les gaînes des fléchisseurs des orteils.

Chez l'enfant à terme, les premières phalanges se composent de trois pièces, les extrémités, qui sont cartilagineuses, et le corps, qui est osseux.

2° Les *secondes phalanges*, ou *phalangines, des orteils* (*phalanx media*) (1) sont plus courtes que les premières, et souvent aussi moins longues que les troisièmes, ce qui n'a pas lieu toutefois dans les pieds d'une belle conformation. Leur volume diminue de dedans en dehors, comme celui des orteils. Celle du second orteil est la plus longue, celle du troisième plus courte, celle du quatrième plus courte encore, celle du cinquième la plus courte de toutes ; celle-ci, de même que les deux précédentes, paraît quelquefois plus large que longue. L'extrémité postérieure est raboteuse à son pourtour, et concave à sa face inférieure ; on y remarque, en haut, deux petits tubercules pour l'attache des languettes du tendon fendu du court fléchisseur des orteils ; en haut, une élévation pour celle d'une portion

____

(1) ALBINUS, *Tab. oss.* XXXI. XXXII. XXXIII. *Icon. oss. fœt.*, tab. XII.

du tendon du long extenseur des orteils ; en haut, des rugosités pour celle des ligaments qui fixent la phalange moyenne à la postérieure. En arrière se voit une surface articulaire, incrustée de cartilage, séparée en deux par une ligne saillante et qui s'adapte à la face articulaire trochléiforme de la phalange postérieure. Le corps est plus large, comparativement à celui des phalanges postérieures ; mais il ressemble à ce dernier pour la forme : d'abord plus large, il se rétrécit, puis s'élargit de nouveau ; du reste, il est convexe à sa partie supérieure, et légèrement concave à l'inférieure. L'extrémité antérieure est plus petite que la postérieure ; elle a une surface articulaire incrustée de cartilage, et échancrée en forme de poulie, qui s'adapte à la phalange unguéale. De chaque côté, on aperçoit une rugosité de laquelle partent les ligaments latéraux qui vont gagner cette dernière.

La substance de ces os est spongieuse aux extrémités, plus solide au milieu.

Chez l'enfant à terme, les phalanges moyennes des trois doigts intermédiaires sont cartilagineuses aux deux bouts et osseuses dans le milieu. Celle du petit orteil est entièrement cartilagineuse.

3° Les *troisièmes phalanges, phalanges unguéales*, ou *phalangettes des orteils* (*phalanx anterior*) (1), vont en diminuant de volume depuis le gros orteil jusqu'au petit. Elles ont en commun les caractères suivants :

Quelquefois celle du quatrième orteil est aussi longue que la phalange moyenne sur laquelle elle s'articule, et même celle du cinquième a plus de longueur. Assez souvent cette dernière est soudée de très bonne heure avec la phalangine, probablement par l'influence de la chaussure.

L'extrémité postérieure est la partie la plus large ; sa largeur dépasse quelquefois celle du bout de la phalange avec laquelle elle s'articule ; elle est comme renversée à son pourtour, et raboteuse, surtout inférieurement. Une petite élévation supérieure de cette circonférence rugueuse donne attache au tendon du court extenseur des orteils (en exceptant le petit). Postérieurement on remarque une surface articulaire couverte de cartilage, tantôt simplement arrondie, tantôt divisée en deux par une saillie à peine sensible, qui s'adapte, pour le gros orteil, à la face trochléiforme de la phalange postérieure, pour les quatre autres à celles des phalanges moyennes. Les tubercules situés sur les côtés donnent attache aux ligaments latéraux.

(1) ALBINUS, *Tab. oss.* XXXI, XXXII, XXXIII. *Icon. oss. fœt.*, tab. XII.

Le corps se rétrécit rapidement, sur les côtés surtout ; sa face supérieure est lisse et arrondie ; l'inférieure rugueuse et plate, toutefois un peu concave au gros orteil. Le corps se termine par un petit bouton, très rugueux et percé de trous en dessous, qui est muni en dessus d'un bord déchiqueté et en quelque sorte renversé.

La phalange antérieure du gros orteil diffère de celle des autres, indépendamment de son volume, parce que le tendon du long extenseur se fixe à son élévation inférieure, qui est très rugueuse, et parce que le compartiment interne de sa surface articulaire est plus grand que l'externe.

La substance est un peu spongieuse en arrière, plus compacte dans le reste de l'étendue.

Chez l'enfant à terme, les phalanges unguéales se composent de deux pièces, l'extrémité postérieure, qui est cartilagineuse, et le reste, qui est ossifié.

IV. OS SÉSAMOÏDES DES ORTEILS.

Les *os sésamoïdes des orteils* (*ossa sesamoidea*) (1) sont ordinairement au nombre de trois (2), tous appartenant au gros orteil, savoir, deux à l'articulation métacarpo-phalangienne, et un plus petit à celle de la première phalange avec l'unguéale.

Les deux postérieurs, interne et externe, sont demi-ovalaires, convexes en dessous, couverts de cartilage en dessus, où ils s'adaptent à l'extrémité antérieure trochléiforme de l'os métacarpien. Comme la rotule est fixée au tibia, de même ils le sont à la première phalange, en sorte que les tendons des muscles qui fléchissent cette dernière s'attachent, ceux du court fléchisseur à tous deux, et celui de l'adducteur du gros orteil à l'externe. Les muscles sont par là mis à l'abri, pendant la station, de toute compression et de tout frottement contre la tête de l'os métatarsien. Ces os sésamoïdes ne sont point le résultat d'une ossification du tendon, car en général les tendons s'ossifient fort rarement; ce sont de vrais os, qui naissent d'un cartilage.

Chez l'enfant à terme, ils existent déjà sous la forme de cartilage, mais ce n'est qu'au bout de quelques années qu'on parvient à les distinguer nettement de la substance du tendon.

Le troisième sésamoïde, ou l'antérieur, est logé dans le tendon du

(1) ALBINUS, tab. XXXI (les deux postérieurs).

(2) Haller (*Icon. anat.*, fasc. V, p. 49, note 35) parle d'un quatrième os sésamoïde au petit orteil.

long fléchisseur du gros orteil, précisément sur l'articulation de la phalange unguéale avec la première. Il est beaucoup plus petit que chacun des deux précédents, convexe en dessous, couvert de cartilage en dessus, et pour ainsi dire divisé par une saillie transversale en deux facettes, l'une antérieure, l'autre postérieure, plus grande, qui toutes deux jouent sur les deux facettes cartilagineuses de cette articulation. Il manque rarement.

ARTICLE VII.

DES ARTICULATIONS DES OS DU MEMBRE INFÉRIEUR.

Chacun des deux membres inférieurs se compose de trente-trois os (1), dont deux (le fémur et le tibia) sont articulés en charnière, de telle sorte qu'ils représentent une colonne, reposant sur un large pied, à la confection duquel concourent vingt-neuf os. Cette colonne, sur laquelle porte tout le fardeau du corps, peut s'incliner en avant, en arrière et de côté, sur l'astragale, et même se soulever quand la plante du pied est étendue. Chez l'homme, les deux colonnes ne se rapprochent l'une de l'autre que jusqu'au genou, au-dessous duquel elles sont perpendiculaires et parallèles ; chez la femme, au contraire, elles convergent jusqu'au pied. C'est au moyen des cavités cotyloïdes qu'elles supportent le reste du corps.

La rotule, fixée au tibia, empêche l'articulation de se fléchir en avant, et le péroné, qui est appliqué d'une manière presque immobile à la partie supérieure et à la partie inférieure du tibia, contribue encore à solidifier davantage la colonne, du côté interne, proche du pied.

Considérées dans leur ensemble, les deux colonnes sont un peu arquées en dehors, parce que le fémur se courbe légèrement en ce sens vers sa partie inférieure, parce que l'extrémité supérieure du tibia n'offre pas en dehors une hauteur compensatrice de la brièveté plus grande du condyle externe du fémur, enfin parce que le tibia lui-même se courbe en dehors à sa partie supérieure. Vers le haut, la colonne est assez grêle et simple, puis elle se rétrécit et se double, après quoi elle reprend plus de volume, au voisinage du pied. Le fémur est légèrement arqué en avant, légèrement aussi concave en arrière, de sorte que le membre inférieur forme un arc quand le pied se porte en avant, dans la marche. Cette douce courbure du fémur est avantageuse aussi

(1) ALBINUS, *Tab. sceleti*, I, II, III, XXXII, XXXIII, XXXIV, et *Hist. musc.*, tab. X, fig. 23.

dans la situation assise ; et, quand la flexion du genou a été portée aussi loin que possible, elle procure de la place au tibia. L'extrémité inférieure du fémur regarde également un peu en dehors, afin de mieux s'asseoir, pendant la station, sur le tibia, qui est droit. Le tibia pouvait être plus mince que le fémur, quoiqu'il porte plus que lui, précisément parce qu'il décrit une ligne droite, et que le péroné lui fournit un appui. La longueur du pied surpasse sa largeur, et s'étend d'arrière en avant. Le pied est placé au-dessous de la jambe, de telle manière que sa partie postérieure (le talon) fait peu de saillie, tandis que l'antérieure en forme une considérable : de là vient qu'on ne chancelle ni en arrière ni en avant ; et quoiqu'en général il soit plus facile de tomber en avant qu'en arrière, l'effet a lieu peu fréquemment, parce que la saillie antérieure du pied surpasse la postérieure, que le pied est plus large en avant, et que les orteils, en s'écartant les uns des autres, lui permettent de céder davantage. La station devient plus sûre quand on porte légèrement les pieds en dehors.

Le pied commence par une partie épaisse au talon ; il acquiert encore plus de volume par l'apposition de l'astragale, après quoi il s'amincit peu à peu jusque vers le bout des orteils ; cependant il est beaucoup plus épais au côté interne. Étroit en arrière, il s'élargit peu à peu, puis se rétrécit légèrement le long des orteils, dont les deux plus petits s'inclinent sur les autres.

Au côté interne, depuis le calcanéum jusqu'aux orteils, le pied est concave, pour faire place à des muscles, à des vaisseaux, à des nerfs, et il ne touche pas le sol. Son dos est non seulement bombé de dedans en dehors, et déclive dans ce dernier sens, de manière qu'il repose le long du côté interne, mais encore concave d'arrière en avant par-dessous. En général, tout le côté externe est plus faible.

La plante du pied est fort inégale, et, comme nous venons de le dire, concave de dedans en dehors, tant dans le sens de la longueur que dans le sens transversal. Elle s'appuie sur trois points, savoir : en arrière, sur le talon ; en dehors, sur l'extrémité postérieure du cinquième os du métatarse ; et, en avant, sur les extrémités antérieures de tous les métatarsiens.

Les sept os du tarse forment deux rangées. La postérieure comprend le calcanéum et l'astragale ; l'antérieure, les cinq autres. Dans le milieu, sur le calcanéum, repose l'astragale, dont la tête regarde directement en avant. L'extrémité antérieure du calcanéum, qui se dirige obliquement en dehors, a au-devant d'elle le cuboïde. Au-devant de l'astragale se trouve le scaphoïde, situé en travers, et, devant ce dernier, les trois cunéiformes. Le bord antérieur, que constituent ensemble les cunéiformes et le cuboïde, est tourné obliquement en arrière. Le troisième cunéiforme est placé le plus en arrière. L'os métatarsien du gros orteil s'adosse au premier cunéiforme, celui du second orteil au second, celui du troisième au troisième, ceux du quatrième et du cinquième au cuboïde. La jonction des cunéiformes avec l'astragale a lieu, au moyen du scaphoïde, qui est simple, d'une manière plus commode que si ces quatre os entraient immédiatement en contact l'un avec l'autre. Le cuboïde, par sa simplicité, procure plus de fixité à la partie située immédiatement devant lui, parce que c'est sur lui que le pied repose en avant. Les os du tarse sont d'ailleurs très serrés les uns contre les autres ; les métacarpiens s'écartent peu à peu, et enfin les orteils sont tout-à-fait distincts.

Le métatarse, compris entre le tarse et les orteils, se compose de cinq os, placés les uns à côté des autres, dont celui qui appartient au gros orteil se fait remarquer par ses grandes dimensions. Quoique le second soit enclavé postérieurement entre les os du tarse, c'est cependant lui qui fait le plus de saillie en avant. Du reste, celui qui appartient au gros orteil est le plus postérieur. En arrière, les os métatarsiens sont serrés et contigus ; en devant, ils s'écartent un peu ; celui du gros orteil surtout s'éloigne du second ; le cinquième ne s'écarte point du quatrième, et les autres moins encore les uns des autres ; cependant l'intervalle entre eux est plus grand que partout ailleurs dans le milieu, parce que là aussi ils sont étroits.

Le gros orteil se compose de deux articles plus gros et plus longs ; les autres orteils ont trois phalanges plus minces et plus courtes. Les phalanges du troisième orteil sont plus faibles et plus courtes que celles du second ; celles du quatrième le sont encore davantage : les plus faibles et les plus courtes sont celles du cinquième. Le second orteil dépasse les autres, même le gros, dans les pieds bien conformés, ceux de femme surtout. Les articles des orteils forment ensemble trois arcs, voûtés en avant, qui se rapprochent au côté externe. Le premier arc, ou le postérieur, et le moyen, sont communs à tous les orteils ; le troisième n'appartient qu'aux quatre externes.

Le métatarse, qui est large et composé d'os longs placés les uns à côté des autres, fournit un appui solide et sûr au pied, parce que, pendant la marche, ces os s'écartent un peu les uns des autres, surtout en avant, et y rendent le pied sensiblement plus large. Le gros orteil est le plus gros, parce que c'est sur lui et sur le calcanéum que nous nous reposons, que nous appuyons principalement. La région de sa première articulation, au-dessous de laquelle sont situés les os sésamoïdes, forme un bourrelet en dessous.

L'articulation du genou fait que, par exemple dans la marche, après qu'on a levé la cuisse, la jambe pend et tombe en ligne droite sur le sol, après quoi l'autre jambe peut être portée sûrement en avant sans choquer le sol; de cette disposition résulte plus de commodité tant pour s'asseoir que pour monter.

La rotule s'élève quand on se tient debout, et s'abaisse au contraire lorsqu'on ploie le genou. Elle est donc, pendant l'extension de la jambe, située plus haut, et, pendant la flexion du membre, logée plus bas, dans l'échancrure en forme de poulie qui règne entre les deux condyles du fémur : aussi est-ce dans l'état de repos des extenseurs de la jambe qu'il est le plus facile de la faire glisser à droite et à gauche. Comme elle ne tient au tibia que d'une manière assez lâche, elle ne met obstacle ni à l'extension, ni à la flexion, ni à la torsion de l'articulation du genou, dernier mouvement qu'elle empêcherait si elle était une apophyse du tibia. Par son moyen, les tendons des muscles extenseurs de la jambe arrivent plus commodément à ce dernier os, qu'ils ne le feraient en son absence, parce qu'elle rend plus ouvert l'angle sous lequel a lieu leur insertion.

C'est quand la jambe est tendue que le pied tourne le plus facilement en dehors, par la rotation du fémur dans la cavité cotyloïde. Ce résultat est moins facile à obtenir lorsqu'on ploie la jambe; mais alors le tibia semble se tordre un peu sur son axe, l'action du muscle poplité reportant un peu en arrière la moitié interne de sa surface articulaire supérieure, par exemple dans la marche, dans la situation assise.

Le calcanéum et l'astragale peuvent se mouvoir obliquement de côté l'un sur l'autre, et comme le pied est composé de plusieurs pièces, que par conséquent il s'accommode un peu à la configuration du sol, la station et la marche en deviennent plus sûres. Le volume de ces deux os fait qu'ils portent plus commodément la colonne, et de ce que leur nombre est réduit à deux, il résulte que le support a plus de solidité, de fixité.

Le pied peut aussi tourner sous le tibia, c'est-à-dire, non seulement s'étendre et se fléchir, mais encore se porter un peu à droite et à gauche, plus cependant du côté interne que de l'autre. Cette aptitude le rend plus propre à embrasser les corps, par exemple dans l'action de grimper. Si le mouvement en dehors était aussi facile que celui en dedans, on serait exposé à ce que le pied tournât. Le poids du corps contribue évidemment, dans la station, à écarter un peu les uns des autres les os du pied, qui, par là, devient plus large et plus long.

Les cinq os du métatarse, quoique assez solidement unis ensemble, le sont cependant un peu moins que le cuboïde ne l'est au scaphoïde. Le métatarsien du gros orteil est celui qui tient le plus au tarse ; les quatre autres sont successivement de moins en moins retenus. La mobilité de ces os les uns sur les autres est faible en arrière, beaucoup plus grande en devant.

Comme les petites surfaces articulaires des phalanges jouent sur les têtes antérieures des os métacarpiens, qui sont beaucoup plus grosses, les orteils peuvent se mouvoir en cercle de tous les côtés, mais principalement en haut et en bas. On peut donc les redresser, plus encore les fléchir, et aussi les écarter les uns des autres. Les deux autres articulations sont plus en charnière, par conséquent moins libres, de sorte qu'elles ne permettent que des mouvements de flexion et d'extension. Pour avoir plus de force, le gros orteil ne possède que deux phalanges ; il se porte moins aussi que les autres en dedans, et la longueur plus considérable en bas de sa face articulaire fait qu'il se fléchit plus qu'il ne se redresse.

Le corps peut tourner et se mouvoir de tous côtés, tant sur un seul membre inférieur que sur les deux à la fois. Les membres inférieurs peuvent également exécuter les mêmes mouvements sur le tronc, de manière que nous avons la faculté de marcher en avant, en arrière et de côté. Cependant c'est en avant que le mouvement a le plus de force.

Parmi les mammifères, l'homme, seul apte à se tenir debout, paraît être aussi le seul qui puisse marcher sur ses membres inférieurs : aussi a-t-il un talon plus saillant en arrière. D'ailleurs il avait besoin, proportion gardée, d'une base de sustentation plus large que celle des mammifères, qui s'appuient sur quatre membres. Il est rare que nous marchions sur les orteils seuls, ce qui arrive, par exemple, quand nous gravissons une côte rapide.

ARTICLE VIII.

COMPARAISON ENTRE LES OS DES MEMBRES INFÉRIEURS ET CEUX DES MEMBRES SUPÉRIEURS (1).

Le fémur peut être comparé à l'humérus ; mais il a beaucoup moins

(1) FALGUEROLLES, *Diss. de extremitatum analogia*, Erlangue, 1785, in-4°.

de mobilité. Sa partie supérieure est courbée à angle. Les trochanters ne sont guère comparables aux tubérosités de l'humérus ; on pourrait plutôt mettre la surface sur laquelle ce dernier s'articule avec le radius en parallèle avec les condyles du fémur. Le tibia et le péroné sont comparables au cubitus et au radius ; en effet, ils tiennent ensemble à leurs extrémités, et entre eux se trouve tendue une membrane fibreuse. La rotule représente l'olécrâne. Le mouvement de charnière du genou s'exécute d'avant en arrière, et celui du coude d'arrière en avant. Cependant il y a des disques cartilagineux et des ligaments croisés dans l'articulation fémoro-tibiale.

Le pied a sans doute la plus grande analogie avec la main, sous le rapport de sa partie moyenne et de ses orteils ; mais le gros orteil est, proportionnellement aux autres, beaucoup plus gros que le pouce, et bien moins écarté. Son os métatarsien est le plus court et le plus mobile, et cependant il a beaucoup moins de mobilité que le métacarpien du pouce. Le petit orteil est aussi, comme le petit doigt, plus mobile que les autres. Si ce n'est que les phalanges des orteils sont bien plus courtes que celles des doigts, elles leur ressemblent eu égard au nombre et à la disposition de leurs articulations : seulement les orteils sont plus faciles à mouvoir vers le dos du pied, que les doigts vers celui de la main.

Mais le tarse diffère du carpe à tous égards, le nombre, le volume, la forme et la situation ou l'arrangement ; l'astragale seul peut être comparé au scaphoïde de la main, et deux des cunéiformes au trapèze et au trapézoïde.

Cette analogie explique l'adresse que quelques personnes nées sans bras ont pu acquérir en exerçant leurs pieds, avec lesquels on en a vu qui parvenaient même à ramasser les plus fines aiguilles. Mais les différences sont si grandes cependant qu'il n'y avait qu'un petit nombre d'actions qu'elles pussent accomplir ainsi avec la même facilité et la même perfection qu'au moyen de la main.

Le membre inférieur diffère du supérieur, eu égard aux os, par les points suivants :

1° L'on n'y trouve rien qui soit analogue à la clavicule et à l'omoplate ; cependant la portion pubienne de l'os des iles pourrait être comparée à la clavicule, et la portion iliaque à l'omoplate (1).

2° La rotule est mobile ; l'olécrâne ne l'est pas.

____

(1) Les uns et les autres forment ensemble une ceinture qui attache au tronc les membres supérieurs et les membres inférieurs.

3° L'extrémité inférieure du tibia constitue la partie principale de l'articulation du pied, tandis qu'à la main c'est le radius, ou l'analogue du péroné, qui remplit cet office.

4° Le péroné n'atteint pas jusqu'au fémur; il ne peut tourner sur lui-même, il est beaucoup plus grêle que le tibia.

5° Le membre inférieur est plus fort et plus long que le supérieur. Sa longueur comprend à peu près sept treizièmes de celle du corps entier.

6° Le pied forme un angle considérable avec la jambe, dans l'état de repos, au lieu que la main se trouve étendue en ligne droite sur l'avant-bras.

7° Le tarse est la plus longue partie du pied, tandis que le carpe est la plus courte de la main; le métatarse est plus court, et le métacarpe plus long; les orteils sont la partie la plus courte, les doigts sont la plus longue. Il y a donc une différence totale de forme.

8° Les os du métatarse sont proportionnellement plus faibles que ceux du métacarpe.

LIVRE DEUXIÈME.

SYNDESMOLOGIE.

Dans l'anatomie descriptive, on comprend sous le nom de *ligaments* (*ligamenta*) (1) plusieurs tissus qui diffèrent histologiquement les uns des autres. A proprement parler, cette dénomination y est employée pour désigner tout ce qui sert à unir deux os ensemble.

Les ligaments qui font l'objet de la syndesmologie appartiennent au tissu fibreux, au tissu tendineux et au tissu élastique; c'est pourquoi ils présentent de grandes différences dans leur structure et leurs propriétés vitales.

En général, cependant, ce sont des parties blanches, brillantes, flexibles, composées de fibres entrelacées, qui se rendent d'un os à un autre, et s'unissent solidement au périoste. Parfois seulement ils sont jaunâtres et doués d'une grande élasticité, comme il arrive, par exemple, aux ligaments jaunes de la colonne vertébrale.

Les *ligaments capsulaires*, ou *capsules synoviales* (*membranæ s. capsulæ synoviales*), ont une structure particulière. Ce sont des sacs clos, rugueux en dehors, lisses en dedans, qui revêtent complétement les extrémités des os couvertes de cartilage. A leur face interne se sécrète un liquide clair, albumineux, qu'on appelle *synovie* (*synovia*), et qui sert à lubrifier les extrémités articulaires.

Les autres ligaments peuvent être désignés sous le nom de *ligaments accessoires* (*ligamenta accessoria*). Ils fortifient extérieurement les capsules synoviales, et s'étendent assez souvent sur des portions plus ou moins considérables d'un os, même de plusieurs os.

(1) J. WEITBRECHT, *Syndesmologia sive Historia ligamentorum corporis humani*, Pétersbourg, 1742, in-4°, avec 26 planches (ouvrage excellent). — F.-H. LOSCHGE, *Die Knochen des menschlichen Kœrpers und ihre vorzueglichsten Baender*, Erlangue, 2º édit., 1804, in-fol. (les figures surpassent en clarté celles de Weitbrecht). — L.-M.-A. et F. CALDANI, *Icones anatomicæ*, Venise, 1801-1804, 4 vol. in-fol., et *Explicatio*, Venise, 1802-1804, 5 vol. in-fol. (les planches 44 à 51 renferment les ligaments). — M.-J. WEBER, *Anatomischer Atlas*, Dusseldorf, 1838. — LANGENBECK, *Icones anatomicæ. Osteologiæ et Syndesmologiæ tabula* XVII, Gœttingue, 1839, in-fol. (Les figures des ligaments, très fidèles, et la plupart de grandeur naturelle, sont les meilleures que nous possédions.)

Fréquemment aussi les articulations renferment, dans leur inté-
rie r, des *cartilages ligamenteux*, ou *inter-articulaires* (*cartilagines ligamentosæ s. inter-articulares*), qui sont unis de diverses
manières avec elles.

CHAPITRE PREMIER.

DES LIGAMENTS DE LA MACHOIRE INFÉRIEURE.

articulation de la mâchoire inférieure avec le crâne, ou *temporo-
m illaire*, est une arthrodie, ce dont on peut déjà se convaincre
d' rès la forme du condyle et de la cavité qui le reçoit. On y dis-
tin ue les parties suivantes :

1° *Cartilage articulaire* et *capsule synoviale* (1). Entre le condyle
de la mâchoire et la cavité glénoïde se trouve un disque cartilagineux
(*cartilago intermedia s. meniscoidea, operculum cartilagineum*),
des bords duquel une capsule articulaire se rend vers le haut et une
autre vers le bas, sur la tête de la mâchoire. Le cartilage intermédiaire est très mince dans le milieu, et plus épais en avant, mais surtout en arrière ; les capsules sont minces et extensibles (2).

2° La *membrane fibreuse* de *l'articulation temporo-maxillaire*
(*membrana maxillæ articularis*) (3). Elle se compose de fibres, dont
les externes viennent du condyle, les postérieures de la cavité glénoïde. Ces fibres fortifient la capsule, et vont gagner le col du condyle. Elles manquent en devant.

3° Le *ligament latéral interne de la mâchoire inférieure,* ou *ligament sphéno-maxillaire* (*ligamentum maxillæ laterale*) (4), mince,
et plus long que large, descend de la partie latérale de la cavité glénoïde, ou de l'épine sphénoïdale, au côté interne de la mâchoire, à la
rugosité située sur le commencement du canal dentaire. Entre lui
et la mâchoire se trouve, en raison de la saillie du condyle en avant,
un espace renfermant des vaisseaux et des nerfs.

D'après la disposition des surfaces articulaires de la mâchoire inférieure, la manière dont cette dernière s'articule avec la mâchoire supérieure et les ligaments qui entourent l'articulation, on reconnaît que
celle-ci mérite bien le nom d'arthrodie, quoiqu'elle soit plus limitée
dans ses mouvements que ne l'est celle du bras. Il est facile de se con-

(1) WEITBRECHT, tab. VIII, fig. 32. — LANGENBECK, tab. VII, fig. 30.
(2) Hyrtl a publié (*Medicinische Jarhbuecher*, t. XVII, cah. 1, 1838) des considérations générales sur les usages des cartilages inter-articulaires.
(3) WEITBRECHT, tab. VII, fig. 32, *h*. — LANGENBECK, tab. VII, fig. 31.
(4) WEITBRECHT, tab. VIII, fig. 32, . — LANGENBECK, tab. VII, fig. 32.

vaincre sur soi-même que la mâchoire inférieure peut se mouvoir en avant, en arrière, à droite et à gauche. Au repos, le condyle est retenu dans la cavité glénoïde, et la situation des arcades dentaires telle, ordinairement, que la rangée supérieure dépasse un peu l'inférieure. Dans le plus simple mouvement de la mâchoire, celui d'abaissement ou d'élévation, l'os se comporte à la manière d'un levier : les deux condyles glissent en avant sous l'éminence située au-devant de la cavité glénoïde quand la mâchoire s'abaisse, et ils rentrent dans la cavité lorsque la mâchoire s'élève. La mâchoire inférieure figure donc là un double levier, ayant son point d'appui à l'os temporal. C'est dans la protraction de la mâchoire inférieure que sa facilité de se mouvoir devient la plus évidente : le bord des incisives inférieures peut même alors être porté de trois ou quatre lignes en avant de celui des inférieures, tandis que le condyle glisse sous la racine transverse de l'apophyse zygomatique. Le mouvement latéral est plus borné, moins par les ligaments latéraux que par les puissants muscles ptérygoïdiens, masséters et temporaux. La rétraction est le mouvement le moins étendu, à cause de la paroi antérieure du conduit auditif. La succession rapide de tous ces mouvements produit celui de rotation ou de frottement, que nous employons surtout en mâchant, et dans lequel les condyles de la mâchoire décrivent des cercles sur la surface articulaire du temporal.

Il est intéressant d'étudier cette articulation chez les mammifères, où elle présente de grandes différences. Ainsi, par exemple, chez les rongeurs, elle est disposée précisément en sens inverse de ce qu'on la voit chez l'homme ; là le condyle est allongé d'avant en arrière, et le mouvement en ce sens a beaucoup d'étendue. Le contraire a lieu chez les vrais carnassiers, le chat, par exemple, dont le condyle, fort étroit d'avant en arrière, est très long de dedans en dehors, et si bien embrassé par la cavité glénoïde, qui a la forme d'un fer à cheval, qu'ici l'articulation n'est plus une arthrodie, mais un ginglyme, la mâchoire ne pouvant être qu'élevée et abaissée. Chez les ruminants, le condyle, de forme aplatie, est entouré d'une large capsule, et la surface articulaire du temporal est si plane que les mouvements en tous sens sont possibles, avec bien plus de liberté encore que chez l'homme. On voit que ces dispositions sont accommodées au genre de vie et de nourriture de chaque animal. Chez les rongeurs, les dents incisives servent à limer, et elles ont besoin de pouvoir glisser d'avant en arrière et d'arrière en avant : chez les carnassiers, il faut beaucoup de force pour happer et déchirer la proie, tandis que, chez les ruminants, le mouvement trituratoire des molaires doit avoir champ libre dans tous les sens. La mâchoire inférieure de l'homme tient le milieu entre ces extrêmes pour la conformation, et fournit une preuve de plus en faveur de l'opinion qui établit que l'homme a été destiné par la nature à vivre d'une grande diversité d'aliments, tirés du règne animal et du règne végétal.

CHAPITRE II.

DES LIGAMENTS QUI FIXENT LA TÊTE AU RACHIS.

1° *Ligaments entre l'occipital et l'atlas, ligaments condylo-atloïdiens (ligamentum articulationum capitis cum atlante) (1).*

Il y a deux de ces ligaments, un de chaque côté. Chacun d'eux forme un anneau membraneux, entourant le condyle de l'occipital et la surface articulaire de l'atlas qui l'embrasse : aussi est-il plus large en avant et en arrière, où il a un plus grand vide à remplir, et plus étroit sur les côtés. Il est très mince en avant, et très fort au côté externe, où il s'écarte aussi un peu de la surface articulaire incrustée de l'atlas.

2° *Ligament occipito-atloïdien antérieur (membrana annuli s. arcus anterioris atlantis) (2).*

Ce ligament, tendu entre le bord antérieur du grand trou occipital et le bord supérieur de l'arc antérieur de l'atlas, se compose de plusieurs faisceaux, dont les plus forts, formés de fibres droites, sont situés sur la ligne médiane, tandis que sur les côtés on aperçoit seulement des fibres obliques, auxquelles vient se joindre une bande large et mince, le *ligament occipito-atloïdien latéral*, qui naît de l'apophyse transverse. Ce ligament sert surtout à l'attache du grand droit antérieur de la tête, du droit latéral, et de l'inter-transversaire antérieur.

3° *Ligament occipito-atloïdien postérieur (ligamentum vertebræ primæ proprium, membrana annuli posterioris, ligamentum obturans atlantis posticum) (3).*

Situé entre le bord postérieur du trou occipital et le bord supérieur de l'arc postérieur de l'atlas, ce ligament est plus mince et

(1) Weitbrecht, tab. VII, fig. 33, c. — *Ligamentum articulare superius* de Mauchart (*Diss. capitis articulatio cum prima et secunda colli vertebra,* Tubingue, 1747, et dans Haller, *Select.,* t. VI, p. 337).

(2) Weitbrecht, tab. IX, fig. 33 (*ligamentum obturans anticum atlantis occipitale*). — Langenbeck, tab. X, fig. 19, 1.

(3) Weitbrecht, tab. IX, fig. 33, m. — Langenbeck, tab. X, fig. 19, 7.

moins tendu que le précédent. Il unit ensemble l'occipital et l'atlas.

4° *Appareil ligamenteux entre la tête et les vertèbres du cou*, ou *ligaments occipito-axoïdiens* (*apparatus vertebrarum colli ligamentosus*) (1).

Des fibres fortes, épaisses et tendues, qui garnissent l'intérieur du commencement du canal vertébral au cou, et viennent, les unes de la région supérieure au bord du trou occipital, les autres du bord même de ce trou, non seulement couvrent l'apophyse odontoïde de la seconde vertèbre cervicale, mais encore remplissent le vide existant sur ses côtés (2), de manière à rendre le tout lisse et poli. Cependant elles se perdent peu à peu vers le milieu de la troisième et de la quatrième vertèbre cervicale. Cet appareil ligamenteux sert principalement à limiter l'inclinaison de la tête en avant.

5° *Ligaments odontoïdiens latéraux* (*ligamenta vertebræ colli secundæ lateralia s. alaria*) (3).

De chaque côté de l'apophyse odontoïde, jusqu'à son sommet, s'étend un ligament, d'abord large et très fort, qui se termine en pointe, et s'insère, à droite et à gauche, dans l'enfoncement creusé au bord interne du condyle de l'occipital. Ses fibres inférieures sont plus longues et obliques de bas en haut; les supérieures, quelquefois séparées des inférieures, sont plus courtes et presque horizontales. Outre que ces ligaments fixent la tête à l'apophyse odontoïde, ils limitent sa torsion sur cette apophyse; par conséquent, celui du côté droit empêche la face de se porter trop à gauche, et celui du côté gauche s'oppose à ce qu'elle se porte trop à droite.

6° *Membrane latérale ligamenteuse entre l'occipital et l'axis* (*membrana lateralis ligamentosa vertebræ colli secundæ*) (4).

On voit encore naître de la base de l'apophyse odontoïde, en dehors, une membrane mince, qui monte de chaque côté vers l'occipital.

7° *Ligament odontoïdien moyen* (*ligamentum dentis suspensorium s. rectum medium*) (5).

Ce ligament vient du bord antérieur du grand trou occipital, et

---

(1) WEITBRECHT, tab, XI, fig. 38, c. — LANGENBECK, tab. X, fig. 20, 2.

(2) Mauchart appelle cette partie du ligament *ligamentum vaginale dentis*.

(3) WEITBRECHT, tab. IX, fig. 34, g, h (figure inexacte). — LANGENBECK, tab. XI, fig. 1, 10; 2, 7.

(4) WEITBRECHT, tab. IX, fig. 34, c.

(5) LANGENBECK, tab. XI, fig. 2, 9 (figure très exacte). — Weitbrecht nie à tort l'existence de ce ligament.

s'attache à l'apophyse odontoïde, immédiatement au-dessus de sa facette articulaire antérieure, endroit où il fait corps avec les ligaments latéraux.

CHAPITRE III.

DES LIGAMENTS DE LA COLONNE VERTÉBRALE.

1° *Ligament transverse* ou *annulaire de l'atlas* (*ligamentum transversale atlantis*) (1).

Il s'étend transversalement d'une masse latérale de l'atlas à l'autre, et embrasse exactement le col de l'apophyse odontoïde. Épais, fort, solide, élastique dans le milieu, il diminue de largeur vers ses deux extrémités. On y remarque deux appendices, l'un supérieur, l'autre inférieur. L'appendice supérieur (2) vient du bord supérieur du ligament traverse; il est épais, fort et solide. Sans toucher l'apophyse odontoïde, il monte en ligne droite vers l'occipital, auquel il s'attache intérieurement, à une ligne au-dessus du bord du grand trou occipital. L'appendice inférieur vient du bord inférieur du ligament transverse; il se compose de fibres longitudinales, couvre l'apophyse odontoïde en arrière, et se termine au corps de la seconde vertèbre cervicale, où il se mêle avec l'appareil ligamenteux compris entre la tête et les vertèbres du cou (3). De là résulte que le ligament transverse, vu dans son ensemble, affecte la forme d'une croix. Il sert non seulement à unir l'apophyse odontoïde à l'atlas, mais encore à fixer les deux premières vertèbres cervicales à la tête : de plus, l'atlas n'ayant point de corps proprement dit, il le joint à l'axis de manière à lui permettre de tourner autour de l'apophyse odontoïde, comme sur un pivot, sans pouvoir ni s'échapper, ni comprimer la moelle épinière (4).

(1) WEITBRECHT, tab. IX, fig. 35, 36. — LANGENBECK, tab XI, fig. 1. — Ce ligament, pris avec son appendice supérieur et son appendice inférieur, a reçu le nom de *ligamentum cruciforme*.

(2) WEITBRECHT, fig. 35, *r*; 36, *g, c*. — LANGENBECK, tab. XI, fig. 1, 2.

(3) LANGENBECK, tab. XI, fig. 1, 3.

(4) Je me souviens d'avoir vu, dans des ouvrages anglais, qu'on trouve souvent les ligaments qui unissent l'apophyse odontoïde à l'atlas déchirés chez les pendus, et que, dans ce genre de supplice, la compression exercée sur la moelle épinière par l'apophyse contribue à causer la mort. Plusieurs fois j'ai eu l'occasion de disséquer des sujets qui s'étaient suicidés par suspension, et jamais je n'ai rien vu de semblable. En serait-il autrement chez les Anglais, par suite de quelque manœuvre violente du bourreau? Il serait intéressant de faire des recherches à ce sujet. Très probablement il y aura fracture de l'apophyse odontoïde là où l'on trouvera rupture des ligaments.

2° *Ligament vertébral commun antérieur*, ou *grand surtout ligamenteux antérieur* (*ligamentum corporibus vertebrarum commune anterius s. fascia longitudinalis anterior*) (1).

En devant, la colonne vertébrale est revêtue d'une membrane fibreuse, qui commence à l'atlas, par une extrémité arrondie, et s'élargit ensuite assez pour couvrir la plus grande partie des corps des vertèbres. Cette membrane n'a pas absolument la même épaisseur partout : elle est plus mince aux endroits où le rachis se ploie le plus, comme à la cinquième vertèbre cervicale et à la douzième dorsale ou à la première lombaire. Ses fibres ne font pas non plus un tout continu depuis le commencement jusqu'à la fin ; il semble que chaque corps de vertèbre donne naissance à quelques unes d'entre elles, et serve d'attache à d'autres, en sorte qu'elles dépassent rarement la longueur de trois vertèbres. Sur la seconde vertèbre lombaire elles sont remplacées par les tendons des piliers du diaphragme. Ce ligament soutient le milieu des corps des vertèbres, aux inflexions desquelles tant en avant qu'en arrière il s'accommode, et n'envoie sur les côtés que des prolongements irréguliers.

3° *Ligament vertébral commun postérieur*, ou *grand surtout ligamenteux postérieur* (*fascia longitudinalis postica vertebrarum*) (2).

Le côté postérieur des corps des vertèbres, qui forme en partie le canal destiné à loger la moelle épinière, est revêtu d'un ligament analogue, qui tient d'une manière très intime, en haut, tant avec l'étui envoyé par la dure-mère à travers le trou occipital, qu'avec l'appareil ligamenteux tendu entre la tête et les vertèbres cervicales. Mais, déjà au niveau de l'apophyse odontoïde, l'union avec la dure-mère est plus lâche, et celle avec l'appareil ligamenteux presque insensible. Par conséquent, le ligament ne touche pas d'une manière immédiate les deux premières vertèbres du cou, tandis qu'il est accollé aux suivantes. Un peu plus étroit au cou que ne le comporte la largeur des corps, il se rétrécit encore en descendant, de manière qu'aux lombes sa largeur est à peine de deux lignes, et il ne s'étale un peu que sur les cartilages interarticulaires, auxquels, en même temps, il tient davantage.

4° *Ligaments intervertébraux* (*ligamenta interrertebralia*) (3).

A l'exception de l'intervalle de l'atlas et de l'axis, les espaces com-

---

(1) WEITBRECHT, tab. X, *a*, *a*. — LANGENBECK, tab. X, fig. 19.
(2) WEITBRECHT, fig. 39, 40, 41. — LANGENBECK, tab. X, fig. 20.
(3) WEITBRECHT, tab. XII, fig. 42. — LANGENBECK, tab. XI, fig. 6.

pris entre les corps des vertèbres du cou , du dos et des lombes , entre la dernière lombaire et le sacrum , entre le sacrum et le coccyx , enfin entre les diverses pièces coccygiennes , sont remplis d'une masse ligamento-cartilagineuse particulière , qui unit ensemble de la manière la plus solide les deux surfaces auxquelles elle adhère.

Les lames les plus extérieures, qui évidemment ne sont que tendineuses, et qui se composent de fibres parallèles , descendent du bord inférieur d'un corps de vertèbre au bord supérieur du corps de vertèbre situé au-dessous, et se dirigent obliquement de droite à gauche. Les lames suivantes ont une direction inverse. Les fibres de deux de ces lames semblent s'entrelacer ensemble de distance en distance par décussation. Celles de la troisième couche et des suivantes sont opposées aux précédentes , mais de telle sorte que leur direction devient beaucoup plus oblique , et même presque horizontale. Telle est la disposition de la plus grande partie de la périphérie du ligament intervertébral, qui, par conséquent, lorsqu'on le coupe en travers , paraît être composé de fibres annulaires concentriques. Les fibres externes sont, surtout en arrière , plus serrées les unes contre les autres , et plus solidement unies ensemble, que les internes ou antérieures.

Entre elles se trouve une masse particulière , molle , gélatiniforme, qui s'échappe lorsqu'on pratique une coupe transversale ou verticale, étant expulsée par l'élasticité des fibres tendineuses. Plus les fibres deviennent rares et lâches vers le milieu , plus aussi la masse devient abondante et dure , jusqu'à ce qu'enfin elle forme un noyau , qui remplit le reste de l'espace.

Les plus minces de ces disques cartilagineux sont ceux qui existent entre les vertèbres dorsales supérieures : ceux qu'on trouve entre les vertèbres cervicales ont plus d'épaisseur ; les plus épais de tous sont compris entre les vertèbres lombaires. Ainsi les corps des vertèbres, dont le volume va en croissant , sont en même temps séparés par des distances de plus en plus grandes.

C'est surtout aux ligaments intervertébraux que la colonne vertébrale doit sa mobilité.

5° *Ligaments jaunes* (*ligamenta crurum vertebrarum sub-flava*) (1).

Les vides existants au col , mais surtout aux lombes , entre les arcs des vertèbres , dont chacun se compose d'une moitié droite et d'une

____

(1) WEITBRECHT. tab. XII, fig. 43 et 44. — LANGENBECK, tab. XI, fig. 5, 4.

moitié gauche, sont remplis par des ligaments particuliers, forts, solides, très élastiques et de couleur jaunâtre. Ces ligaments consistent en un assemblage de fibres verticales; ils sont très minces et étroits au col, puis plus épais et plus larges, et acquièrent leur plus grande largeur et leur plus grande épaisseur entre les vertèbres lombaires; du reste, ils sont assez lisses, et couverts seulement par un tissu cellulaire léger. Chacun d'eux commence de son côté, tant en haut qu'en bas, aux racines des apophyses obliques d'une vertèbre, et se prolonge jusqu'à la rencontre des deux moitiés de l'arc avec l'apophyse épineuse; mais il n'atteint pas celui du côté opposé, entre lequel et lui reste une petite fissure remplie de tissu cellulaire lâche. Ces ligaments permettent au rachis de se fléchir en arrière, mais limitent sa flexion en avant et sur les côtés, parce qu'ils retiennent les arcs.

6° *Membrane interépineuse* (*membrana interspinalis*) (1).

Elle remplit l'espace compris entre les apophyses épineuses de deux vertèbres, se compose de fibres irrégulières, et offre plus ou moins de largeur, suivant l'étendue des intervalles, de sorte qu'elle est sujette à varier en des régions diverses de la colonne (2). Elle tient les apophyses épineuses unies ensemble, limite la flexion en avant du rachis, et sert principalement à l'attache des muscles.

7° *Ligaments surépineux* (*ligamentum, quo apices vertebrarum connectuntur s. ligamenta apicum*) (3).

Des fibres obliques s'étendent sur les deux côtés des sommets des apophyses épineuses et d'un sommet à l'autre, de sorte qu'elles forment en quelque sorte un ligament continu qui contribue à fortifier ou même à former en grande partie les tendons du multifide du rachis, mêlés avec lui.

8° *Ligaments intertransversaires* (*ligamenta processuum transversorum vertebrarum s. intertransversaria*) (4).

Les intervalles des apophyses transverses des vertèbres lombaires renferment des fibres ligamenteuses délicates, qui servent à l'insertion des muscles, et qu'on trouve aussi, mais moins développées, aux sept vertèbres dorsales inférieures.

---

(1) WEITBRECHT, tab. XII, fig. 45. — LANGENBECK, tab. XI, fig. 4, 5.

(2) Cette membrane est surtout forte aux vertèbres lombaires; elle est beaucoup plus faible vers le haut du dos, et manque aux vertèbres cervicales.

(3) WEITBRECHT, tab. XI, fig. 45; tab. XII, fig. 46. — LANGENBECK, tab. XI, fig. 4, 6.

(4) WEITBRECHT, tab. XIII, fig. 46.

9° *Ligaments des apophyses obliques (ligamenta processuum obliquorum vertebrarum)* (1).

Les surfaces articulaires contiguës des apophyses obliques sont retenues, à leur périphérie, par de forts ligaments composés de fibres courtes, et, tant au dos qu'aux lombes, fortifiées, au côté interne, par les ligaments jaunes. La paire supérieure de ces ligaments, qui unit l'atlas avec la seconde vertèbre cervicale, est la plus mince et la moins serrée; elle se mêle avec les ligaments voisins.

La dernière vertèbre lombaire s'unit avec le sacrum de la même manière que les autres vertèbres s'unissent les unes avec les autres : 1° par un ligament intervertébral; 2° par un ligament commun postérieur; 3° par des ligaments jaunes; 4° par une membrane interépineuse; 5° par un ligament interépineux.

Considérations générales sur la contexture des articulations vertébrales et sur le mécanisme des mouvements de la colonne vertébrale (2).

La colonne vertébrale est la capsule osseuse dans laquelle la moelle épinière se trouve enfermée, à l'abri de toute pression et de toute lésion, comme l'encéphale l'est dans la boîte crânienne. Par cela qu'elle est composée d'un nombre considérable de pièces assez diversement configurées, n'ayant chacune que des mouvements très bornés, mais pouvant exécuter ensemble des déplacements aussi variés qu'étendus, elle offre toute la solidité dont elle avait besoin de jouir comme support du corps dans la station, et comme réceptacle d'un organe central important.

Les segments peu mobiles alternent, à la colonne vertébrale, avec d'autres qui le sont davantage. Entre les vertèbres cervicales, lombaires et coccygiennes, appartenant à cette dernière catégorie, se trouvent d'une part le sacrum, qui est immobile, d'une autre part les vertèbres dorsales, dont chacune possède une mobilité moins grande. Aux parties les moins mobiles sont attachés les os en forme de ceinture, c'est-à-dire les côtes et les os des iles, qui concourent à produire les uns le thorax et les autres la cavité pelvienne.

La colonne vertébrale, dans sa situation parfaitement naturelle,

(1) WEITBRECHT, tab. XII, fig. 45, *g*.

(2) On a surtout profité, pour rédiger ces considérations, des excellents travaux dont nous sommes redevables aux trois frères E.-H., Édouard et Guillaume Weber. Le premier a publié ses recherches dans le *Deutsches Archiv* de Meckel (1827, p. 240); les deux autres ont fait des leurs le sujet d'un ouvrage imprimé en 1836, que nous reproduisons en entier, à la suite de ce Traité.

l'homme étant debout, avec la tête droite, décrit une courbure serpentiforme, sans que les muscles y contribuent en rien. On y remarque deux flexions en avant et deux en arrière. Les vertèbres cervicales bombent en avant, et le sommet de leur courbure correspond à la seconde et à la troisième ; les dorsales sont concaves en avant, et le point le plus enfoncé de leur concavité paraît tomber précisément sur la sixième. Les lombaires décrivent une seconde courbure en avant, dont la quatrième marque le sommet. Enfin le sacrum représente le second arc concave en avant.

Cette forme ne dépend pas seulement de celle des corps des vertèbres ; elle tient principalement à celle des cartilages intervertébraux, qui ont une hauteur fort différente : en effet, l'élévation de ces cartilages est plus considérable, tantôt en devant, tantôt en arrière, et ils figurent des espèces de coins placés entre les vertèbres, qui obligent ces dernières à décrire une ligne courbe en s'empilant les unes sur les autres.

Des mesures prises avec soin ont permis d'établir la proportion existante entre les diverses vertèbres et les disques cartilagineux, et de dresser ainsi la table suivante, où les valeurs sont exprimées en millimètres.

NOMS DES VERTÈBRES.	HAUTEUR MOYENNE		DIFFÉRENCE DE HAUTEUR DU CÔTÉ ANTÉRIEUR ET DU CÔTÉ POSTÉRIEUR		ÉPAISSEUR MOYENNE
	des corps.	des cartilages.	des corps.	des cartilages.	des CARTILAGES.
COU.					
Première. . .	0,00	0,00	0,0	0,0	0,0
Deuxième. . .	31,50	2,70	+ 3,0	+ 0,6	14,7
Troisième. . .	13,20	3,55	+ 0,8	+ 3,1	14,9
Quatrième. . .	13,05	2,65	— 0,1	+ 1,3	14,2
Cinquième. . .	13,10	3,75	— 0,6	+ 1,5	15,1
Sixième. . . .	12,00	4,60	— 1,0	+ 1,2	15,9
Septième. . .	13,00	3,45	— 0,8	+ 0,1	15,2
	95,85	20,70	+ 1,3	+7,8	
DOS.					
Première. . .	16,80	3,40	— 1,0	+ 0,8	17,0
Deuxième. . .	18,60	3,15	— 0,2	— 1,3	19,8
Troisième. . .	18,50	2,40	— 0,2	— 1,2	21,3
Quatrième. . .	19,20	1,90	— 2,0	— 1,8	24,9
Cinquième . .	19,85	2,15	— 1,9	— 0,7	26,4
Sixième. . . .	19,40	3,10	— 2,0	— 1,4	27,5
Septième . . .	19,50	3,15	— 2,4	— 1,3	28,3
Huitième . . .	20,45	4,30	— 1,5	— 1,2	28,5
Neuvième. . .	20,45	3,20	— 0,3	— 1,2	27,8
Dixième. . . .	23,20	2,50	— 0,0	— 0,6	28,0
Onzième . . .	23,20	5,65	— 1,4	+ 0,7	28,8
Douzième. . .	23,80		— 1,0		
	242,95	34,90	—13,3	— 9,2	
LOMBES.					
Première. . .	26,60	4,70	— 0,8	+ 2,0	27,9
Deuxième. . .	28,15	4,85	— 1,1	+ 2,1	29,1
Troisième. . .	28,15	6,90	+ 0,7	+ 2,2	29,1
Quatrième. . .	26,75	8,65	+ 1,7	+ 3,3	29,3
Cinquième. . .		10,90		+ 9,2	27,7
.	135,95	42,85	+ 6,7	+21,1	

On voit, d'après cette table, que la courbure de la colonne vertébrale au cou et aux lombes provient principalement de la forme des
cartilages intervertébraux, puisque la plupart des vertèbres du cou

et des lombes (à l'exception de la seconde cervicale et de la dernière lombaire) sont limitées en haut et en bas par des surfaces presque parallèles. Au dos, au contraire, la courbure du rachis dépend en grande partie de la forme en coin des corps des vertèbres, et un peu, mais beaucoup moins, de celle des cartilages.

La flexion que la colonne vertébrale exécute en tous sens, est rendue possible par la structure particulière des cartilages ligamenteux. Pour apprécier cette structure, il faut avoir recours à des cadavres frais. Comme il a été dit précédemment, chaque disque se compose de lamelles tendineuses, concentriques les unes aux autres, qui forment autant d'anneaux verticaux, dont les bords unissent les surfaces de deux corps de vertèbres, dans toute leur étendue. Chaque anneau résulte de fibres obliques, affectant des directions diverses. Entre les différents anneaux, mais surtout en dedans du plus interne, se trouve une masse molle, élastique, presque gélatineuse, qui, chez le nouveau-né, est encore plus molle et presque mucilagineuse, et qui remplit un grand vide dans le milieu. Ces anneaux verticaux sont tellement construits qu'ils se compriment ou se plissent à leur côté antérieur, quand on les ploie en avant, tandis qu'en arrière ils se déploient ou se tiennent droits; un changement inverse a lieu dans la flexion en arrière. L'élasticité de ces ligaments s'oppose aussi à une tension trop forte latéralement ou dans un plan horizontal. La masse molle et presque gélatineuse qui occupe le centre, cède partout, et s'accommode à tous les degrés d'extension ou de plissement des ligaments.

Les ligaments jaunes situés entre les arcs postérieurs des vertèbres sont d'un tissu particulier, fort élastique. Leur élasticité favorise donc puissamment les flexions, et cet état de choses était nécessaire, puisque, dans la flexion en avant, les arcs des vertèbres doivent s'écarter beaucoup les uns des autres. La tête est articulée de telle sorte avec la première vertèbre, qu'elle se trouve en équilibre sur elle et sur le rachis entier. Son centre de gravité tombe donc précisément sur les condyles de l'os occipital. Dans la situation droite, la tête étant également droite, les muscles n'ont aucun effort à faire. Chez les animaux, au contraire, le centre de gravité de la tête tombe plus en avant, ce qui rendait indispensable qu'elle fût retenue en arrière par le ligament cervical (*ligamentum nuchæ*), qui n'existe point chez l'homme, ou qui ne s'y trouve qu'à l'état rudimentaire.

Le mode particulier d'articulation de la première et de la seconde vertèbre du cou permet à la tête un mouvement latéral, et la répartition de ses mouvements sur deux articulations, dont la supérieure préside à la flexion et à l'extension, l'autre à la torsion dans le plan horizontal, a pu se faire sans que la moelle épinière courût le moindre danger d'être comprimée.

La disposition des ligaments intervertébraux explique aussi un fait bien connu, celui que l'homme qui reste longtemps debout devient un peu plus petit, et qu'il se trouve grandi le matin, après être demeuré couché horizontalement sur le dos. La différence peut aller presque à un pouce. Les ligaments élastiques sont comprimés par le poids de la tête pendant la station, et ils reviennent à leurs dimensions premières pendant le repos.

CHAPITRE IV.

DES LIGAMENTS DES CÔTES ET DU STERNUM.

1° *Ligament de la tête des côtes* (*ligamentum capituli costarum*) (1).

Des têtes des côtes partent de courtes fibres interrompues et rayonnantes, qui vont gagner les vertèbres dorsales, sur les ligaments desquelles elles disparaissent peu à peu.

2° *Ligament transverse externe des côtes* (*ligamentum transversarium externum costarum*) (2).

Ce ligament est situé entre les extrémités postérieures des apophyses transverses des vertèbres dorsales et les tubérosités des côtes. Chacun d'eux se compose de fortes fibres, obliques de haut en bas à la dernière côte, presque horizontales à la onzième, et obliques de bas en haut à toutes les autres. Ce ligament est plus court aux côtes supérieures, et plus long aux inférieures, parce que les tubérosités s'écartent d'autant plus des apophyses transverses que les côtes deviennent plus inférieures.

3° *Ligament transverse interne du col des côtes* (*ligamentum transversarium internum costarum s. cervicis costarum*) (3).

De l'apophyse transverse de la vertèbre située au-dessus de chaque côte se rend au col de cette dernière un ligament rhomboïdal assez fort, qui se dirige de haut en bas et un peu de dedans en dehors, affecte une forme ronde dans les espaces supérieurs, et devient plat, membraniforme, dans les espaces inférieurs.

(1) WEITBRECHT, tab. XIII, fig. 17. — LANGENBECK, tab. XI, fig. 3, 1.
(2) WEITBRECHT, tab. XIII, fig. 16 et 18, *a*.
(3) WEITBRECHT, tab. XIII, fig. 17 et 18, *b*.

4° *Ligament transverse externe du col des côtes* (*ligamentum cervicis costarum externum*) (1).

Un ligament analogue existe en arrière, et en sens opposé du précédent, entre les apophyses transverses des vertèbres dorsales et les côtes. Ce ligament manque à la première côte ; aux deux inférieures il se perd entre les muscles.

Lui et celui qui précède permettent aux côtes un mouvement de dehors en dedans et de dedans en dehors, mouvements pendant le premier desquels le ligament postérieur est tendu, tandis que, pendant le second, c'est l'antérieur.

5° *Ligaments accessoires des côtes* (*ligamenta accessoria costarum*) (2).

Sur quelques points il se détache, des ligaments droits, entre les apophyses transverses, un ou plusieurs faisceaux qui descendent aux côtes ; ou bien une membrane tendineuse mince, qui monte des apophyses transverses de la première et de la seconde vertèbre dorsale à la dernière côte.

6° *Ligaments des cartilages des côtes* (*ligamenta cartilaginum costarum*) (3).

Les extrémités des cartilages des six vraies côtes inférieures sont unies aux facettes articulaires de la pièce moyenne du sternum par une courte membrane capsulaire. Sur cette membrane s'étalent des fibres tendineuses provenant des cartilages costaux, qui se répandent au loin, en rayonnant, sur la pièce moyenne du sternum (*ligamenta sterno-costalia radiata*), ce qui fait que les médianes d'entre ces fibres non seulement se croisent, mais encore parviennent jusqu'au cartilage de la côte située immédiatement au-dessous, du côté opposé, par exemple du cartilage de la troisième côte droite à celui de la quatrième gauche. Çà et là on trouve aussi des fibres arciformes entremêlées avec celles-là.

7° *Ligaments des cartilages des côtes entre eux* (*ligamenta costarum corruscantia*) (4).

On voit çà et là des languettes tendineuses descendre verticalement ou un peu obliquement d'un cartilage costal à l'autre, presque toujours dans l'endroit où ces cartilages sont le plus distants, parfois

(1) WEITBRECHT, tab. XIII, fig. 48, c. — LANGENBECK, tab. XI, fig. 3, 2; fig. 4, 2.

(2) WEITBRECHT, tab. XII, fig. 46, c.

(3) WEITBRECHT, tab. XIV et XV. — LANGENBECK, tab. XI, fig. 14.

(4) WEITBRECHT, tab. XII, c. — LANGENBECK, tab. XI, fig. 14, 5

même aussi entre les portions osseuses, et croiser les fibres des muscles intercostaux. Ces fibres n'existent pas dans les deux espaces supérieurs; dans le cinquième, le sixième et le septième, elles sont plus étroites et plus courtes, mais plus fortes; dans les suivants, elles sont plus minces et plus lâches.

Elles empêchent les côtes de s'éloigner les unes des autres, tout en leur permettant de s'élever et de se rapprocher.

Les prolongements qui s'adossent et s'adaptent les uns aux autres par des espèces d'articulations, entre les cinquième, sixième, septième et huitième côtes, sont en outre retenus avec force par des fibres tendineuses mêlées avec le périchondre.

8° *Membrane des pièces du sternum* (*membrana ossium sterni*) (1).

Les trois pièces du sternum sont unies par un cartilage, et semblent pour ainsi dire lutées ensemble. Toutes les trois sont couvertes par un périoste commun fort épais, entremêlé çà et là de fibres tendineuses brillantes, qui affectent des directions diverses au côté externe, mais dont la plupart sont perpendiculaires au côté interne.

9° *Ligaments de l'appendice xiphoïde* (*ligamenta cartilaginis ensiformis, ligamentum sterno-xiphoideum et costo-phoideum* (2).

Du côté externe, il se détache, des cartilages de la septième paire de côtes, une couple de languettes tendineuses, qui descendent obliquement vers la pièce inférieure du sternum. Elles servent à l'attache de la ligne blanche.

Réflexions générales sur la mobilité des côtes et du thorax.

Le mouvement des côtes et du sternum est d'une grande importance pour l'agrandissement de la cavité thorachique nécessaire à la respiration. L'articulation des côtes avec les vertèbres permet à chacune d'elles de s'élever et de s'abaisser; de là résulte que chacune s'éloigne des autres et décrit un arc, agrandi encore par la forme de l'os, dont le bord inférieur se tourne en dehors et le supérieur en dedans. Les extrémités antérieures des côtes sont peu mobiles par elles-mêmes; mais comme le sternum se trouve élevé par le mouvement ascensionnel que l'inspiration imprime aux côtes, les extrémités antérieures de celles-ci participent aussi à ce mouvement. Les côtes inférieures sont beaucoup plus mobiles que les supérieures, surtout en devant. La première côte est la moins mobile, à cause de sa brièveté, de sa situation profonde et de la solidité de ses attaches.

---

(1) WEITBRECHT, tab. XIV, XV. — LANGENBECK, tab. XI, fig. 14.
(2) WEITBRECHT, tab. XIV, fig. 49. — LANGENBECK, tab. XI, fig. 14.

CHAPITRE V.

DES LIGAMENTS DES MEMBRES SUPÉRIEURS.

I. *Ligaments de la clavicule.*

1° *Ligament interclaviculaire (ligamentum interclaviculare)* (1).

C'est un ligament transversal, qui remplit l'échancrure semi-lunaire supérieure de la première pièce du sternum, et qui s'étend d'une extrémité sternale de la clavicule à l'autre. Simple la plupart du temps, il est quelquefois double. Communément on l'aperçoit plus au côté interne qu'au côté externe. Tantôt il repose immédiatement sur la poignée du sternum, et tantôt il est placé plus haut. D'ordinaire il se trouve mêlé avec le tendon du muscle sterno-cléido-mastoïdien et avec le ligament capsulaire des clavicules. Il sert à unir les clavicules non seulement l'une avec l'autre, mais encore avec la pièce supérieure du sternum.

2° *Ligament capsulaire de l'articulation de la clavicule avec le sternum et la première côte (connexio claviculæ cum sterno et costa prima)* (2).

Ce ligament part de l'extrémité sternale de la clavicule ; les fibres fortes et parallèles qui le constituent se dirigent vers le périoste de la pièce supérieure du sternum. En avant, où la clavicule repose sur le cartilage de la première côte, on n'aperçoit que la mince membrane capsulaire. En dehors, les fibres semblent aller sans interruption d'un os à l'autre ; en dedans, on les voit se porter de la clavicule au cartilage interarticulaire, et de celui-ci au sternum.

Ce cartilage interarticulaire, qui divise la cavité articulaire en deux portions, est presque membraneux : mince dans le milieu et vers le cartilage costal, il acquiert plus d'épaisseur à sa périphérie, et s'attache à la pièce supérieure du sternum par une substance épaisse, visqueuse, semblable à celle qu'on trouve entre les vertèbres (3).

3° *Ligament costo-claviculaire (ligamentum rhomboïdes claviculæ s. costo claviculare)* (4).

Situé entre l'extrémité sternale de la clavicule, où il s'implante,

(1) WEITBRECHT, tab. I, fig. 1, 2, 3. — LANGENBECK, tab. XI, fig. 14, ι.

(2) WEITBRECHT, tab. I, fig. 1, 2, 3. — LANGENBECK, tab. XI, fig. 14, 2.

(3) Quelques anatomistes n'admettent pas ce cartilage interarticulaire, ce qui tient à ce qu'ordinairement il adhère d'une manière si intime à l'extrémité elle-même de la clavicule, qu'on pourrait presque le considérer comme un revêtement cartilagineux appartenant à cet os ; mais l'analogie avec d'autres articulations exige qu'on voie en lui un véritable cartilage interarticulaire.

(4) WEITBRECHT, tab. I, fig. 1 et 2. — LANGENBECK, tab. XI, fig. 14, 3.

soit à une petite saillie, soit dans une fossette rugueuse, et la partie supérieure antérieure du cartilage de la première côte, non seulement il fixe la clavicule, mais encore il contribue à retenir la première côte, et sert à l'insertion du muscle sous-clavier.

4° *Ligament acromio-claviculaire* (*connexio claviculæ cum acromio s. ligamentum acromio-claviculare*) (1).

Entre la clavicule et l'acromion se trouve un cartilage, qui cependant ne pénètre pas tout-à-fait dans la cavité articulaire, mais cesse sous la forme d'une membrane mince. Les deux os sont fixés en outre l'un à l'autre par de fortes fibres tendineuses, qui les entourent de tous côtés.

II. *Ligaments de l'omoplate.*

1° *Ligament coraco-acromial* (*ligamentum scapulæ proprium anterius s. triangulare s. coraco-acromiale*) (2).

Il réunit, en manière de pont, le côté latéral interne du sommet de l'acromion au bord postérieur de l'apophyse coracoïde; pointu du côté de l'acromion, il devient ensuite assez large, mais mince. Il empêche l'humérus de se porter en haut.

2° *Ligament coracoïdien* (*ligamentum scapulare proprium posterius s. supra-scapulare s. coracoïdeum*) (3).

C'est une languette ligamenteuse étroite et mince, qui convertit l'échancrure coracoïdienne en un trou simple ou double (4). On ignore pourquoi il n'est pas remplacé par une lamelle osseuse; peut-être est-ce parce qu'alors les vaisseaux situés au-dessous éprouveraient un trop rude frottement lors de l'abaissement de l'omoplate. La cavité cotyloïde de l'os des iles est également complétée par des fibres tendineuses, et l'excavation des os du carpe est convertie en canal non par des os, mais par un pont fibreux.

3° *Ligament conoïde de l'omoplate* (*ligamentum scapulare commune conoides*) (5).

Il vient en partie du précédent, en partie de la région postérieure de la base de l'apophyse coracoïde. Épais et rayonnant, il va gagner le bord postérieur de l'extrémité scapulaire de la clavicule.

(1) WEITBRECHT, tab. I, fig. 4; tab. II, fig. 5, 6. — LANGENBECK, tab. XIV, fig. I, 7.

(2) WEITBRECHT, tab. II, fig. 6, 7, *f.* — LANGENBECK, tab. XIV, fig. 1, *s.*

(3) WEITBRECHT, tab. II, fig. 5, 7, *u.* — LANGENBECK, tab. XIV, fig. I, 6.

(4) Il n'est pas rare de le trouver ossifié.

(5) WEITBRECHT, tab. II, fig. 5, *k.* — LANGENBECK, tab. 14, fig. 1, *s*; fig. 2, *g.* (Ce ligament et le suivant sont désignés ensemble sous le nom de *ligamenta coraco-clavicularia.*

4° *Ligament trapézoïde de l'omoplate* (*ligamentum scapulare commune trapezoïdes*) (1).

Ce ligament, aussi épais que le précédent, et la plupart du temps large d'un pouce, attache la partie supérieure de l'apophyse coracoïde à la partie inférieure de la clavicule, non loin de son extrémité scapulaire, où se trouve une forte rugosité. Comme l'apophyse coracoïde est plus basse en avant, les fibres antérieures sont plus longues que les postérieures, ce qui fait que le ligament a la forme d'un carré dont les côtés sont inégaux.

Les deux ligaments, qu'on peut considérer comme parties d'un seul tout, étant un peu lâches, l'omoplate a la faculté de se mouvoir sans que la clavicule s'abaisse; cependant ils s'opposent à un abaissement trop considérable de cet os.

III. *Ligaments du bras.*

1° *Ligament capsulaire* (*ligamentum capsulare magnum*) (2).

On nomme ainsi une membrane fibreuse un peu épaisse, qui entoure le bord ovale du col de l'omoplate (3), agrandit le pourtour de sa surface articulaire, revêt la tête de l'humérus, sous la forme d'un vaste sac mince, arrondi, allongé, et, après s'être resserrée sur elle-même, s'attache à la circonférence de cette tête, au-dessous de son revêtement cartilagineux. On y remarque, pour le tendon du muscle biceps, une ouverture ovale, au-dessus de laquelle, à son origine, se trouve tendu un petit ligament transversal.

Ce ligament est plus mince et plus lâche au côté postérieur et externe, où le muscle sous-épineux et le petit rond reposent sur lui; plus tendu au côté interne et inférieur, où le muscle sous-scapulaire s'applique à sa surface. Sa face supérieure est fortifiée par une membrane qui provient de l'apophyse coracoïde. Le tout est recouvert d'une expansion membraneuse irrégulière.

En lui-même, le ligament capsulaire est trop faible pour fixer l'humérus, ce qui fait qu'il est puissamment fortifié par les muscles situés autour de l'omoplate, le sus-épineux, le sous-épineux, le grand rond et le sous-scapulaire, avec leurs tendons.

(1) WEITBRECHT, tab. II, fig. 6, *g*. — LANGENBECK, *loc. cit.*

(2) WEITBRECHT, tab. II (sur toutes les figures). — LANGENBECK, tab. XIV, fig. 1 et 2.

(3) On peut considérer comme un ligament, ou plutôt comme un ligament cartilagineux particulier (*ligament glénoïdal, ligamentum glenoideum*), la surface cartilagineuse de l'omoplate, avec son rebord (*limbus cartilagineus scapulæ*). Ce rebord est encore fortifié par l'insertion de la longue tête du muscle biceps.

IV. *Ligaments de l'avant-bras.*

1° *Membrane capsulaire du cubitus* (*membrana capsularis cubiti*) (1).

Elle entoure l'articulation huméro-cubitale, depuis les bords des cavités olécranienne et coronoïde et des condyles de l'humérus jusqu'à l'olécrane et à l'apophyse coronoïde du cubitus et au ligament annulaire du radius. Cette membrane, lâche en avant et en arrière, plus tendue sur les côtés, se compose en quelque sorte de plusieurs feuillets superposés, et est fortifiée par les ligaments suivants, qui sont mêlés avec elle.

2° *Ligament latéral interne du coude*, ou *brachio-cubital* (*ligamentum laterale internum cubiti s. brachio-cubitale*) (2).

Il réunit ensemble le condyle interne de l'humérus et le bord tranchant de l'apophyse coronoïde du cubitus, et il a tantôt plus, tantôt moins de largeur, de manière qu'on aperçoit de courtes fibres entre le condyle et l'olécrane.

3° *Ligament latéral externe du coude*, ou *brachio-radial* (*ligamentum laterale externum cubiti s. brachio-radiale*) (3).

Il unit le condyle externe de l'humérus et le ligament annulaire du radius, vers lequel il se dirige en rayonnant. Sa forme est triangulaire, comme celle du précédent.

4° *Ligament annulaire du radius* (*ligamentum annulare s. orbiculare radii*) (4).

Fixé à la rugosité du cubitus tournée vers le radius, et décrivant les trois quarts d'un cercle, ce fort ligament forme un faisceau élastique, aplati et annulaire, qui serre de près la tête du radius, dont il est d'ailleurs absolument séparé, car on ne voit qu'une membrane mince descendre de son bord inférieur pour aller gagner le col de l'os. Il est composé de fibres circulaires, parallèles entre elles, qui parfois semblent former en quelque sorte deux anneaux, et fortifié non seulement par le ligament latéral externe, mais encore par deux faisceaux ligamenteux entrelacés avec la capsule articulaire du cubitus, dont un antérieur (*ligamentum accessorium anticum*) (5) vient de l'apophyse coronoïde, et l'autre, postérieur (*ligamentum*

---

(1) WEITBRECHT, tab. III, fig. 10, l. — LANGENBECK, tab. XIV, fig. 3-6.

(2) WEITBRECHT, tab. V, fig. 10, *m.* — LANGENBECK, tab. XIV, fig. 8, 1.

(3) WEITBRECHT, tab. V, fig. 11, *m.* — LANGENBECK, tab. XIV, fig. 7, 2.

(4) WEITBRECHT, tab. III et IV, fig. 11, 12, *n, o.* — LANGENBECK, tab. XIV, fig. 8, 2.

(5) WEITBRECHT, fig. 10, *p.*

accessorium posticum) (1), naît de l'olécrane, au-dessous du condyle externe de l'humérus.

5° *Ligament rond* ou *oblique du cubitus* (*chorda transversalis s. ligamentum teres s. obliquum cubiti*) (2).

On appelle ainsi un cordon presque rond, tendu entre le cubitus et le radius, qui s'attache, sur le premier de ces os, à l'éminence servant d'insertion au muscle brachial interne, et sur le second, au-dessous de la tubérosité bicipitale.

Il limite la supination du radius.

6° *Ligament interosseux de l'avant-bras* (*membrana interossea antibrachii s. ligamentum interosseum*) (3).

Tendu entre les deux bords tranchants du cubitus et du radius, il ne remplit cependant pas tout l'intervalle des deux os, mais laisse, au-dessus du milieu de la longueur de l'avant-bras, un vide considérable pour le court supinateur. Il se compose de faisceaux plats, à fibres parallèles, dont la direction est opposée à celle du cordon précédent, et qui sont interrompus en plusieurs points pour le passage des vaisseaux. Il ne sert qu'à fournir des attaches aux muscles.

7° *Cartilage intermédiaire de l'extrémité inférieure du cubitus* (*cartilago intermedia triangularis extremitatum inferiorum cubiti*) (4).

La base de ce fort cartilage est la continuation de l'extrémité inférieure, encroûtée de cartilage, du radius ; son sommet s'attache au bord correspondant de l'apophyse styloïde du cubitus. Il tient aussi en haut à ce dernier os par le moyen d'un petit ligament.

V. *Ligaments de la main.*

1° *Capsule de l'extrémité inférieure du cubitus* (*membrana capsularis sacciformis extremitatum inferiorum cubiti*) (5).

Elle s'étend du radius au cubitus, et embrasse l'extrémité incrustée de cartilage. Elle est assez spacieuse, mais extrêmement mince, et fortifiée par le tendon du muscle cubital externe.

2° *Ligament palmaire propre du carpe* (*ligamentum carpi volare proprium*) (6).

Ce fort ligament s'étend, comme un pont, de l'os pisiforme et du crochet de l'os crochu au scaphoïde et au trapèze, se compose de

(1) WEITBRECHT, fig. 11, *p.*

(2) WEITBRECHT, tab. III, fig. 10, *q.* — LANGENBECK, tab. XIV, fig. 6.

(3) WEITBRECHT, tab. III, fig. 10 et 11. — LANGENBECK, tab. XIV, fig. 3.

(4) WEITBRECHT, tab. IV, fig. 12, 13. — LANGENBECK, tab. 14, fig. 11, 3.

(5) WEITBRECHT, tab. IV, fig. 13, *c.* — LANGENBECK, tab. XIV. fig. 11, 1, 9, 10.

(6) WEITBRECHT, tab. VI, fig. 16. — ALBINUS, *Hist. muscul. Icon.* 1 et 2.

fibres très solides, qui, conjointement avec les os du carpe, forment un canal pour les tendons des fléchisseurs des doigts, et présente un trou livrant passage au tendon du radial interne. Du reste, il se perd, supérieurement et inférieurement, en s'amincissant peu à peu. Rugueux à l'extérieur, il est lisse et glissant à l'intérieur, où le tapisse une bourse muqueuse. Non seulement il retient les tendons, mais encore il sert à l'insertion de différents muscles destinés au pouce et au petit doigt.

3° *Ligament capsulaire de l'articulation radio-carpienne (membrana articuli cubiti et carpi capsularis) (1).*

Le ligament capsulaire entre l'avant-bras et le carpe est fort, mais lâche : à l'une de ses extrémités, il s'attache, tout autour de la face articulaire du radius, au cartilage triangulaire et à l'apophyse styloïde du cubitus ; de l'autre côté, il se fixe également tout autour de la face cartilagineuse supérieure du scaphoïde, du semi-lunaire et du pyramidal. Sur sa face palmaire, il est lisse, et composé de fibres qui, venant de l'os pisiforme en rayonnant, s'étendent jusque vers les os du métacarpe. Sur la face dorsale, au contraire, il ne s'étend pas si loin. Ses faisceaux fibreux sont superposés les uns aux autres dans des directions diverses. Quelques uns viennent, soit de l'os pyramidal, soit du pisiforme, du trapèze et de l'os crochu, soit enfin du radius, et se rendent au semi-lunaire et au grand os (*lacerti adscititii* de Weitbrecht). D'autres les coupent obliquement : parmi ces derniers, ceux de la face palmaire proviennent de l'apophyse styloïde du radius ; ceux de la face dorsale se rendent, les uns obliquement du radius à l'os pyramidal, les autres, en sens opposé, du cartilage triangulaire et de l'os pyramidal au cubitus (*lacerti proprii in vola et dorso manus*). D'autres encore, très forts, vont obliquement de la base de l'apophyse styloïde du radius à l'os semi-lunaire et au ligament tendu entre elle et le scaphoïde (*ligamentum accessorium obliquum*). D'autres enfin, forts et droits, s'étendent du côté palmaire du ligament triangulaire au ligament compris entre l'os semi-lunaire et le pyramidal (*ligamentum accessorium rectum*) (2).

4° *Ligament entre les deux rangées des os du carpe (connexio binorum ordinum ossium carpi) (3).*

(1) Weitbrecht, fig. 12, 20, 21, 22. — Langenbeck, tab. XIV, fig. 11 (9 et 10, les ligaments accessoires).

(2) En dedans de la capsule, on trouve fréquemment des prolongements de la membrane capsulaire *ligamenta mucosa*, comme il arrive dans plusieurs autres articulations.

(3) Weitbrecht, fig. 21, 22, 23, 24, 26. — Langenbeck, tab. XIV, fig. 12.

La rangée supérieure des os du carpe est unie à l'inférieure par une membrane capsulaire, qui, parce qu'elle est moins lâche que celle entre le carpe et l'avant-bras, ne permet qu'un petit mouvement de flexion au carpe, et dont aussi les fibres s'étendent sur les rangées des os carpiens. Là les faisceaux fibreux affectent des directions très diverses, de sorte qu'en partant d'un os, ils aboutissent tantôt à un seul, et tantôt à plusieurs : ainsi, à la paume, ils vont du scaphoïde au trapèze, au trapézoïde et au pisiforme, ou du semi-lunaire au grand os et à l'os crochu, ou du pyramidal au grand os, à l'os crochu et au trapèze. Quelque chose d'analogue a lieu du côté dorsal. On trouve aussi çà et là de petites bourses muqueuses dans l'intérieur de la cavité articulaire.

5° *Ligaments entre les divers os du carpe* (*ligamenta inter utriusque ordinis carpi ossa singula*) (1).

Ces ligaments sont courts, mais forts et tendus; ils ne dépassent pas les bords des surfaces articulaires contiguës : on ne les trouve qu'au côté palmaire, entre les os de la rangée supérieure; mais, au côté palmaire et au côté dorsal, il y en a entre ceux de la rangée inférieure. Là où les points contigus du scaphoïde, du semi-lunaire et du pyramidal, du trapèze, du trapézoïde, du grand os et de l'os crochu, sont tournés vers l'intérieur de l'articulation, les bords affleurés de ces os manquent de ligaments proprement dits, ou d'incrustation cartilagineuse.

6° *Ligaments entre les trois os de la rangée supérieure du carpe* (*ligamenta inter carpi ossa tria ordinis primi*) (2).

Le scaphoïde et le semi-lunaire, le semi-lunaire et le pyramidal, sont unis ensemble, du côté qui regarde l'avant-bras, de manière à ne former qu'une surface articulaire commune.

7° *Ligaments de l'os pisiforme* (*ligamenta ossis subrotundi*) (3).

L'os pisiforme est fixé au métacarpe tant par des fibres qu'il envoie au ligament palmaire propre du carpe, que par de fortes fibres qui vont à l'os crochu, et par le prolongement du tendon du muscle cubital interne.

8° *Ligaments entre les os de la rangée inférieure du carpe* (*ligamenta inter carpi ossa ordinis secundi*) (4).

Dans le creux de la main, on voit le trapèze et le trapézoïde en-

(1) LANGENBECK, tab. XIV, fig. 9.
(2) WEITBRECHT, fig. 20, 23, 24.
(3) WEITBRECHT, fig. 16, 21, 23.
(4) WEITBRECHT, fig. 23, 25, 27.

tourés par un ligament capsulaire, et fixés à l'os métacarpien par quelques fibres. Il en est de même du trapèze et de l'os crochu. Au contraire, le grand os et l'os crochu, outre la capsule, ont encore des ligaments particuliers, qui parfois s'étendent jusqu'au trapézoïde : les fibres entre le grand os et l'os crochu sont épaisses et fortes.

Sur le dos de la main, les os de la rangée inférieure du carpe et les métacarpiens sont unis ensemble par un ligament capsulaire, dont les fibres se dirigent en travers.

9° *Ligament transverse du grand os et de l'os crochu (ligamentum transversum ossis capitati et hamati)* (1).

Il est très fort, arrondi, et si court qu'il ne permet aucun mouvement aux deux os.

10° *Ligaments entre les os du carpe et les métacarpiens.*

a. *Ligaments de l'os métacarpien du pouce* (2).

L'os métacarpien du pouce tient au trapèze par une capsule circulaire, qui est très mince en elle-même, mais que fortifient les tendons des abducteurs et quatre ligaments qui viennent s'y joindre, savoir : le premier à la face palmaire, le second à la face dorsale, le troisième au côté cubital ou externe, et le dernier au côté radial ou interne (*ligamentum dorsale, palmare, laterale externum, laterale internum*).

b. *Ligaments de l'os métacarpien du doigt indicateur* (3).

L'os métacarpien du doigt indicateur a trois ligaments, savoir : un ligament sublime, qui est couvert, dans le creux de la main, par le ligament sublime de l'os métacarpien du doigt médius, et qui est situé entre la base du métacarpien de l'index et le petit crochet du trapèze ; un ligament profond, entre sa base et le trapézoïde, rarement le trapèze : celui-là est mince, et couvert par les ligaments du métacarpien du doigt médius ; enfin un ligament latéral, le plus fort de tous, qui va au trapèze, et qui consiste en fibres tantôt parallèles, tantôt rayonnantes.

c. *Ligaments de l'os métacarpien du doigt médius* (4).

L'os métacarpien du doigt médius s'unit avec le trapèze, dans le creux de la main, par le moyen de trois ligaments considérables, deux

(1) WEITBRECHT, tab. VII, fig. 27, *f*. — LANGENBECK, tab. XIV, fig. 10, *.

(2) WEITBRECHT, tab. VI, VII, fig. 16, 21, 22, 25, 26. — LANGENBECK, tab. XIV, fig. 9, 12.

(3) WEITBRECHT, fig. 21, 23, 25, 28.

(4) LANGENBECK, tab. XIV, fig. 10.

sublimes (1) et un profond (2), ou situé au-dessous des deux précédents ; avec le grand os, par le ligament capsulaire, au côté externe, et par un fort ligament vertical, quelquefois divisé (3) ; avec l'os crochu, dans le creux de la main, par un ligament oblique (4).

d. Ligament de l'os métacarpien du doigt annulaire.

L'os métacarpien du doigt annulaire ne s'unit à l'os crochu que par un simple ligament capsulaire ; cependant on voit s'y rendre parfois un faisceau ligamenteux provenant, soit du ligament entre le trapèze et le trapézoïde, soit du pisiforme (5).

e. Ligament de l'os métacarpien du petit doigt.

L'os métacarpien du petit doigt s'unit, par un seul ligament fort, avec le crochet de l'os crochu (6).

11° *Ligaments qui unissent les os métacarpiens les uns avec les autres* (7).

Les extrémités carpiennes des os du métacarpe tiennent les unes aux autres par des ligaments externes ou dorsaux, des ligaments latéraux, et des ligaments internes ou palmaires.

a. Les *ligaments dorsaux* (8) sont faciles à distinguer de la membrane capsulaire. Ils se portent transversalement d'un os métacarpien à l'autre. C'est entre le petit doigt et l'annulaire qu'ils sont le plus longs et le plus lâches ; ils sont plus tendus entre l'annulaire et le médius ; entre le médius et l'indicateur, ils sont faibles, ou n'existent pas : on n'en trouve pas non plus entre l'index et le pouce.

b. Les ligaments latéraux (9) sont disposés obliquement entre les os métacarpiens, et faiblissent en sens inverse des précédents, qu'ils rencontrent sous un angle quelconque. Le plus fort est situé entre l'indicateur et le médius ; le plus faible entre l'annulaire et le petit doigt. Un ligament analogue (10) unit aussi le pouce et le doigt indicateur. Ces ligaments servent non seulement à fixer les os les uns aux autres, mais encore à fournir attache aux fibres musculaires.

(1) Weitbrecht, fig. 21, *a*, 8.

2. Weitbrecht, fig. 23, 8.

(3) Weitbrecht, fig. 27, *f*.

(4) Weitbrecht, fig. 23, *l*.

5. Fig. 23, *i*

6) Fig. 16, Z ; 21, E.

7. Langenbeck, tab. XIV, fig. 4, 10.

(8) Fig. 29, *a*.

9. Fig. 29, *a*.

10. Fig. 29, *b*.

c. Les ligaments internes, ou situés dans le creux de la main (1), se composent de fibres parallèles, qui vont transversalement d'un os métacarpien à l'autre; ils ne sont pas seulement superficiels, mais s'étendent profondément entre les os du métacarpe, surtout entre celui de l'annulaire et celui du petit doigt, où ils présentent aussi des fibres obliques. Celui qu'on trouve entre le médius et l'indicateur est fort mince, et souvent n'existe pas.

Les têtes, ou extrémités digitales, des quatre os métacarpiens externes (le pouce excepté) sont unies par des ligaments larges, mais minces, transversaux et serrés (*ligamenta capitulorum ossium metacarpi*) (2).

12° *Ligaments des doigts.*

a. Ligaments capsulaires.

La première phalange des doigts s'unit à son os métacarpien par une membrane capsulaire lisse et lâche, que fortifient, 1° les tendons des extenseurs, 2° les gaînes que les tendons des fléchisseurs offrent sur l'articulation, 3° les ligaments latéraux.

b. Ligaments latéraux (*ligamenta lateralia digitorum*) (3).

Les ligaments latéraux fixent de chaque côté les trois phalanges de chaque doigt, en s'étendant du tubercule de l'une à celui de l'autre. Ils ont une forme rhomboïdale, sont très forts, mais varient, quant à leur volume proportionnel, suivant les os qu'ils doivent joindre ensemble.

Considérations générales sur les articulations des membres supérieurs.

Les articulations des membres supérieurs sont tellement proportionnées entre elles, que, tout en offrant une solidité et une force suffisantes, elles permettent cependant des mouvements aussi libres que possible. La clavicule et l'omoplate sont fixées et unies ensemble de telle manière qu'à la vérité elles procurent un point d'appui solide au bras, mais que cependant elles permettent des déplacements en avant et en arrière, en haut et en bas. L'union de la clavicule avec l'omoplate sert de principal point d'appui à l'épaule entière. L'articulation de l'humérus avec l'omoplate est la plus libre du corps entier, et se prête à des mouvements dans tous les sens. La main est également unie avec les os de l'avant-bras par une articulation complétement libre, tandis que le mode d'union des os de l'avant-bras avec l'humérus ne

(1) Fig. 26, *m.*
(2) Fig. 21, *k*; fig. 23 et 28.
(3) **Fig.** 21. — LANGENBECK, tab. XV, fig. 10.

permet qu'un mouvement limité. L'humérus est uni avec l'humérus
par un ginglyme. Le cubitus et le radius sont supérieurement unis par
une articulation trochoïde. Du côté du bras , ces deux os ne peuvent
être mus qu'en deux sens , savoir fléchis ou étendus , mouvements qui
eux-mêmes sont limités. La flexion s'opère jusque sous un angle fort
aigu , mais non autant que celui de la jambe sur la cuisse; l'extension
ne peut aller au-delà du redressement en ligne droite des deux segments; l'apophyse coronoïde , l'olécrane et les ligaments latéraux ne
permettent pas plus d'amplitude à ces deux mouvements. Le radius
tourne sur l'humérus dans le sens de son axe longitudinal , tant en
dedans qu'en dehors ; le premier de ces mouvements, qui, le bras étant
pendant , porte le pouce en dedans et le creux de la main en arrière,
a reçu le nom de *pronation;* l'autre, dans lequel le pouce se dirige en
dehors et en arrière , et la paume de la main en devant, est appelé
supination. Les os du carpe sont très solidement unis ensemble par
leurs nombreux ligaments , et chacun d'eux jouit d'une assez faible
mobilité , mais le mouvement total ne laisse pas que d'avoir une certaine étendue ; une articulation libre et mobile en tous sens existe
entre les os du métacarpe et les premières phalanges, tandis que les
métacarpiens sont unis d'une manière serrée avec les os du carpe; le
seul métacarpien du pouce est très mobile sur le carpe. Cependant les
deux dernières phalanges ne permettent qu'un mouvement de flexion
et d'extension , dirigé dans le même sens que celui de l'avant-bras.

Une chose remarquable, c'est la disposition générale de toutes les
articulations, prises ensemble ; elles sont si exactement en rapport
avec la longueur du membre entier, que toutes les parties du corps ,
celui-ci ayant pris une attitude convenable , peuvent être touchées
par lui , et qu'il n'y en a aucune que l'homme ne puisse atteindre du
bout de ses doigts.

CHAPITRE VI.

DES LIGAMENTS DU BASSIN.

1º *Ligament sacro-iliaque long (ligamentum posticum longum
ossis ilei s. ileo-sacrale longum)* (1).

C'est une languette épaisse , qui descend de l'angle postérieur de la
crête iliaque à l'apophyse transverse de la quatrième pièce du sternum. Ce ligament unit l'os des iles avec le sacrum.

1 WEITBRECHT, tab. XVI, fig. 51, *f.* — LANGENBECK , tab. XI, fig. 8, 11.

2° *Ligament sacro-iliaque court (ligamentum posticum breve ossis ilei s. ileo-sacrale breve)* (1).

Au-dessous du précédent, on voit un ligament court, dirigé en sens inverse, qui s'étend de l'angle postérieur de la crête iliaque à l'apophyse transverse de la troisième pièce du sacrum. Ses fibres deviennent de plus en plus courtes dans la profondeur, parce que les deux os vont toujours en se rapprochant.

3° *Ligament sacro-iliaque latéral (ligamentum laterale posticum ossis ilei)* (2).

Entre l'angle postérieur de la crête iliaque et le bord inférieur de la première pièce du sacrum, se trouve un ligament transversal plat, au-dessous duquel on aperçoit les extrémités des tendons du sacro-lombaire et du demi-épineux. Il paraît servir plus à contenir ces muscles qu'à unir ensemble les os.

4° *Grand ligament sacro-sciatique (ligamentum pelvis posticum magnum s. tuberoso-sacrum s. sacro-ischiadicum majus)* (3).

La base large de ce ligament s'insère à l'angle postérieur de la crête iliaque et au long ligament sacro-iliaque, qu'elle couvre en dehors, au tubercule de la troisième et de la quatrième apophyse transverse, et au reste du bord latéral inférieur du sacrum et du bord latéral de la première pièce du coccyx. Ses fibres se rapprochant les unes des autres, il devient plus étroit, mais plus épais; puis, s'élargissant de nouveau tout-à-coup, il descend obliquement en dehors et en avant, et s'insère à la tubérosité sciatique; mais une portion de ce ligament, qui est située en dedans, et qui croise les autres fibres, monte vers la branche ascendante de l'ischion, sous l'aspect d'une membrane falciforme. Ses fibres sont arquées aux deux extrémités, et tellement étalées en rayonnant, que les internes croisent les externes, à peu près dans le milieu de leur longueur. Ce ligament sert non seulement à lier ensemble les os entre lesquels il s'étend, mais encore à former le bassin, à soutenir les parties contenues dans la cavité pelvienne, à fournir des attaches aux fibres du muscle grand fessier en dehors, et par son prolongement falciforme à en donner aussi à l'obturateur interne en dedans.

5° *Petit ligament sacro-sciatique (ligamentum pelvis posticum*

---

(1) WEITBRECHT, tab. XVI, *g.* — LANGENBECK, tab. XI, fig. 10, 4.

(2) WEITBRECHT, tab. 16, fig. 57, *h.*

(3) WEITBRECHT, tab. XVI, *k*; tab. XVII, *k, h, o.* — LANGENBECK, tab. XI, fig. 8, 7; 9, 6; 10, *s.*

parvum s. spinoso-sacrum s. sacro-ischiadicum minus s. internum) (1).

On pourrait le considérer comme une portion du précédent. Il vient, comme lui, mais en affectant une direction différente, du bord latéral du sacrum. Très large d'abord, il se rétrécit en devenant plus épais, et s'attache au sommet de l'épine sciatique. Donc il forme, conjointement avec les deux échancrures de l'ischion, deux trous considérables, dont le supérieur, plus grand, livre passage au nerf sciatique et à quelques vaisseaux sanguins, tandis que, par l'inférieur, qui est plus petit, passe le muscle obturateur interne, avec quelques vaisseaux et nerfs. Il contribue à former le détroit inférieur du bassin, et sert d'attache au muscle coccygien.

6° *Ligament iléo-lombaire* (*ligamentum pelvis anticum superius s. iléo-lumbale*) (2).

Il unit la crête iliaque à l'apophyse transverse de la dernière vertèbre lombaire, ou à celles de la dernière et de l'avant-dernière. Presque triangulaire, il a son plus long côté, qui est convexe, tourné en haut : il est plus épais sur les bords, plus mince dans le milieu. Quand il arrive à deux vertèbres, il laisse entre elles un trou considérable pour le passage des nerfs et des vaisseaux. Il sert non seulement à unir ces os ensemble, mais encore à fournir des insertions aux muscles carré des lombes et iliaque.

7° *Ligament antérieur inférieur du bassin* (*ligamentum pelvis anticum inferius*) (3).

Ce ligament, situé au-dessous du précédent, plus court, mais plus arrondi que lui, est tendu entre la partie inférieure de la crête iliaque, l'apophyse transverse de la cinquième vertèbre lombaire et le sacrum. Entre lui et le ligament iléo-lombaire, il reste un vide pour le passage de vaisseaux et de nerfs.

Comme la dernière vertèbre lombaire et la partie inférieure du sacrum varient à l'infini, ce ligament offre aussi diverses variétés.

8° *Symphyses sacro-iliaques* (*symphysis ossis sacri et coxæ*) (4).

L'os des iles tient au sacrum, non seulement par un cartilage ligamenteux, auriculiforme, et commun aux deux os, mais encore par de fortes fibres tendineuses insérées dans des fossettes et à des aspé-

1 Weitbrecht, tab. XVI, *m*, *m* ; tab. XVII, *l*, *m*. — Langenbeck, tab. XI, fig. 9, 4 ; 10, 9.

2 Weitbrecht, tab. X, fig. 37, *i*. — Langenbeck, tab. XI, fig. 7, 6.

3 Weitbrecht, tab. X, fig. 37, *k*, *l*.

4 Weitbrecht, tab. XVII, fig. 52, *c*.

rités, et de plus par le périoste, qui passe sur l'articulation en devant et en bas. Quelquefois, chez des femmes qui périssent dans le cours d'un accouchement même facile, l'os des iles et le sacrum sont séparés l'un de l'autre, en cet endroit, par une distance d'environ un pouce, et laissent ainsi entre eux une cavité à parois tantôt rugueuses, tantôt lisses et unies.

9° **Symphyse pubienne** (*symphysis s. commissura ossium pubis*) (1).

Les surfaces des pubis, un peu plus distantes en devant qu'en arrière, sont couvertes de cartilages, retenus ensemble par des fibres tendineuses ou ligamenteuses transversales. Ces fibres sont plus courtes en haut et en dedans ; elles deviennent plus longues en bas et en dehors. A toute leur périphérie, elles sont plus épaisses, et entourées en quelque sorte d'un ligament, auquel se mêlent aussi les tendons des muscles du bas-ventre.

Il n'est pas rare, chez les femmes qui périssent au milieu d'un accouchement même facile (2), qu'on trouve au milieu de cette symphyse une véritable excavation, à parois tantôt rugueuses et tantôt lisses, dont il reste des traces en arrière, même chez certaines femmes âgées qui ont eu des enfants.

Ce ligament est plus large, plus mou, mais moins haut, chez les femmes que chez les hommes. Il se ramollit et se relâche vers l'époque de la parturition (3).

(1) Bonn, dans *Verhandlingen te Rotterdam*, t. III, 1777, p. 251; tab. II, III, IV. — Langenbeck, tab. XI, fig. 10, 12, 1. — Mohrenheim *Entbindungskunst*, Pétersbourg, 1791, en distingue encore un *ligamentum arcuatum ossium pubis*. Ce ligament arqué passe, au-dessous de la symphyse, d'un pubis à l'autre, et doit être considéré comme un ligament à part, qui contribue essentiellement à fortifier la jonction des deux os.

(2) Cependant Sœmmerring a trouvé une légère cavité au milieu de ce ligament chez un jeune garçon.

(3) Sœmmerring a vu plusieurs fois ce ligament ramolli, après des accouchements faciles, chez des femmes, ayant d'ailleurs un bassin non étroit, qui succombaient peu d'heures après la parturition, entre autres chez une qui venait de mettre au monde deux jumeaux, et qu'une hémorrhagie fit périr. Suivant Tenon (*Mém. de l'Institut*, t. VI, p. 117), la symphyse pubienne se compose, dans les deux sexes, ou d'un seul cartilage unissant les deux faces pubiennes, ou de deux cartilages qu'enveloppe un appareil ligamenteux plus considérable en bas qu'en haut. Cependant le cas le plus ordinaire est le second chez les femmes, quel que soit leur âge. L'espace compris entre les deux cartilages, et que remplit un liquide, est parfois si petit, qu'il n'a l'air que d'une simple fente sur la tranche de la symphyse ; mais parfois aussi il a jusqu'à une ligne et demie, et même, aussitôt après l'accouchement, jusqu'à

10° *Membrane obturatrice* (*membrana obturatoria*) (1).

Elle s'attache aux bords tranchants du trou dont elle porte le nom. Son feuillet interne est lisse et formé de fibres transversales; l'externe présente plusieurs couches de fibres affectant des directions diverses. Elle se prolonge en bas, le long de la branche descendante du pubis, de même aussi qu'elle envoie des fibres jusqu'à la capsule de l'articulation coxo-fémorale. Non seulement elle est percée de petits trous, mais encore, ses deux feuillets affectant une direction oblique par rapport l'un à l'autre, elle laisse à l'angle supérieur du trou obturateur, c'est-à-dire au plus rapproché de la cavité cotyloïde, une espèce de canal prismatique oblique, pour le passage de vaisseaux sanguins, de lymphatiques et d'un nerf. Les muscles obturateurs externe et interne s'y attachent.

11° *Ligaments sacro-iliaques vagues* (*ligamenta accessoria vaga postica ossis sacri s. sacro-iliaca vaga*) (2).

Çà et là on remarque, dans le périoste de la partie postérieure du sacrum, des fibres tendineuses, semblables à celles qui sont aussi tendues au-devant des huit trous sacrés.

12° *Ligaments sacro-coccygiens* (*ligamenta ossium coccygis s. sacro-coccygia*) (3).

De la partie postérieure du sacrum partent des fibres tendineuses, droites et assez longues, qui descendent au coccyx ; les cornes du premier coccygien tiennent aussi à celles du sacrum par des ligaments particuliers, courts, mais forts. On peut donner à ces divers ligaments le nom de *sacro-coccygiens postérieurs*. Non seulement ils unissent le sacrum au coccyx, et les pièces coccygiennes les unes avec les autres, mais encore ils empêchent le coccyx de se porter trop en avant. En outre, le coccyx est uni au sacrum, et ses propres pièces

un travers de doigt de large. On ne remarque qu'en arrière un intervalle incomplet. Ce cartilage (ou plutôt ce double cartilage) ne perd jamais sa consistance, ne devient jamais plus mou ou plus dense; le ramollissement qu'on y remarque quelquefois chez les femmes qui viennent d'accoucher, dépend de la présence de deux cartilages, et de l'allongement, de l'amincissement de l'appareil ligamenteux. Du reste, l'élargissement de la symphyse pubienne n'est pas propre aux femmes seules ; on l'observe aussi parfois chez des hommes, même pendant la vie.

(1) Weitbrecht, tab. XVII et XVIII, fig. 18, 19. — Langenbeck, tab. XI, fig. 7, 8; fig. 13.

(2) Weitbrecht, tab. XVI, fig. 51. — Langenbeck, tab. XI, fig. 8, 5.

(3) Weitbrecht, tab. XVI, fig. 57, *p.* — Langenbeck, tab. XI, fig. 7, 5 ; 8, 4.

le sont ensemble, par des cartilages absolument semblables aux disques cartilagineux qui existent entre les pièces du reste de la colonne épinière. Quelquefois des ligaments analogues, situés à l'intérieur, s'étendent du sacrum non seulement à la première pièce coccygienne, mais encore aux suivantes, et parfois même d'une de celles-ci à l'autre : on peut les appeler *ligaments sacro-coccygiens antérieurs.*

Considérations sur le bassin en général.

Le *bassin* (*pelvis*) (1), qui résulte de sept os, le sacrum, les quatre coccygiens et les deux coxaux, forme une cavité tout-à-fait ouverte par le haut, interrompue par le bas, et dont les parois sont à peu près invariables, si ce n'est du côté du coccyx. Outre quelques muscles et un peu de graisse, il contient une partie de l'intestin grêle, le rectum, la vessie urinaire, les organes génitaux internes, les gros nerfs et les gros vaisseaux des membres inférieurs, enfin beaucoup de lymphatiques, avec leurs glandes.

A l'extérieur, il est arrondi et plus large en haut qu'en bas ; il a plus de longueur des deux côtés qu'en devant et en arrière, à cause des tubérosités sciatiques. Dans la station, il repose sur la partie la plus épaisse de la portion iliaque de l'os coxal ; dans l'attitude assise, c'est sur les tubérosités sciatiques.

Le bassin entier est mobile tant sur les vertèbres lombaires que sur les cuisses. La mobilité, les uns sur les autres, des trois grands os dont il se compose, le sacrum et les coxaux, est très peu considérable, parce que les ligaments cartilagineux qui unissent ces os ensemble sont fort serrés, et qu'ils ne se relâchent que pendant la grossesse ou l'accouchement.

La crête qui commence au promontoire, s'étend de chaque côté sur les os des iles, en devenant plus aiguë, et se confond, en devant, avec celle du côté opposé, à la réunion des pubis, porte le nom de *ligne innominée*, ou *iléo-pectinée* (*linea innominata, terminalis s. ileo-pectinata*). Elle établit une ligne de démarcation bien tranchée entre le grand bassin et le petit bassin, et représente même le bord supérieur de ce dernier.

(1) CRÈVE, *Vom Baue des weiblichen Beckens*, Léipzick, 1794, in-4°, avec 9 planches. — NÆGELE, *des principaux vices de conformation du bassin, et spécialement du rétrécissement oblique*, traduit de l'allemand, avec des additions, par A.-D. Danyau, Paris, 1840, in-8, avec 16 pl. — MOREAU, *Traité pratique des accouchements*, pl. 2, 3, 4, 5. — On trouve, dans les Tables ostéologiques de Langenbeck, de bonnes figures de bassins d'homme et de femme.

Le grand bassin se compose pour ainsi dire de deux valves légèrement concaves, entre lesquelles les dernières vertèbres font saillie, et avec lesquelles se continue inférieurement le petit bassin. Les intestins, auxquels ces valves sont destinées à servir de soutien, ne peuvent donc point exercer de compression immédiate sur les autres viscères pelviens. Le pourtour du bord supérieur, ou le *détroit supérieur* (*apertura pelvis superior*) d'un petit bassin bien conformé, peut être ovale, ou arrondi, ou triangulaire. Les parois de la cavité située au-dessous de ce détroit sont lisses, et couvertes çà et là de fibres charnues, dans l'état frais. La postérieure se compose du sacrum; les latérales, droite et gauche, qui sont lisses et inclinées en avant dans la station, résultent de l'ilion et de l'ischion; l'antérieure est constituée par les pubis. Le détroit supérieur a une direction oblique : il regarde en haut et en avant; l'inférieur, au contraire, est tourné en bas et en arrière. Le promontoire se trouve beaucoup plus élevé que la symphyse pubienne. Cette symphyse est située obliquement d'avant en arrière : son bord supérieur regarde en avant, et l'inférieur en arrière. En bas, le bord un peu échancré du pubis forme un angle arrondi, appelé *arcade pelvienne* (*arcus ossium pubis*). Le pourtour du détroit inférieur s'étend du dernier os coccygien à la symphyse pubienne, le long du ligament sacro-sciatique, de la branche antérieure de l'ischion et de la branche descendante du pubis; cette ouverture est ovale dans l'état frais. Son plus grand diamètre s'étend en travers, d'une tubérosité sciatique à l'autre. Après la dessiccation, elle devient cordiforme, à cause du retrait des ligaments. Quand on a conservé les ligaments, la grande échancrure sciatique, comprise entre le sacrum et l'os coxal, apparaît sous la forme d'un trou triangulaire, à angles arrondis, mais plus grand que le trou ovale de l'os des iles. Ce trou donne passage au nerf sciatique, à l'artère et à la veine ischiatiques et au muscle pyriforme.

Les diamètres de la cavité pelvienne et de ses détroits sont sujets à de grandes variations, dont la connaissance intéresse surtout l'art obstétrical. Chez l'enfant, le bassin est si étroit, que la vessie même ne trouve point à s'y loger : on ne remarque non plus alors aucune différence entre les sexes, tandis qu'il y en a une bien prononcée dans l'âge adulte. Il semble que le diamètre du bassin de la femme devienne réellement un peu plus grand après des accouchements répétés, à cause du gonflement des ligaments.

La table suivante donne l'indication approximative des dimensions moyennes des diamètres du bassin, chez les adultes bien conformés (1).

DÉTROIT SUPÉRIEUR OU ABDOMINAL.	HOMME.		FEMME.	
	pouc. lig.		pouc. lig.	
Diamètre antéro-postérieur ou sacro-pubien (conjugata).	4	6	4	3
Diamètre transverse ou bis-iliaque. . .	5	»	4	10
Diamètre oblique.	4	8	4	6

CAVITÉ PELVIENNE.				
Diamètre droit.	4	6	4	4
Diamètre transverse	4	6	4	4

DÉTROIT INFÉRIEUR OU PÉRINÉAL.				
Diamètre droit antéro-postérieur ou coccy-pubien.	3	6	3	9
Diamètre transversal ou bis-ischiatique..	3	6	4	»
Angle de la symphyse pubienne. . . .	75 degr.		95 degr.	

On appelle *inclinaison du bassin* (*inclinatio pelvis*) la direction que cette cage affecte par rapport à un plan horizontal sur lequel on la pose. L'angle qui résulte de là n'est pas le même chez tous les sujets, mais ne paraît pas différer beaucoup dans les deux sexes. On le détermine d'après le diamètre antéro-postérieur des deux détroits ét leur rapport avec le plan horizontal. L'inclinaison du détroit supérieur est, terme moyen, de 60 à 65 degrés ; celle de l'inférieur de 12 à 16. Les modernes ont reconnu, par des mesures exactes, qu'elle est plus forte qu'on ne le croyait autrefois (2). Malgré la mobilité du bassin, et la diversité de son inclinaison suivant les individus, celle-ci demeure toujours la même, chez un sujet quelconque, dans la station.

(1) Les dimensions varient si fréquemment, de trois lignes à six lignes même, qu'une indication minutieuse, telle qu'on la trouve dans divers écrits, semble dépourvue de toute utilité.

(2) D'anciens observateurs ont évalué trop bas (parfois de moitié) l'inclinaison du bassin. Ainsi, Osiander dit l'angle de 30 degrés, Levret de 35, Kluge de 45, tandis que, d'après les mesures précises de Naegele, il est de 60 degrés, terme moyen, chez les femmes, et, d'après les deux Weber, de 63 à 64, chez l'homme et la femme. L'angle du détroit inférieur avec le sol horizontal est de 11 degrés d'après Naegele, de 10 selon Weber (terme moyen). Voilà pourquoi les anciennes figures du squelette, même celle d'Albinus, sont fausses en ce qui concerne la direction du bassin.

CHAPITRE VII.

DES LIGAMENTS DES MEMBRES INFÉRIEURS.

I. *Ligaments de la hanche.*

1° *Bourrelet cotyloïdien* (*ligamentum labri cartilaginei trans-versale internum et externum*) (1).

Le bord de la cavité cotyloïde de l'os des iles est entouré par une masse qui le prolonge, et qui tient le milieu entre le ligament et le cartilage. Cette masse fait surtout saillie en haut et en dehors. Lorsqu'elle arrive, par le haut et par le bas, à l'échancrure du bord de la cavité, elle devient complétement ligamenteuse, et non seulement remplit l'échancrure, de manière à l'effacer, mais encore envoie un prolongement dans la corne inférieure ; cependant elle laisse un trou par lequel passent des vaisseaux. A l'extérieur, ce bourrelet est couvert de deux ou trois languettes obliques (*ligamentum labri cartilaginei transversale externum*), qui viennent de la membrane du trou obturateur, et descendent obliquement vers la corne opposée de l'échancrure cotyloïde, en croisant les fibres du ligament précédent (2).

2° *Ligament capsulaire de la tête du fémur* (*membrana capsularis femoris*) (3).

Cette capsule, la plus grande et la plus forte de toutes celles du corps, est couverte tout autour de divers muscles qui ne sont unis avec elle que d'une manière assez lâche : en devant, par l'iliaque et le psoas ; en dedans, par le pectiné et l'obturateur externe ; en arrière, par l'obturateur externe, l'obturateur interne, le carré de la cuisse, le pyriforme et les jumeaux ; en dehors, par le petit fessier, qui y tient plus que les autres. Elle provient, circulairement, tant de la portion osseuse que du prolongement cartilagineux du bord de la cavité cotyloïde, mais de telle sorte cependant que le bord tranchant du cartilage demeure libre dans la cavité. A l'extérieur, elle monte jusqu'à l'angle inférieur de la crête iliaque ; à l'intérieur, elle s'insère tout autour du bord tranchant du rebord cartilagineux. Elle entoure en-

______

(1 WEITBRECHT, tab. XVIII, fig. 54-55 (l'interne) ; fig. 55, *e, e* (l'externe). — LANGENBECK, tab. XIV.

(2) L'anneau élastique qui entoure la cavité cotyloïde passe sans interruption sur l'incisure de cette dernière. Son bord externe enferme solidement la tête du fémur, et empêche, comme une soupape, que les membranes externes pénètrent dans l'intérieur de la cavité.

(3 WEITBRECHT, tab. XVIII, fig. 56. — LANGENBECK, tab. XIV, fig. 13, 1.

tièrement la tête et le col du fémur, et s'attache en devant à la ligne
âpre comprise entre les trochanters, presque jusqu'au grand trochanter lui-même : en arrière, elle ne descend pas si bas que la ligne
étendue d'un'trochanter à l'autre ; elle est donc plus longue par-devant,
et plus courte au grand trochanter. La plus grande épaisseur de cette
membrane correspond en avant, où les muscles iliaque et psoas la
couvrent ; sa partie la plus mince est au col, où le muscle carré de
la cuisse repose sur elle. Çà et là, elle est fortifiée par des prolongements de l'aponévrose externe de la cuisse, qui pénètrent entre les
muscles obturateur externe, pectiné, iliaque et psoas, droit de la
cuisse et petit fessier : elle l'est également par la portion du tendon
du muscle droit de la cuisse qui s'insère à la cavité cotyloïde, et qui,
en arrivant à cette dernière, passe transversalement sur elle. Sa membrane interne, qui est lisse, forme divers plis, et, à l'endroit où elle
se réfléchit sur la tête de l'os, elle semble être composée de fibres circulaires (1). Ses fibres externes sont beaucoup plus longues que les
internes.

3° *Ligament rond de la tête du fémur (ligamentum teres capitis
femoris)* (2).

Ce ligament, qui unit la tête du fémur avec la cavité cotyloïde, affecte au fond de celle-ci la forme d'une pyramide triangulaire. La
base du côté interne, celui qui touche la tête du fémur, se fixe au
ligament interne de la cavité cotyloïde. Celle du côté supérieur, qui
touche à la cavité, vient de l'extrémité du bord inférieur de la corne
supérieure. Il s'arrondit en se rapprochant de la tête du fémur. La

(1) Cette différence d'épaisseur, et en général la disposition tout entière de
la membrane capsulaire, sont fort remarquables. Les deux Weber regardent
avec raison les fibres circulaires comme un ligament annulaire particulier
(*zona orbicularis*, situé au-dessous de la membrane capsulaire, et se compor-
tant comme le ligament annulaire de la tête du radius ; seulement il n'est pas
aussi distinct que ce dernier de la membrane. En effet, la masse ligamenteuse
se partage au bord de la surface de la tête du fémur ; une partie des fibres
forme deux faisceaux, qui se rendent, en avant et en arrière, autour du fémur, de sorte qu'il résulte de là une languette demi-circulaire naissant de l'é-
pine iliaque antérieure et inférieure, et y retournant. Les deux Weber consi-
dèrent la partie supérieure et la plus épaisse de la membrane capsulaire comme
un ligament supérieur : ce ligament est triangulaire, et son sommet nait de la
partie supérieure du bord de la cavité cotyloïde. Conjointement avec le ligament rond, il limite l'adduction de la cuisse, tandis que le reste de la membrane capsulaire borne l'extension de l'articulation coxo-fémorale.

(2) WEITBRECHT, tab. XVIII, fig. 56. — TH. SCHWENCKE, *Haematologia*,
Lahaye, 1743, in-8 (figure du ligament chez une femme de vingt-deux ans).—
LANGENBECK, tab. XIV, fig. 14, 15, 4, 4.

membrane glissante étalée à sa surface forme plusieurs plis, qui deviennent plus longs du côté de l'insertion, admettent de la graisse articulaire entre leurs feuillets, et contiennent aussi quelques fibres ligamenteuses (*ligamenta massæ adiposæ*) (1).

II. *Ligaments de la jambe.*

1° *Ligament latéral interne du genou* (*ligamentum laterale internum genu*) (2).

Ce ligament s'étend obliquement du condyle interne du fémur au côté interne du tibia. Il est arrondi et plus étroit en haut, plus mince et plus large en bas, et couvert par l'épanouissement du couturier, du grêle interne, du demi-tendineux et même du vaste interne. En arrière, il est fortifié par une languette qui s'attache au cartilage semi-lunaire interne.

2° *Ligament latéral externe du genou* (*ligamentum laterale externum genu*) (3).

C'est un fort cordon arrondi, situé entre le condyle externe du fémur et le péroné. Il s'attache à un tubercule du fémur, qui lui est commun avec le tendon du muscle poplité. Dans son trajet, il s'unit de la manière la plus intime avec le cartilage falciforme et avec la capsule articulaire.

Outre ce ligament, auquel on donne l'épithète de *long*, il y en a un autre, *court*, situé derrière lui, entre la partie la plus profonde du condyle de l'humérus et le sommet du péroné. Celui-ci, également uni avec le cartilage semi-lunaire et avec la capsule articulaire, ne s'attache quelquefois pas au fémur, mais seulement à la membrane capsulaire, au-dessus du cartilage.

Les ligaments latéraux, interne et externe, unissent le fémur avec les os de la jambe. Ils se tendent dans l'extension de la jambe, et s'opposent tant à sa pronation qu'à sa supination; ils se relâchent au contraire pendant la flexion, et permettent alors ces deux derniers mouvements.

3° *Capsule articulaire* (*membrana capsularis genu*) (4).

---

1. Il résulte de là qu'il ne reste pas de vide dans l'articulation ; celui que laisse le ligament rond est rempli par la graisse articulaire. Le ligament rond ne sert pas, comme on le prétend, à fixer le fémur dans la cavité cotyloïde, mais seulement à limiter ses mouvements.

2 WEITBRECHT, tab. XIX, fig. 58, *k*. — LANGENBECK, tab. XIV, fig. 17, 13.

3° WEITBRECHT, tab. XIX, fig. 57, *e* (le long); tab. XX, fig. 59, *g* (le court). — LANGENBECK, tab. XIV, fig. 21, 7; fig. 17, 12.

4. WEITBRECHT, tab. XIX, fig. 57. — LANGENBECK, tab. XIV, fig. 16, 1.

La membrane proprement dite de la capsule articulaire prend naissance, en devant, à une assez grande hauteur au-dessus de la surface articulaire du fémur. Elle naît latéralement du milieu des condyles de cet os, et en arrière de la portion voûtée du bord de la surface incrustée. Adhérente, chemin faisant, aux cartilages semi-lunaires, elle descend se fixer à tout le pourtour raboteux de l'extrémité supérieure du tibia, en recevant encore dans son intérieur la rotule et une partie de son tendon supérieur et inférieur. Cette membrane, assez lâche en arrière, est fortifiée, non seulement par des fibres particulières qui se rendent en rayonnant du condyle externe du fémur à la rotule (1), mais encore par les tendons des jumeaux, du plantaire grêle et du poplité, puis par les trois ligaments latéraux qui viennent d'être décrits, enfin par l'aponévrose crurale et l'épanouissement des tendons du biceps crural, du vaste externe et du vaste interne, qui s'étendent sur la rotule, et qu'on peut même parvenir à en détacher. Elle l'est aussi en arrière par une languette qui descend obliquement du condyle externe du fémur au tendon du muscle demi-membraneux (2), qui, lorsqu'elle manque, est remplacée par d'autres fibres, quelquefois croisées, et qui sert à l'insertion des jumeaux et du plantaire grêle. Du reste, la membrane de cette capsule articulaire forme intérieurement diverses duplicatures plus ou moins chargées de graisse, notamment une de chaque côté de la rotule (3), qu'un prolongement réunit, au-dessous de cet os, avec celle du côté opposé, et qui se perd, par une petite languette (4), dans l'enfoncement par lequel les deux condyles du fémur sont séparés l'un de l'autre (5).

4° *Ligaments croisés* (*ligamenta cruciata in poplite*) (6).

Inférieurement, le fémur est uni avec le tibia par deux forts ligaments qui se croisent. L'antérieur vient de l'enfoncement creusé entre les condyles du fémur, ou il naît de toute la paroi du condyle externe, plus cependant en arrière qu'en avant, et s'attache à la partie antérieure de l'épine du tibia. Le postérieur vient de la paroi

(1) Fig. 57, *c, h.*
(2) Fig. 59, *h.*
(3) Fig. 60, *e, d.*
(4) Fig. 60, *c.*
(5) Weitbrecht les a décrits sous les noms de 1° *ligamentum alare minus*; 2° *ligamentum alare majus*; 3° *ligamentum mucosum s. appendix*. La membrane capsulaire ne fait que protéger l'articulation du genou, sans en limiter les mouvements.
(6) WEITBRECHT, tab. XXI, fig. 61-62. — LANGENBECK, tab. XIV, fig. 19.

du condyle interne, mais plus en devant, et se porte à la partie postérieure de l'épine (1.

5° *Ligaments des cartilages semi-lunaires (ligamenta cartilaginum lunatarum s. falcatarum s. inter-articularium* (2).

Les cartilages semi-lunaires ne sont pas seulement attachés à la membrane capsulaire et aux ligaments latéraux de l'articulation fémoro-tibiale ; leurs cornes tiennent encore au tibia, au fémur et entre elles.

Le cartilage semi-lunaire externe ressemble à un anneau incomplet ; il a presque la même largeur partout ; plus épais à son pourtour, il va en s'amincissant vers le milieu. Sa corne antérieure s'attache à la fossette et à la partie déclive de la tubérosité externe du tibia ; la postérieure au ligament croisé postérieur et à la partie déclive des tubérosités externe et postérieure.

Le cartilage semi-lunaire interne a la forme d'une demi-lune, à cornes aiguës, dont l'antérieure se fixe en avant au bord du tibia, et la postérieure dans la fossette postérieure.

En outre, les deux cartilages tiennent encore l'un à l'autre, au bord antérieur du tibia, par un petit ligament transversal (3), dont un prolongement, accompagné d'une duplicature de la membrane interne, se perd en avant dans la petite fossette creusée entre les condyles du tibia (4).

6° *Ligament de la tête du péroné (ligamentum capituli fibulæ*) (5).

La membrane capsulaire qui entoure l'articulation supérieure du péroné et du tibia, est mêlée de quelques fibres tendineuses parallèles, obliques, qui n'offrent aucune interruption en arrière, mais qui, en devant, se jettent parfois sur le tendon du muscle biceps crural de manière que celui-ci arrive horizontalement au tibia.

7° *Ligament interosseur de la jambe (membrana interossea cruris, septum longitudinale interosseum*) (6).

Comme celui de l'avant-bras, il s'étend du bord tranchant du tibia au

(1 Les frères Weber ont fait voir que les ligaments croisés sont tendus partiellement, tant dans la flexion que dans l'extension ; dans la flexion ou l'extension, ils obligent les condyles du fémur à rouler sur la face du tibia, et les empêchent de se déplacer.

2 Weitbrecht, tab. XXI, fig. 63. — Langenbeck, tab. XIV, fig. 20.

(3) Weitbrecht, fig. 62, 63, *x*.

(4 Les cartilages semi-lunaires glissent sur le tibia en même temps que les condyles du fémur ; ils servent à répartir la pression, à garantir l'articulation de tout ébranlement violent, en même temps qu'à la clore et à la tendre.

(5) Weitbrecht, tab. II, *b* ; fig. 61, 62. — Langenbeck, tab. XIV, fig. 17, 17.

(6 Langenbeck, tab. XV, fig. 1.

bord interne du péroné. Les fibres qui le constituent sont pour la plupart obliques ; cependant d'autres les croisent, et elles laissent aussi çà et là des ouvertures pour le passage de vaisseaux et de nerfs. Cette membrane sert également à l'insertion de fibres musculaires.

8° *Ligament péronéo-tibial supérieur* (*ligamentum tibio-fibulare s. malleoli interni superius anticum et posticum*) (1).

De l'extrémité inférieure du tibia partent, en devant et en arrière, de forts faisceaux fibreux, qui descendent obliquement vers l'extrémité inférieure du péroné ; les fibres supérieures sont plus courtes que les inférieures, qui deviennent peu à peu de plus en plus longues.

9° *Ligament péronéo-tibial inférieur* (*ligamentum tibio-fibulare s. malleoli interni inferius anticum et posticum*) (2).

En avant et en arrière, au-dessous des ligaments précédents, on voit une languette étroite se détacher de l'extrémité du bord inférieur du tibia et se porter à celle du péroné, ou à la malléole externe. Cette languette, qui prolonge le bord des surfaces articulaires du tibia et du péroné, fait que ces surfaces s'appliquent plus exactement à celle de l'astragale.

III. *Ligaments du pied.*

1° *Ligament péronéo-calcanien* (*ligamentum fibulæ medium perpendiculare s. fibulare calcanei s. laterale externum*) (3).

Il part du péroné, immédiatement au-dessus du sommet, et va gagner le côté externe du calcanéum. Ce ligament très serré sert non seulement à unir les deux os l'un avec l'autre, mais encore à limiter la flexion de l'articulation.

2° *Ligaments péronéo-astragaliens* (*ligamentum fibulæ s. malleoli externi anterius et posterius*) (4).

L'antérieur de ces deux ligaments descend obliquement du bord du péroné à l'astragale, en passant entre le ligament tibio-fibulaire inférieur et le péronéo-calcanien ; il sert à unir les deux os ensemble, et à limiter l'extension de l'articulation du pied. Le postérieur vient d'un petit enfoncement du péroné, se porte presque transversalement au côté postérieur de l'astragale, envoie parfois obliquement quelques

---

(1) Weitbrecht, tab. XXII, fig. 64, *c* (l'antérieur) ; 65, *a* (le postérieur).— Langenbeck, tab. XV, fig. I, 15.

(2) Weitbrecht, tab. XXII, fig. 64, 66 (l'antérieur ; 65, *c* ; 66, *z* (le postérieur). — Langenbeck, tab. XV, fig. I, 16.

(3) Weitbrecht, tab. XII, fig. 64, *e*. — Langenbeck, tab. XV, fig. 3, 2″.

(4 Weitbrecht, tab. XXII, fig. 64, *f* (l'antérieur) ; fig. 65, *d* (le postérieur). — Langenbeck, tab. XV, fig. I, 15 et 16. — On peut, avec Langenbeck, distinguer un ligament supérieur et un inférieur.

fibres à la malléole interne, et se compose de fibres unies ensemble d'une manière assez lâche.

3° *Ligament deltoïdien*, ou *tibio-tarsien* (*ligamentum deltoïdes*) (1).

Il vient de tout le sommet de la malléole interne ; ses fibres, étalées en rayons, s'insèrent tant à la petite fossette qu'on remarque sur la face interne de l'astragale, qu'à la saillie et la face encroûtée du calcanéum, ainsi qu'à la convexité du scaphoïde. Les trousseaux fibreux postérieurs sont les plus courts, mais les plus épais; les antérieurs sont les plus longs, mais les plus minces. Il a une forme générale triangulaire, et présente une échancrure pour les tendons des muscles tibial postérieur et long extenseur des orteils. Quand l'articulation tibio-tarsienne s'étend, les fibres antérieures du ligament sont tendues, et les postérieures relâchées; l'inverse a lieu pendant la flexion.

4° *Capsule de l'articulation tibio-tarsienne* (*membrana juncturæ capsularis*) (2).

Cette capsule est lâche, et n'est fortifiée que par les fibres inconstantes dont il a été parlé à l'occasion du ligament périnéo-astragalien, à moins qu'on ne veuille considérer comme destinés à la renforcer les trois ligaments précédents, et le péronéo-astragalien lui-même.

5° *Ligaments des os du tarse* (*ligamenta ossium tarsi*) (3).

L'astragale et le calcanéum tiennent l'un à l'autre, 1° par une membrane capsulaire (4) qui est mince en avant et en arrière, lâche et munie d'un appendice ; elle disparaît presque au côté externe, à cause du ligament péronéo-astragalien, tandis qu'au côté interne, elle est ferme et rigide, quoique sans fibres marquées, pour résister aux tendons du long fléchisseur des orteils, qui passe sur elle ; 2° par cinq ou six languettes ligamenteuses, qui remplissent l'échancrure existante, au côté externe, entre les deux os, affectent des directions diverses, et sont les unes arrondies, les autres larges; 3° par une partie de la forte gaîne du tendon du long fléchisseur du gros orteil. Il n'y a donc pas de mouvement possible entre les deux os.

L'astragale et le scaphoïde tiennent ensemble au moyen de la capsule mince et lâche, surtout en haut. Cette capsule est fortifiée là par deux ligaments, savoir : 1° un supérieur (5), qui se rend de la face

(1) WEITBRECHT, tab. XXII, fig. 67, *g.* — LANGENBECK, tab. XV, fig. 4, 2.
(2) WEITBRECHT, tab. XXII, fig. 64, 65. — LANGENBECK, tab. XV, fig. 2.
(3) LANGENBECK, tab. XV, fig. 2-5.
(4) Fig. 65, *g.*
(5) Fig. 64, *k.*

supérieure et rugueuse du col du scaphoïde à la face supérieure du corps de cet os, et souvent jusqu'au second cunéiforme; 2° un inférieur (1), qui est en quelque sorte un prolongement de l'autre, se compose de fibres plus courtes et plus faibles, et s'étend depuis le reste de la face supérieure rugueuse du col du scaphoïde jusqu'à la partie interne de la face supérieure du corps de cet os.

Le calcanéum et le scaphoïde sont unis, 1° en haut ou du côté du coude-pied, par une couple de ligaments, l'un supérieur, l'autre profond (2); 2° au côté interne, par une forte membrane, qui devient bientôt mobile, et contribue à former une poulie (*trochlea cartilaginea*)(3) pour le passage du tendon du muscle tibial postérieur; 3° inférieurement, ou à la plante du pied, par deux languettes obliques, l'une plate et mince (4), l'autre arrondie et épaisse (5).

Le calcanéum et le cuboïde sont très solidement unis ensemble, non seulement par la capsule, mais encore, 1° en haut par deux languettes superficielles et une autre profonde (6), qui se croisent en partie; 2° au côté externe, par un ligament à fibres courtes; 3° inférieurement, par un long et fort ligament (7), de dimensions considérables, dont les fibres s'étendent souvent plus loin que le cuboïde, par un autre ligament oblique, plus faible et plus court que le précédent, en dedans duquel il se trouve situé (8), et par un ligament rhomboïdal tendu au-dessous de ce dernier.

L'union du scaphoïde et du cuboïde a lieu, sans que ces deux os s'adaptent l'un à l'autre par des surfaces articulaires, au moyen de trois ligaments : 1° l'un superficiel (9); 2° une masse remplissant l'espace que celui-ci laisse entre lui et le suivant; 3° un ligament lâche et arrondi, libre à son pourtour (10).

Les moyens d'union du scaphoïde et des trois cunéiformes sont : 1° en haut, un ligament qui se divise en trois portions pour ces trois derniers os (11); 2° au côté interne, par un prolongement du précé-

(1) Fig. 67, *i*.
(2) Fig. 64, *l*.
(3) Fig. 67, *h*.
(4) Fig. 68, *b*.
(5) Fig. 68, *c*.
(6) Fig. 64, *m*.
(7) Fig. 68, 69, *d*.
(8) Fig. 68, *e*.
(9) Fig. 64, *p*.
(10) Fig. 69, *o*.
(11) Fig. 67, *c*.

dent, qui aboutit au grand cunéiforme (1) ; 3° en bas, quatre languettes provenant du scaphoïde, dont deux (2), largement distantes l'une de l'autre, se rendent au grand cunéiforme, une troisième (3) au second, et une quatrième longue, qui est intimement unie avec le tendon du muscle tibia postérieur, au troisième cunéiforme (4).

Le cuboïde et le troisième cunéiforme tiennent ensemble : 1° en haut, par un ligament plat et à fibres courtes (5); 2° en bas, par quatre languettes, une droite, qui marche d'arrière en avant (6), et trois transversales (7). Les trois premières s'étendent dans les interstices, et les remplissent.

Les trois cunéiformes sont unis ensemble, non seulement par la membrane capsulaire, mais encore : 1° en haut, ou sur le coude-pied, par des languettes ligamenteuses courtes et plates, qui vont du premier au second, et du second au troisième ; 2° inférieurement, à la plante du pied, par un ligament fort, mais à courtes fibres, qui joint ensemble le premier et le second cunéiforme, dont il remplit l'interstice (8); du second au troisième se rendent, profondément, des fibres courtes, mais fortes.

6° *Ligaments entre les os du tarse et du métatarse (ligamenta inter ossa tarsi et metatarsi)* (9).

L'*os métatarsien du gros orteil* tient au premier cunéiforme par une membrane capsulaire, que fortifient deux ligaments : 1° sur le coude-pied, un ligament plat (10), qui est un peu plus étroit au cunéiforme qu'au métatarsien; 2° à la plante du pied, un ligament qui s'étend en rayonnant du premier de ces os au second (11).

L'*os métatarsien du deuxième orteil* tient, non seulement par la capsule articulaire, du côté du coude-pied, mais encore : 1° par une languette oblique (12), au premier cunéiforme; 2° par une languette droite (13), au troisième ; 3° par une forte languette oblique (14), au

(1) Fig. 67, *l.*
(2) Fig. 69, *l, m.*
(3) Fig. 69, *n.*
(4) Fig. 69, *k.*
(5) Fig. 64, *t.*
(6) Fig. 68, *g.*
(7) Fig. 68, *h, i, k.*
(8) Fig. 70, *d.*
(9) LANGENBECK, tab. XV, fig. 3 et 5.
(10) Fig. 67, *n.*
(11) Fig. 68, *p.*
(12) Fig. 64, *k.*
(13) Fig. 64, *y.*
(14) Fig. 64, *z.*

deuxième; 4° à la plante du pied, au premier cunéiforme, par un ligament (1) qui appartient aussi en partie au métatarsien suivant, et qui s'étend à une certaine profondeur entre les deux os; 5° par un ligament droit et allongé (2), au troisième cunéiforme.

L'os métatarsien du troisième orteil tient, du côté du coude-pied : 1° au second cunéiforme, par une languette droite (3); 2° au cuboïde, par une languette oblique plus longue (4); 3° du côté de la plante du pied, au cuboïde, par un ligament oblique, qui lui est commun avec le second métatarsien (5); 4° du côté interne, au second cunéiforme, par un ligament allongé (6), et au troisième, par un autre (7), au cuboïde, par un ligament courbe (8), et au troisième cunéiforme, par un ligament droit.

Le *quatrième métatarsien* tient, du côté du coude-pied, au cuboïde par un ligament plat (9), du côté interne de la plante du pied, au troisième cunéiforme par un très fort ligament (10).

Le *cinquième métatarsien* ne tient point au cuboïde par des fibres spéciales, mais seulement par une membrane capsulaire épaisse et lâche, qui, à la plante du pied, forme une gouttière pour le muscle long péronier. Du reste, un ligament transversal, perçant les portions tendineuses du muscle tibial postérieur qui s'attachent au second et au troisième métatarsien, se rend du troisième cunéiforme à cet os (11).

7° *Ligaments entre les os métatarsiens* (*ligamenta inter ossa metatarsi*).

Les extrémités antérieures des quatre os métatarsiens externes sont unies ensemble, du côté du coude-pied : 1° par trois minces ligaments transversaux, situés le premier entre le second et le troisième os du métatarse, le second entre le troisième et le quatrième, le troisième entre le quatrième et le cinquième (12); 2° par des ligaments

(1) Fig. 64, *g*.
(2) Fig. 71, *b*.
(3) Fig. 64, *a*.
(4) Fig. 64, *β*.
(5) Fig. 69, *r*.
(6) Fig. 71, *c*.
(7) Fig. 71, *e*.
(8) Fig. 70, *h*.
(9) Fig. 64, *γ*.
(10) Fig. 69, *s*.
(11) Fig. 69, *u*.
(12) Fig. 64, *E*.

obliques, plus étroits et lâches (1). Le premier est situé entre le second et le troisième métatarsien, de sorte que, dirigé obliquement en avant, il s'insère au côté tibial de ce dernier. Le second et le troisième, au contraire (2), dont la direction est inverse, se trouvent entre le troisième et le quatrième, le quatrième et le cinquième métatarsien. Du côté de la plante du pied, les extrémités antérieures des quatre os sont unies : 1° par trois petits ligaments, un peu obliques, qui sont plus forts, parce qu'ils remplissent les intervalles ; le premier (3), situé entre le second et le troisième métatarsien, est le plus court, ces deux os étant fort rapprochés l'un de l'autre ; le second (4), entre le troisième et le quatrième métatarsien, est plus long ; le troisième (5), entre le quatrième et le cinquième métatarsien, est fort, mais lâche et souvent double ; 2° par un ligament commun, qui se porte obliquement, ou presque transversalement, du second métatarsien au cinquième (6) et qui, chemin faisant, tient au troisième et au quatrième.

Les extrémités digitales, ou les têtes, des os du métatarse, sont unies ensemble par de minces ligaments transversaux, qui sont beaucoup plus courts que leurs pareils à la main. Le premier, entre le métatarsien du gros orteil et celui du second, est un peu plus large que ceux qu'on trouve entre les quatre autres os de métatarse.

8° *Ligaments des phalanges des orteils* (*connexio phalangum digitorum pedis cum metatarsi ossibus et inter se*) (7).

L'union des premières phalanges avec les os du métatarse, de ces mêmes phalanges avec les secondes, et de celles-ci avec les troisièmes (ou, au gros orteil, de la première avec la troisième), a lieu par le moyen d'une membrane capsulaire, qui est mince en haut et latéralement très épaisse du côté de la plante du pied, et là, aplatie de manière à présenter la surface d'une poulie pour les tendons des fléchisseurs des orteils. La capsule qui retient la première phalange du gros orteil avec son métatarsien, renferme deux os sésamoïdes considérables : celle qui unit la première phalange de ce même orteil avec la dernière en offre aussi un petit, dans le milieu de la face plantaire.

1   Fig. 64, F.
2   *Id.*, k.
3   Fig. 68, v.
4   *Ibid.*, u.
5   *Ibid.*, z.
6   Fig. 69, x.
7   LANGENBECK, tab. XV, fig. 6 et 7.

Considérations générales sur les articulations des membres inférieurs.

La partie inférieure du corps (les jambes) porte le tronc , exactement de la même manière que celui-ci porte la tête. Le tronc se trouve en équilibre sur les jambes , comme la tête l'est sur lui. Il est supporté par elles sans que les muscles aient besoin de le retenir , ce qui n'arrive toutefois que dans la station droite. Les jambes sont des appuis mobiles , susceptibles de se raccourcir et de s'allonger ; les articulations qui s'y remarquent permettent tous les mouvements nécessaires à l'accomplissement de leurs fonctions , mais interdisent tous ceux qui seraient superflus. On doit distinguer dans chaque membre inférieur quatre segments , la cuisse, la jambe, le pied et les orteils ; ces derniers , comme étant la partie la plus mobile du pied , ont presque toujours, dans la station et dans la marche, des fonctions entièrement différentes de celles du reste du pied. Un mécanisme des plus harmonieux se déploie dans le mode particulier d'union de ces quatre segments.

L'articulation coxo-fémorale est une noix , dans laquelle les surfaces sphériques les plus belles et les plus parfaites entrent en contact l'une avec l'autre. Le demi-diamètre de ces sphères et la portion de leur surface par laquelle elles entrent en contact , sont fort considérables ; l'étendue du demi-diamètre a rendu nécessaire la présence d'un col très fort pour joindre la tête au reste de l'os ; celle de la surface de contact garantit la sûreté et la précision de la tenue du tronc par rapport à la jambe. L'articulation coxo-fémorale est celle de toutes qui a les surfaces de contact les plus étendues , et cependant sa mobilité est telle que , quand elle pend librement au tronc , elle oscille comme un pendule , parce que les deux surfaces sphériques contiguës ont précisément la grandeur voulue pour que la pression de l'air atmosphérique qui agit sur la jambe suffise à porter cette dernière , et par conséquent à la maintenir en équilibre. Ces deux surfaces s'appliquent l'une contre l'autre d'une manière si exacte , même lorsque le membre inférieur pend , qu'il ne peut pénétrer entre elles ni air , ni aucun autre fluide quelconque (1). Et cependant , malgré leur étendue , il n'y a point de frottement entre elles, ce qui aurait lieu inévitablement si la jambe pesait de tout son poids sur le bassin ; la

<hr>

(1) Les frères Weber ont prouvé , par des expériences très ingénieuses , dont on lira les détails dans le livre troisième , que c'est la pression de l'air atmosphérique qui retient la tête du fémur dans la cavité cotyloïde , et met la jambe en équilibre avec la hanche.

pression du membre inférieur sur la cavité cotyloïde disparaît par l'effet de l'air qui le soulève. L'air pèse bien sur le bassin avec une égale force ; mais cette portion de la pression atmosphérique est détruite par l'autre jambe, qui maintient le bassin, et tient par conséquent les deux surfaces articulaires en contact sans qu'elles se compriment mutuellement.

L'articulation fémoro-tibiale est disposée de telle manière que, dans l'extension de la jambe, c'est-à-dire quand celle-ci sert d'appui et de soutien, les mouvements des os conjoints l'un sur l'autre sont beaucoup plus bornés que dans la flexion ; ici, en effet, pendant l'action de grimper, et beaucoup d'autres qu'on exécute étant assis, la jambe et le pied ont une mobilité égale à celle de l'avant-bras et de la main, et qui leur deviendrait nuisible dans la marche. La disposition particulière du genou fait que le pied possède, comme la main par celle du coude, la faculté d'entrer en pronation et en supination ; mais cette flexion ne peut avoir lieu, au membre inférieur, que quand celui-ci se trouve ployé, et dans l'extension le genou est construit de manière à s'y opposer.

La jambe se joint au pied, comme la tête à la colonne vertébrale, par deux articulations. La supérieure, entre lui et l'astragale, est une charnière, dont l'axe horizontal se dirige de gauche à droite ; en sorte que quand la jambe est droite, et que le poids du corps comprime les deux surfaces articulaires, le membre ne peut que se ployer en avant et en arrière. L'inférieure, entre l'astragale et le reste du pied, a son axe horizontal qui fait presque un angle droit avec le précédent, c'est-à-dire qui se dirige d'avant en arrière, de sorte qu'elle permet au membre de tourner d'un côté à l'autre sur le pied. Ainsi, au moyen des deux articulations, la jambe, et avec elle le corps entier, peut se mouvoir en tous sens sur le pied à l'état de repos, tandis que chacune d'elles a la solidité d'une articulation réduite à une seule direction.

Les orteils ne sont pas propres, comme le reste du pied, à porter le poids du corps : c'est pourquoi on ne peut pas se dresser sur le bout des phalanges, mais seulement sur les extrémités antérieures des os du métatarse. Les phalanges servent à maintenir alors l'équilibre, et comme elles sont formées d'os nombreux, réunis par des articulations très mobiles, elles peuvent s'accommoder à la configuration du sol dans toutes les situations du pied.

LIVRE TROISIÈME.

MÉCANIQUE DE LA LOCOMOTION CHEZ L'HOMME.

—

Introduction.

§ I. Partout où les physiciens sont parvenus à reconnaître le véritable usage de certaines parties du corps de l'homme ou des animaux, et à découvrir la manière dont elles agissent, ils ont acquis aussi la conviction que la nature a employé les moyens les plus propres à la conduire au but qu'elle voulait atteindre. En considérant l'œil humain, Euler fut amené à penser qu'il y avait possibilité de construire des lunettes achromatiques, c'est-à-dire non dispersives de la lumière, et par là de procurer à ces instruments d'optique un degré de perfection que Newton croyait incompatible avec la nature de la lumière et des corps réfringents : Dollond parvint à réaliser cette imitation de l'œil humain dans le télescope. Assurément une connaissance approfondie du corps de l'homme et des animaux conduirait à d'autres découvertes non moins importantes pour la science qu'utiles pour les arts et l'industrie. Celle surtout du mécanisme à l'aide duquel l'homme et les animaux se meuvent serait propre à faire espérer un tel résultat ; car la locomotion est précisément une des plus importantes actions de l'organisme, et parmi les fonctions il ne s'en trouve aucune à laquelle tant d'organes soient consacrés, dont l'exercice mette en jeu une partie si considérable du corps. Lorsqu'on examine les choses de près, on demeure bientôt convaincu que les moyens les plus efficaces ont été mis en usage pour procurer un mouvement énergique et rapide en consommant le moins possible de force musculaire, que ce mouvement est possible quelles que soient l'inclinaison et la nature du sol, qu'une foule de circonstances peuvent le modifier, et que toujours le but est obtenu à l'aide des moyens les plus simples. Aussi la marche est-elle si facile pour l'homme qu'il peut la supporter plus longtemps que la station. Ses membres sont si favorablement disposés pour cela, que, comme l'ont appris les expériences, aucun des autres usages auxquels il les applique, par exemple l'action de tourner une manivelle, ne saurait produire un résultat aussi considérable.

Pendant longtemps on n'a pas connu de machines qui pussent se mouvoir sur le sol par une force à elles propre, et communiquer leur mouvement à d'autres corps : on n'employait alors que les organes dont la nature a pourvu l'homme et les animaux dans cette vue. Aujourd'hui nous avons les machines à vapeur, qui se meuvent avec force et vélocité, sans avoir besoin d'être traînées par des animaux. Mais ces machines ne peuvent servir que sur des voies planes, solides et horizontales ou à peu près (comme les rails des chemins de fer), et il suffit d'une inclinaison un peu marquée de la voie pour leur opposer d'insurmontables obstacles. Dans un sol mou, les roues s'enfoncent, au lieu de rouler sur la surface. Les animaux, au contraire, et l'homme surtout, ne sont complétement arrêtés ni par la mollesse ou l'inégalité du sol, ni même par la rapidité avec laquelle le terrain monte ou descend. Il n'est aucun mode de translation d'un fardeau sur la surface de la terre où les fâcheux effets du frottement et de l'ébranlement aient été mieux évités que dans la marche et la course; aucun qui permette si aisément de changer la direction suivant laquelle a lieu le mouvement; aucun enfin dans lequel les instruments s'accommodent avec tant de facilité aux obstacles divers dont il s'agit de triompher. Il est donc permis de croire que, quand le mécanisme de la marche sera bien connu, on en pourra tirer de grands avantages pour l'invention de machines locomotives capables de servir dans certaines contrées où nos voitures ordinaires ne sauraient être employées, et où l'homme se voit forcé de recourir à l'emploi des animaux. Qu'on parvienne à démontrer, comme nous croyons pouvoir le faire, que la marche et la course sont un mouvement tellement mécanique et tellement susceptible d'être calculé par avance, qu'aucun effort spécial de la volonté n'est nécessaire pour faire entrer en jeu l'un après l'autre, et dans l'ordre requis, les instruments aptes à l'accomplir, et aussitôt on conçoit, sans nul effort, la possibilité, par exemple, d'une machine mue par la vapeur, et marchant sur deux, quatre ou six jambes. Qu'on imagine des supports susceptibles de se raccourcir et de s'allonger ensuite de nouveau avec une grande force, comme le font les jambes de l'homme, ce qui serait le cas, entre autres, d'un tuyau d'où un corps de pompe viendrait à être chassé par la vapeur, et l'on aura l'espoir d'atteindre le but. Nous ne croyons pas cependant que le temps soit venu de songer à l'exécution de machines progressant au moyen d'une marche artificielle, car nos connaissances sont encore trop bornées sous ce rapport. Mais c'est déjà un sujet de satisfaction que d'espérer qu'un jour l'homme pourra imaginer des ma-

chines de ce genre, et les construire sur une échelle assez grande
pour qu'elles ne soient arrêtées ni par les déserts ni par les fleuves (1).
Dans nos pays, où les routes frayées ne manquent pas, et où les
roues peuvent servir presque partout, de telles machines n'auraient
à elles seules aucune utilité, car il serait absurde de vouloir renoncer
aux grands avantages que la roue procure pour le transport des fardeaux lorsque les chemins sont bons ; mais on conçoit qu'elles pourraient être associées avec avantage à nos voitures ordinaires.

§ 2. En déterminant avec exactitude ce qui arrive pendant la
marche et la course, mesurant surtout le plus ou moins d'inclinaison
en avant que prend le tronc suivant la vitesse de la marche ou de la
course, et enfin indiquant d'une manière précise les attitudes que les
membres affectent aux différents temps d'un pas, on peut procurer
aux artistes des données auxquelles ils n'arriveraient point aussi bien
par leurs propres observations. En effet, les situations des diverses
parties du corps changent trop rapidement, pendant la marche et la
course, pour que toutes les circonstances qui s'y rapportent puissent
s'inculquer complétement dans la mémoire en un seul instant ; il faut
pour cela certains instruments et certaines méthodes indirectes qui
ne sont pas à la portée de l'artiste ; il faut savoir juger et apprécier
les particularités mécaniques de la vitesse du mouvement, de son
accélération, et de sa répartition sur les différents membres. Quand
la science a parfaitement déterminé d'avance les situations du tronc
et des membres qui coïncident ensemble dans la marche et la course,
le dessin, tracé d'après ses indications, fait sur l'homme étranger à l'art
une impression qui ne tarde pas à le convaincre de la vérité : car il est
plus facile de constater la position du tronc et des membres exigée pour
remplir un but quelconque, que de la découvrir. Il en est de cela
comme de la perspective, qui est d'un si grand secours aux artistes, surtout dans les images architectoniques. Qu'on ne dise pas qu'un sentiment droit suffit pour diriger le peintre ; cela n'est pas toujours vrai
en ce qui concerne la perspective ; car, s'il existe réellement quelques artistes d'une rare capacité, qui saisissent de suite la vérité, la
science a pour objet d'enseigner et de rendre accessible à l'étude ce
qui sans elle ne peut être opéré que par le génie. Mais si, pendant
la marche et la course, on ne se représente pas nettement, parce

____

(1) Le mécanisme de la marche a été si peu connu jusqu'à présent, que
parmi les nombreux automates représentant des hommes ou des animaux qui
marchent ou qui courent, il ne s'en trouve pas un seul dans lequel les jambes
soient réellement la cause du mouvement.

qu'elles passent trop vite, les positions du tronc et des membres qui ont lieu simultanément, l'artiste même le plus capable manque de ce qui seul pourrait le mettre à portée de saisir, sans le secours de la science, les véritables rapports qu'il a besoin de connaître. Si la perspective donne les apparences de la vérité aux images représentant des distances et des situations de corps, la théorie de la marche et de la course doit produire le même effet à l'égard de celles qui peignent les mouvements de la vie. Personne n'ignore à quel point la diversité du caractère s'exprime par celle de la marche, lente ou rapide, facile ou lourde, brusque ou mesurée, etc. Beaucoup d'observations que la nature nous fournit sous ce rapport n'ont point été mises suffisamment à profit par les artistes.

Nous espérons que les artistes profiteront aussi de quelques unes des recherches anatomiques exposées dans cet ouvrage. Quand on veut apprendre à représenter graphiquement le corps humain dans ses diverses attitudes. il faut connaître la situation des points sur lesquels tournent les os, de ceux, par exemple, autour desquels s'exécutent les mouvements des différentes parties du bras et de la jambe. Ces axes ne correspondent point. la plupart du temps, aux articulations elles-mêmes, mais tombent à peu de distance d'elles, tantôt au-dessus, tantôt au-dessous. Nous avons cherché à en déterminer la situation, et cette détermination nous a permis de représenter par des dessins fictifs les changements les plus simples que la situation des membres subit pendant la marche. Les points marqués sur ces dessins montrent la situation des axes.

Jusqu'ici on a eu des idées inexactes relativement à l'inclinaison du bassin chez l'homme qui se tient debout. Nous ne connaissons pas une seule figure de squelette dans laquelle la vraie situation de cette partie du corps soit exprimée. On peut dire que les artistes ont dessiné l'homme debout avec plus d'exactitude que les anatomistes le squelette également debout ; les premiers devaient donc, lorsqu'ils représentaient une action quelconque, apprendre à oublier la faute commise par les seconds. La cause de cette erreur tient à ce qu'après la mort il est difficile de donner au tronc la position qu'il affecte chez l'homme vivant qui se tient debout. Pour s'en préserver, il fallait des observations et des mesures exécutées avec beaucoup de soin, qui n'ont été entreprises que dans ces derniers temps, et que nous nous sommes attachés à compléter. Une ancienne erreur d'après laquelle une portion du pubis avait reçu le nom d'horizontale et l'autre de descendante, tandis que, chez l'homme debout, toutes deux sont inclinées à peu près au même degré, s'est tellement propagée, à la faveur du langage reçu, que personne n'avait jamais douté de l'exactitude des expressions consacrées, et de là vient que tous les squelettes sont représentés avec un bassin trop peu incliné, que la courbure de la colonne vertébrale est également rendue d'une manière incorrecte. Pour obtenir une image de cette dernière qui fût conforme à la nature, nous avons moulé le tronc en plâtre, tandis que les os étaient encore maintenus dans leur situation naturelle par des muscles et des ligaments, ce qui devait avoir pour résultat que tous conservassent invariablement cette même situation. Puis le bloc de plâtre, avec la colonne vertébrale qu'il emprisonnait, a été scié de haut en bas dans le milieu, et partagé ainsi en deux moitiés latérales, dont une a été employée ensuite, à la manière des planches en bois, pour obtenir une épreuve typographique. La planche VIII représente une de ces coupes. Il va sans dire, d'ailleurs, que la courbure de la colonne vertébrale n'est pas la même chez tous les individus.

§ 3. La théorie de la marche peut être aussi de quelque utilité aux sciences militaires. Nous donnons des tables d'après lesquelles on verra comment la longueur des pas croît avec leur nombre dans un temps donné, et cela d'une manière qui peut être déterminée d'avance avec certitude ; quelle est la longueur la plus naturelle des pas à chaque degré de vitesse de la marche d'hommes ayant les jambes longues ou les jambes courtes ; quelle mesure, par conséquent, on doit prescrire lorsqu'il s'agit de parcourir un espace déterminé dans un certain laps de temps ; enfin, comment le calcul des distances par la marche devient beaucoup plus sûr lorsqu'on a égard à la mesure que l'homme observe en marchant.

Mais l'utilité que la science peut retirer de la mécanique des organes de la locomotion a plus d'importance encore que celle dont cette même mécanique peut être dans ses applications à la pratique. Une explication mécanique et concordante avec l'observation des actes que l'homme accomplit à son insu d'une manière si parfaitement harmonique, a quelque chose qui surprend beaucoup l'esprit. Mais la connaissance des conditions sous lesquelles la marche et la course sont possibles rend raison de certaines dispositions du corps humain auxquelles les physiologistes n'avaient point fait attention jusqu'ici.

§ 4. La marche et la course sont des mouvements qui dépendent en grande partie de la volonté libre de l'homme et de l'action de ses muscles provoquée par cette dernière. Cependant notre conscience ne nous dit pas ce que nous faisons pour marcher, et quelle succession de mouvements a lieu alors dans notre corps. Nous savons seulement que nous voulons aller plus ou moins vite, nous rendre dans tel ou tel endroit, sans avoir conscience des particularités de détail qui se rapportent à notre vitesse elle-même, ou à l'usage que nous faisons de nos membres. Nous savons bien moins encore quels sont les nerfs et les muscles que nous faisons entrer en action lorsque nous nous proposons de mouvoir un membre. Il est donc impossible que nous apprenions à connaître ce qui se passe pendant la marche et la course, en cherchant uniquement à nous faire une idée nette de ce qui existe dans notre conscience ; nous avons besoin pour cela d'observations et d'expériences faites tant sur nous que sur les autres. C'est là ce qui constitue la portion de notre travail auquel nous donnons le titre de *recherches expérimentales.*

Il y a deux manières d'arriver à une connaissance exacte de la marche et de la course.

1° On étudie avec le plus grand soin la machine du corps affectée à ces mouvements, et l'on cherche, par des expériences sur le cadavre, à découvrir de quelle manière elle agit ; car il suffit souvent de connaître la disposition d'une machine pour en reconnaître le but et le mode d'action.

2° On observe attentivement ce qui frappe la vue dans l'acte de la marche, et pour cela on fait, sur le vivant, des expériences à l'aide desquelles on constate la succession des mouvements nécessaires pour marcher : on détermine, avec le secours d'une montre, la durée de ces divers mouvements, et enfin on mesure avec précision l'espace qui a été parcouru. Ces recherches exigent d'autant plus de soin que, chez l'homme vivant, il y a fort peu d'autres mouvements qui dépendent autant de forces extérieures, et qui, s'exécutant avec uniformité, sans être beaucoup modifiés par l'influence de la volonté ou d'autres actions vitales, se prêtent à des considérations purement physiques et à des mesures rigoureuses.

Une autre partie de notre travail est celle dans laquelle nous établissons une théorie de la marche. En suivant, comme on vient de le voir, la voie de l'expérience, nous nous trouvons conduits à des idées déterminées sur le lien de causalité qui unit les phénomènes observés par nous, et nous arrivons ainsi à découvrir les bases d'une explication rationnelle des mouvements qui ont lieu pendant la marche. Ces idées de causalité acquises avec le secours de l'expérience, ne doivent être, à la vérité, regardées que comme des hypothèses, ce qui est d'ailleurs le cas des idées fondamentales de toute théorie quelconque ; mais, en les combinant les unes avec les autres, et tirant de leur ensemble des conclusions qui s'accordent avec l'expérience, tant sous le point de vue du temps que sous celui de l'espace, nous cherchons à établir sur le terrain solide de la certitude ces idées, d'abord émises d'une manière purement hypothétique.

Comme le nombre des recherches spéciales placées à la suite les unes des autres pourrait faire perdre de vue l'ensemble de notre travail et les résultats qui en découlent, nous croyons utile de placer en tête des trois parties qui le constituent une exposition générale de tout ce qui exerce de l'influence sur les mouvements progressifs de la marche et de la course chez l'homme; les preuves viendront plus tard dans les deux parties qui suivent.

Pour terminer, nous donnerons un aperçu des travaux entrepris par d'autres auteurs, afin qu'on puisse les comparer avec les nôtres.

PREMIÈRE PARTIE.

CONSIDÉRATIONS GÉNÉRALES SUR LA MARCHE ET LA COURSE.

CHAPITRE PREMIER.

DES DISPOSITIONS DU CORPS HUMAIN QUI ONT TRAIT A LA MARCHE ET A LA COURSE.

§ 5. *Division du corps en portion qui doit être portée pendant la marche et en portion qui porte.*

Pour étudier d'une manière plus exacte la manière dont les parties du corps humain agissent dans la marche et la course, nous les diviserons en deux catégories : 1° celles qui doivent être portées en avant, le tronc, avec la tête et les bras ; 2° celles qui supportent les précédentes en les faisant avancer, les deux jambes. Les unes et les autres sont figurées dans la planche 1re. Il nous arrivera souvent, par la suite, de substituer au squelette complet que représente cette planche, des images plus simples et qui semblent plus propres à bien faire saisir les principales parties de son mécanisme : nous donnerons la silhouette des parties du squelette osseux qui font la base de la machine humaine marchante, et nous supprimerons celles qui, comme les arcs des vertèbres, les côtes, les omoplates, etc., n'exercent aucune action ayant des rapports immédiats avec le mécanisme de la marche. La colonne vertébrale et les extrémités de beaucoup d'os seront alors dessinées comme si elles avaient été sciées en long, parce qu'en procédant de la sorte on se fait une idée bien plus exacte de la courbure des surfaces articulaires, de la situation des articulations, et de leurs axes de torsion.

§ 6. *Connexion très mobile du tronc avec les jambes.*

De même que nous pouvons tenir en équilibre une baguette posée sur notre main et inclinée en avant, en avançant la main, avec une vitesse appropriée, dans la direction suivant laquelle cette baguette tend à tomber, de même, pendant la marche, le tronc se tient en équilibre sur l'extrémité supérieure sphérique du fémur, parce qu'on avance la jambe de manière à ce qu'elle soutienne toujours le tronc ; seulement ici les jambes alternent l'une avec l'autre, de telle sorte que tandis qu'une d'elles soutient le corps maintenu en équilibre, l'autre se trouve suspendue au tronc et entraînée en avant avec lui.

Les deux portions principales du tronc que nous avons distinguées l'une de l'autre, le tronc et les jambes, sont, pour ce motif, unies ensemble d'une manière très mobile. La partie osseuse inférieure du tronc, le bassin, offre, en effet, de chaque côté, un enfoncement, lisse et lubrifié par une humeur visqueuse, qui représente un segment de sphère creuse, et qu'on nomme cavité cotyloïde (*acetabulum*). A ces deux cavités lisses du bassin s'adaptent les extrémités supérieures sphériques et également lisses du squelette osseux des deux jambes, les têtes des deux fémurs. La planche II, qui représente un bassin, réduit de moitié, offre les têtes des deux fémurs, qui ont été sciées de haut en bas, et qui sont engagées dans leurs cavités cotyloïdes. La partie antérieure du bassin et des deux fémurs a été enlevée par un trait de scie passant verticalement à travers les deux articulations, de manière qu'on peut voir comment les têtes des fémurs sont logées dans leurs cavités cotyloïdes (1). Au moyen de cette disposition, qui a de l'analogie avec celle qu'on appelle noix en mécanique, les jambes sont tellement mobiles sur le tronc, et le tronc l'est tellement sur les jambes, qu'on ne parvient pas aisément, dans un cadavre qui a passé la période de la roideur cadavérique, à donner au tronc, sur les jambes maintenues, une situation verticale telle qu'il

____

(1) On voit, pl. IX, fig. 2, une représentation plus exacte de la forme de la tête du fémur et de la cavité cotyloïde. La tête a été sciée verticalement d'avant en arrière, par le milieu, et la coupe a été appliquée sur le papier. Il n'y a donc point à craindre ici que la courbure des deux parties ait été altérée par l'artiste, car la figure est l'empreinte de l'objet lui-même, puisque la typographie peut employer la tranche de la pièce osseuse comme une planche en bois. Il va sans dire qu'on doit faire abstraction des petites imperfections des contours, qui dépendent de l'action de la scie.

reste debout sans appui ; car la grande mobilité dont nous parlons fait qu'il tombe très facilement, non pas à la vérité en arrière, mais en avant (1). Pendant la vie, le tronc est maintenu en équilibre par les muscles qui s'étendent de lui aux jambes, et qui peuvent se raccourcir, par conséquent se tendre, au gré de notre volonté. L'union du tronc avec les jambes est constituée de telle façon qu'elle permet à la jambe de se rapprocher du tronc, ou au tronc de se rapprocher de la jambe, le plus possible, dans la direction d'avant en arrière. Nous donnerons, dans la seconde partie, une description détaillée de cette articulation et des ligaments qui s'y voient.

§ 7. *Les jambes peuvent osciller sur le tronc comme un pendule.*

Quand le corps est soutenu par une jambe sur une base élevée, l'autre jambe peut, en vertu de la grande mobilité dont il vient d'être parlé, osciller à la manière d'un pendule. Cette oscillation d'une jambe peut aussi avoir lieu lorsque, se tenant debout avec l'autre sur un sol plan, on fléchit assez la première pour qu'elle ne touche pas le terrain, ce à quoi suffit une flexion très faible. Les muscles n'ont que fort peu à agir dans ce mouvement oscillatoire : il suffit que la jambe soit de temps en temps accélérée un peu par leur action, et du reste le membre n'a besoin que d'être abandonné au mouvement provoqué en lui par la pesanteur. La jambe oscille alors d'elle-même, et, chez chaque individu, pendant un laps de temps qui est presque toujours le même, quelque différent que soit l'arc décrit par le membre. La durée de ces oscillations dépend, comme celle des oscillations d'un pendule, de la longueur de la jambe et de la manière dont la masse de cette dernière est répartie : chez les personnes qui ont les jambes courtes, par exemple chez les enfants, les oscillations sont plus rapides ; elles sont plus lentes, au contraire, chez les sujets à jambes longues ; mais, chez un même homme, leur nombre, dans un temps donné, une minute par exemple, est toujours le même, quelque souvent et à quelque époque qu'on répète l'expérience, qu'il se soit ou non écoulé des années entre la première et la dernière, pourvu que, dans l'intervalle, les jambes n'aient point changé de longueur, comme il arrive chez les enfants par l'effet de la croissance. L'attention de

(1) On voit, pl. XII, fig. 1, de combien le tronc et les jambes peuvent se rapprocher par la flexion de l'articulation coxo-fémorale en avant, et, fig. 2, de combien ils peuvent s'écarter par l'effet de l'extension. La seconde figure montre qu'ils ne peuvent presque point se rapprocher en arrière ; loin de là, le tronc est disposé de façon qu'étant étendu, il n'a pas besoin d'être retenu par les muscles pour ne point pencher davantage en arrière, et que les ligaments suffisent pour le maintenir dans cette situation.

notre part n'est point nécessaire pour que ce mouvement oscillatoire ait lieu. Le nombre des oscillations dans un temps donné ne change pas non plus quand nous nous fatiguons. On peut même, sur un cadavre, provoquer le mouvement oscillatoire de la jambe, en imprimant un choc à celle-ci, pourvu que la rigidité déterminée par la roideur cadavérique soit dissipée, ou qu'on ait eu soin de couper les muscles roidis. A la vérité, l'arc décrit diminue alors d'une manière très rapide; mais le degré de roideur qui persiste encore dans les muscles ne change que fort peu la durée de l'oscillation. D'après toutes ces circonstances, il est clair que la durée uniforme des oscillations tient à la pesanteur, sans que notre volonté influe en rien à cet égard. C'est là une propriété fort importante des jambes, en vertu de laquelle les pas peuvent se succéder avec une régularité telle qu'elle excite notre admiration, parce qu'elle a lieu chez l'enfant comme chez l'adulte, chez l'homme dépourvu de tout sentiment de la mesure comme chez celui en qui ce sentiment est développé.

On reconnaît d'après cela la grande utilité d'une disposition établie par la nature, en vertu de laquelle la jambe pendante peut rouler presque sans frottement dans la cavité cotyloïde; car le frottement gènerait beaucoup les oscillations, si la tête du fémur était appliquée de tout le poids de la jambe sur la cavité cotyloïde et sa capsule. Mais nous ferons voir dans la seconde partie qu'il n'en est point ainsi : la tête du fémur est retenue par la pression de l'atmosphère dans la cavité cotyloïde hermétiquement close, ou, en d'autres termes, le poids de la jambe fait équilibre à la pression que l'air atmosphérique exerce de bas en haut sur ce membre. La jambe est donc portée par la même force que celle qui élève le mercure dans le tube du baromètre.

§ 8. *Les jambes sont des appuis qui peuvent s'allonger et se raccourcir considérablement.*

Le plus important dans la disposition des jambes elles-mêmes est qu'elles peuvent se fléchir en zigzag, par conséquent se raccourcir, et qu'ensuite elles sont susceptibles de s'allonger de nouveau, par l'extension des points fléchis. Le squelette de la jambe est représenté (pl. XII , fig. 3) en 18 dans la plus grande extension, en 4 dans la plus grande flexion qu'il subisse pendant le mode de progression auquel se rapporte la figure.

On reconnaît sans peine, dans les figures 4, 5 et 3, que la jambe se compose de trois pièces principales, unies par des articulations, la *cuisse* (*ab*), la *jambe* (*bc*) et le *pied* (*cd*). Ce dernier se compose lui-même d'une portion postérieure (*ce*), presque immobile dans ses subdivisions, et d'une portion antérieure mobile, les *orteils*. La portion postérieure, *ce*, du pied a la forme d'un arc osseux, composé de plusieurs pièces presque immobiles, arc qui, dans la station, ne touche le sol que par son extrémité la plus antérieure et son extrémité la plus postérieure, savoir postérieurement en *c* par le talon, et antérieurement en *e* par les extrémités des os du métatarse ; ce qu'on peut voir aussi sur le squelette de la planche I.)

Au raccourcissement et à l'allongement de la jambe servent principalement deux articulations : 1° l'articulation *b* que la cuisse forme avec la jambe au genou ; là le côté convexe est tourné en devant, le côté concave l'est en arrière, et les deux portions du membre articulées ensemble ne peuvent être étendues qu'en ligne droite, elles ne peuvent être amenées à une situation telle qu'elles forment en devant un angle rentrant. 2° L'articulation *c* est celle que la jambe forme avec le pied : ici le côté concave est en avant, et le côté convexe en arrière, de sorte que la disposition est inverse de celle de l'autre articulation. Cette articulation diffère encore essentiellement de la précédente en ce que les deux parties jointes ensemble, la jambe et le pied, ne peuvent même pas être étendues en ligne droite, et que, dans leur situation normale ou naturelle, elles font ensemble un angle droit. A ces deux articulations, desquelles principalement dépendent l'allongement et le raccourcissement de la jambe pendant la marche, il faut encore ajouter la troisième articulation *e*, qui est formée par deux portions du pied, c'est-à-dire par les orteils d'une part et le reste du pied de l'autre. Dans la marche et la course, le gros orteil forme avec le reste du pied tantôt une ligne droite, tantôt un arc dont la concavité regarde en haut et la convexité en bas. Lorsque la jambe étendue dans le genou et l'articulation du pied d'un homme qui se tient, non pas, comme on dit vulgairement, sur la pointe du pied, mais sur les extrémités antérieures des os du métatarse, lorsque, dis-je, cette jambe se fléchit, et par là se raccourcit, il se produit au genou, en *b*, un angle qui devient peu à peu de plus en plus aigu, et l'angle en *c*, entre la jambe et le pied, diminue dans la même proportion. L'inverse a lieu, comme on le conçoit aisément, lorsque la jambe fléchie s'étend de nouveau. Le plus grand allongement d'une jambe qui avait été raccourcie autant que possible se voit dans les figures 4 et 5, représentant ces deux situations extrêmes d'une manière conforme à la nature, et d'après lesquelles on reconnaît qu'il s'élève à environ neuf cinquièmes de la longueur du membre, c'est-à-dire que la longueur de la jambe allongée est à celle de la jambe raccourcie :: 14 : 5. Mais un si grand changement de longueur de la jambe n'a jamais lieu réellement dans la marche et la course ; il ne peut même pas s'opérer, du moins dans le temps que la jambe repose sur le sol. Nous discuterons plus amplement ce point dans la troisième partie, et nous ferons voir que, pendant la marche, le plus grand raccourcissement de la jambe posée sur le sol correspond au moment où elle est verticale (1), moment où l'arc osseux constituant la partie postérieure du pied touche le sol par ses deux extrémités, et où le centre de la tête du fémur se trouve perpendiculairement au-dessus du talon. Dans la situation aussi raccourcie que possible de la jambe (représentée fig. 4), cet effet n'a pas lieu, et une ligne verticale passant par le centre de la tête du fémur tombe derrière le calcanéum, quand le talon touche le sol, de sorte que la jambe a une situation inclinée de bas en haut et d'avant en arrière. Pour arriver à la verticale, elle a besoin d'être étendue un peu, même à un assez grand degré, comme le représente la figure 6 ou la figure 3 (4). Alors seulement elle a acquis une situation verticale, et dans cette situation elle a subi le plus grand raccourcissement qui puisse avoir lieu pendant la marche. L'allongement qu'elle peut ensuite acquérir par l'extension ne va guère qu'à deux neuvièmes de sa longueur, c'est-à-dire que la longueur de la jambe étendue (depuis la tête du fémur jusqu'au talon) est à celle de la jambe raccourcie :: 11 : 9. Il est vrai que, dans la marche sur les extrémités antérieures des os du métatarse et dans la course, le talon ne touche pas le sol pendant la situation verticale de la jambe, mais il est placé immédiatement au-dessus ; quant au centre de la tête du fémur, il doit alors, pour que la jambe soit réellement verticale, arriver à se placer perpendiculairement au-dessus de l'extrémité antérieure des os du métatarse, par conséquent se porter encore davantage en avant. Les deux circonstances réunies font que le raccourcissement de la jambe a presque les mêmes limites dans la marche sur le talon et dans celle sur le bout du pied.

Lorsque la jambe s'étend peu à peu (comme le représente la fig. 3, depuis 5 jusqu'à 17), la sphère de la tête du fémur peut se mouvoir en ligne horizontale, et par conséquent aussi le tronc être transporté au-dessus du sol sans se rapprocher de la terre.

§ 9. *Lorsque, dans la marche, la jambe soutient le tronc dans*

(1) Nous entendons par situation verticale de la jambe, celle dans laquelle une ligne verticale, passant par le centre de la tête du fémur, tombe sur le point où le pied fait effort contre le sol.

une direction oblique, elle ne porte pas seulement une partie du fardeau comme le ferait un support inflexible, mais elle le porte tout entier par la force au moyen de laquelle elle s'allonge.

Un support inflexible sur lequel un corps repose verticalement (fig. 7), s'oppose par sa rigidité à la chute de ce corps. Quand ce support n'est pas perpendiculaire, mais qu'il est oblique (fig. 8), il ne porte plus le corps qu'en partie, c'est-à-dire qu'il l'empêche de tomber en ligne droite, mais lui permet de le faire en décrivant une courbe du côté vers lequel lui-même s'incline. Il en est autrement pour la jambe ; car la jambe ne soutient pas le tronc uniquement tant qu'elle se trouve dans la verticale au-dessous de lui (comme n° 4 de la fig. 3), mais elle continue encore quelque temps de le porter tout entier et de s'opposer complétement à sa chute, alors même qu'elle prend une situation oblique, parce qu'elle s'allonge en même temps, comme quand elle passe de la situation 5 à la situation 17 (fig. 3) : en effet, bien que la direction de la jambe soit devenue oblique, la partie supérieure de ce membre demeure tout aussi élevée au-dessus du sol en 17 qu'en 5, parce qu'à mesure que la jambe s'incline, elle s'étend peu à peu dans les articulations du genou et du pied, le talon se détachant du sol. Plus ce support du tronc est fléchi sur lui-même dans la situation verticale, plus il s'allonge ensuite par l'extension, et plus il peut empêcher long-temps le corps de tomber.

§ 10. *Dans la marche, les jambes portent le tronc, non pas uniquement par la rigidité de leurs os, mais en partie aussi par leur force musculaire.*

Une voiture n'est pas portée toujours par les mêmes appuis ; elle l'est par des supports très différents, qui sont réunis ensemble comme rayons d'une roue, et qui se succèdent constamment dans leur office, puisqu'il ne cesse pas d'y en avoir de nouveaux qui arrivent à la situation verticale, et par conséquent à jouer un rôle efficace. Le fardeau de la voiture est porté en entier par la rigidité de ces supports, tant que le chemin est horizontal. La force motrice disponible n'a pas besoin alors de contribuer au port, et elle peut être employée exclusivement à accélérer la voiture dans la direction horizontale. A la vérité, si la voiture penche d'un côté, il faut également ici qu'une portion de la force disponible serve à porter une partie du fardeau. Mais les jambes sont disposées de manière qu'alors même qu'on marche sur un plan horizontal, le poids du corps doit être retenu en partie par la force musculaire qui produit l'allongement de la jambe

servant d'appui. La jambe se compose bien de plusieurs pièces solides, qui peuvent se superposer en ligne verticale de manière à supporter et elles-mêmes et le tronc par leur rigidité ; mais ces parties
sont tellement mobiles les unes sur les autres, que le moindre choc
suffit pour les faire sortir de cette situation : de là vient que les muscles
doivent toujours être prêts à les y ramener. Dans la marche et dans
la course, ce cas, que les os soient superposés exactement en ligne
verticale, ne se rencontre jamais; quand la jambe servant d'appui arrive à la verticalité, ses parties forment une ligne brisée, qui
n'a point de rigidité par elle-même dans son ensemble, et qui ne
peut en acquérir que par une tension appropriée des muscles extenseurs. L'homme, qui ne calcule ses moyens de transport que pour
des chemins praticables, peut dépenser sa force disponible avec
plus d'économie; mais la nature assigne une plus grande sphère
d'application à ce qu'elle crée, et il lui est moins possible d'écono-
miser la force, parce qu'elle a des buts très variés à atteindre avec
des organes construits d'après un plan fort simple.

§ 11. *Sur les muscles qui fléchissent et étendent le squelette mobile de la jambe.*

D'un os à l'autre s'étendent, en passant sur les articulations, des
muscles, dont ceux qui longent le côté convexe de ces dernières
servent à étendre ou allonger la jambe, dès qu'ils viennent à se raccourcir conformément aux ordres de notre volonté. Chaque muscle
se compose d'une infinité de fibres, parallèles pour la plupart, dont
chacune doit être considérée comme une machine particulière, susceptible de produire des mouvements. Chaque fibre a, en effet, la
faculté de se raccourcir, par un acte vital qui ne nous est pas encore
bien connu. Ce raccourcissement tient à ce qu'une fibre, qui était
droite jusque là, se courbe flexueusement ou en zigzag avec une
grande force. En même temps qu'un faisceau de fibres musculaires
se raccourcit, il devient plus épais. La densité des fibres n'augmente
alors que fort peu. Dans la fig. 9, nous avons indiqué quelques uns
des muscles extenseurs par des lignes pleines; les muscles, au contraire, qui occupent le côté convexe, et dont la contraction détermine
la flexion de la jambe, le sont par des lignes ponctuées, et nous
n'avons eu égard qu'à ceux d'entre les muscles qui ne passent que
sur une seule des articulations du membre. Les muscles, en se raccourcissant, agissent par leur tension, ou par leur force élastique
vivante, d'après les mêmes lois qu'une corde élastique tendue. C'est
pourquoi, si l'on se figure la jambe séparée du reste du corps et flot-

tant librement, le raccourcissement des faisceaux musculaires produira bien un changement dans la situation relative des parties, c'est-à-dire que les points d'insertion de chaque muscle aux deux segments du membre seront tirés avec une égale force dans la direction des fibres musculaires ; mais il ne résultera de là aucun changement dans la situation absolue de la jambe entière, c'est-à-dire dans celle de son centre de gravité. La force musculaire ne saurait non plus faire changer la situation absolue du corps entier, c'est-à-dire celle de son centre de gravité, quand il est suspendu en liberté. Si, au contraire, le corps entier n'est pas libre, et que l'un quelconque de ses membres soit fixé ; si, par exemple, le pied pose sur le sol et appuie dessus du poids de tout le corps, lorsque les muscles de la jambe se raccourcissent, la portion de leur force tensive qui agit à leur extrémité inférieure, et qui tirerait la jambe en haut, est soulevée par la pesanteur du corps et par le frottement contre le sol. C'est pourquoi :

1° Si les muscles se raccourcissent au côté concave α du genou, il ne peut résulter de là qu'un mouvement de la cuisse, qui se rapproche de la jambe, ce qui déplace le centre de gravité du corps entier. Si les muscles du côté convexe β du genou se raccourcissent, ils pèsent sur le genou lui-même, et font effort pour le redresser, ce qui fait que la tête du fémur et le talon cherchent à s'éloigner l'un de l'autre. Qu'alors le talon ne puisse point s'échapper par le bas, à cause du sol, la tête du fémur se meut seule vers le haut, et élève le tronc. Quand le mouvement communiqué par là au tronc est assez rapide pour que la pesanteur du corps ne puisse pas le neutraliser sur-le-champ, comme dans le saut (où tous les muscles extenseurs de la jambe unissent leur action pour allonger subitement ce membre, et le portent très rapidement de la situation fig. 5 à la situation fig. 6), le corps se détache du sol avec toute la vitesse qu'il a acquise, et monte jusqu'à ce que la pesanteur, en continuant d'agir, finisse par neutraliser complétement cette vitesse. Lorsque les muscles extenseurs qui passent sur le côté convexe du genou se raccourcissent, qu'en même temps ils pèsent, à leur partie moyenne, en b, sur le genou (c'est-à-dire sur les extrémités contiguës de la cuisse et de la jambe), et le forcent à fuir en arrière, il résulterait de là un frottement très fort des muscles contre le genou : c'est pourquoi la nature a remplacé là les fibres charnues, molles et d'une organisation délicate, par des fibres tendineuses, qui sont très solides et insensibles, et de plus elle a fait passer ces tendons sur une base osseuse, la rotule b, qui repose sur les extrémités des deux os, et glisse sur elles par le moyen d'une surface très lisse (1).

2° Les muscles extenseurs et fléchisseurs se comportent, à l'articulation du pied, de la même manière qu'à celle du genou. Du côté antérieur et du côté postérieur de la jambe partent des faisceaux charnus, qui se rendent, les premiers à la face antérieure ou supérieure du pied, les autres à sa face postérieure ou inférieure, et qui, en se raccourcissant, ne tendent qu'à changer (les premiers à diminuer, les autres à agrandir) l'angle de l'articulation du pied. De là résulte que les deux segments du membre se rapprochent ou s'écartent l'un de l'autre sans déplacement du centre de gravité. Mais quand une partie, le pied par exemple, se trouve fixée sur le sol, le raccourcissement dont il s'agit ne fait mouvoir que l'autre partie, la jambe, et avec elle tout le reste du corps.

3° Enfin, des faisceaux musculaires se portent de la partie postérieure du pied à l'antérieure, aux orteils, en passant au-dessus des articulations qui unissent ensemble les deux parties, tant sur leur face supérieure que sur l'inférieure : ceux-là ne font que diminuer ou agrandir l'angle que les deux parties font ensemble ; mais quand les orteils appuient sur le sol, et que la partie postérieure du pied peut s'élever ou s'abaisser, ils opèrent un déplacement tel du centre de gravité du corps entier que, malgré l'élévation et l'abaissement du talon, ce centre demeure toujours perpendiculaire sur les orteils.

Nous omettons ici les muscles qui, passant sur deux articulations, servent d'extenseurs à l'une et de fléchisseurs à l'autre, parce que leurs fonctions sont moins simples, et qu'elles seront discutées dans la seconde partie.

CHAPITRE II.

DE LA MARCHE.

ARTICLE PREMIER.

DES MOUVEMENTS QU'UNE JAMBE EXÉCUTE PENDANT DEUX PAS SUCCESSIFS.

§ 12. *Dans la marche, chaque jambe, alternativement, repose sur le sol et est portée par le tronc auquel elle pend.*

On sait que, dans la marche, les deux jambes se posent alternativement sur le sol, où elles peuvent servir à soutenir le corps et à le

(1 Les muscles fléchisseurs que nous avons en vue et qui ne passent que sur le genou, sont la courte tête du biceps crural et le poplité ; les extenseurs qui ne passent non plus que sur le genou sont les deux vastes et le crural.

porter en avant, mais qu'elles ne se soulèvent pas alternativement. Pendant le dernier temps, lorsque la jambe ne pose point, elle pend au tronc, et elle est portée par lui, ceux de ses muscles qui l'unissent au tronc étant dans un état de relâchement. Ce temps commence lorsque la jambe de derrière quitte le sol, et finit quand cette même jambe se pose en avant pour servir d'appui au corps. Le temps entier pendant lequel la jambe parcourt les deux états successifs, pour les parcourir ensuite de nouveau, est celui de deux pas successifs. On peut donc diviser le temps de deux pas en deux portions. Mais ces deux portions ne sont pas égales dans la marche : quand les deux jambes servent d'une manière uniforme, la première portion, celle pendant laquelle la jambe se lève, est plus longue que la seconde, pendant laquelle le membre demeure suspendu au corps, et la différence est d'autant plus grande qu'on marche plus lentement. Plus, au contraire, la marche est rapide, plus les deux portions se rapprochent de l'égalité. Mais jamais, dans la marche, le temps pendant lequel la jambe s'élève ne peut être plus court que celui pendant lequel elle demeure portée par le corps. Sous ce rapport, comme nous le verrons plus loin quand nous traiterons de la course, il y a une différence essentielle entre cette dernière et la marche; car, dans la course, le temps pendant lequel la jambe se lève ne peut jamais être aussi long que celui pendant lequel le tronc la supporte.

Pour donner une idée plus nette de ces portions de temps, et rendre plus sensibles les positions qu'une même jambe y occupe pendant deux pas successifs, la fig. 3 (pl. XII) représente le squelette simplifié de la jambe droite dans vingt-huit situations successives : la jambe et le chemin qu'elle parcourt sont dix fois plus petits que nature. Le premier groupe (1 à 18) représente le temps pendant lequel la jambe droite s'élève ; le second (19 à 28), celui pendant lequel elle est suspendue au tronc et portée par lui. Les deux groupes, pris ensemble, montrent de combien la tête du fémur, et avec lui le tronc entier, indiqué par une ligne, s'avancent pendant le temps de deux pas. On voit dans ces deux groupes comment, durant la première portion du temps, la jambe (avec le tronc) tourne autour de son extrémité inférieure (l'extrémité antérieure du métatarse); comment aussi, durant la seconde, elle tourne autour de son extrémité supérieure (la tête du fémur) et du tronc; enfin, comment, dans la première, le tronc (avec la tête du fémur) se porte en avant du pied, tandis que, dans la seconde, au contraire, le pied ramène le tronc, avec la tête du fémur.

§ 13. *Dans la marche, chaque jambe agit en partie comme appui qui supporte, en partie comme appui qui pousse en avant.*

Étant dans un bateau, on peut, comme chacun sait, le faire avancer en poussant sur une perche oblique appuyée au fond de l'eau qui le supporte. On cherche ainsi à allonger la ligne que la perche oblique et le corps de l'homme qui pèse dessus font entre le bateau et le fond de l'eau. Comme le fond, qui est solide, ne peut fuir, le bateau, mobile sur l'eau, est obligé de le faire. Les jambes agissent, pendant la marche, de la même manière que la perche du batelier, mais elles ont encore un autre mode d'action. Le bateau est porté par l'eau ; par conséquent la perche, et le bras qui cherche à l'allonger, n'ont point à empêcher ce bateau de s'enfoncer. Au contraire, le corps marchant est porté par les jambes, en même temps que poussé par elles. Cependant une jambe, tandis qu'elle est étendue entre le tronc et le sol, ne remplit pas ces deux offices au même degré dans tous les instants de la durée d'un pas. Tant que la partie de la plante du pied sur laquelle la jambe s'appuie n'est que perpendiculaire au-dessous, ou même en avant de la tête du fémur, comme dans la figure 10 (4 à 6), la jambe ne peut point pousser le corps en avant. Loin de là, si, dans ce cas, elle venait à s'étendre, elle le pousserait en arrière, ou suspendrait son mouvement en avant, ce dont on profite aussi quand on veut s'arrêter. Au moment où cette partie de la plante du pied se trouve perpendiculairement au-dessous de la tête du fémur, la jambe ne peut que porter le tronc, elle ne saurait encore lui donner une impulsion en avant. Ce n'est que quand le tronc se trouve plus avancé, et qu'en conséquence la portion de la plante du pied sur laquelle pose la jambe arrive à se trouver, comme dans la figure 10 (12 à 14), derrière la ligne verticale passant par la tête du fémur, que cette jambe ne se borne plus à porter le tronc, mais le pousse simultanément en avant, parce qu'elle fait alors effort entre lui et le sol, et elle le pousse d'autant plus en ce sens qu'elle est placée elle-même plus loin en arrière de cette portion de la plante du pied.

§ 14. *La jambe change deux fois de forme pendant qu'elle pose sur le sol.*

Pour que la jambe, tant que la partie du pied sur laquelle elle appuie se trouve en avant d'une verticale passant par la tête du fémur, ne mette pas obstacle au mouvement du corps en avant, elle se fléchit, et elle ne commence à s'étendre que quand le tronc s'est assez avancé pour que la portion du pied qui lui sert d'appui se trouve derrière la verticale traversant la tête du fémur. Elle change donc de forme pendant qu'elle pose sur le sol. D'abord, en effet, après s'être posée, elle est un peu courbée, et par cela même un peu raccourcie, comme on peut le voir sur la jambe gauche, figure 10 (4 à 7) ; mais ensuite elle s'étend, et par là s'allonge beaucoup, comme le montre sur la même jambe la figure 10 (8 à 14 et 1 à 3). En même temps que le tronc, qui se balance sur son extrémité supérieure, elle tourne d'arrière en avant autour de son extrémité inférieure, et elle se raccourcit un peu au commencement de cette torsion, mais elle ne tarde pas à s'allonger de nouveau jusqu'à la fin de celle-ci. La figure 11 représente, rapprochés les uns des autres, les groupes de la figure précédente, et l'on peut y voir de combien l'homme qui marche s'avance pendant un pas simple. Cependant, pour qu'il fût possible de mieux distinguer chaque figure, on a laissé de côté les n°ˢ 5, 6 et 7, qui sont les plus faciles à compléter, parce que les pointes des pieds y conservent la même situation que dans le n° 4.

§ 15. *L'allongement de la jambe, quand elle fait effort contre le sol, a lieu d'abord dans l'articulation du genou et ensuite dans celle du pied.*

Si dans la figure 3 on considère la jambe depuis le moment où elle commence à peser sur le sol, c'est-à-dire depuis le n° 5, on remarque que le pied entier repose pendant quelque temps à terre, tandis que la cuisse tourne dans l'articulation du genou, de manière que l'angle du jarret devient de plus en plus obtus. La jambe s'allonge donc d'abord par l'extension du genou. Plus tard, le pied se soulève peu à peu du sol en arrière, en tournant sur les extrémités antérieures du métatarse et des orteils, et alors l'angle compris entre le pied et la jambe devient plus grand, ce qui produit un nouvel allongement considérable de la jambe, qui a par conséquent pour cause l'extension de l'articulation du pied.

§ 16. *Avant que la jambe s'allonge quand elle pose sur le sol, le pied se détache de celui-ci par une partie ou par la totalité de sa plante, de la même manière que le fait une roue qui tourne sur la terre.*

Au moyen du raccourcissement et de l'allongement que nous venons de décrire, une seule jambe (parce qu'elle avance le tronc jusqu'à une certaine distance, sans le laisser tomber) peut remplacer une grande partie d'une roue qui fait avancer une voiture en la maintenant toujours à la même hauteur. A cet effet de la jambe entière, il faut encore ajouter celui du pied, qui, à lui seul, remplit aussi l'office d'une petite roue, pendant que la jambe et la cuisse, prises ensemble, se comportent comme les rais de cette roue. En effet, de même que, dans une roue qui tourne sur le sol, il y a continuellement des points nouveaux de sa circonférence qui entrent en contact avec de nouveaux points du terrain, de manière qu'elle continue d'avancer sans traîner, de même aussi cet effet a lieu, dans la marche, pour la plante du pied : celle-ci se détache du sol, ou se déroule, absolument comme la roue. Mais la portion détachée ne s'élève pas sur-le-champ, ainsi qu'il arrive à celle d'une roue : elle cesse seulement d'appuyer sur le sol. Le déroulement de la plante du pied ne consiste donc que dans un déplacement successif du point d'appui, qui se transporte du talon à la plante. On sait que, dans une roue, le déroulement a pour utilité d'éviter le frottement qui résulterait du traîner. Mais au pied il a encore un autre avantage, celui de permettre que les pas soient considérablement agrandis. On appelle longueur d'un pas simple la portion de chemin qui s'étend depuis l'empreinte d'un pied jusqu'à l'empreinte qui vient immédiatement après, ou l'espace, mesuré dans la direction du chemin, qui se trouve compris entre les deux points où les deux jambes ont quitté le sol l'une après l'autre. Comme le pied antérieur pose à terre avec le talon, mais qu'il abandonne enfin le sol avec les orteils, après s'être déroulé dans toute sa longueur, on conçoit que ce déroulement accroît la longueur du pas, et qu'il l'augmente de toute la longueur du pied. Le déroulement de la plante du pied est donc pour nous un moyen de faire des pas plus grands, et par conséquent, à égalité de vitesse de la marche, d'en faire moins dans un temps donné, ce qui contribue beaucoup à la commodité de ce genre de locomotion : nous en serions privés si nos jambes étaient conformées comme des échasses, qui, en se posant et s'élevant, touchent toujours le sol avec le même bout et au même point, sans offrir aucune surface de développement. Mais la plante entière du pied ne se déroule pas sur le sol dans toutes les espèces de marche. Quand on marche, comme on dit, sur la pointe du pied, c'est-à-dire sur les extrémités antérieures des os du métatarse, le talon, ou la partie postérieure de la plante du pied, n'entre point du tout en contact avec le sol, sur lequel la jambe antérieure se pose par les extrémités antérieures du métatarse : ici donc cette partie postérieure de la plante du pied ne se détache pas du sol, mais seulement l'antérieure, depuis le bout du métatarse jusqu'à celui des orteils.

§ 17. *Succession des mouvements de la jambe pendant qu'elle est suspendue au tronc, et que, poussée par sa pesanteur, elle oscille d'arrière en avant.*

La seconde partie des mouvements qu'une jambe exécute dans le temps de deux pas est celle pendant laquelle elle est suspendue au tronc, et transportée, avec celui-ci, par l'autre jambe. Pendant cette fraction de temps, elle partage les mouvements du tronc ; mais elle en a encore un particulier, car elle tourne autour de son extrémité supérieure, et, chassée par sa propre pesanteur, elle oscille comme un pendule d'arrière en avant. La figure 3 (19 à 28) représente cette fraction entière de temps. La distance entre la tête du fémur 19 et celle du fémur 28 montre quelle est l'étendue du mouvement auquel la jambe participe avec le tronc, quand elle s'y trouve suspendue et qu'elle est transportée avec lui. La distance entre le pied 19 et le pied 28 montre, si l'on en déduit cette translation de la tête du fémur, de combien le pied avance par ce mouvement oscillatoire de la jambe.

Pendant le temps que, suspendue au tronc, la jambe oscille d'arrière en avant, comme un pendule, elle ne conserve pas parfaitement sa forme. Si elle restait dans l'état d'extension où elle se trouve au moment où elle quitte le sol, elle heurterait la terre, et ne pourrait point osciller librement au-dessous du tronc : c'est pourquoi elle se ploie dans le genou, et par là se raccourcit. Nous avons observé à distance, au moyen d'une lunette, la quantité dont la jambe, après avoir quitté le sol, s'élève au-dessus de lui, et nous l'avons ainsi mesurée pendant que le sujet s'avançait dans la direction de l'instrument. L'élévation était de près d'un neuvième de la longueur de la jambe ; elle différait peu dans la marche lente et dans la marche rapide. La jambe oscillante arrive donc par là aux situations 19 à 28 de la figure 3, et décrit les arcs d'oscillation indiqués par les bouts des pieds, tandis que le tronc, appuyé sur l'autre jambe, qui s'étend de plus en plus, parcourt le chemin indiqué par les têtes des fémurs. Nous changeons en sens inverse la forme de la jambe oscillante lorsque le moment arrive où son oscillation doit cesser, et où elle-même doit se poser de nouveau sur le sol : nous allongeons alors ce membre, en l'étendant dans le genou, jusqu'à ce qu'il touche la terre.

Il y aurait eu perte de force musculaire si le mouvement de torsion d'arrière en avant de la jambe suspendue au tronc avait été opéré par les muscles. Car, les jambes étant, comme nous l'avons vu, unies au tronc d'une manière très mobile, et pouvant osciller sur lui à la façon d'un pendule, la pesanteur de la jambe suffit déjà seule pour faire avancer, par rapport au tronc, la jambe restée en arrière et suspendue au reste du corps. Pendant ce temps, les muscles qui l'unissent au tronc tombent dans l'inaction, et se remettent de l'effort qu'ils ont fait, ce qui les préserve plus longtemps de la fatigue. De là vient, par exemple, que le mouvement de la marche dure plus long-temps que tous les autres mouvements qui exigent un égal déploiement de force, qu'il peut même se prolonger davantage sans fatigue que la station dans l'immobilité.

Le mouvement de la jambe pendante abandonnée à sa propre pesanteur, est lié aux lois qui découlent de la nature de la pesanteur, et, conformément à ces lois, la jambe, si elle n'en était empêchée par l'apposition sur le sol, répéterait ses oscillations comme un pendule, dans des temps égaux susceptibles d'être calculés d'après la longueur et le poids de ses parties. Mais quoique la jambe se pose sur le sol avant d'avoir achevé son oscillation, cependant l'action exclusive de la pesanteur qui l'avait amenée jusque là, favorise singulièrement la répétition exacte des pas dans un même laps de temps; car, sans avoir besoin de diriger notre attention sur nos jambes, nous pouvons être certains que le membre parcourt toujours chaque portion donnée de sa course oscillante dans un temps égal, et que quand un certain laps de temps se sera écoulé depuis le commencement de son oscillation, elle aura toujours acquis une certaine position par rapport au reste du corps. Donc, la disposition en vertu de laquelle la jambe suspen-due au tronc oscille d'arrière en avant, comme un pendule, est fort utile pour que les pas puissent se succéder avec une certaine uniformité sous le rapport de la longueur de la durée.

ARTICLE II.

DES MOUVEMENTS DE LA JAMBE DROITE ET DE LA JAMBE GAUCHE QUI ONT LIEU
SIMULTANÉMENT PENDANT UN PAS.

§ 18. *Dans chaque pas que nous faisons en marchant, on peut distinguer deux temps, l'un plus long, pendant lequel le tronc ne touche le sol que d'une seule jambe, et l'autre plus court, pendant lequel il le touche des deux jambes.*

Pendant qu'une jambe est suspendue au tronc, et oscille d'arrière en avant, comme un pendule, le tronc n'est soutenu que par l'autre jambe. Cependant les deux états dans lesquels le tronc se trouve porté ou par une jambe ou par l'autre, n'alternent pas, en général, de telle sorte que l'un commence au moment où l'autre finit. Ce cas n'a lieu que dans la marche aussi rapide que possible, dans la marche qui est sur le point de devenir course. Dans toute autre manière de marcher, il y a, entre ces deux états, une transition, un moment pendant lequel les deux jambes sont en contact avec le sol. Ce moment commence quand la jambe antérieure se pose sur le sol, et finit lorsque la jambe postérieure quitte le terrain. Pendant sa durée, la jambe postérieure s'élève sur les orteils. Dans la marche très lente, il dure à peu près la moitié du temps pendant lequel le corps pose sur les deux jambes. Il devient d'autant plus court, que l'on marche avec plus de vitesse. Dans la figure 3, qui offre une marche exécutée avec une vitesse moyenne, les figures 1 à 4 représentent le temps pendant lequel les deux jambes posent sur le sol. En pareil cas, le rapport du moment dont il s'agit à celui pendant lequel il n'y a qu'une seule jambe d'appuyée est à peu près de 4 : 10. On trouvera, dans la troisième partie, l'exposé des expériences que nous avons faites sur la valeur de ces deux temps.

Pour donner une idée de la manière dont les temps pendant lesquels les deux jambes posent sur le sol, alternent avec ceux pendant lesquels ce cas n'a point lieu, nous représenterons par une ligne courbe le temps durant lequel une jambe se trouve suspendue au tronc et en état d'oscillation, par une ligne droite celui durant lequel une jambe pose sur le sol, par la série supérieure de lignes les mouvements du pied gauche, par la série inférieure ceux du pied droit, et par des lignes verticales les limites des temps pendant lesquels le corps est soutenu par les deux jambes ou par une seule :

| a | b | c | d | a' | b' | c' | d' | a'' | b'' | c'' | d'' |

On voit ici d'abord un court espace de temps a, pendant lequel le corps est soutenu par les deux jambes ; puis en vient un plus long b, pendant lequel la jambe gauche est suspendue au corps et oscille, tandis que le pied droit continue de demeurer en contact avec le sol ; ensuite un second moment plus court c, où les deux jambes posent de nouveau sur le sol ; après quoi on en remarque un long d, pendant lequel la jambe droite est suspendue au corps et oscille, la gauche soutenant seule le tronc, etc. Si maintenant on considère, dans cette figure, ce qu'une jambe fait successivement, on voit que chaque jambe est en contact avec le sol pendant un certain laps de temps, auquel en succède un plus court, durant lequel elle est suspendue au corps et oscille librement dans l'air. Les deux jambes alternent ensemble, dans ces deux états, de telle manière que le temps pendant lequel la gauche flotte en l'air tombe symétriquement au milieu de celui pendant lequel la droite est en contact avec le sol, et réciproquement.

Cette situation simultanée des membres pendant un pas est représentée fig. 11, offrant la silhouette du squelette d'un homme qui marche, pendant la durée d'un pas, et dans douze positions successives. La figure et le chemin qu'elle parcourt sont dix fois plus petits que nature. Pour que les jambes se couvrent moins, les figures ont été représentées, dans la fig. 10, réparties en quatre groupes, qu'il faut, d'après cela, pour se faire une idée de la translation pendant un pas, concevoir rapprochées les unes des autres, comme elles le sont réellement dans la fig. 12. Le groupe 4 et 7 de la fig. 10 (1) représente le temps pendant lequel le corps est soutenu par les deux jambes; les autres, pris tous ensemble, représentent la situation des membres pendant que le corps est porté par la jambe droite seulement, et qu'en conséquence la gauche est suspendue au tronc. Le second groupe, 8 à 11, représente le sujet marchant, pendant le temps que la jambe droite, ayant quitté le sol en arrière, et exécutant son oscillation, se trouve encore derrière la jambe gauche qui porte le corps. Le troisième groupe, 12 à 14, représente le temps pendant lequel la jambe droite oscillante dépasse la gauche qui porte le corps. Enfin le quatrième groupe, 1 à 3, représente le temps qui précède l'instant où l'oscillation de la jambe flottante cesse, parce que la personne qui marche pose cette jambe en avant sur le sol.

ARTICLE III.

DES FORCES QUI AGISSENT SUR LE TRONC PENDANT LA MARCHE.

§ 19. *Pendant la marche, le tronc se comporte comme une verge supportée par sa partie inférieure, inclinée en avant, et qui est transportée d'arrière en avant.*

Il est impossible de mouvoir horizontalement, en avant ou en arrière, sans qu'elle tombe, une baguette posée verticalement sur le doigt ; cette baguette doit pencher du côté vers lequel on veut la porter, sans quoi il manquerait une force pour la mettre en mouvement et pour l'entretenir dans ce mouvement malgré la résistance extérieure, de l'air par exemple. Une fois qu'on connaît la résistance extérieure que la ba-

(1) Ces numéros correspondent à ceux de la figure II. Les fig. 1, 2 et 3, qui sont les premières de la fig. II, forment ici le dernier groupe.

guette éprouve quand on la fait avancer dans un sens ou dans l'autre, on n'a point de peine à calculer l'inclinaison qu'elle doit avoir d'après la vitesse donnée du doigt, ou la vitesse que le doigt doit avoir en raison de l'inclinaison de la baguette. Le tronc supporté par les têtes des fémurs se comporte comme une semblable baguette. C'est pourquoi, pour qu'il ne tombe pas pendant la marche, le mouvement des cuisses doit, comme celui des doigts dans la translation de la baguette, être dirigée de manière que les têtes de leurs fémurs s'avancent horizontalement dans le sens vers lequel penche l'extrémité supérieure du tronc. Nous donnons donc au tronc, quand nous marchons, une inclinaison telle qu'elle soit appropriée au mouvement des têtes des fémurs en avant, ou bien, si nous voulons conserver une certaine inclinaison du corps (qui corresponde à une vitesse déterminée), nous mesurons tellement les mouvements des jambes, que les têtes des fémurs avancent avec une vitesse proportionnée à cette inclinaison. On marche plus vite quand le corps penche davantage en avant, et moins vite quand il penche moins. En un mot, dans la marche, on établit un tel accord entre l'inclinaison du tronc et le mouvement des jambes, que le tronc, pendant qu'il est transporté, demeure de lui-même en équilibre malgré sa mobilité sur les têtes des fémurs, que toute la force musculaire qui serait nécessaire sans cela pour établir et conserver cet équilibre, soit épargnée, et qu'aucun muscle n'entre en jeu pour obtenir ce résultat. Aussi reconnaît-on de suite, d'après le sens dans lequel s'incline le tronc d'un homme qui marche, quelle est la direction qu'il suit, et apprécie-t-on la vitesse de sa marche d'après le degré de cette inclinaison.

§ 20. *On peut accroître la vitesse de la marche en faisant que les pas se succèdent plus rapidement, et leur donnant en même temps plus de longueur.*

Il est digne d'intérêt que les déductions théoriques et les expériences sur la marche naturelle aient constaté, les unes et les autres, un accroissement simultané de la grandeur des pas et de leur nombre dans un temps donné. Moins un pas coûte de temps, plus il est grand. Au premier aperçu, on serait tenté de présumer le contraire, qu'un pas exige d'autant plus de temps qu'il est plus long; mais c'est ce qui n'a point lieu.

§ 21. *Caractères et conditions de la marche lente et de la marche rapide.*

Nous sommes en état d'assigner plusieurs caractères divers à la marche lente ou rapide. Nous pouvons dire que, dans la marche rapide, le tronc s'incline davantage, ou que le temps pendant lequel on pose sur les deux jambes est très petit ou nul, ou que les pas sont très grands, ou qu'ils sont très rapides. Mais aucune de ces circonstances n'est considérée comme la cause de la marche rapide; elles n'en sont toutes regardées que comme les suites naturelles. Si l'on demande quelle est la cause de tous ces effets divers, ou quels sont les moyens que l'homme emploie pour accélérer sa marche, nous dirons que la condition fondamentale d'une marche lente ou rapide dépend de la hauteur à laquelle on porte les deux têtes des fémurs au-dessus du sol. Plus les têtes des fémurs sont portées haut au-dessus du sol, plus on marche lentement; plus elles s'abaissent, plus on marche vite. Car, suivant que les têtes des fémurs s'éloignent ou se rapprochent du sol, chaque pas est plus petit ou plus grand, parce que la jambe qui doit poser sur le sol dans la marche ne peut s'éloigner que peu de la verticale quand son extrémité supérieure (la tête du fémur) est située haut, tandis que, dans le cas contraire, elle peut s'en écarter beaucoup. Or, de cet écartement dépend la grandeur des pas. En outre, plus les têtes des fémurs sont portées haut, plus la jambe appuyée s'incline, plus l'accélération du corps est grande, moins les jambes ont besoin de rester en repos, lorsque, chassées par leur pesanteur, elles doivent ramener le tronc, plus la situation de la jambe pendant l'appui est verticale, plus le temps de l'appui sur les deux jambes est court, enfin moins la durée d'un pas dépasse la moitié de la durée d'une vibration de la jambe. En un mot, conformément à notre théorie, de la hauteur à laquelle on porte la tête du fémur au-dessus du sol dépendent, comme autant de suites nécessaires, toutes les différences qui existent entre la marche lente et la marche rapide.

Lorsqu'on porte les têtes des fémurs très haut en marchant, la jambe ne peut être que peu ployée ou raccourcie dans le moment où elle repose verticalement sur le sol, et par conséquent elle ne peut non plus s'allonger que peu ensuite lorsqu'elle fait effort : au contraire, quand les têtes des fémurs sont portées bas pendant la marche, la jambe peut être très ployée ou raccourcie au moment de sa perpendicularité sur le sol, et peut ensuite, quand elle fait effort, s'étendre ou s'allonger beaucoup. On peut donc dire aussi que la lenteur et la rapidité de la marche, et tous les caractères par lesquels elles diffèrent l'une de l'autre, dépendent de l'étendue du raccourcissement et de l'allongement alternatifs qu'une jambe subit pendant la marche, ou, pour être plus exact, du degré de flexion de la jambe à l'instant où elle repose verticalement sur le sol.

Chacun voit de suite que l'homme représenté vingt-neuf fois dans la fig. 12, marche beaucoup plus vite que celui de la fig. 13. En effet, la fig. 12 représente un homme marchant, dont les pas ont 700 millimètres, tandis que la fig. 13 offre l'esquisse d'un homme dont les pas n'ont que 600 millimètres. En supposant, ce qui approche de la vérité, que le premier fait un pas en 0,35 seconde, et le second en 0,422 seconde, le premier marche avec une vitesse presque double de celle du second. La plus grande longueur des pas dans la fig. 12 n'est possible, comme on le voit aisément, que parce que le tronc est porté à une moindre distance du sol par les jambes ployées et les têtes des fémurs, car il n'y a que cette circonstance qui puisse faire que les jambes prennent alternativement une direction aussi inclinée que celle de la jambe postérieure dans la fig. 12. Les deux figures représentent la marche sur les extrémités antérieures des os du métatarse, ou, suivant l'expression reçue, sur le bout du pied (comme si ce n'était jamais qu'un seul et même point de la plante qui appuyât sur le sol), marche dans laquelle la longueur des pas est beaucoup moindre que quand la plante entière se détache successivement du sol. Donc, proportion gardée, la fig. 13 représente déjà de grands pas; mais le pas représenté par la fig. 12 est le plus grand qu'on puisse faire, et qui a lieu dans la marche sur le bout du pied. Dans les pas plus petits, comme ceux de la fig. 13, la différence de hauteur, quoique existant toujours, frappe moins les yeux.

§ 22. *Le nombre des pas qu'un homme qui marche fait dans un temps donné, ou leur durée, dépend en premier lieu de la longueur de la jambe suspendue au tronc et oscillant d'arrière en avant, comme un pendule, en second lieu du plus ou moins de promptitude avec laquelle cette oscillation cesse par l'apposition de la jambe oscillante sur le sol.*

Quand la jambe est suspendue au tronc, il faut toujours qu'elle soit raccourcie, pour que le sol ne l'empêche pas d'osciller (*voyez* § 17). Or, la jambe se raccourcit plus, à la vérité, dans la marche rapide que dans la marche lente : mais aussi décrit-elle alors un arc d'oscillation beaucoup plus grand : de là vient que la durée des pas n'est que peu raccourcie par son allongement. Mais nous avons le pouvoir de modifier la durée des pas en interrompant l'oscillation de la jambe ou plus tôt ou plus tard.

La jambe postérieure, quand elle a quitté le sol, et que, suspendue au tronc, elle flotte dans l'atmosphère, se meut d'arrière en avant, poussée par sa propre pesanteur. Pour pouvoir soutenir le corps, elle s'avance *au moins jusqu'à ce que son pied soit perpendiculaire au-dessous de la tête de son fémur :* car, dans cette situation verticale, non seulement elle porte le tronc avec le moins d'effort possible, mais encore c'est là aussi l'instant où tout dérangement susceptible d'être imprimé du dehors à la marche, de quelque côté qu'il vienne, peut être prévenu avec le plus d'efficacité, par le déplacement du point d'appui venant successivement occuper des points différents de la plante du pied, surtout quand le pied offre une grande surface ou se trouve dirigé en dehors (ce qui fait qu'on marche plus sûrement les pieds tournés en dehors que dirigés parallèlement au chemin). Mais la jambe, pour le mouvement qui amène son pied verticalement au-dessous de la tête de son fémur, comme le pendule pour atteindre sa plus grande élongation dans la situation verticale, a besoin d'un laps de temps déterminé, c'est-à-dire de la moitié du temps qu'exige une oscillation entière. De là vient que, pour chaque homme, il y a une certaine rapidité de succession des pas, un certain maximum du nombre des pas dans un temps donné, qu'il ne saurait dépasser dans la marche naturelle (quelque rapide qu'elle soit). Cette vitesse de succession des pas peut être déterminée d'avance lorsqu'on a trouvé combien il faut de temps à la jambe, dont les muscles n'agissent point, pour exécuter une oscillation entière : car la plus petite durée d'un pas est égale à la moitié d'une telle oscillation.

On peut rendre la succession des pas beaucoup plus lente qu'elle ne l'est dans la marche la plus rapide. Cette aptitude tient à la faculté que nous possédons de poser la jambe flottante, non pas, comme dans la marche la plus rapide, aussitôt que son pied a atteint la verticale au-dessous du col du fémur, mais plus tard, quand ce pied s'est avancé plus loin dans sa carrière d'oscillation. Les hommes qui marchent dans les fig. 14, 15 et 16, ont tous des jambes de même longueur ; tous aussi sont représentés au moment où la jambe, jusqu'alors oscillante, vient de s'allonger et de se poser sur le sol. Mais celui de la fig. 16, qui marche lentement, a sa jambe portée beaucoup plus en avant ; celui de la fig. 15, qui marche plus vite, l'a moins avancée ; celui enfin de la fig. 14, qui marche aussi vite que possible, l'a posée sur le sol dans la verticale même. On voit, d'après la ligne ponctuée représentant les arcs décrits par les jambes oscillantes de ces trois hommes, que la jambe de la fig. 16 a parcouru l'arc presque entier, que celle de la fig. 15 en a parcouru un peu plus de la moitié, que celle de la fig. 14 en a parcouru exactement la moitié, et que par conséquent la portion d'arc que le membre aurait encore décrite s'il n'en avait été empêché par l'apposition sur le sol, est aussi petite que possible dans la fig. 16, plus grande dans la fig. 15, et aussi grande que possible dans la fig. 14. Nécessairement la portion d'arc décrite par la jambe de la fig. 16 est celle qui a exigé le plus de temps, celle de la fig. 15 en a demandé moins, et celle de la fig. 14 le moins possible. Or, si la jambe oscillante de la personne qui marche arrive, comme dans les fig. 16 et 15, à se placer en avant de la verticale, non seulement la durée du pas augmentera d'autant plus que la jambe continuera plus longtemps d'osciller, mais aussi (ce qui est une cause plus puissante encore d'accroissement) cette durée augmentera d'un laps de temps pendant lequel les deux jambes posent sur le sol, et qui ne vient s'ajouter que dans cette circonstance ; car ce laps de temps ne commence qu'au moment où le pied se pose en avant, et cesse au moment où la tête du fémur, qui continue de se porter en avant après l'apposition du pied, atteint la verticale du pied posé. Donc, quand de suite on pose la jambe verticalement, ce laps de temps devient 0 ; mais, dans la marche lente, il croît proportionnellement à la portion de son arc d'oscillation que la jambe décrit au-delà de la moitié de cet arc. Ce laps de temps qui vient s'ajouter dans la marche lente (et pendant lequel les deux jambes posent sur le sol), est plus grand qu'ailleurs dans la fig. 16, car il dure tout celui dont le tronc, qui continue à se porter en avant avec la tête du fémur, a besoin pour parcourir la grande étendue de chemin dont la jambe s'est avancée au-devant de lui en dépassant la verticale, et ce temps est d'autant plus considérable que le tronc et la tête du fémur se meuvent avec beaucoup de lenteur. De là vient que la durée des pas est très grande dans la fig. 16. Elle est moindre dans la fig. 15, parce que le temps additionnel (pendant lequel les deux jambes posent sur le sol) ne dure que celui qui est nécessaire au tronc et à la tête du fémur pour parcourir l'étendue moins considérable de chemin dont ici la jambe s'est avancée au-devant de lui en dépassant la verticale, temps qui est moins long dans cette circonstance, parce que le tronc et la tête du fémur y ont déjà plus de vitesse. Enfin, la durée des pas dans la fig. 14 est aussi petite que possible, parce qu'ici le temps pendant lequel les deux jambes posent sur le sol disparaît tout-à-fait, que les deux jambes se détachent toujours au milieu de leur oscillation, et qu'elles n'acomplissent que la plus petite partie possible de leur excursion, c'est-à-dire la moitié seulement, ce qui réduit la durée de chaque pas à la moitié de la durée d'une oscillation.

Quand on veut marcher très lentement, sans faire attention à la grandeur de ses pas, on peut aussi laisser osciller en avant la jambe flottante, jusqu'à ce qu'elle revienne spontanément sur elle-même, **et** lui laisser décrire une portion d'arc d'oscillation rétrograde avant de le poser sur le sol. Cependant cette manière de marcher n'est point conforme à la nature.

Il y a une circonstance qui influe notablement sur la durée des pas de deux hommes : c'est quand l'un d'eux a les jambes longues, tandis que l'autre les a courtes. Dans la marche aussi rapide que possible, la durée de leurs pas se comporte comme la durée des oscillations de leurs jambes, et il en est à peu près de même dans les genres de marche plus lents. C'est pourquoi, si l'on observe des enfants et des adultes, ou en général des sujets petits et grands, tandis qu'ils marchent de la manière la plus commode pour eux, on s'aperçoit que ceux dont les jambes diffèrent de longueur les meuvent dans un autre temps. A la vérité, on peut, de même que pour tout autre membre, recourir à l'action des muscles, afin de mouvoir les jambes d'arrière en avant avec plus de rapidité qu'elles ne le feraient si elles obéissaient uniquement à leur pesanteur ; mais il faut pour cela des efforts si considérables et si soutenus qu'on ne saurait continuer longtemps cette sorte de trépignement, qui n'est point dans la nature.

§ 23. *Il y a chez l'homme deux sortes de marche naturelles : le pas grave, dans lequel on porte le tronc très droit et aussi haut que possible au-dessus du sol ; le pas précipité, dans lequel le tronc est plus incliné et moins éloigné du sol, par conséquent porté par les jambes pliées.*

Voici quel est le motif sur lequel se fonde cette distinction entre les manières de marcher. Au moment où la jambe qui oscille d'arrière en avant se pose sur le sol, en avant de la verticale passant par la tête de son fémur, ou la jambe nouvellement posée, ou l'autre jambe encore posée sur le sol fait un angle plus petit avec la verticale. Il est naturel que la jambe qui fait cet angle plus petit porte le fardeau du corps, parce qu'il lui faut moins d'effort qu'à l'autre pour le soutenir. D'après cela donc, dans le premier cas, la jambe qui se pose sur le sol remplace de suite l'autre dans cette fonction de porter ; dans le second cas, au contraire, la jambe encore posée sur le sol continue d'abord de porter le fardeau du corps, tandis que la jambe qui se pose commence seulement par toucher le sol (sans faire effort contre), et par arrêter son mouvement horizontal au moyen du frottement qu'elle exerce sur lui. De ces deux circonstances diverses résultent de grandes différences entre les genres de marche dans lesquels elles se rencontrent, et c'est ce qui fait que nous désignons l'un des genres par le nom de marche grave, l'autre par celui de marche précipitée. La première a lieu quand la jambe qui se pose en avant avec la verticale un angle plus grand que celui qui est produit au fait même instant par la jambe posée en arrière ; la seconde, quand la jambe antérieure fait un plus petit angle que la postérieure avec cette même verticale.

Quoique la marche grave soit rarement employée, les peintres peuvent quelquefois l'utiliser avec avantage dans les tableaux. C'est pourquoi, voulant la caractériser d'une manière plus précise, nous ferons remarquer qu'elle ne permet que de très petits pas (égalant à peu près la longueur du pied seulement) ; que le pied antérieur devant ne faire d'abord que toucher le sol, quand il s'y pose, sans appuyer dessus, ce contact commence ordinairement tout près de sa pointe, aux orteils ; que le temps pendant lequel les deux jambes posent sur le sol est plus grand que celui pendant lequel il n'y a qu'une seule jambe appliquée à ce même sol ; que la jambe flottante accomplit l'oscillation presque entière ; enfin, que la vitesse du corps pendant la durée d'un pas est fort inégale, mais que les mêmes inégalités se reproduisent périodiquement aux pas suivants. Les aveugles et ceux qui marchent dans l'obscurité se servent plus souvent de ce mode de marcher que les personnes qui voient, non seulement à cause de la petitesse des pas, mais encore parce que le pied qui doit se poser en avant est plus étendu et s'applique légèrement au terrain, de sorte qu'il peut le sonder et en faire la reconnaissance. C'est donc ainsi qu'on doit peindre les aveugles quand on veut les représenter marchant.

§ 24. *Sur les oscillations verticales du corps pendant la marche.*

Si les jambes n'étaient pas susceptibles du raccourcissement et de l'allongement auxquels nous les avons reconnues aptes, il est clair que la tête du fémur de celle qui se lève devrait, en s'avançant, décrire un cercle autour du pied comme centre, et qu'elle aurait à se mouvoir dans ce cercle d'abord un peu en avant, puis un peu en arrière ; le tronc vacillerait donc beaucoup à chaque pas, et ses oscillations seraient d'autant plus grandes que les pas eux-mêmes le seraient davantage. Mais comme les jambes n'ont point une longueur invariable, comme elles peuvent se raccourcir et s'allonger considérablement, d'une étendue dont nous donnerons, dans la troisième partie, la mesure prise pendant la marche même, il suit de là qu'un mouvement parfaitement horizontal du tronc est possible. Cependant si, au moyen d'une lunette disposée horizontalement, nous observons avec soin, pendant la marche, ou le tronc lui-même, ou un point du tronc bien choisi et facile à reconnaître, en substituant un micromètre en verre au fil croisé, nous voyons que le tronc n'exécute point un mouvement parfaitement horizontal, mais qu'il décrit en réalité des oscillations verticales, plus petites toutefois qu'elles ne le seraient si les jambes ne pouvaient pas se raccourcir et s'allonger. D'après nos mesures, ces oscillations s'élèvent à environ 32 millimètres. Elles ne sont pas plus petites dans les petits pas, ni plus grandes dans les grands pas : en général, elles offrent peu de différence, toutes circonstances du dehors égales d'ailleurs : tout au plus sont-elles, au contraire, un peu plus grandes dans les petits pas, et un peu plus petites dans les grands. En un mot, l'observation nous apprend qu'elles doivent dépendre d'une tout autre cause que de la rigidité et du défaut d'extensibilité des jambes.

Si donc on demande d'où proviennent ces petites oscillations verticales du tronc pendant la marche, et à quoi elles servent (car il semble qu'on devrait pouvoir les éviter, ce qui rendrait la marche plus uniforme et plus belle), nous répondrons qu'elles tiennent à la nécessité que nous éprouvons, en marchant, de modérer la vitesse du tronc, qui deviendrait aisément trop considérable avec l'action de la force d'extension telle qu'elle doit être pour maintenir toujours le tronc à la même hauteur. Le moyen le plus simple que nous ayons pour modérer cette vitesse consiste à faire cesser de temps en temps l'action de la force d'extension de la jambe; d'où il suit qu'alors le corps tombe un peu, en décrivant une parabole. Mais pour que le corps ne tombe pas peu à peu de plus en plus bas, il faut qu'un moment arrive où il soit relevé d'autant qu'il s'est abaissé. Or, en aucun temps, ce relèvement ne peut être opéré avec moins d'effort que dans l'instant où une jambe occupe la verticale. C'est pourquoi nous disons que le léger abaissement du tronc qu'on observe à chaque pas a lieu immédiatement avant le moment où l'une des jambes vient à se placer dans la verticale, et que la chute observée du corps s'effectue à ce moment même. Nous examinerons plus en détail, dans la troisième partie, ces oscillations verticales du tronc pendant la marche.

Les oscillations verticales du tronc ont encore une utilité particulière, qui est fort importante dans la marche, et qui rend celle-ci indépendante des influences de circonstances extérieures et accidentelles. Nous avons effectivement en notre pouvoir de laisser tomber le corps pendant un laps de temps ou plus long ou plus court, suivant que des forces du dehors agissent sur nous, et augmentent ou diminuent l'effet de notre force d'extension; et nous pouvons faire par là que la somme des effets qui dépendent de la force d'extension et de forces extérieures demeure la même, alors même que ces dernières sont variables; nous pouvons, à l'aide des oscillations du corps, compenser l'influence des forces du dehors sur la marche. De cette considération il suit immédiatement que, pour que les oscillations du corps puissent rendre réellement ce service pendant la marche, il faut qu'elles soient plus grandes par un vent favorable, moindres par un vent contraire, et tout-à-fait nulles quand ce dernier a une certaine intensité.

§ 25. *Sur la torsion du corps pendant la marche.*

On a tort d'admettre que, pendant la marche, le corps tourne tantôt à droite, tantôt à gauche. Une semblable torsion peut dépendre de deux causes : d'abord de ce que la jambe qui fait effort contre le sol pousse latéralement le bassin dans sa direction oblique, ensuite de ce que la jambe pendante et oscillante tire latéralement le bassin dans sa direction oblique. La nature a donné à l'homme des moyens simples et efficaces de combattre l'action de ces deux causes. Pour empêcher la jambe qui pèse sur le sol de faire tourner le tronc, le point du pied qui appuie sur le sol, la tête du fémur qui appuie sur le bassin et le centre de gravité du corps, peuvent facilement être maintenus toujours dans un plan vertical parallèle au chemin, ce qui, en réalité, arrive aussi. Quant à la jambe oscillante, elle tire sur un levier horizontal égal à la distance entière qui sépare les deux têtes des fémurs l'une de l'autre, et elle fait tourner le tronc tant qu'elle n'est point arrivée à la verticale ou quand elle l'a dépassée. Pour prévenir la torsion du tronc due à cette seconde cause, la nature nous a donné un moyen aussi simple qu'efficace dans le balancement simultané des bras. Il suffit, en effet, que le bras droit oscille d'avant en arrière pendant que la jambe droite oscille d'arrière en avant, ce qui a lieu réellement; ou que le bras gauche oscille d'avant en arrière tandis que la jambe gauche oscille d'arrière en avant. Si maintenant les deux bras oscillent toujours simultanément, mais en sens inverse l'un de l'autre, leurs effets s'ajoutent les uns aux autres, et ils peuvent alors d'autant plus aisément (par un moindre balancement) prévenir la torsion du tronc qui serait déterminée par la jambe pendante.

C'est à tort qu'on a voulu trouver de l'analogie entre le mouvement des bras et les mouvements des pattes de devant chez les mammifères. L'usage que nous leur assignons ressort pleinement lorsqu'on cherche à marcher d'une manière rapide en tenant les bras collés au corps, par exemple croisés sur la poitrine ; car alors il est difficile d'éviter la torsion du tronc.

CHAPITRE III.

DE LA COURSE.

ARTICLE PREMIER.

CONSIDÉRATIONS GÉNÉRALES SUR LA COURSE.

§ 26. *La course diffère de la marche en ce que le mouvement pendant lequel les deux jambes posent sur le sol dans cette dernière, y est remplacé par un moment durant lequel aucune des deux jambes ne touche le sol.*

La vitesse que nous pouvons acquérir par la marche a une limite déterminée par le mécanisme même de ce mouvement : d'un côté, parce que l'espace que nous franchissons à chaque pas doit être parcouru par une jambe, tandis que l'autre est située verticalement, ce qui fait que la grandeur des pas a pour limite la moitié de la distance que les deux jambes peuvent laisser entre elles en s'étendant ; d'un autre côté, parce que nous ne pouvons point répéter les pas aussi souvent qu'il serait avantageux de le faire pour rendre la progression plus rapide, attendu que le nombre des pas qu'on fait, dans un temps donné, en marchant, ne saurait dépasser celui des oscillations que la jambe exécuterait dans le même laps de temps ; d'où il suit que la durée des pas a pour limite la moitié de celle de l'oscillation de la jambe. La course, au contraire, est un mode de mouvement dont la vitesse ne reconnaît pas ces limites imposées à la marche, et qui permet de faire des pas non seulement plus nombreux, mais encore plus grands. Acquérir une vitesse de progression plus grande que celle à laquelle on peut arriver par la marche, est donc le but principal de la course. Cependant on peut aussi courir de manière à avancer plus lentement que dans la marche rapide.

Nous atteignons ce but principal de la course en faisant qu'à chaque pas le corps soit flottant en l'air pendant un court espace de temps, et lui imprimant pour cela un mouvement de projection. Pendant ce temps, les deux jambes sont suspendues au tronc, avec lequel elles se portent en avant, et chaque pas peut, en conséquence, être plus grand que ne le permet, dans la marche, la distance à laquelle les jambes se posent l'une de l'autre (1). Ainsi, la force d'extension peut agir avec plus d'énergie dans la course que dans la marche, parce que la distance à laquelle le corps se porte en avant jusqu'à ce qu'une jambe pose sur le sol dépend de notre volonté. Cette circonstance que, dans la course, le corps, avec les jambes, exécute alternativement des projections en l'air, est encore cause qu'on fait plus de pas, dans un temps donné, que ne le permet la marche. Dans les deux mouvements, la jambe qui quitte le sol en arrière doit osciller d'arrière en avant, au moins jusqu'à ce qu'elle puisse se poser de nouveau verticalement au-dessous de la tête de son fémur, pour soutenir le tronc. Dans la marche la plus rapide et dans la course, la jambe oscille réellement jusque là, mais pas plus loin. Si la jambe n'exécute cette demi-oscillation que poussée par sa propre pesanteur, elle a besoin pour cela d'un laps de temps déterminé, qui est la limite de la durée des pas pendant la marche. Dans la course elle a, il est vrai, besoin aussi du même laps de temps pour accomplir le même mouvement; mais les pas y durent moins que dans la marche, parce qu'une partie de l'oscillation que la jambe doit faire, a déjà été exécutée pendant le pas précédent; car, en courant, l'homme se trouve périodiquement suspendu en l'air, et pendant ce temps les deux jambes accomplissent une partie de leur oscillation, tant celle qui doit être posée sur le sol à la fin du pas présent, que celle qui doit l'être à la fin du pas suivant. Or comme, en conséquence, cette dernière jambe a déjà parcouru une partie de son arc d'oscillation au commencement du pas suivant, et qu'elle continue d'osciller pendant la durée entière de ce pas, le temps de son oscillation est évidemment plus considérable que celui de ce pas, d'où il suit que la durée du pas est toujours moindre dans la course que dans la marche, et qu'elle ne peut jamais dépasser la moitié de la durée de l'oscillation de la jambe. Pendant la marche, jamais les deux jambes n'oscillent à la

(1) Les enfants, dans leurs jeux, profitent de ce moment de suspension complète du corps pour faire passer entre le sol et leurs pieds une corde qu'ils tournent avec leurs deux mains, et ils y parviennent alors même que le laps de temps pendant lequel les deux jambes ne touchent point le sol est extrêmement court. La chose n'est point possible en marchant, parce qu'ici les deux jambes ne quittent jamais simultanément le sol, qu'au contraire, il y a un certain moment pendant lequel elles s'y trouvent posées toutes deux à la fois ; de sorte que, durant ce laps de temps, la corde serait comprise entre elles deux, et pourrait aisément, vu la rapidité avec laquelle elle tourne, frapper la jambe postérieure, encore appuyée sur le sol.

fois ; l'une d'elles commence et achève son oscillation pendant le pas même qu'elle exécute, et pendant le pas suivant, que fait l'autre jambe, elle pose sur le sol. Chaque pas, dans la marche, doit donc durer au moins assez longtemps pour que la jambe puisse, pendant sa durée, commencer son oscillation et l'exécuter jusqu'au point où le membre entre de nouveau en contact avec le sol. Dans la marche lente, chaque pas doit même durer plus longtemps encore; car ici il y a, pendant la durée de chaque pas, un moment où les deux jambes posent à la fois sur le sol, de manière qu'un pas dure non seulement tout le temps nécessaire pour que la jambe accomplisse son oscillation, mais encore un certain laps de temps pendant lequel elle pose à terre.

L'expérience confirme pleinement ce qui vient d'être dit. Les mesures que nous avons prises pendant la marche et la course avec des vitesses diverses prouvent que, terme moyen, on fait en courant des pas à peu près doubles de ceux d'un homme qui marche, que le nombre des pas, dans la marche et la course, pendant un laps de temps donné, se comporte, terme moyen, environ :: 2 : 3; que par conséquent on peut, en courant, parcourir à peu près trois fois plus d'espace qu'en marchant. La vitesse que l'homme acquiert par là est très grande, et peut s'élever à six ou sept mètres par seconde. Si la perte de la respiration ne l'empêchait pas de continuer longtemps cette course rapide, il parcourerait un mille géographique en dix-huit minutes environ. C'est la marche qui nous permet de parcourir le plus de chemin en temps modéré, parce que c'est elle que nous pouvons supporter le plus longtemps sans nous fatiguer et sans perdre haleine. Avec la course, au contraire, nous pouvons parcourir un espace médiocre dans le moins de temps possible.

Dans la course, comme dans la marche, les jambes reviennent toujours périodiquement à la même situation, et l'on observe aussi la même succession de temps égaux, dans lesquels une même jambe répète toujours les mêmes mouvements. Dans la marche, chacun de ces temps se composait de deux pas (un double pas), en appelant pas le temps pendant lequel les deux jambes arrivent l'une après l'autre à la verticalité. De même, dans la course, chaque temps après lequel une même jambe exécute toujours de nouveau les mêmes mouvements, se compose de deux sauts, ou d'un double saut.

§ 27. *Division de la course en course proprement dite et en trotter.*

On doit distinguer deux sortes de course : celle dans laquelle le corps s'élève très peu par le mouvement sautillant, et se projette presque en ligne horizontale, ou la *course* proprement dite, et celle dans laquelle le corps est lancé beaucoup plus haut à chaque saut, ou le *trotter*. Mais cette seconde manière de courir est peu avantageuse pour avancer rapidement ; car, quoique les pas y soient aussi grands que dans la course proprement dite, leur durée doit être plus longue, parce que le corps a besoin d'un laps de temps plus long pour retomber, et que, pendant ce temps, il n'y a pas possibilité de poser la jambe, d'où il suit aussi que l'espace de temps pendant lequel le corps ne subit point d'accélération est plus long dans le trotter que dans la course proprement dite. C'est pourquoi on n'emploie ce mode de progression que quand on veut se fatiguer moins le corps par la course, quand on veut se réserver la faculté de suspendre le mouvement du corps dès qu'il devient nécessaire de le faire, qu'en conséquence on cherche à éviter d'imprimer à son mouvement autant d'accélération qu'il en reçoit dans la course, enfin qu'on a en vue de toucher du pied, en courant, des points déterminés du sol qui sont trop distants les uns des autres pour qu'on puisse les atteindre en marchant.

ARTICLE II.

DE LA COURSE PROPREMENT DITE.

§ 28. *Le mouvement vertical du tronc est très petit dans la course.*

Il y a lieu d'être surpris du peu dont le corps alternativement s'élève au-dessus du sol et retombe dans la course proprement dite. On peut mesurer ce mouvement vertical du corps en observant de loin, avec une lunette posée horizontalement, un homme qui court ; on remarque alors de combien change, par rapport à un fil horizontal placé dans l'instrument, la situation d'une marque établie à l'extrémité inférieure du tronc. Nous avons trouvé que ce changement n'était que de vingt à trente millimètres. Il n'en saurait être autrement ; car, comme, d'après nos mesures, la durée d'un pas n'est que d'un quart à un tiers de seconde, comme le corps ne flotte en l'air que pendant un dixième de seconde au plus, dont il n'emploie qu'environ un quinzième de seconde à retomber, continuant jusque là de s'élever, la loi de la chute des graves nous montre que la chute, dans cet espace de temps, ne s'élève réellement qu'à environ vingt-deux millimètres. On voit d'après cela que la différence essentielle entre la course et la marche ne consiste point en ce que, dans cette dernière, le corps éprouve une oscillation verticale moindre ; au contraire, l'oscillation verticale est plus considérable dans la marche que dans la course, surtout lorsque l'air oppose peu de résistance.

Mais comme les jambes, pour communiquer un mouvement de projection au corps, ont besoin d'être étendues avec beaucoup plus de force dans la course que dans la marche, et comme cette force peut être d'autant plus grande que la jambe est plus ployée au moment où elle soutient le corps verticalement (parce qu'alors son extension a plus d'étendue, et que par cela même elle peut accélérer le corps pendant un plus long laps de temps), les jambes, tandis qu'elles soutiennent verticalement le corps, sont plus fléchies dans la course que dans la marche, et en conséquence aussi le corps se trouve à une distance moindre du sol. Mais il y a encore cette différence entre la marche et la course, par rapport aux mouvements verticaux qui ont lieu alors, que, dans la marche, le corps arrive à son plus haut degré d'élévation pendant qu'il est soutenu verticalement par la jambe, et qu'il demeure dans cette situation élevée pendant la plus grande partie du pas, au lieu que, dans la course, c'est au moment de la verticalité de la jambe qu'il est le plus abaissé, et qu'il se relève peu à peu pendant la plus grande partie du pas.

§ 29. *Le laps de temps pendant lequel une jambe flotte librement en l'air est plus long, dans la course, que celui pendant lequel cette jambe pose sur le sol.*

Dans la course, de même que dans la marche, chaque jambe passe alternativement à deux états, celui où elle touche le sol, en supportant et projetant le corps, et celui où, ne touchant pas le sol, elle oscille comme un pendule. Dans la marche, le temps pendant lequel une jambe touche le sol et soutient le corps est plus long que celui pendant lequel elle se trouve suspendue au corps et transportée par lui : ce n'est qu'au moment où la marche se transforme en course que les deux temps prennent une longueur égale, de sorte qu'alors le corps est supporté par la jambe précisément aussi longtemps que la jambe est portée par le corps. Sur cette limite entre la marche et la course, la jambe postérieure quitte le sol au moment même où l'antérieure s'y pose ; par conséquent l'une des jambes flotte et oscille exactement aussi longtemps que l'autre s'appuie et s'arc-boute contre le sol. Mais jamais il ne peut arriver, dans la marche, que l'une des jambes flotte en l'air plus longtemps que l'autre ne s'appuie ; car alors l'autre jambe serait obligée de quitter le sol avant que la première fût posée, de sorte que le corps flotterait en l'air pendant un certain laps de temps sans aucun soutien, ce qui est précisément le caractère de la course. En y regardant de près, on reconnaît, comme condition nécessaire pour la marche, que le temps pendant lequel les deux jambes posent sur le sol, ajouté à la durée du pas, ou retranché de cette durée, donne les deux états dans lesquels une même jambe alternativement pose et flotte; pour la course, que le temps pendant lequel les deux jambes flottent, ajouté à la durée du pas, ou retranché de cette durée, donne les deux états pendant lesquels une même jambe alternativement flotte et pose; qu'en conséquence, dans la course, le temps pendant lequel la jambe flotte est plus long que celui pendant lequel elle pose sur le sol.

§ 30. *Description des mouvements que les jambes font pendant la course.*

Le temps à l'expiration duquel se renouvellent les mouvements d'une même jambe se divise, dans la course comme dans la marche, en deux portions, celle pendant laquelle la jambe porte le tronc, et celle pendant laquelle elle est portée par lui. Mais, dans la marche, la première est longue et la seconde courte, tandis que, dans la course, la seconde est longue et la première courte. Nous indiquerons par une ligne courbe le temps durant lequel une jambe flotte en l'air suspendue au tronc, par une ligne droite celui durant lequel une jambe est en contact avec le sol, par la série supérieure de lignes la manière de se comporter de la jambe gauche, et par la série inférieure la manière dont se comporte la jambe droite. Nous disposons les deux séries de manière que les états simultanés soient placés verticalement l'un au-dessous de l'autre, et nous désignons enfin par des lignes perpendiculaires les limites des temps pendant lesquels le corps est soutenu par une jambe ou flottant en l'air.

1 0 1 0 1 0 1 0 1 0 1 0 1 0 1 0 1 0

On voit que les temps marqués par des lignes courbes, et pendant lesquels une jambe flotte pendante au tronc, sont beaucoup plus longs que les temps indiqués par des lignes droites, et durant lesquels une jambe se trouve en contact avec le sol; que le temps plus court pendant lequel une jambe touche au sol correspond symétriquement au milieu du temps plus long pendant lequel l'autre jambe flotte en l'air ; que par conséquent chaque pas se divise en deux temps, l'un plus long, marqué 1, où le corps est soutenu par l'une des jambes, l'autre plus court, marqué 0, où il n'est soutenu par aucune jambe et flotte en l'air.

§ 31. *Lorsque l'on voit s'effacer, dans la marche, le temps pendant lequel les deux jambes posent, et dans la course celui pendant lequel les deux jambes flottent, on ne remarque plus aucune différence entre la marche et la course.*

Comme la différence essentielle entre la marche et la course consiste en ce que, dans la première, un temps pendant lequel une jambe pose et l'autre flotte, alterne toujours avec un temps pendant lequel les deux jambes posent, tandis que, dans la seconde, un temps pendant lequel une jambe pose et l'autre flotte alterne avec un temps pendant lequel les deux jambes flottent, on doit s'attendre à ce que toute différence entre ces deux modes de progression s'efface lorsque le temps durant lequel, dans la marche et la course, les deux jambes posent et flottent relativement s'évanouit. C'est effectivement ce que confirme l'observation. Si l'on compare une série d'expériences sur la marche faites de telle sorte que le temps pendant lequel les deux jambes posent devienne toujours de plus en plus court, et continuées jusqu'à ce que ce temps s'évanouisse complétement, avec une autre série d'expériences sur la course faites de telle manière que le temps pendant lequel les deux jambes flottent devienne de plus en plus court, et continuées jusqu'à ce que ce temps s'efface entièrement, on trouve que les dernières observations coïncident ensemble à tous égards dans les deux séries. Nos expériences ont donné en définitive, dans les deux séries, une durée du pas de 0,32 de seconde, et une longueur du pas de 0,82 mètre. De là suit l'intéressant résultat que quand les pas, dans la marche et dans la course, durent exactement autant qu'une demi-oscillation de la jambe suspendue au tronc, ils ont aussi la même longueur dans l'une et dans l'autre.

§ 32. *Lorsqu'on dirige une série d'expériences sur la course de telle manière que le temps pendant lequel les deux jambes flottent devienne de plus en plus court, la course peut être continuée non seulement jusqu'à l'évanouissement complet de ce temps, mais encore jusqu'au-delà, après quoi il commence à reparaître.*

Si l'on fait sur la marche une série d'expériences telles que le temps pendant lequel les deux jambes posent devienne de plus en plus court, et qu'on les continue jusqu'à sa complète disparition, on atteint le maximum de la vitesse dans la marche, et l'on ne peut pousser plus

loin les expériences. Mais il n'en est point ainsi quand on procède de
la même manière à l'égard de la course, c'est-à-dire lorsqu'on fait
une série d'expériences dirigées de telle sorte que le temps pendant
lequel les deux jambes flottent aille toujours en diminuant jusqu'à son
évanouissement total ; on n'a point encore atteint le maximum de la
vitesse qui peut être acquise au moyen de la course ; la série des expériences n'est donc point encore épuisée, et l'on peut la pousser
beaucoup plus loin, jusqu'au moment où le temps pendant lequel les
deux jambes flottent reparaît et va toujours en grandissant. Il suit de
là qu'une série complète d'expériences sur la course peut être divisée
en deux portions, dont la première est comparable à la série d'expériences faites sur la marche, tandis que l'autre ne l'est point.

De là résulte encore une autre différence entre la marche et la
course, consistant en ce que la première (du moins quand elle a lieu
d'une manière parfaitement conforme à la nature, et sans l'interven-
tion de la volonté, par exemple lorsque l'attention du sujet porte sur
toute autre chose que sur le marcher) ne donne pour chaque durée
de pas qu'une longueur de pas déterminée, et pour chaque longueur
de pas qu'une durée de pas déterminée, tandis que, dans la course, il
y a bien une durée déterminée du pas pour chaque longueur du pas,
mais non une longueur déterminée de pas pour chaque durée de pas,
car chaque durée de pas a deux longueurs diverses de pas, qui diffèrent d'autant plus l'une de l'autre que le temps pendant lequel les
deux jambes flottent est plus long, et dont la différence ne disparaît que dans l'unique cas où ce temps s'évanouit. La cause de cette
différence remarquable entre la marche et la course tient, en dernière
analyse, à ce que, dans la course, quand la longueur du temps pendant lequel les deux jambes flottent est donnée, on a le choix entre
deux hauteurs auxquelles on peut porter les têtes des fémurs au-dessus
du sol. En effet, 1° on peut, quand ce temps, pendant lequel la force
d'extension ne saurait agir, croît à partir de zéro, abaisser peu à peu
les têtes des fémurs, et faire par là que la force d'extension devienne
d'autant plus grande et la vitesse du corps d'autant plus considérable
pendant le reste du temps, que le corps, pendant la durée du pas,
se projette au-delà du point qu'atteint l'amplitude d'excursion (1) de
la jambe arc-boutée en arrière, même malgré la diminution de hau-

<hr>

(1) Nous appelons amplitude d'excursion d'une jambe à une hauteur donnée
du col de son fémur, le côté horizontal d'un triangle rectangle, dont le côté
vertical est la hauteur du col du fémur, et dont l'hypoténuse est la longueur
de la jambe étendue.

teur du col de son fémur, de sorte que cette jambe, entraînée par le corps flottant dès avant la fin du pas (avant que l'autre jambe se pose), flotte quelque temps en l'air en même temps que cette dernière ; 2° on peut, quand le temps durant lequel l'extension ne saurait agir croît à partir de zéro, élever peu à peu les têtes des fémurs, et faire par là que, pendant l'appui sur le sol, au moment où le tronc est lancé en haut, la jambe arc-boutée, entraînée par ce dernier, abandonne le sol avant que la durée du pas soit écoulée, c'est-à-dire avant que l'autre jambe se pose. Dans la marche, on n'a pas ce choix, parce que la vitesse ne peut jamais devenir assez grande pour que le tronc dépasse, pendant la durée du pas, l'amplitude de tension de la jambe arc-boutée en arrière, qui doit toujours être égale à la longueur du pas.

§ 33. *Dans la course on peut moins que dans la marche changer la durée des pas; mais, en revanche, on a plus d'aptitude à en changer la longueur.*

Dans la marche, aussi bien que dans la course, la durée d'un pas se divise en deux portions, dont l'une, dans la marche comme dans la course, embrasse le temps pendant lequel le tronc est soutenu par une jambe, mais dont l'autre comprend dans la marche celui pendant lequel il est soutenu par les deux jambes, et dans la course celui pendant lequel il flotte librement tout entier en l'air. Ces deux portions, qui, en s'ajoutant l'une à l'autre, complètent la durée du pas, croissent et diminuent ensemble dans la marche, de sorte que la diminution ou l'accroissement de la durée entière du pas égale la somme de la diminution ou de l'accroissement des deux fractions de temps; dans la course, au contraire, l'un des temps croît quand l'autre diminue, de sorte que la diminution ou l'accroissement de la durée totale du pas égale seulement la différence des deux fractions de temps, dont l'une des portions est devenue plus petite et l'autre plus grande. En effet, dans la marche, le temps pendant lequel les deux jambes posent croît avec la quantité dont la jambe oscillante dépasse la verticale avant de se poser (*voyez* § 22). Mais plus la jambe, avant de se poser à terre, se porte loin en décrivant son arc d'oscillation et plus elle oscille long-temps, plus aussi le temps pendant lequel il n'y a que l'autre jambe qui supporte le tronc est long ; de là vient que les deux périodes croissent toujours simultanément. Dans la course, au contraire, la durée totale du pas et le temps pendant lequel le corps entier flotte librement en l'air, complètent un tout dont la valeur ne change jamais (la moitié de la durée de la vibration de la jambe oscillant en liberté, *voyez* le § 29). Donc si le second terme devient plus long, la longueur totale du pas diminue, et surtout la portion de cette durée pendant laquelle une jambe pose, portion qui est la différence entre la durée du pas devenue plus courte et la portion de temps devenue plus longue.

§ 34. *Les écarts de la normalité sont moins grands dans la course que dans la marche.*

Nous entendons par marche et course normales celles dans lesquelles, en dépensant le moins possible de force musculaire, on atteint le but d'un mouvement uniforme autant que possible et qui s'éloigne peu de la direction horizontale. Or, dans la marche et la course, il y a des temps pendant lesquels on peut modifier un peu le mouvement normal du corps au moyen des forces musculaires, sans cependant cesser d'atteindre le but de la marche, seulement avec un peu plus d'effort. Ce changement de mouvement ne peut jamais avoir lieu, dans la course, pendant le temps que le corps flotte librement en l'air, et il ne peut s'effectuer qu'à un très faible degré pendant le temps de l'appui d'une jambe, parce que le mouvement de translation que la force d'extension de la jambe doit imprimer au tronc durant ce laps de temps est déterminé. Dans la marche, au contraire, il faut, à la vérité, que pendant le temps qu'une jambe pose à terre, la force d'extension de ce membre remplisse la condition d'empêcher le corps de tomber, de sorte qu'alors son action se trouve renfermée dans d'étroites limites, et qu'il reste peu de champ à notre volonté; mais notre volonté a bien plus de latitude pendant le temps que les deux jambes posent sur le sol, temps durant lequel la force extensive des deux membres peut remplir la condition de ne point laisser tomber le corps d'une infinité de manières différentes, dont une seule, il est vrai, entraîne le moins possible d'effort de la part de nos muscles, mais dont les autres n'atteignent pas moins le but de la marche, avec un peu plus de dépense de force musculaire. Donc, plus le temps pendant lequel les deux jambes posent à terre dure longtemps dans la marche, plus la volonté est libre de s'exercer dans ce genre de progression, ce qu'on observe réellement chez une personne qui marche lentement. Dans la marche rapide, où ce temps est court, et où il peut même disparaître en totalité, le libre arbitre a moins d'empire sur nos mouvements. C'est dans la course qu'il en a le moins. Nous expliquons par là pourquoi il est plus facile d'accoutumer les troupes à une manière de marcher telle que tous les soldats fassent des pas égaux en durée et en longueur, que de les habituer à agir de même en courant. Ce cas n'aurait pas lieu si tous les soldats avaient des jambes parfaitement égales en longueur, et si la durée des oscillations des membres était la même pour tous ; mais comme ces conditions n'existent pas, il est nécessaire qu'ils s'accommodent réciproquement, à l'égard de la longueur et de la durée du pas. Cette accommodation n'est pas toujours possible, et quand elle est praticable, elle présente tantôt plus, tantôt moins de difficultés. Elle n'est jamais plus facile que dans une marche lente, celle dans laquelle chaque soldat peut s'écarter le plus de la durée normale de son pas, sans changer la longueur du pas ; elle est beaucoup plus difficile dans la marche rapide, et impossible pour les soldats les plus grands lorsque les plus petits marchent avec le plus de rapidité. De là la règle prescrite pour le pas le plus rapide (le pas de charge), de marquer le temps d'après le pas le plus rapide des hommes qui ont les plus longues jambes. Dans la course, cette accommodation est absolument impossible lorsqu'il y a une grande différence entre les jambes pour la longueur, le cas seul excepté où le temps marqué est presque égal à la durée d'une demi-oscillation des jambes les plus courtes, car alors les hommes les plus grands diminuent déjà d'eux-mêmes la longueur de leurs pas, parce que, d'après les règles de la course normale, ils en diminuent proportionnellement la durée. De là la règle pour la course d'hommes de taille différente qu'on veut faire aller en mesure et à pas égaux, de calculer tellement le nombre des pas dans un temps donné, et leur longueur, qu'ils dépassent peu le nombre et la longueur des pas des hommes les plus petits dans la marche aussi rapide que possible.

Le seul avantage qu'on puisse obtenir par une course rigoureusement réglée des troupes, comparativement au pas de charge le plus rapide, se réduit à peu de chose, et consiste uniquement en ce qu'on évite ainsi l'alourdissement que l'apposition des talons entraîne dans les mouvements rapides, parce qu'en général l'homme qui court ne pose à terre que les extrémités antérieures du métatarse. La course procure de bien plus grands avantages dès qu'elle n'est point assujettie à une mesure, car il est alors facile de l'exécuter avec une vitesse bien plus considérable et cependant égale. Aussi les soldats apprendraient-ils très facilement à courir en ligne sans grands efforts et avec beaucoup de vitesse, si l'on permettait à chacun de faire autant de pas qu'il lui est commode d'en faire, et qu'on exigeât seulement de lui qu'il conservât l'alignement par le coup d'œil ou le sentiment du coude. Le son de la caisse, avec lequel on se propose de régler le nombre des pas, ne peut servir à maintenir l'ordre de soldats qui courent; il est bien plutôt propre, d'après les lois immuables de la nature, à déranger et troubler cet ordre.

ARTICLE III.

DU TROTTER.

§ 35. *Le trotter diffère de la course en ce qu'il permet de faire avec lenteur des pas plus grands que ceux de la marche.*

Quelquefois, pour prévenir l'essoufflement et la violence des battements de cœur, que la rapidité avec laquelle les mouvements changent dans la course entraîne, on fait alterner le trotter avec cette dernière, ce qui permet de ne point quitter le mouvement de la course. Il nous est impossible de continuer longtemps une course rapide, non pas parce qu'il faudrait de trop grands efforts pour cela, mais ordinairement parce que nous perdons la respiration, et parce que les battements du cœur deviennent trop violents. Ces deux phénomènes ont pour cause la succession rapide des mouvements que les deux jambes sont obligées de faire dans la course rapide (environ quatre pas par seconde). Le trotter diffère de la course par la durée des pas, qui est beaucoup plus grande qu'elle ne peut le devenir dans celle-ci. Voilà ce qui fait qu'il est plus avantageux, pour reprendre haleine et laisser aux battements du cœur le temps de s'apaiser, de passer de la course au trotter, que de diminuer la vélocité de la course, parce que, même quand on modère cette dernière, la succession des mouvements des deux jambes demeure presque aussi rapide qu'auparavant (au-delà de trois pas par seconde).

En outre, il peut y avoir des cas où l'on désire faire de grands pas, sans pourtant être pressé, et où l'on aime mieux avancer avec plus de lenteur, pourvu qu'on ait moins d'efforts à faire. Il peut s'en trouver aussi où la nature du terrain force à faire de grands pas, mais où il y aurait du danger à les faire aussi vite que dans la course, parce que la grande vitesse que celle-ci imprimerait au corps entier rendrait la somme des forces vives si considérable qu'au moment du danger on ne pourrait trouver sur-le-champ le moyen d'y échapper. Ainsi, pour citer un exemple, il est moins dangereux de descendre en trottant qu'en courant.

§ 36. *Dans la course, la jambe arc-boute contre le sol, à chaque pas, la première fois qu'elle arrive à la verticale; dans le trotter, c'est la seconde fois qu'elle arrive à cette situation.*

Dans la course, le corps est projeté en haut, et ensuite il retombe pendant que les deux jambes flottent en l'air. Pour détruire ce mouvement descentionnel du corps entier, et lui imprimer une nouvelle impulsion de bas en haut, une jambe s'arc-boute perpendiculairement contre le sol à la fin du temps de la chute (qui a lieu au moment où la jambe a terminé la moitié de son oscillation et se trouve suspendue verticalement). Mais, pour que la jambe puisse s'arc-bouter perpendiculairement contre le sol à la fin du temps de la chute, il n'est pas nécessaire que, depuis le commencement de son oscillation, elle ait parcouru la moitié de la durée de cette oscillation, moment où elle arrive pour la première fois à la verticale ; comme la jambe oscillante (lorsqu'elle continue d'osciller sans obstacle) revient plusieurs fois à la verticale, elle peut se poser la seconde fois qu'elle y arrive (ce qui, dans le cas d'oscillation parfaitement libre, aurait lieu lorsqu'elle a décrit une oscillation entière d'arrière en avant et une demi-oscillation d'avant en arrière). On voit sans peine qu'alors la durée des pas devait être beaucoup plus grande que dans la course, où la jambe s'arc-boute perpendiculairement au sol la première fois qu'elle arrive à la situation verticale. C'est là le moyen par lequel on atteint le but principal du trotter, d'avoir une durée de pas plus longue que ne le comporte la course. Cette plus grande durée du pas entraîne d'elle-même un flottement plus long du corps en l'air. Nous pouvons donc dire que, dans le trotter et la course, le corps flotte alternativement en l'air, mais qu'il y flotte plus longtemps dans le premier que dans le second.

§ 37. *Dans le trotter, les jambes n'oscillent que d'arrière en avant, et non d'avant en arrière. Après que la jambe a achevé son oscillation entière d'arrière en avant, elle se pose sur le sol, et attend pour s'arc-bouter le moment où la tête du fémur, qui continue de se mouvoir, arrive à être placée verticalement au-dessus du pied posé.*

Pour connaître complétement le trotter, il est nécessaire de remarquer que la jambe, après avoir achevé son oscillation d'arrière en avant, n'a pas besoin de décrire une demi-oscillation rétrograde pour être arc-boutée verticalement contre le sol à la fin du temps de la chute du corps, et que, sans cela, elle revient une seconde fois à la verticale, lorsqu'à la fin de son oscillation son pied se trouve arrêté et retenu, pendant que le tronc continue de se porter en avant, avec la partie supérieure de la jambe. Si, d'un côté, conformément au but commun de la course et du trotter (qui est de parcourir la plus grande étendue possible de chemin sans toucher le sol', on ne doit point admettre d'oscillation rétrograde de la jambe portée en avant, et si, d'un autre côté, la jambe ne fait effort contre le sol que quand elle est parvenue à la situation verticale, on voit aisément que les deux conditions ne peuvent être remplies que d'une seule manière, savoir, en faisant que la jambe touche bien le sol au moment de sa plus grande excursion, et soit arrêtée par là dans son mouvement horizontal, mais en ne l'appuyant pas sur-le-champ, attendant pour cela que la tête du fémur, qui continue de se porter en avant, soit arrivée perpendiculairement au-dessus du pied posé, et alors seulement arc-boutant le membre contre le sol. Comme, avant ce mouvement, il y avait bien contact entre le sol et la jambe, mais non effort de cette dernière, le reste du corps a dû continuer de se porter en avant, précisément comme s'il eût jusque là flotté librement en l'air. Nous pouvons donc établir encore cette différence entre la course et le trotter, que, dans la première, le moment où la jambe se pose et celui où elle s'arc-boute contre le sol sont toujours confondus ensemble, tandis que, dans le trotter, ils sont distincts l'un de l'autre, parce qu'ici on touche le sol avant de faire effort sur lui.

§ 38. *Le temps après lequel une même jambe répète tous ses mouvements dans le même ordre est égal aussi, dans le trotter, à la double durée du pas, et se divise en trois portions, dont la première, celle pendant laquelle la jambe flotte librement en l'air, est la plus grande (plus grande que les deux autres prises ensemble), et égale la durée de l'oscillation de la jambe, tandis que les deux autres, pendant lesquelles la jambe, ou touche seulement le sol, ou fait effort contre lui, sont beaucoup plus courtes et presque égales.*

Comme la jambe doit osciller plus longtemps dans le trotter que dans la course, il est nécessaire que le corps ait un mouvement de projection plus considérable, et que par conséquent il s'élève pendant quelque temps à une plus grande distance du sol. Pendant le temps que le corps est fort élevé au-dessus du sol, aucune jambe ne peut faire effort contre ce dernier, ni même entrer en contact avec lui. Les deux jambes flottent donc alors librement en l'air. Or ce temps, durant lequel les deux jambes flottent librement en l'air, ajouté à la durée du pas, ou retranché de cette durée, donne (de même que dans la course, d'après le § 27) une fraction de temps durant laquelle une même jambe oscille librement en l'air, ou la somme des deux autres fractions (durant lesquelles la jambe touche seulement le sol, ou fait effort contre lui); d'où il suit que la durée du pas est plus petite que la première fraction, mais plus grande que la somme des deux autres, par conséquent que le temps pendant lequel une même jambe flotte librement en l'air est plus grand que la somme des deux autres, dans l'un desquels la jambe ne fait que toucher le sol, tandis que dans l'autre elle s'arc-boute contre lui.

Cette grande fraction de temps durant laquelle la jambe flotte librement en l'air a toujours la même durée lorsque, durant cet intervalle (d'après le § 37), la jambe exécute précisément une oscillation entière, ce qui exige toute la durée de l'oscillation du membre (environ 0,7 seconde), parce que, d'après le paragraphe précédent, la jambe entre en contact avec le sol au moment où, oscillant d'arrière en avant, elle atteint en devant son maximum d'excursion.

Quand la tête du fémur de la jambe que nous considérons se trouve perpendiculairement au-dessus de son pied, alors commence le premier temps d'un double pas, pendant lequel cette jambe s'arc-boute, et le chemin que la tête du fémur parcourt dans ce premier moment est l'amplitude d'excursion de la jambe, qui oscille dans le moment suivant (c'est-à-dire la distance horizontale entre le pied et la tête du fémur au commencement de l'oscillation). A la fin du second temps, pendant lequel la jambe avait fait une oscillation entière d'arrière en avant, le pied se trouve autant en avant de la tête du fémur qu'au commencement il était en arrière d'elle. Enfin, pendant le troisième temps, où la jambe qui cesse d'osciller ne fait que toucher le sol, la tête du fémur (pour revenir, comme au commencement du double pas, à la situation verticale au-dessus du pied) doit parcourir exactement le même chemin, c'est-à-dire la même amplitude d'excursion que la jambe oscillante pendant le temps précédent (ou la distance horizontale entre la tête du fémur et le pied à la fin de l'oscillation), comme elle a fait dans le premier temps ; et comme la vitesse de la tête du fémur (et du tronc entier) varie peu dans ce mouvement progressif rapide, il faut pour cela presque le même laps de temps, en sorte que le premier et le troisième temps sont à peu près égaux.

§ 39. *Mouvements des deux jambes qui ont lieu simultanément pendant un pas.*

Pour rendre sensibles les mouvements des deux jambes et la manière dont ils s'associent ensemble, nous allons représenter les mouvements de chaque jambe d'après les trois temps d'un double pas, dans lesquels la manière de se comporter du membre offre des différences essentielles. Nous figurons le premier temps, celui pendant lequel la jambe s'arc-boute, par une ligne droite ; le second, celui pendant lequel la jambe oscille, par une ligne courbe; le troisième enfin, pendant lequel la jambe touche seulement le sol, sans appuyer dessus, par une ligne ponctuée. Nous disposons ces représentations des mouvements des deux jambes de telle sorte que ceux qui ont lieu simultanément soient placés verticalement les uns au-dessus des autres. Si alors nous tirons des lignes verticales par tous les commencements des trois temps distincts pour les deux jambes, nous voyons que le temps d'un pas simple (dans lequel les positions de la jambe gauche et de la jambe droite alternent ensemble) se trouve également divisé par là en trois portions, savoir une pendant laquelle l'une des jambes s'arc-boute et l'autre flotte librement en l'air (ce que nous avons indiqué par 1), une seconde pendant laquelle les deux jambes flottent librement dans l'air (ce qui est indiqué par 0), enfin une troisième pendant laquelle une jambe flotte librement en l'air, et l'autre touche le sol sans faire effort contre lui (ce que nous indiquons par $\frac{0}{0}$).

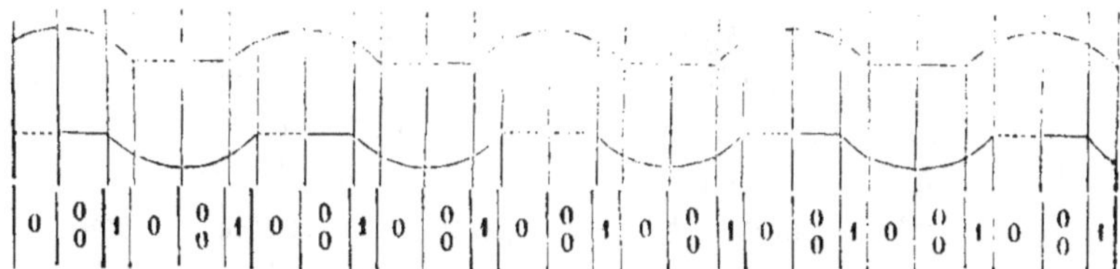

On voit ici que le temps durant lequel une jambe oscille est plus grand que la somme des deux temps pendant lesquels elle fait effort contre le sol, et le touche sans faire effort contre lui ; on voit encore que les deux derniers temps (qui sont égaux) pendant lesquels une jambe ne fait d'abord que toucher le sol, puis s'arcboute contre lui, correspondent symétriquement au milieu du temps plus long pendant lequel l'autre jambe oscille librement en l'air.

§ 40. *Le trotter est à la course comme la marche grave à la marche rapide.*

La différence essentielle entre le pas grave et la marche rapide consiste en ce que, dans le premier, la jambe oscillante a presque terminé son oscillation avant de se poser sur le sol, de sorte qu'en ce moment elle fait un plus grand angle avec la verticale que la jambe postérieure. C'est précisément aussi par là que le trotter diffère de la course, et d'une manière plus sensible encore, parce que, dans le trotter, la jambe oscillante achève complétement son oscillation avant de se poser sur le sol, de sorte qu'en ce moment elle fait un angle aussi grand que possible avec la verticale, tandis que, dans la course, la jambe se pose toujours verticalement, ce qui fait que l'angle est nul. En outre, dans le trotter, comme dans la marche grave, le pied entre en contact avec le sol avant le moment où il doit s'arcbouter, et, dans l'un comme dans l'autre, on a coutume de le toucher avec une partie du pied plus rapprochée du bout que celle qui exerce ensuite l'effort. Enfin, la durée du pas est plus grande dans le trotter que dans la course, de même qu'elle l'est plus dans le pas grave que dans la marche rapide.

DEUXIÈME PARTIE.

RECHERCHES ANATOMIQUES SUR LES ORGANES DE LA LOCOMOTION.

CHAPITRE PREMIER.

APERÇU GÉNÉRAL DE LA SITUATION RÉCIPROQUE ET DU MODE D'UNION
DE TOUTES LES PARTIES DU SQUELETTE.

§ 41. *Connexion des principales parties du squelette.*

Pour considérer la disposition du corps humain eu égard à la marche et à la course, et séparer ce qu'il y a d'essentiel sous ce rapport de ce qui est moins important, nous divisons le corps en deux portions : celle qui doit être portée, comprenant la tête, le tronc et les bras, et celle qui supporte l'autre, les jambes. On voit ces deux portions unies ensemble dans la planche Ire, qui représente le squelette humain vu de côté, et qui est une copie de la figure donnée par Albinus, à cela près d'une rectification dans la situation du bassin et la forme de la colonne vertébrale (1). La tige de la première portion est le tronc, qui lui-même, tout entier, a pour base le rachis, ou la colonne vertébrale, composée de sept vertèbres cervicales, douze vertèbres dorsales, cinq vertèbres lombaires (toutes désignées par des nombres dans la figure), le sacrum (S) et le coccyx (Co). En haut, sur la colonne vertébrale, repose la tête ; à chacun de ses côtés s'attachent douze côtes, qui, conjointement avec le sternum (St), forment la cage de la poitrine, à laquelle sont suspendus les deux membres supérieurs, ou les bras. En bas, sont fixés au rachis les deux os des iles (P), qui, avec le sacrum et le coccyx, forment le bassin, au moyen duquel le tronc entier repose sur ses appuis, les deux jambes. Effectivement les os coxaux tiennent de chaque côté au sacrum par des couches fibro-cartilagineuses et des ligaments d'une

____

(1) Pour épargner l'espace, on a changé la disposition du bras gauche, qui, dans l'original, est étendu horizontalement.

grande force, qui ne leur permettent aucun mouvement, et comme ils s'unissent également entre eux par-devant, de là résulte un cercle osseux appelé le bassin. On reconnaît facilement cette forme annulaire en sciant les saillies qui, en haut et en bas, partent des bords du cercle, par exemple en comparant avec la fig. 19 (pl. XVII), qui est celle d'un anneau, le bassin de la fig. 17, au bord supérieur duquel les deux ilions ont été enlevés, ou celui de la fig. 18, dans lequel ces deux espèces d'ailes n'ont été retranchées que d'un seul côté, de manière à permettre de distinguer en même temps la forme du bassin entier. Le rectum, les organes urinaires et les organes génitaux passent par cet anneau, que l'enfant traverse aussi au moment de sa naissance. L'espace qu'il circonscrit est ouvert des deux côtés, et ne se trouve fermé qu'en bas par un plan musculaire, à travers lequel passent les canaux précités, et qui fait que le tout acquiert la forme à laquelle il est redevable du nom de bassin, sous lequel on le désigne.

De chaque côté du cercle pelvien se trouve un enfoncement sphérique, la cavité cotyloïde, par le moyen de laquelle le tronc repose sur les jambes. Dans le squelette entier de la planche I, cette cavité est couverte par la tête du fémur *C*, dont une moitié la remplit, tandis que l'autre moitié la dépasse. La planche II offre le bassin, avec la partie supérieure du fémur, séparé du reste du tronc, et vu pardevant, également dans la situation qu'il affecte chez l'homme debout. Sa partie antérieure a été enlevée au moyen d'un trait de scie passant verticalement par les deux cavités cotyloïdes, de manière qu'on aperçoit le corps de celles-ci et des têtes des fémurs, et qu'on peut se faire une idée nette de la manière dont le bassin, et par lui le tronc entier, repose sur les têtes des deux fémurs, entre lesquelles il est retenu. De même qu'une tasse cylindrique qu'on tient entre deux doigts ne peut se mouvoir qu'autour d'un axe passant par les bouts de ces deux doigts, de même l'anneau pelvien, quand les têtes des fémurs, entre lesquelles il se trouve enclavé, sont fixées, ne peut non plus que tourner autour de l'axe qui passe par ces deux têtes. Afin qu'il fût possible de faire tourner le bassin d'arrière en avant ou d'avant en arrière autour de cet axe passant par le milieu des deux cavités cotyloïdes, son bord supérieur et son bord inférieur ont été garnis de saillies et d'éminences, auxquelles s'attachent en arrière et en devant des muscles qui se rendent à la cuisse, comme à une manivelle. Ainsi, par exemple, que le muscle droit antérieur de la cuisse (pl. XVII, fig. 18), qui joint ensemble les points *a* et *b*, vienne à se raccourcir, le bassin est obligé de tourner sur son axe d'arrière en avant, ce qui fait pencher le tronc en avant. Qu'au contraire, le muscle demi-tendineux, ou le demi-membraneux, qui tous deux unissent les points *c* et *d* en arrière, se contractent, le bassin est forcé de tourner sur son axe d'avant en arrière, ce qui redresse le tronc et le ramène à la verticale. Quand le tronc est vertical, le cercle pelvien ne l'est pas, mais présente une inclinaison. Cette inclinaison du bassin avait déjà fixé autrefois l'attention des anatomistes et des accoucheurs, parce qu'elle a de l'importance pour les organes enfermés dans le cercle osseux ; mais, pendant longtemps, on l'a déterminée d'une manière inexacte. Nous indiquerons dans la suite les moyens à l'aide desquels nous sommes parvenus à la déterminer exactement.

§ 42. *Composition et flexibilité de la colonne vertébrale.*

Sur la partie inférieure et inflexible de la colonne vertébrale, c'est-à-dire sur le sacrum solidement uni à l'anneau pelvien, s'élève la portion mobile de cette même colonne, pour laquelle seule on réserve assez souvent le nom de rachis, et qui porte tout le reste du haut du corps. Cette portion de la colonne vertébrale est composée de vingt-quatre cercles osseux (vertèbres) et de vingt-trois cartilages, situés entre toutes les vertèbres (à l'exception de la première et de la seconde), ainsi qu'entre la dernière et le sacrum. C'est surtout de ces cartilages que dépendent la forme serpentine et la flexibilité de la colonne vertébrale.

La planche I offre la colonne vertébrale vue de côté, et tenant au reste du squelette ; du moins en aperçoit-on tout ce qui n'est point caché par les membres supérieurs et le bassin. Chaque vertèbre, à l'exception de la première cervicale, se compose de deux parties : l'une, antérieure, plus épaisse, appelée *corps* ; l'autre, postérieure, plus mince, qui porte le nom d'*arc* : sur les côtés et le derrière de celle-ci on remarque plusieurs apophyses auxquelles s'attachent des muscles, qui tirent sur elles comme sur des poignées, et meuvent ainsi les vertèbres les unes sur les autres. Entre les corps, et adhérents avec eux, se trouvent les cartilages intervertébraux, qui les égalent en largeur et en épaisseur ; mais les arcs sont unis ensemble par des articulations. Les corps forment la tige de la colonne vertébrale ; les arcs produisent un canal, parallèle à cette dernière, dans lequel la moelle épinière est suspendue. Au rachis s'attachent les côtes, qui tiennent par paires à chaque vertèbre, avec lesquelles et le sternum elles forment la cavité thorachique. Mais, des vingt-quatre vertèbres, douze seulement portent des côtes ; les douze autres, placées tant au-dessus qu'au-dessous, ne prennent donc aucune part à la formation de la poitrine. Par conséquent, les vertèbres se divisent en trois classes : les *dorsales*, qui portent des côtes et concourent à former la cavité thorachique ; les *cervicales*, placées au-dessus de cette cavité ; les *lombaires*, situées au-dessous d'elle. De même, les cartilages intervertébraux se partagent en *dorsaux*, situés dans la poitrine ; *cervicaux*, placés hors de la poitrine, mais au-dessus d'elle ; et *lombaires*, situés également hors de la poitrine, mais au-dessous d'elle. Le cartilage compris entre la dernière vertèbre cervicale et la première dorsale, et celui qui existe entre la dernière dorsale et la première lombaire, sont hors de la poitrine, et appartiennent, le premier aux cervicaux, le second aux lombaires.

La planche VIII donne une idée exacte et claire de la forme du rachis entier et de la situation relative de toutes ses parties. Elle est l'empreinte de la coupe verticale d'une colonne vertébrale partagée, d'avant en arrière, en deux moitiés égales. Ordinairement, lorsqu'on exécute de pareilles coupes, la forme des parties change, parce que l'équilibre des ligaments se trouve détruit, que le cartilage intervertébral fait saillie sur la tranche, et qu'il résulte de là un déplacement des vertèbres à l'égard les unes des autres. Nous avons évité cet inconvénient en enfermant dans du plâtre le tronc d'un cadavre auquel nous avions enlevé autant de viscères et de muscles qu'il avait été possible de le faire sans léser les ligaments du rachis et du thorax, puis sciant le bloc de plâtre, avec la colonne vertébrale, dans le sens indiqué. La vue de la colonne vertébrale obtenue de cette manière donne donc une représentation exacte non seulement de la forme et de la courbure du rachis pris dans son ensemble, mais encore de la situation des diverses vertèbres et de l'angle sous lequel la colonne s'adapte au bassin. Elle nous donne enfin un aperçu exact de la hauteur de tous les cartilages intervertébraux qui, dans le squelette entier, remplissent les espaces restés vides entre les vertèbres dans l'empreinte. Nous avons fait stéréotyper la surface d'une colonne vertébrale ainsi coupée en deux, et c'est cette figure qu'offre la planche VIII. Nous croyons que cette manière de représenter la colonne vertébrale, qui se rapproche assez de la nature pour permettre de se passer des pièces mêmes, mérite surtout attention en ce que, jusqu'à présent, il nous avait manqué une image fidèle de la colonne vertébrale, et que la planche même, tant vantée d'ailleurs à juste titre, du grand ouvrage d'Albinus, est inexacte. Sur notre planche I, nous avons agrandi l'inclinaison du bassin, trop faible dans Albinus, autant qu'il le fallait pour mettre cette figure en harmonie au moins avec les plus faibles inclinaisons qui se rencontrent dans la nature. La ligne *ab*, au bassin, a, dans l'original, la situation $\alpha\beta$, et $\alpha\beta$ fait avec *ab* un angle de 21 degrés. On juge très bien, d'après la planche VIII, de l'angle que le cercle pelvien forme avec l'extrémité inférieure de la colonne vertébrale, angle qui a de l'importance à cause de ses rapports avec l'inclinaison du bassin eu égard à l'horizon, ou avec la ligne tirée du bassin à la tête, et parce que, de tous ces angles, il est le seul qui ne change jamais. On peut le mesurer exactement sur la planche, ce qui est impossible sur le vivant, et très difficile sur le cadavre. Pour plus de clarté, nous avons, dans la planche VIII, représenté par la lettre z l'angle que le bassin forme avec l'horizon. Si à l'angle z on ajoute celui qui est désigné par y, on obtient l'angle que le cercle pelvien fait avec l'extrémité inférieure de la colonne vertébrale, et cet angle $y + z$ ne change jamais, parce que le bassin tient solidement au bas du rachis. L'inclinaison du bassin par rapport à l'horizon varie suivant la situation du tronc, et, quand on la mesure, il est nécessaire d'indiquer la situation du corps dans laquelle la mesure a été prise. Si, au lieu d'elle, on mesure l'angle, qui est constant, cette addition n'est point nécessaire. Enfin, il faut distinguer de ces deux angles l'inclinaison du bassin par rapport au tronc entier, lorsqu'on détermine sa situation d'après celle des deux points terminaux de la colonne vertébrale, inclinaison qui, dans la station droite, surpasse d'un angle droit, ou de 90 degrés, celle du bassin sur l'horizon, et qui offre le moyen le plus commode et le plus exact de déterminer extérieurement la situation du bassin, parce que la situation et la flexion du tronc entier sont visibles à l'extérieur. Dans le troisième article, où nous nous occuperons plus en détail de l'inclinaison du bassin, nous aurons spécialement égard à cet angle.

La planche VIII donne enfin une idée exacte de la hauteur de tous les cartilages intervertébraux, qui, dans le squelette entier, remplissent les vides que la figure offre entre les corps des vertèbres.

Comme la colonne vertébrale entière se compose de vertèbres dont chacune forme un anneau osseux en arrière, une coupe qui divise le rachis d'avant en arrière, dans toute sa longueur, en deux moitiés égales, doit couper chacun de ces anneaux sur deux points, savoir, en avant et en arrière. Mais dans les deux endroits où chaque anneau est coupé se trouvent, en devant le corps de la vertèbre, en arrière l'apophyse épineuse de l'arc. Notre planche VIII représente donc le canal produit par tous les anneaux, limité en devant par la série des corps coupés en deux, et, en arrière, par celle des apophyses épineuses. Comme les corps des vertèbres laissent entre eux des intervalles qui, dans le squelette entier, sont remplis par les cartilages intervertébraux, la forme de la colonne vertébrale dépend, non pas seulement de celle des corps des vertèbres, mais encore de celle des cartilages intervertébraux. Cette forme de la colonne est naturellement serpentine, comme notre figure la représente, sans qu'elle soit altérée par l'action des muscles. La portion cervicale est convexe en avant, la dorsale en arrière, et la lombaire en avant, ce qui provient surtout de ce que les disques cartilagineux qui séparent les corps des vertèbres les uns des autres n'ont point partout la même hauteur, mais sont tantôt plus élevés en devant et plus bas en arrière, tantôt plus élevés en arrière et plus bas en devant, de manière qu'ils remplissent l'office de coins entre les vertèbres, et que celles-ci décrivent une ligne courbe en s'adaptant les unes aux autres. Cependant, pour déterminer avec plus de précision la part que les corps des vertèbres prennent à la conformation de la colonne vertébrale, et celle qui revient aux cartilages intervertébraux, nous avons mesuré, sur la coupe d'après laquelle a été gravée la planche VIII, la hauteur et l'épaisseur tant des corps des vertèbres que des cartilages intermédiaires, et ces mesures ont été réunies dans la table suivante.

La première colonne donne le numéro de la vertèbre, à partir du haut; la seconde, la hauteur moyenne des corps; la troisième, celle des cartilages; la quatrième, la différence de hauteur entre les côtés antérieur et postérieur de chaque corps de vertèbre; la cinquième, celle de la hauteur entre les côtés antérieur et postérieur de chaque cartilage intervertébral; la sixième enfin, l'épaisseur moyenne des cartilages. Toutes les mesures sont exprimées en millimètres.

TABLE 1. *Mesures des corps des vertèbres et des cartilages intervertébraux.*

NUMÉRO DES VERTÈBRES.	HAUTEUR MOYENNE		DIFFÉRENCE DE HAUTEUR entre le DEVANT ET LE DERRIÈRE		ÉPAISSEUR MOYENNE
	des corps.	des cartilages.	des corps.	des cartilages.	des CARTILAGES.
1.	0,00		0,0		
		0,00		0,0	0,0
2.	31,50		+ 3,0		
		2,70		+ 0,6	14,7
3.	13,20		+ 0,8		
		3,55		+ 3,1	14,9
4.	13,05		— 0,1		
		2,65		+ 1,3	14,2
5.	13,10		— 0,6		
		3,75		+ 1,5	15,1
6.	12,00		— 1,0		
		4,60		+ 1,2	15,9
7.	13,00		+ 0,8		
		3,45		+ 0,1	15,2
	95,85	20,70	+ 1,3	+ 7,8	
1.	16,80		— 1,0		
		3,40		+ 0,8	17,0
2.	18,60		— 0,2		
		3,15		— 1,3	19,8
3.	18,50		— 0,2		
		2,40		— 1,2	21,3
4.	19,20		— 2,0		
		1,90		— 1,8	24,9
5.	19,85		— 1,9		
		2,15		— 0,7	26,4
6.	19,40		— 2,0		
		3,10		— 1,4	27,5
7.	19,50		— 2,4		
		3,15		— 1,3	28,3
8.	20,45		— 1,5		
		4,30		— 1,2	28,5
9.	20,45		+ 0,3		
		3,20		— 1,2	27,8
10.	23,20		— 0,0		
		2,50		— 0,6	28,0
11.	23,20		— 1,4		
		5,65		+ 0,7	28,8
12.	23,80		— 1,0		
	242,95	34,90	—13,3	— 9,2	

NUMÉRO DES VERTÈBRES.	HAUTEUR MOYENNE des corps.	HAUTEUR MOYENNE des cartilages.	DIFFÉRENCE DE HAUTEUR entre le DEVANT ET LE DERRIÈRE des corps.	DIFFÉRENCE DE HAUTEUR entre le DEVANT ET LE DERRIÈRE des cartilages.	ÉPAISSEUR MOYENNE des CARTILAGES.
		4,70		+ 2,0	27,9
1.	26,60	. . . . .	— 0,8		
		4,85		+ 2,1	29,1
2.	28,15	. . . . .	— 1,1		
		6,90		+ 2,2	29,1
3.	28,15	. . . . .	+ 0,7		
		6,85		+ 3,3	29,3
4.	26,75	. . . . .	+ 1,7		
		8,65		+ 2,3	29,5
5.	26,30	. . . . .	+ 6,2		
		10,90		+ 9,2	27,7
	135,95	42,85	+ 6,7	+ 21,1	

En comparant les sommes des différences de hauteur entre les côtés antérieur et postérieur, contenues dans les colonnes 4 et 5, pour le col, le dos et les lombes, savoir :

	DIFFÉRENCES DE HAUTEUR DES CORPS DES VERTÈBRES.	DIFFÉRENCES DE HAUTEUR DES CARTILAGES.	SOMME.
Au cou . . .	+ 1,9	+ 7,8	+ 9,1
Au dos . . .	— 13,3	— 9,2	— 22,5
Aux lombes.	— 6,7	+ 21,1	+ 27,8

on voit qu'au cou et aux lombes la courbure de la colonne vertébrale dépend principalement de la forme des cartilages intervertébraux, car les surfaces terminales de la plupart des vertèbres cervicales et lombaires (à l'exception de la seconde cervicale et de la dernière lombaire) sont presque parallèles. A la région du dos, au contraire, la courbure du rachis dépend en grande partie de la forme en coin des corps des vertèbres, et très peu seulement de celle des cartilages.

La colonne vertébrale peut, en vertu de la flexibilité des cartilages placés entre les vertèbres, changer cette forme qui lui est naturelle, et se courber de différents côtés. La nature n'a donc point, ici comme dans d'autres parties du corps, produit cette mobilité par des articulations, mais par un grand nombre de cartilages mous et flexibles, insérés entre les os inflexibles, et par là elle a mis la moelle épinière, pendante dans le canal, à l'abri de toute contusion et distension. Les corps des vertèbres, avec les cartilages intervertébraux, forment une colonne très élastique, qui peut se courber et se tordre en divers sens par le moyen de muscles fixés à de longs leviers qui la surmontent (savoir : en arrière, les apophyses épineuses, et, latéralement, les apophyses transverses, dont la longueur n'est pas moins grande), mais que l'élasticité de ses cartilages ramène toujours à sa situation naturelle dès que la force qui agit sur elle vient à cesser. Il est intéressant surtout d'étudier la structure de ces cartilages intermédiaires, qui les rend susceptibles d'extension et de resserrement, structure qu'on ne retrouve la même nulle part ailleurs dans le corps, et dont E.-H. Weber a donné la description et la figure (1). Chaque disque fibro-cartilagineux compris entre deux corps de vertèbres se compose de couches lamelleuses parallèles et verticales, en quelque sorte de cylindres membraneux emboîtés les uns dans les autres, dont le bord supérieur et le bord inférieur adhèrent aux deux vertèbres contiguës. La planche II montre (fig. 1), à l'extrémité supérieure du sacrum, la coupe transversale du dernier cartilage intervertébral lombaire, et (fig. 2) la coupe verticale d'un cartilage lombaire plus élevé, qui a été coupé d'avant en arrière. Mais les parois de ces cylindres membraneux ne se dirigent pas en ligne droite de haut en bas : vers la périphérie, en *ad* et *bc*, ils s'inclinent en dehors; vers le centre, en *gf* et *he*, ils s'inclinent en dedans. Lorsqu'on fléchit le corps en avant, ces cylindres se ploient à leur côté antérieur, et se déploient à leur côté postérieur ; se penche-t-on en arrière, ils se ploient en arrière, et se déploient en avant. Quand la colonne vertébrale tourne dans un plan horizontal, les cylindres membraneux subissent une torsion qui ne tarde pas à arrêter le mouvement avec une grande force. Le noyau médian des disques intervertébraux peut, en raison de sa mollesse, se plier à toutes les formes que prennent les cylindres membraneux.

1 MECKEL, *Archiv*, 1827.

En comparant les corps rigides des vertèbres avec ces cartilages si admirablement disposés, on reconnaît que toutes les flexions de la colonne vertébrale ont ceux-ci pour unique point de départ, en sorte que, de leur longueur, épaisseur et largeur, on devrait pouvoir conclure le degré de flexibilité de chaque portion du rachis. Mais il résulte de la table précédente que la longueur de tous les cartilages intervertébraux du cou est de 20$^{\text{millim.}}$,7 ; celle de tous les cartilages du dos, de 34,9 ; celle de tous les lombaires, de 42,85, et que leurs diamètres sont, terme moyen, de 15,0$^{\text{millim.}}$, 25,3, 28,0. Les coupes transversales sont donc environ $\because$ 225 : 640 : 784 (en supposant la largeur à peu près proportionnelle à l'épaisseur, ce qui est réellement). De là on peut conclure que si les portions cervicale, dorsale et lombaire de la colonne étaient fléchies par des forces égales, leurs angles de flexion, par suite de leur élasticité, seraient à peu près comme

$$\left(\frac{20,7}{225}\right)^2 : \left(\frac{34,9}{640}\right)^2 : \left(\frac{42,8}{784}\right)^2 = 846 : 297 \text{ à } 298,$$

c'est-à-dire que l'angle de flexion serait à peu près le même pour la portion lombaire et la portion dorsale (malgré leur longueur inégale), et près de trois fois plus grand pour la portion cervicale (malgré la brièveté du cou).

Les mouvements de la colonne vertébrale sont limités, non pas seulement par la force élastique des cartilages intervertébraux, mais encore par les articulations qui unissent les arcs vertébraux entre eux et les derniers de ces arcs avec le sacrum. Des bords supérieur et inférieur de chaque arc de vertèbre partent, à droite et à gauche, des apophyses obliques, qui se touchent réciproquement par des surfaces articulaires lisses. Les surfaces contiguës de ces apophyses obliques diffèrent de situation et de forme aux vertèbres cervicales, dorsales et lombaires, de sorte qu'elles limitent diversement le mouvement de ces vertèbres, suivant que l'exige la sûreté de la moelle épinière incluse et des organes situés au-devant. De là vient, par exemple, que les vertèbres dorsales, déjà très peu mobiles par elles-mêmes, deviennent presque entièrement immobiles d'avant en arrière, mais qu'elles demeurent susceptibles de tourner autour de leur axe vertical ; qu'au contraire les lombaires conservent leur flexibilité d'avant en arrière, mais perdent totalement la faculté de se fléchir sur le côté et de tourner sur elles-mêmes ; qu'enfin la grande mobilité des cervicales n'est limitée en aucun sens par cette cause.

L'atlas diffère de toutes les autres vertèbres : il ne se compose pas, comme celles-ci, d'un corps et d'un arc, mais forme un anneau d'épaisseur à peu près égale partout, sans corps, sans apophyse épineuse, qui ne s'articule point par des cartilages intervertébraux, ni avec la tête, ni avec le reste de la colonne vertébrale, comme font les autres vertèbres et le sacrum. De là résulte que son mouvement n'est point borné par l'élasticité d'un cartilage intervertébral. De la construction particulière de l'atlas dépend la grande mobilité de la tête, même alors que la colonne vertébrale se trouve fixée, mobilité dont nous allons nous occuper dans le paragraphe suivant, où nous examinerons les articulations à la formation desquelles l'atlas est employé.

§ 43. *Équilibre et mobilité de la tête sur le tronc.*

La tête est articulée sur la colonne vertébrale de manière à s'y trouver en équilibre, disposition particulière à l'homme, que la nature destine à marcher debout. Chez les autres animaux, la tête a une forte prépondérance en avant : aussi ont-ils à la nuque un ligament robuste, appelé *cervical*, qui unit solidement la tête à la colonne vertébrale et l'empêche de tomber. Ce ligament manque chez l'homme, parce qu'ici la tête, quand elle est portée droite, se trouve soutenue verticalement au-dessous de son centre de gravité, et qu'en conséquence elle ne pose par son poids que sur la base osseuse qui la supporte. Ayant pris un cadavre frais, nous séparâmes la tête du tronc au-dessus de l'atlas, et nous la plaçâmes sur la face supérieure, plane et horizontale, d'un cylindre vertical, de façon qu'elle n'y touchât que par les deux faces articulaires au moyen desquelles elle entre en contact avec le rachis. Nous parvînmes à la mettre en parfait équilibre sur cette surface plane, et elle y demeura long-temps, sans nul soutien, avant que la situation élevée de son centre de gravité l'entraînât d'un côté. Dans cet état d'équilibre, elle était parfaitement droite, la face dirigée en avant et à peine sensiblement en haut, à peu près comme quand nous portons la tête très droite. Maintenant, lorsque la tête de l'homme vivant a la même position, elle doit s'y maintenir en équilibre, et les muscles qui s'étendent d'elle au tronc n'ont pas besoin de faire effort pour la retenir. Chacun peut s'en convaincre sur soi-même, en se tenant debout, et faisant passer alternativement sa tête par les situations diverses de la flexion et de l'extension : on trouvera ainsi que la situation indiquée est celle dans laquelle le poids de la tête se fait le moins sentir.

La tête a une grande mobilité sur la colonne vertébrale, qui la porte. Elle peut non seulement se fléchir beaucoup en avant et en arrière, mais encore tourner sur elle-même, horizontalement, dans une étendue qui n'est guère moins considérable. Mais comme la moelle renfermée dans la colonne épinière courrait de grands dangers avec une seule articulation tout-à-fait libre, qui permettrait tous ces mouvements, la nature a réparti la mobilité sur deux articulations, ce qui, sans la diminuer en rien, rend l'union des parties plus solide et plus sûre. L'une des articulations, située entre la tête et l'atlas, ne se prête qu'aux mouvements de flexion et d'extension, parce qu'elle est formée par deux condyles placés aux deux côtés du trou occipital, condyles dont les surfaces cylindriques tournées vers le bas s'adaptent à des enfoncements également cylindriques de l'atlas, et dont l'axe marche horizontalement de droite à gauche. L'autre articulation, qui se trouve entre l'atlas et le reste de la colonne vertébrale, ne permet à la tête que de tourner dans un plan horizontal. Le corps de la seconde vertèbre, l'axis, se prolonge effectivement vers le haut en une broche arrondie, dont on voit la coupe en E, dans la planche VIII, et qui traverse l'atlas. Mais cette broche ne remplit pas la cavité entière de l'atlas, parce que le canal vertébral traverse aussi la même cavité, et qu'il faut que la moelle épinière y trouve un espace suffisant pour se loger ; elle n'occupe que la partie antérieure du creux de l'atlas, où l'on remarque une échancrure cylindrique destinée à la recevoir, et dans laquelle elle est retenue par un ligament solidement fixé à l'atlas, qui l'entoure elle-même d'une manière étroite. C'est autour de cette broche de la seconde vertèbre du cou, sommet de la colonne entière des corps des vertèbres, que la tête se meut lorsqu'elle tourne horizontalement d'un côté à l'autre, parce que l'atlas ne peut point tourner sans la tête, ni la tête sans l'atlas.

§ 44. *Flexion et extension du corps entier depuis le sacrum jusqu'à la tête.*

La nature ayant pris tant de précautions pour rendre possible un changement de la situation réciproque des parties du corps, on peut déjà présumer d'après cela seul qu'un changement de ce genre est souvent nécessaire, et qu'il le devient surtout afin de procurer au corps, pendant les mouvements de la marche et de la course, l'attitude la plus avantageuse et la plus commode pour pouvoir continuer ces mouvements au milieu de la diversité des circonstances extérieures.

La mobilité des parties les unes sur les autres n'est pas plus grande que ne l'exige le but, et souvent il nous est facile, même nécessaire, de marcher et courir dans des situations qui deviendraient très pénibles pour nous si nous restions en repos. Il faut donc savoir combien il nous a été accordé de jeu pour accommoder la tenue de notre corps aux circonstances et à notre activité. Nous avons cherché quelle est l'étendue de la flexion et de l'extension possible du bassin, de la poitrine et de la tête l'un sur l'autre, et nous allons en présenter le sommaire, pour terminer nos remarques sur le haut du corps. Il était nécessaire pour cela de chercher, dans chacune de ses parties, deux points fixes au moins, sur lesquels notre attention se dirigeât dans toutes les flexions et extensions, et de mesurer l'angle que font ensemble les lignes tirées par ces deux points. Il suffit d'avoir égard à ce petit nombre de points lorsqu'on se borne à l'examen des changements de situation. Les deux points fixes ont été choisis, à la tête devant et derrière le synciput, à la poitrine sur le sternum, au bassin sur le sacrum, tous situés dans le plan qui partage le corps en deux moitiés latérales égales, tous placés sur des parties osseuses assez saillantes pour que leur situation pût être observée indépendamment du déplacement de la peau. Nous fixions tous ces points simultanément, après avoir, sur un plan horizontal où un homme se trouvait placé de manière que toutes les flexions et extensions fussent parallèles à ce plan, disposé des morceaux de bois à pans verticaux arrangés de telle sorte que tous touchassent simultanément les points observés du corps. Cela fait, l'homme pouvait se redresser, pourvu que les morceaux de bois fussent maintenus, et les mesures pouvaient alors être prises à loisir et avec précision, indépendamment du corps. Nous avons trouvé que le procédé le plus commode et le plus exact pour prendre ces mesures consistait à se servir d'une aiguille aimantée, dont la division circulaire est portée sur un disque carré qu'on tourne de manière que son bord touche les bords verticaux des morceaux de bois dressés. On apprend ainsi à connaître les angles que toutes les lignes font avec le méridien magnétique, et d'après cela on calcule ceux qu'elles font entre elles.

Si alors on vient à mesurer les angles que font entre elles les lignes marquées à la tête, au sternum et au bassin, pendant que la tête et le bassin se rapprochent le plus possible l'un de l'autre, tantôt en arrière, et tantôt en avant, les différences des deux mesures donnent le nombre de degrés dont les trois lignes, ou la tête, la poitrine et le bassin, changent de situation à l'égard l'une de l'autre. Nous avons exécuté ces mesures sur deux hommes, et réuni dans la table suivante les angles de flexion et d'extension observés.

TABLE 2. *Mesures des angles de flexion et d'extension au tronc.*

	SYNCIPUT ET STERNUM.	STERNUM ET SACRUM.	SYNCIPUT ET SACRUM.
Nº 1	147°	83°	230°
2	175	85	260
Moyenne . . .	161°	84°	245°

Ainsi, dans la moyenne de ces deux cas, la tête pouvait se fléchir sur le bassin de 245 degrés, et cela de telle sorte que près des deux tiers de l'angle appartinssent aux vertèbres cervicales et à l'articulation céphalo-rachidienne, et un tiers seulement aux vertèbres lombaires.

§ 45. *Mobilité des bras sur le tronc.*

A la partie supérieure et la plus mobile du tronc, à la cage thorachique, sont attachés, de chaque côté, les deux membres supérieurs : la pièce qui sert d'union entre les bras et le tronc, ou l'omoplate, peut être comparée au bassin, qui joue le même rôle à l'égard des jambes et de la colonne vertébrale; il y a seulement cette différence que l'omoplate n'est ni soudée ni immédiatement articulée avec la colonne vertébrale, ou avec le tronc en général, et qu'elle ne tient directement qu'à la clavicule C/, qui seule s'articule avec le sternum. Ainsi, quand bien même la cage thorachique serait tout-à-fait immobile sur le rachis, les bras n'en auraient pas moins deux articulations de plus que les jambes, ce qui est d'une haute importance pour leurs fonctions. En effet, de même que les jambes servent à nous porter vers les objets, de même les bras ont pour office de saisir les objets voisins et mobiles, et de les approcher de nous. C'est ce qui fait que les bras ont une plus grande mobilité en tous sens : les jambes, au contraire, ont plus de solidité, et leurs mouvements se réduisent presque uniquement à ceux de flexion et d'extension. Pendant que l'homme adulte n'est point capable de toucher du pied un point quelconque de son corps, il n'y a pas un seul point de ce dernier qu'il ne puisse atteindre avec les mains, en prenant une attitude convenable. Les articulations des jambes sont construites de façon qu'elles se fléchissent et s'étendent en zigzag, ce qui leur permet de se raccourcir et de s'allonger. Celles des bras, au contraire, le sont de manière que ces membres se fléchissent en arc, ce qui les rend plus aptes à embrasser les objets, et à les entourer, de concert avec le tronc. Ce mode de construction et d'union avec le corps permet aux bras de rendre d'importants services dans la marche et la course, celles surtout qui sont rapides. On sait que ces deux modes de locomotion deviennent très difficiles quand les bras ne jouissent pas de leur liberté ; lorsqu'au contraire les bras sont libres, leur disposition permet qu'ils pendent verticalement le long du tronc, même quand celui-ci s'incline dans la marche et la course, qu'ils s'élèvent latéralement, et qu'en vertu de leur insertion élevée à l'extrémité du tronc, ils servent plus aisément de balancier à celui-ci dès qu'il court risque de perdre l'équilibre ; enfin qu'ils exécutent des oscillations pour modérer l'influence des jambes oscillantes sur le tronc, et maintenir celui-ci plus tranquille.

§ 46. *Composition des jambes.*

Après avoir examiné la situation réciproque et le mode d'action de toutes les parties du haut du corps, qui ne font pas partie, il est vrai, des organes de la locomotion, mais dans lesquelles on remarque beaucoup de dispositions qui trouvent à s'appliquer et sont d'une grande importance dans les mouvements de la marche et de la course, nous passons aux organes locomoteurs proprement dits, les membres inférieurs ou les jambes, et à leur union avec le corps ; nous allons passer rapidement en revue leur forme, leur situation, et la manière dont leurs parties sont unies ensemble.

La partie inférieure du corps (les jambes) porte la supérieure (le tronc), qui à son tour porte la tête, et le tronc est en équilibre sur les jambes, comme la tête sur le tronc, c'est-à-dire qu'elles le supportent sans que les muscles aient besoin de le retenir. Mais cet équilibre ne peut avoir lieu dans toutes les situations du tronc ; comme à la tête, il n'y en a ici qu'une seule, qui est la situation droite dans l'état de repos, et la situation inclinée pendant la marche et la course. Les jambes, nous le savons, ne sont pas non plus des appuis simples et rigides ; elles se divisent en plusieurs segments superposés. En effet, le tronc repose sur les cuisses, les cuisses sur les jambes, les jambes sur les pieds, et les pieds enfin sur le sol. Mais il y a cette différence que, pendant que la tête repose constamment sur le tronc, le contraire a souvent lieu pour les jambes, surtout dans la marche et la course, c'est-à-dire qu'il y a des circonstances où la cuisse se trouve suspendue au tronc, la jambe à la cuisse, et le pied à la jambe, et que fréquemment on observe une alternative rapide d'appui et de suspension, ou de suspension et d'appui. Les articulations entre les parties du membre inférieur ont donc des usages plus variés que celles entre les parties du tronc, et cette variété d'usages a beaucoup influé sur leur mode de construction. Nous nous proposons de rechercher quelle est cette influence, et comment elle s'exerce.

Les jambes sont des appuis mobiles, susceptibles de se raccourcir et de s'allonger. En premier lieu, elles se composent d'os qui se touchent naturellement par des surfaces articulaires lisses, et que des ligaments maintiennent en contact, en les fixant solidement les uns aux autres. Ces ligaments leur permettent de jouer les uns sur les autres autant qu'il le faut pour remplir leurs fonctions, mais s'opposent à tout mouvement superflu. Les os et les ligaments constituent donc ensemble la partie passive des organes locomoteurs, celle qui est mue, non par des forces internes, mais uniquement par des forces externes. En second lieu, d'un os à l'autre, comme aussi du membre inférieur au tronc, passent, en franchissant tantôt une seule articulation et tantôt plusieurs, des muscles, c'est-à-dire des cordes qui sont susceptibles de devenir à volonté plus courtes et plus tendues dans certaines limites et pour un laps de temps court, ce qui leur permet d'imprimer à la situation des os unis ensemble les changements nécessaires pour atteindre un but déterminé, ou aussi de maintenir cette situation telle qu'elle a été prise, malgré les forces extérieures qui tendent à la modifier. Les muscles sont donc la partie active de l'appareil locomoteur.

Le segment supérieur du membre pelvien, celui qui unit ce dernier au tronc, porte le nom de cuisse. Il n'est formé que d'un seul os, le fémur (pl. 1, *Fe*); mais cet os est fort long, très solide, et en grande partie cylindrique. Il a une forme très courbée, de manière qu'une ligne tirée de son extrémité articulaire supérieure à son extrémité articulaire inférieure passe en dehors de lui dans une partie de son étendue. Son extrémité supérieure, reçue dans la cavité cotyloïde du bassin, et qu'on nomme tête du fémur, ne se trouve point, en effet, dans le prolongement de sa portion cylindrique, mais à l'extrémité d'une branche latérale le col du fémur, qui s'attache à cette portion cylindrique sous un angle légèrement obtus. Cette forme particulière, à l'aide de laquelle on distingue sur-le-champ le fémur de tous les autres os, fait que les nombreux et forts muscles qui vont du côté interne de la cuisse au bassin ont de la place pour se loger, que les deux jambes ne se gênent point dans leurs mouvements, et que les muscles rotateurs, étendus du bassin à la cuisse, trouvent au côté convexe de l'os un point d'attache, où, comme la main de l'ouvrier appliquée au vilebrequin, ils peuvent faire tourner le fémur sur son axe, c'est-à-dire autour de la ligne droite passant par ses deux extrémités articulaires.

Il est très facile d'observer extérieurement chez l'homme vivant l'extrémité par laquelle se termine en haut la portion cylindrique du fémur, et qui porte le nom de grand trochanter (Tr). Cette éminence est située à la même hauteur que la tête du fémur, et elle peut par conséquent servir à déterminer la hauteur de cette tête, profondément cachée dans l'intérieur du membre.

Le second segment du membre inférieur, appelé jambe, a une longueur égale à celle de la cuisse ; mais il est beaucoup plus droit, et formé de deux os. Ceux-ci ne sont point égaux en longueur. Le plus gros et le plus fort des deux, nommé tibia, est seul aussi long que la jambe entière ; seul aussi il s'articule avec la cuisse et avec le pied, de sorte que seul également il supporte le poids du corps, qui pose sur lui. L'autre os, appelé péroné, est très mince, et presque immobile sur le tibia, avec lequel il s'articule. Il ne s'étend point en haut jusqu'à la cuisse, mais atteint en bas jusqu'au pied, à l'articulation duquel il concourt. Cet os semble servir surtout à fournir aux muscles des points d'attache convenables.

Le troisième segment du membre inférieur, ou le pied, ne renferme pas, comme les deux autres, des os qui aient une longueur égale à celle du segment lui-même ; il se compose d'une série de pièces osseuses, toutes plus courtes que lui. A la partie moyenne du pied, qui, si l'on excepte l'astragale, forme le pied entier jusqu'aux orteils, ces os sont solidement unis ensemble et presque immobiles les uns sur les autres. La portion médiane et inflexible du pied sert donc tantôt à offrir des points de contact plus nombreux au sol, lorsque nous appuyons la plante entière, tantôt, quand nous soulevons la partie postérieure, ou le talon, à allonger la jambe et à porter le corps par sa rigidité. Elle présente en arrière, sur sa face supérieure, une fosse articulaire profonde, dans laquelle l'os supérieur du tarse, ou l'astragale (T), et avec lui la jambe, jouent très librement. L'astragale remplit ici le même office que l'atlas dans l'articulation de la tête avec la colonne vertébrale. Il établit une double application du pied à la jambe, ce qui procure plus de solidité, sans d'ailleurs nuire à la mobilité, que ne ferait une seule articulation libre.

En devant, cette portion immobile du pied touche aux orteils mobiles, que nous devons ici séparer du pied, et considérer comme un quatrième segment du membre inférieur, parce qu'elle a des fonctions la plupart différentes de celles du pied, tant dans la station que dans la marche et la course. Les orteils ne sont pas propres, comme le reste du pied, à porter le fardeau du corps : c'est pourquoi nous ne pouvons pas nous élever sur leur extrémité antérieure, mais seulement jusqu'à leur extrémité postérieure ; ils servent, quand le pied est soulevé sur la partie antérieure du métatarse, à procurer à la jambe un appui solide, qui ne prend aucune part à ses mouvements, mais qui peut, par des muscles intermédiaires, tantôt arrêter et tantôt agrandir les mouvements de la jambe et du corps entier. C'est en particulier par eux que l'équilibre du corps se trouve maintenu dans la station sur les orteils. Effectivement, de même qu'une baguette verticale ne reste pas debout d'elle-même, et ne tarde pas à tomber dès qu'elle commence à s'écarter de la perpendiculaire, quand il n'y a point une force, par exemple son élasticité (si elle se trouve serrée à la base), qui la retient, de même aussi la jambe posée sur les extrémités antérieures du métatarse tomberait, et avec elle le corps entier, dès qu'elle commencerait à s'écarter de la verticale, s'il n'y avait pas là les orteils, qui la retiennent par la force de leurs muscles. Les orteils ont également, dans la marche et la course, des fonctions autres que celles du reste du pied : aussi sont-ils disposés d'une tout autre manière, ce qui oblige de les étudier à part. Ce quatrième segment du membre inférieur se compose d'os nombreux, mais très mobiles, et peut s'adapter au sol dans toutes les situations du pied.

§ 47. *Mode de jonction et mobilité des segments de la jambe.*

Les articulations des quatre segments du membre inférieur entre eux et avec le tronc exigent un examen détaillé, à cause de leur disposition variée, qui a une grande importance dans les fonctions qu'elles remplissent, et qui fait qu'elles jouent le rôle principal dans le mécanisme des organes locomoteurs. Par exemple, l'articulation de la cuisse est une noix, dans laquelle les surfaces sphériques les plus belles et les plus parfaites se touchent naturellement. Le demi-diamètre de ces sphères et la partie de leur surface par laquelle elles se touchent sont considérables : l'étendue du demi-diamètre permet que la tête soit très solidement unie au reste de l'os par un col très fort ; celle de la surface de contact procure solidité et précision à la tenue du tronc par rapport au membre inférieur. L'articulation de la cuisse est de toutes les articulations du corps celle qui a les plus grandes surfaces de contact, et cependant elle jouit en même temps d'une mobilité telle que, quand le membre se trouve suspendu au tronc, il oscille comme un pendule, parce que les deux surfaces sphériques, qui, même pendant la suspension de la jambe, s'appliquent si exactement l'une contre l'autre qu'il ne peut pénétrer entre elles ni air ni aucun autre liquide, ont précisément l'étendue requise pour que la pression de l'atmosphère, en agissant sur le membre, porte le fardeau de cette dernière, et par conséquent lui fasse équilibre. De là vient que, malgré l'étendue des surfaces qui se touchent, il n'y a cependant pas de frottement entre elles, comme il s'en exercerait un si la jambe pesait immédiatement de tout son poids sur le bassin. La pression du membre sur la cavité cotyloïde disparaît parce que l'air soulève la jambe. A la vérité, l'air presse aussi contre le bassin avec une force égale ; mais cette portion de la pression atmosphérique est compensée par l'autre jambe qui retient le bassin, de sorte que les deux surfaces articulaires se maintiennent en contact, sans exercer mutuellement de compression l'une sur l'autre. L'articulation du genou est un mécanisme d'une espèce toute particulière, qui fait que, pendant l'extension, attitude dans laquelle la jambe sert d'appui, les os articulés ensemble ont leurs mouvements beaucoup plus limités qu'ils ne le sont pendant la flexion, dans laquelle la jambe et le pied doivent, pour pouvoir servir au grimper et remplir diverses fonctions chez une personne assise, avoir une immobilité semblable à celle de l'avant-bras et de la main, mobilité utile en pareil cas, mais qui nuirait dans la marche. Cette disposition particulière de l'articulation du genou procure au pied (comme à la main celle du coude) la faculté de se mettre en pronation et en supination. Mais ce mouvement ne peut avoir lieu, à la jambe, qu'autant qu'elle est ployée : car, dans l'état d'extension, la disposition du genou lui-même s'y oppose. La jonction de la jambe avec le pied s'opère, comme celle de la tête, par deux articulations distinctes ; la supérieure, entre la jambe et l'astragale, est une charnière dont l'axe horizontal se dirige de gauche à droite, qui, par conséquent, lorsque la jambe appuie et que le poids du corps comprime les deux surfaces articulaires, ne permet à la jambe que de se ployer en avant et en arrière ; l'inférieure, entre l'astragale et le reste du pied, a, au contraire, un axe horizontal, qui coupe le précédent presque à angle droit, c'est-à-dire qui se dirige d'avant en arrière, et qui, en conséquence, permet à la jambe de tourner d'un côté à l'autre sur le pied. Ainsi, par le moyen de ces deux articulations, la jambe (et avec elle le corps entier) peut se mouvoir en tous sens eu égard au pied en repos, tandis que chacune d'elles a la solidité d'une articulation bornée à des mouvements dans un seul sens.

L'étendue des mouvements de tous les segments du membre inférieur qui s'accomplissent par le jeu simultané de toutes ces articulations, et qui trouvent surtout leur application dans la marche rapide et la course, a été mesurée par nous, à l'exclusion du mouvement des orteils, qui est très considérable, à la vérité, mais dont on ne saurait prendre la mesure exacte. Elle l'a été chez les deux mêmes personnes, et à l'aide de la même méthode qui nous a servi pour mesurer la flexibilité du tronc ($\S$ 44). Si donc nous réunissons les résultats précédemment obtenus eu égard à la flexibilité du tronc avec ceux de ces mesures, nous arrivons à nous faire une idée claire de la flexibilité que les divers segments du corps possèdent dans la direction parallèle au plan qu'un homme parcourt en marchant et courant.

TABLE 3. *Mesures des angles de flexion et d'extension au tronc et aux jambes.*

	SYNCIPUT ET STERNUM.	STERNUM ET SACRUM.	SACRUM ET CUISSE.	CUISSE ET JAMBE.	JAMBE ET COUDE-PIE[D].
N° 1 . . .	147°,0	83°,0	+ 75°,5	— 153°,1	+ 53°,6
2 . . .	175°,0	85°,0	+ 96°,5	— 136°,5	+ 72°,0
Moyenne.	164°,0	84°,0	-+ 86°,0	— 144°,8	+ 62°,8

Les flexions des trois articulations de la jambe, prises ensemble, sont donc :

$$\text{N° 1.} \quad (75,5 - 153,1 + 53,6) = - 24°,0$$
$$2. \quad (96,5 - 136,5 + 72,0) = + 32°,0$$

Moyenne.   + 4°,0.

Les trois articulations du membre inférieur, celle de la hanche, celle du genou et celle du pied, ne peuvent agir alternativement qu'en sens opposé dans le plan d'arrière en avant, à partir de la situation verticale. La première ne peut se ployer qu'en avant, la seconde qu'en arrière, la troisième qu'en avant. C'est à cause de cette direction opposée que, dans le tableau, nous avons affecté la flexion de la hanche et du pied du signe positif, et celle du genou du signe négatif. On voit d'après cela que la flexion du genou seule égale presque la somme des flexions des deux autres articulations, en sorte que les flexions des trois articulations se détruisent mutuellement, ou en d'autres termes que la situation du tronc par rapport aux pieds demeure sans changement par la somme des flexions des trois articulations. Si, par exemple, le tronc était vertical, pendant que le pied s'inclinerait de trente degrés à l'égard du sol, il conserverait sa verticalité après la flexion simultanée des trois articulations, pourvu que l'inclinaison du pied ne changeât point. Mais, dans cet emploi simultané des trois articulations, le tronc ne conserve pas seulement sa situation verticale, il demeure aussi sur la même verticale ; car, quand nous nous tenons sur les orteils, nous pouvons, en ployant les trois articulations, amener subitement le tronc tout près de terre, et par un mouvement inverse le relever d'une manière non moins subite, sans perdre l'équilibre. Ce rapport particulier qui a lieu entre les mouvements des divers segments des membres inférieurs tient à ce que, indépendamment de la manière dont les flexions alternent dans les trois articulations et de l'étendue dont elles sont susceptibles, il y a une relation déterminée entre les longueurs des leviers ou des segments compris entre deux articulations, c'est-à-dire que la jambe et la cuisse ont une longueur à peu près égale. Les deux choses seraient impossibles si les jambes se prolongeaient, non en zigzag, mais en arc, comme les bras, par exemple, si le genou se fléchissait en devant, au lieu de se fléchir en arrière. Si à ces mesures nous ajoutons encore les déterminations relatives à la longueur des divers segments de la jambe, nous pouvons trouver d'après cela quelles sont la plus grande et la plus petite longueur que puisse avoir la jambe, ou la ligne droite qui unit ensemble le centre de la tête du fémur et celui de la petite tête du métatarse. Conformément à la construction des jambes, il y a en elles quatre points qui sont toujours à égale distance les uns des autres, quelle que soit la situation du membre. Ces distances étaient, terme moyen, dans la table précédente (n°s 1 et 2), savoir :

mill.

Pour les centres de la tête et des condyles du fémur . . .   380,0

Pour les centres des condyles et de la poulie de l'astragale.   420,0

Pour les centres de la poulie de l'astragale et de la petite

tête de métatarse   136,0

De plus, les trois premiers points unis en ligne droite faisaient, dans la plus grande extension, un angle de 184°,8, et, dans la plus grande flexion, un angle de 40 degrés ; ils étaient donc susceptibles, d'après la table précédente, d'un changement angulaire de 144°,8. En outre, le second, le troisième et le quatrième points faisaient, dans la plus grande extension, un angle de 157°,4, et, dans la plus grande flexion, un angle de 94°,6, de sorte que, d'après la table précédente, ils étaient susceptibles d'un changement angulaire de 62°,8. De là résulte pour la longueur de la jambe,

mill.

Dans la plus grande extension . . .   924,26

Dans la plus grande flexion.   404,74

termes dont la plus grande et la plus petite longueur que la jambe puisse atteindre en général diffèrent peu. Au moyen de mesures immédiates prises sur l'homme n° 1 de la table précédente, qui pouvait fléchir la jambe un peu plus que le n° 2 , nous avons trouvé

mill.

Pour la plus grande longueur du membre.   945,5

Pour la plus petite longueur.   337,7

§ 48. *Situation du centre de gravité et répartition de la masse du corps humain.*

Borelli est le seul , à notre connaissance, qui ait entrepris et fait connaître des expériences sur le cadavre ayant pour but de déterminer la situation du centre de gravité du corps humain. Il est indispensable d'avoir connaissance de la situation du centre de gravité, non seulement du corps entier, mais encore du tronc seul ; car de même que, pour une verge portée sur le doigt , la distance à laquelle son centre de gravité se trouve du doigt a beaucoup d'importance, de même il importe de savoir, dans la marche, à quelle distance le centre de gravité du tronc se trouve du point où ce dernier pose sur la jambe, et combien celui du corps entier est éloigné du point où la jambe s'appuie sur le sol. Comme Borelli n'a indiqué qu'à peu près la situation du centre de gravité (par les mots *inter nates et pubin*), nous avons cherché à le déterminer d'une manière plus précise. Pour arriver à ce but , nous avons bien employé la méthode de Borelli, qui consiste à étendre le corps sur une planche, et à le mettre en équilibre sur un plan horizontal ; mais, au lieu de tâtonner avec la planche et le corps ensemble, nous avons commencé par mettre la planche en équilibre, et nous n'avons ensuite tâtonné que sur le corps seul. De cette façon, la mesure devient tout-à-fait indépendante de la planche. En outre, nous n'avons pas cherché à reconnaître immédiatement la situation d'équilibre du corps lui-même, ce qui n'est pas possible dans une pareille position, parce que le corps a toujours de la tendance à pencher plus d'un côté que de l'autre; nous nous en sommes tenus, pour plus de sûreté, à observer le trébuchement de la planche d'un seul côté, et nous avons répété la mesure, après avoir retourné le corps sur cette planche. Comme l'une des mesures donnait la situation du centre de gravité trop haut précisément d'autant que l'autre la donnait trop bas, la moyenne des deux indiquait la véritable situation de ce centre (1). Sur un homme dont la

(1) Nous avons pris pour cela une planche rabotée, longue de sept pieds, sur un de large (pl. XVII, fig. 20, AB). Cette planche fut posée horizontalement sur le bout arrondi d'une autre planche dressée verticalement, de manière qu'elle s'y tînt en équilibre; la situation fut marquée par deux traits sur la face par laquelle la planche horizontale touchait la verticale, et pendant le cours des expériences, on regardait fréquemment ces traits, pour voir s'ils ne s'étaient pas dérangés. Un support fut placé sous la moitié A de la planche. Toutes ces dispositions prises, un homme, dépouillé de ses vêtements, se coucha sur la planche, en lui tournant le dos, s'étendant de toute sa longueur, et ayant soin que le centre de gravité de son corps tombât encore sur la moitié soutenue de la planche, où il avait aussi posé sa tête. Ensuite, par de petits mouvements du rachis, il se glissait avec beaucoup de circonspection et de lenteur, sans rien changer à la situation respective de ses parties, vers l'extrémité B de la planche, jusqu'à ce que cette extrémité devînt un peu plus lourde que l'autre. Alors on fit tomber une perpendiculaire du synciput sur la planche, et l'on marqua le point où la ligne rencontrait cette dernière. Comme la planche seule s'était trouvée en équilibre, et que le corps l'avait fait pencher du côté B, il fallait que le centre de gravité du corps eût dépassé un peu le plan vertical passant par l'axe d'oscillation de la planche. L'expérience fut ensuite répétée, sans déplacer la planche, mais en ayant soin cette fois de mettre la tête du côté B, qu'occupaient auparavant les pieds, tandis que le centre de gravité du corps se trouvait, comme la première fois, placé du côté A, où maintenant reposaient les pieds. L'homme alors se glissait peu à peu, comme dans la première expérience, vers le bout B, jusqu'à ce que ce côté l'emportât un peu sur l'autre : on faisait tomber une perpendiculaire sur la planche, et on marquait d'un trait le point où elle s'arrêtait. La distance entre les deux traits, divisée en deux, donnait celle entre le synciput et le centre de gravité. Cette méthode permet d'opérer avec une grande rapidité; elle a aussi beaucoup de précision, parce qu'on n'a pas besoin de rétablir complétement l'équilibre, et que les petites différences, pourvu qu'elles soient à peu près égales, n'exercent aucune influence sur le résultat final. En effet, le centre de gravité du corps devait avoir à peu près la même situation dans la seconde expérience que dans la première, pour que la planche penchât du même côté B. Le corps avait donc été mis dans deux situations opposées, sans déplacement de son centre de gravité. Une verticale passant par le centre de

taille était de 1669,2 millimètres, après une série de mesures prises indépendamment les unes des autres, nous obtînmes pour la distance

mill.

	mill.
Entre le centre de gravité et le synciput.	721,5
Entre ce centre et le talon	947,7
Entre lui et l'axe de torsion de la hanche.	87,7

Enfin, sur le squelette d'un homme de même taille, nous avons mesuré la distance verticale entre le promontoire et l'axe de révolution de l'articulation de la hanche, et nous l'avons trouvée de 79^{millim},0 ; or, comme cette distance ne saurait varier que très peu chez des sujets de même stature, on peut déduire de là une quatrième détermination de la situation du centre de gravité, c'est-à-dire établir que sa distance du promontoire est de 8^{millim},7.

Il nous a paru préférable de chercher la situation du centre de gravité chez un sujet unique, bien conformé, en mesurant la distance qui le sépare de plusieurs points du corps fort éloignés les uns des autres, mais faciles à retrouver sur le squelette, que d'essayer de l'obtenir en répétant la même mesure sur un grand nombre de personnes, parce que, d'après la nature même des choses, la moyenne déduite des données auxquelles nous arrivions ainsi doit être beaucoup plus indépendante des nombreuses anomalies qui se rencontrent, que ne peut l'être une mesure unique, comme celle, par exemple, qu'a donnée Borelli.

Après avoir enlevé une jambe à un cadavre, nous trouvâmes le centre de gravité plus élevé, à peu près à la hauteur de l'ombilic :

vait donc se trouver, dans les deux expériences, à une distance égale de la perpendiculaire abaissée du synciput, et par conséquent couper en deux la distance entre les deux perpendiculaires dont la marque avait été faite sur la planche. D'après une série de mesures prises indépendamment les unes des autres, nous trouvâmes pour cette distance :

	mill.
Maximum de valeur	1444,5
Minimum de valeur	1441,5
Par conséquent, valeur moyenne. . .	1443,0

La distance entre le synciput et le centre de gravité était donc de 721^{mill},5. Si l'on déduit cette somme de la longueur du corps entier, qui avait, étant couché, 1669,2 millimètres, on obtient, pour la distance du centre de gravité au talon, 947,7 millimètres. Maintenant, d'après nos mesures, la distance entre le sommet du grand trochanter, ou l'axe de révolution de l'articulation de la cuisse, qui se trouve à la même hauteur que le grand trochanter, et le talon, était de 860,0 millimètres. Par conséquent, le centre de gravité était à 87,7 millimètres au-dessus de l'axe de torsion unissant les deux têtes des fémurs.

après l'ablation des deux jambes, il l'était encore davantage, au niveau de l'appendice xiphoïde et de l'extrémité inférieure du sternum. Le centre de gravité du tronc étant placé si haut, il est nécessaire que, quand le tronc est porté sur les têtes des fémurs seulement, comme dans la station et la marche, il se trouve, du moins approximativement, en équilibre, afin d'épargner aux muscles une inutile dépense considérable de force. Cela posé, il faut aussi que le centre de gravité du tronc soit dans le plan qui, chez l'homme debout, passe verticalement par les deux têtes des fémurs. On peut déterminer ce plan d'une manière approximative en suspendant, à côté d'un homme qui se tient debout, deux perpendiculaires dans le plan vertical qui passe par les deux têtes des fémurs, et observant quelles sont les parties du corps que le plan vertical ainsi marqué coupe. Il résulte de cette expérience qu'à la tête ce plan passe à peu près par les deux apophyses mastoïdes, qui sont situées sur les côtés de l'atlas. Mais, de même que l'extrémité supérieure de la colonne vertébrale est perpendiculaire au-dessus du centre de gravité, de même son extrémité inférieure l'est au-dessous : car si l'on scie verticalement un bassin placé droit, en faisant passer l'instrument par le milieu de ses cavités cotyloïdes (*Voyez* § 61), la surface de la coupe passe par la base du sacrum ou par l'extrémité inférieure de la portion mobile de la colonne vertébrale. De là il suit que le centre de gravité du tronc tombe sur la ligne droite tirée d'une extrémité à l'autre du rachis, à la même hauteur environ que l'appendice xiphoïde du sternum.

La grande mobilité des segments dont se composent les membres inférieurs fait qu'ils ne peuvent, par la seule rigidité de leurs os, porter le centre de gravité du corps que dans une seule et unique situation, lorsque ce centre occupe un plan vertical qui renferme en même temps les centres des deux têtes des fémurs, les lignes de contact des surfaces des articulations des genoux et les axes des articulations des pieds, cas dans lequel la jambe est en équilibre sur le pied, la cuisse sur la jambe, et le tronc sur les deux cuisses. Mais il est clair de soi-même qu'en une situation si précaire l'équilibre ne saurait durer. Le moindre choc suffirait donc pour faire sortir le centre de gravité du corps de la situation d'équilibre, et le faire tomber, s'il n'y avait pas une force qui le ramène à cette position d'équilibre, lui et ses supports, dès qu'ils s'en sont éloignés seulement un peu. Cette fonction appartient aux muscles du membre inférieur, qui ramènent sur-le-champ chaque segment, dès qu'il s'écarte de la situation dans laquelle il est en équilibre.

Mais l'articulation de la hanche et celle du genou sont disposées de manière qu'à partir de la situation droite elles ne peuvent s'étendre que d'un petit nombre de degrés, la première en arrière, la seconde en avant. C'est pourquoi, quand nous voulons nous tenir ferme et en même temps tranquille, sans faire aucun usage des muscles, nous étendons les deux articulations au-delà de leur situation d'équilibre, jusqu'à ce qu'elles aient atteint leur maximum d'extension, position dans laquelle le centre de gravité du corps n'est plus perpendiculaire qu'au-dessus de l'articulation du pied, car celle de la cuisse se trouve en avant et celle du genou en arrière d'une ligne verticale qui passerait par lui. Alors, en effet, la pression que le corps exerce sur ses supports, par son poids, agit comme si les articulations de la cuisse et du genou devaient s'étendre encore davantage, ce à quoi s'oppose cependant l'élasticité de leurs ligaments. Le corps entier est alors porté, jusqu'à l'articulation du pied, par les os des jambes et leurs ligaments, et n'a besoin d'être maintenu en équilibre, par les muscles, comme une masse rigide unique, que sur le pied seul. Mais quand les os des jambes ne se trouvent pas dans cette situation, quand ils sont, au contraire, fléchis, et en conséquence raccourcis, au genou et à l'articulation du pied, comme dans la marche ou la course, ou quand les pieds se sont levés jusque sur les extrémités antérieures du métatarse, les jambes ne peuvent plus porter le fardeau du corps à elles seules, par leur rigidité, et les muscles sont obligés de suppléer par leur action au défaut de rigidité du squelette osseux. Les muscles soutiennent donc alors une portion du fardeau du corps, qui est d'autant plus considérable que les os se sont écartés davantage de leur situation droite. Nous pouvons donc considérer les muscles des jambes comme des organes susceptibles de convertir en supports rigides les segments flexibles les uns sur les autres, dans quelque situation que ceux-ci se trouvent, et par là de rendre possible la progression du corps sur les membres inférieurs.

§ 49. *Réunion d'autres dispositions du corps avec celles de la marche et de la course.*

Ces remarques sur la configuration des organes locomoteurs et sur leurs proportions tant entre eux qu'à l'égard du reste du tronc, jointes à celles que nous ferons, dans les chapitres suivants, sur les articulations de la jambe, peuvent servir à mettre sous la main des exemples de la finesse de tact avec laquelle la nature a su, dans l'organisation de l'appareil locomoteur, approprier les moyens au but, ce qui explique pourquoi elle a eu si fréquemment recours à ces moyens dans une construction si simple. Nous voyons confirmé par là, ce qui ressort déjà de l'observation générale sur la marche et la course, que bien que ces deux modes de mouvement ne soient qu'une seule des destinations d'un si admirable organisme, dont les autres sortent du cadre dans lequel nous devons nous renfermer ici, cependant la structure du corps entier est disposée comme si toutes les mesures y avaient été prises en vue de cette seule et unique détermination. Mais, en cherchant à démontrer avec quelle perfection le corps est construit par rapport à la marche et à la course, nous ne nions pas qu'il n'en ait autant à d'autres égards; loin de là nous croyons qu'un des sujets les plus dignes de notre admiration est cette réunion de tant de destinations, et à un égal degré de perfection, dans un même organisme, sans que l'une d'elles porte préjudice aux autres.

CHAPITRE II.

DE L'INCLINAISON DU BASSIN.

§ 50. *Mesure de l'inclinaison du bassin sur l'homme vivant.*

Le bassin humain est un cercle osseux, plus large en arrière qu'en avant, qui occupe la partie inférieure du tronc, et dont l'ouverture, tournée obliquement en arrière et en bas, se trouve close par une paroi musculeuse, à laquelle on ne remarque que de petits pertuis pour l'anus et les organes génitaux. En haut, sur la paroi postérieure de ce cercle, le sacrum, repose la colonne vertébrale, unie avec lui par un cartilage intervertébral, et formant, de concert avec lui, la base du tronc entier. Des deux côtés, se trouvent les cavités cotyloïdes, qui reposent sur les têtes des deux fémurs. La flexibilité des vertèbres lombaires fait que la partie supérieure du tronc peut bien se mouvoir un peu sur le bassin; mais les mouvements plus étendus et plus rapides du tronc entier tiennent à ce que le bassin tourne sur les têtes des fémurs, sur lesquelles il est très mobile. Quand il n'y a qu'une seule jambe de fixée, le bassin peut très aisément se tourner de tous les côtés; lorsqu'au contraire les deux jambes sont fixées, que, par exemple, elles s'appuient avec force et roideur contre le sol, le bassin ne peut plus tourner sur elles que dans un seul plan, savoir un plan vertical dirigé d'avant en arrière autour d'un axe qui passe par les têtes des deux fémurs. La planche II représente un bassin uni aux deux jambes, dont la moitié antérieure a été enlevée d'un trait de scie. De même qu'une tasse qu'on tient par le bord entre les bouts de deux doigts ne peut tourner qu'autour d'un axe passant par ces deux bouts de doigts, de sorte que son ouverture soit tournée en avant et son fond en arrière, ou son fond en avant et son ouverture en arrière ; de même l'anneau du bassin, retenu entre les têtes des deux fémurs CC, qui sont fixées, ne peut se mouvoir qu'autour de la ligne CC. Dans la situation droite du corps, cet anneau n'est point horizontal, mais incliné. La pl. XVII, fig. 17, représente exactement son inclinaison par rapport au sol : les deux os des îles ont été enlevés jusqu'à la ligne courbe, de manière qu'on aperçoit nettement la forme annulaire du bassin et son inclinaison relativement au sol, qui, dans ce cas, s'élève à 62 degrés. A la vérité, cette inclinaison du bassin varie souvent beaucoup chez des sujets divers ; mais elle est toujours la même chez un homme quelconque, malgré la grande mobilité du bassin. La raison en est que (*Voyez* le § 48) nous tenons le tronc entier en équilibre sur les têtes des fémurs en maintenant le centre de gravité du tronc verticalement au-dessus de l'axe de révolution. Or, si le centre de gravité est toujours vertical au-dessus de l'axe de révolution, et que nous ne fléchissions point la colonne vertébrale, que nous ne déplacions pas nos bras (que nous conservions à toutes les parties du tronc leur situation relative), le bassin, comme partie constituante solide du tronc, doit aussi conserver sa situation eu égard à la ligne verticale qui passe par le centre de gravité, ou par rapport au plan horizontal passant par l'axe de révolution, c'est-à-dire que l'inclinaison du bassin eu égard à l'horizon doit toujours être la même. Cela supposé, on peut mesurer l'inclinaison de l'anneau du bassin par rapport à l'horizon dans la situation droite, et déduire de là son inclinaison par rapport au tronc, qu'il importe souvent beaucoup de connaître. En effet, cette dernière inclinaison ne change point, alors même que le tronc entier tourne, pourvu seulement que la colonne vertébrale ne se courbe point. Elle demeure donc aussi la même dans la situation horizontale, et l'on peut, d'après elle, se faire une idée nette de la situation de l'anneau pelvien, même chez l'homme couché.

Les anatomistes et les accoucheurs ont toujours attribué au bassin une inclinaison trop faible, ce à quoi ils avaient été conduits parce qu'ils le comparaient à un vase. En effet, on place ordinairement un vase de façon que son fond soit horizontal et son orifice tourné vers le haut ; or, on se représente la situation du bassin telle que si son fond musculeux était horizontal et sa paroi osseuse verticale. Par suite de cette idée, on a coutume, quand on le tient devant soi sur une table, d'en tourner l'ouverture par le haut ; et comme les anatomistes le décrivent dans cette situation, au lieu de celle qu'il occupe chez l'homme, il s'est glissé dans leurs livres des expressions fausses (branches horizontale et descendante du pubis, branche ascendante de l'ischion).

qui ont encore contribué à consolider l'idée erronée qu'on s'était faite de la situation du bassin, et conformément à laquelle ont été tracées les figures qu'on possède de cet anneau osseux. Nægele a réuni les différentes évaluations qui ont été données jusqu'à ce jour de l'angle d'inclinaison du bassin. L'inclinaison de cet anneau par rapport à l'horizon est déterminée par l'angle que son diamètre, au bord supérieur, fait avec l'horizon ; mais il n'y a pas moyen d'observer cette ligne sur le vivant. Aussi Rœderer y a-t-il substitué le diamètre qui s'étend du sommet du coccyx au bord inférieur de la symphyse pubienne, et qui, en conséquence, est déterminé par deux points faciles à reconnaître au moyen du toucher, mais dont la situation paraît être sujette à de plus grandes variations individuelles que celle des extrémités du diamètre supérieur. Il a mesuré, sur des femmes debout, les distances verticales entre ces points et le sol horizontal, au moyen de fils à plomb qu'il laissait tomber des premiers sur le second, et, par la différence de longueur des fils, il jugeait de la distance verticale des deux points. Nægele a répété ces expériences importantes avec une grande précision, et il les a continuées pendant des années entières avec une persévérance extraordinaire. Les mesures prises ainsi sur cinq cents femmes bien conformées l'ont conduit à ce résultat, que, sauf un petit nombre d'exceptions, le sommet du coccyx est un peu plus élevé, dans la station droite, que le bord inférieur de la symphyse pubienne, et que la différence s'élève, terme moyen, à environ seize millimètres. Comme ces mesures (tant qu'on ne mesure pas la distance horizontale des deux perpendiculaires) ne suffisent point pour déterminer la situation du diamètre au bord inférieur de l'anneau pelvien, et qu'il est bien moins permis encore d'en rien conclure par rapport à la situation du diamètre au bord supérieur, Nægele mit à profit la mort de plusieurs personnes, chez lesquelles il avait déterminé, d'après la méthode précédente, la situation relative du sommet du coccyx et du bord inférieur de la symphyse pubienne, pour placer ensuite le bassin dans la même situation que pendant la vie, et déterminer immédiatement sur lui non seulement l'inclinaison réciproque du diamètre supérieur et du diamètre inférieur, mais encore la véritable inclinaison du bassin, telle qu'elle était pendant la vie, dans la station droite. De onze bassins qu'il eut occasion d'examiner ainsi, il en a figuré un, de construction parfaite, dont l'extrémité du coccyx était située pendant la vie à huit lignes au-dessus de la symphyse pubienne, et se rapprochait par conséquent de la moyenne indiquée plus haut.

Sur ce bassin, Nægele a trouvé l'angle du diamètre supérieur avec le sol horizontal = 60 degrés (avec la colonne vertébrale droite, ou avec la verticale = 150), et l'angle du diamètre inférieur avec le sol horizontal = 11 degrés (avec la colonne droite, ou avec la verticale, = 101).

Comme ces recherches de Nægele ont été entreprises dans l'intérêt de l'art obstétrical, et faites dans une maison d'accouchements, elles se rapportent exclusivement au bassin de la femme. Nous les avons étendues à celui de l'homme, sur l'inclinaison duquel on manquait encore totalement de mesures.

Pour mesurer et exprimer en degrés, sur le vivant, l'angle que le diamètre droit inférieur (du sommet du coccyx au bord inférieur de la symphyse) fait avec la verticale, ou avec le sol horizontal, nous avons, chez des personnes debout, mesuré non seulement la distance verticale d'un de ces points au-dessus de l'autre, mais encore leur distance horizontale. Nous avons obtenu cette distance horizontale en faisant tomber à la fois des deux points deux fils à plomb (1), dont, après qu'ils étaient arrivés au repos, nous déterminions l'éloignement l'un de l'autre à l'aide d'une règle appliquée horizontalement. La table suivante contient les résultats de ces mesures.

TABLE 4. *Mesures de l'inclinaison du bassin chez l'homme vivant.*

	DISTANCE VERTICALE.	DISTANCE HORIZONTALE.	INCLINAISON DU DIAMÈTRE DROIT INFÉRIEUR.
	mill.	mill.	° ′
N° 1.	10,0	84,5	6,45
2.	10,7	75,7	8,3
3.	12,0	79,0	9,44
4.	12,7	70,0	10,17
5.	14,0	74,7	10,37
6.	19,7	80,5	13,45
7.	21,0	76,0	15,27
8.	23,0	77,5	16,32
9.	29,5	85,0	19,8
10.	26,3	70,0	20,36
11.	28,5	73,5	21,11
12.	36,5	83,0	23,44
13.	36,4	79,0	24,44
14.	38,0	71,0	24,55
15.	33,3	64,5	27,18
Moyenne.	23,1	75,8	16,51

(1) Pour éviter les oscillations gênantes du fil à plomb, on peut le faire tomber dans un vase plein d'eau, ce qui l'amène de suite au repos.

D'après ces mesures, on obtient, pour l'angle que le diamètre droit inférieur du bassin fait avec le sol horizontal, une valeur moyenne de 16°,51′ (avec la verticale par conséquent 106°,54). Si l'on pouvait considérer ce petit nombre de mesures comme suffisant pour arriver à une valeur moyenne exacte, il s'ensuivrait que l'inclinaison moyenne du diamètre inférieur du bassin est à peu près le même chez les hommes que chez les femmes, et plutôt plus forte que plus faible chez les premiers que chez les femmes.

Pour pouvoir tirer de l'angle d'inclinaison du diamètre droit inférieur des conclusions approximatives eu égard au diamètre droit supérieur, il serait nécessaire d'avoir un grand nombre de mesures prises sur des cadavres frais (1), d'en déduire la valeur moyenne de l'angle que les deux diamètres du bassin font ensemble, et d'ajouter cette valeur à l'angle d'inclinaison obtenu ; mais les occasions nous ont manqué. Dans le bassin scié de la planche VIII, cet angle est de 55 degrés : nous l'avons trouvé de 43 dans un autre. Si nous prenons la moyenne de ces deux mesures $=$ 49 degrés (qui s'accorde avec le bassin normal établi par Nægele), pour la vraie valeur moyenne de l'angle, le diamètre droit supérieur serait, chez les hommes, incliné de 65 degrés sur le sol, de 155 sur la ligne longitudinale de la colonne vertébrale.

§ 51. *Mesure de l'inclinaison du bassin dans le squelette.*

Chez l'homme vivant, nous avons supposé, pour mesurer l'inclinaison du bassin, que la personne se tenait debout. On ne saurait faire cette supposition dans le cadavre ou le squelette. Mais comme, d'après nos observations, la ligne qu'on peut tirer de l'articulation de la tête à la base du coccyx, par conséquent d'une extrémité à l'autre de la colonne vertébrale, est verticale dans la situation droite du tronc, cette ligne peut, dans toute situation quelconque du corps, celle même couchée, être substituée à la verticale dans la situation droite, et servir à mesurer l'inclinaison du bassin, en admettant que les parties de la colonne vertébrale aient conservé leur situation relative. Mais il y a encore une autre manière de donner, au moins approximativement, à un bassin quelconque, même séparé du corps, l'inclinaison qu'il avait quand l'homme se tenait debout, et de mesurer aussi cette inclinaison. Nous montrerons, en effet, dans l'article suivant, que le ligament rond qui s'étend du milieu de la tête du fémur à l'échan-

(1) Dans le bassin sec, la situation du coccyx n'est généralement plus naturelle, tant à cause de la disparition des ligaments, que parce qu'on a coutume, pendant la dessiccation, de placer ces ligaments sur le sommet de l'os.

crure de la cavité cotyloïde, occupe, dans la position droite, un plan vertical passant par les centres des deux articulations coxo-fémorales. L'extrémité inférieure du ligament, ou l'échancrure de la cavité cotyloïde, à laquelle elle correspond, se trouve donc, dans cette situation du tronc, perpendiculaire au-dessous de l'axe de révolution du bassin, et occupe par conséquent le point le plus inférieur au bord de la cavité cotyloïde. Donc, si l'on place le bassin de manière que l'échancrure, spécialement son extrémité inférieure, à laquelle surtout s'attache le ligament, soit située tout au bas de la cavité cotyloïde, le bassin aura la situation qu'il avait quand le sujet se tenait debout. Nous avons, à titre d'essai, mesuré l'inclinaison du bassin d'après cette méthode sur un petit nombre de bassins, les uns secs, les autres macérés, et les mesures s'accordaient parfaitement avec les précédentes.

TABLE 5. *Mesures de l'inclinaison du bassin dans le squelette.*

	ANGLE D'INCLINAISON.	REMARQUES.
N° 1.	64,0°	Adulte, homme.
2.	63,30	Adulte, homme.
3.	65,0	Adulte, femme.
4.	60,30	Adulte, femme.
5.	69,0	Non adulte.
6.	64,0	Non adulte.
7.	61,0	Non adulte.
Moyenne . .	63,51	

La détermination de la véritable inclinaison du bassin, telle qu'elle a été trouvée par Nægele (1) et par nous, et qui diffère des anciennes de 20 à 30 degrés, a surtout de l'importance en ce qui concerne la marche, parce que la flexion de la jambe à l'articulation coxofémorale (*voyez* § 47) n'est possible que dans certaines limites. Une autre situation du bassin changerait ces limites, et, comme nous le verrons dans l'article suivant, il n'y aurait pas possibilité, avec les évaluations admises autrefois, d'amener la jambe jusqu'à la verticale dans la situation droite, ou de l'étendre beaucoup en arrière dans la marche.

(1) *Des principaux vices de conformation du bassin*, Paris, 1840, in-8, fig.

CHAPITRE III.

DE L'ARTICULATION COXO-FÉMORALE.

§ 52. *Les surfaces de la tête du fémur et de la cavité cotyloïde sont des surfaces sphériques qui ont un même demi-diamètre.*

L'articulation coxo-fémorale a une très grande solidité, qui la rend capable de résister aux nombreux et violents chocs auxquels elle est exposée ; mais elle jouit en outre d'une grande mobilité en tous sens, ce qui la distingue de toutes les autres articulations du corps. On peut, par son moyen, faire exercer de grands mouvements dans toutes les directions au membre inférieur sur le tronc, ou au tronc sur le membre inférieur. Maintenant, deux corps durs, comme sont les os, ne peuvent, quand ils se touchent par des surfaces étendues, se déplacer l'un sur l'autre en plusieurs sens qu'à la condition que les surfaces par lesquelles ils se trouvent en contact soient des surfaces sphériques, parce que dans ce cas ils ne se meuvent pas autour d'un axe unique, et ont autant d'axes de révolution qu'il y a de lignes droites pouvant passer par le centre. Cette disposition, en vertu de laquelle des corps solides se meuvent l'un sur l'autre par le moyen de surfaces sphériques, porte le nom de noix. C'est la plus simple et la plus parfaite manière d'unir ensemble des corps solides, tout en leur conservant de la mobilité ; mais la parfaite exécution d'une machine de ce genre présente des difficultés. Nous démontrerons que l'articulation coxo-fémorale est une vraie noix, que la nature a construite avec une grande perfection.

Le membre inférieur et le tronc pourraient se mouvoir l'un sur l'autre en tous sens, même sans se toucher par des surfaces parfaitement sphériques, si le contact entre eux n'avait lieu que par un seul point, et que, comme le prétend Palletta, le demi-diamètre de la tête du fémur fût plus petit que celui de la cavité cotyloïde. Palletta dit, en effet, dans sa Monographie de cette articulation, que la tête du fémur ne remplit pas la cavité cotyloïde, qu'elle est plus petite qu'elle, et qu'en conséquence elle n'en touche les parois que par un seul point. Mais, en réalité, la tête du fémur remplit entièrement la cavité cotyloïde ; et cela doit être, car autrement, lorsque le membre viendrait à se déplacer, elle heurterait avec trop de violence tel ou tel point de l'excavation. Nous nous en sommes convaincus par différents procédés, et nous aurons soin aussi plus tard de faire voir quel est le phénomène par lequel Palletta s'est laissé induire en erreur.

Pour nous instruire de la forme des surfaces qui constituent l'articulation coxo-fémorale, nous avons pratiqué des coupes en divers sens à travers cette articulation, et toujours nous avons trouvé que les bords de la coupe des deux surfaces articulaires étaient des portions de cercles, que par conséquent les surfaces auxquelles elles appartenaient étaient sphériques. Mais nous avons reconnu aussi que les surfaces sphériques adaptées l'une à l'autre de la tête du fémur et de la cavité cotyloïde, en quelque sens qu'on eût opéré la section, se touchaient constamment, et que par conséquent elles étaient des segments de sphères d'un même volume ou d'un même demi-diamètre. Donc si, dans son expérience, où il ouvrait l'articulation par le petit bassin, Palletta a trouvé une portion de la cavité cotyloïde non remplie par la tête du fémur, cela ne prouve pas que la tête soit trop petite pour l'excavation, mais seulement qu'elle l'avait abandonnée en partie, et que par cela même elle ne pouvait plus la remplir. La pl. IX, fig. 2, est un stéréotypage de la coupe d'une articulation coxofémorale sciée perpendiculairement d'arrière en avant, et si l'on fait abstraction de quelques petites imperfections dues à l'action des dents de la scie sur le revêtement cartilagineux, elle donne un aperçu de l'égalité de la forme sphérique des deux surfaces articulaires. La petite fente, semblable à une ligne blanche, qu'on remarque entre les deux bords, tient à ce que, pour rendre ceux-ci apparents, il a fallu faire sortir un peu la tête de la cavité cotyloïde. Nous nous sommes également convaincus par l'expérience suivante de l'égalité parfaite de la forme sphérique de la tête du fémur et de la cavité cotyloïde. Sur un cadavre frais, nous enlevâmes la tête du fémur de la cavité qui la reçoit, après quoi l'une et l'autre furent moulées en plâtre : le moule de la cavité représentait une demi-sphère pleine, et celui de la tête une demi-sphère creuse, qui, après qu'on eut fait disparaître les inégalités produites par la fossette de la cavité cotyloïde et les petits enfoncements de la tête du fémur, s'adaptaient si parfaitement l'une à l'autre, qu'il suffisait d'introduire un petit morceau de papier dans le creux de la cavité cotyloïde artificielle pour empêcher sensiblement la tête artificielle d'y pénétrer. Cette expérience démontre d'une manière péremptoire que la cavité cotyloïde et la tête qui s'y loge sont des segments de sphère d'égal volume ; car, si la cavité eût été plus grande que la tête n'est grosse, le moule d'une sphère plus volumineuse aurait dû s'introduire dans celui d'une sphère plus petite, ce qui est impossible. On ne peut point objecter le retrait du plâtre, parce que nous le laissâmes prendre et sécher sur la tête et la cavité elles-mêmes, sur lesquelles il se resserra par l'effet de la pression atmosphérique. Au reste, on doit encore remarquer que les surfaces de l'articulation de la hanche ne sont pas celles des os eux-mêmes, mais celles des cartilages qui revêtent tant la tête du fémur que la cavité cotyloïde, et qui paraissent être destinées à prévenir, par leur élasticité, les ébranlements auxquels l'articulation est exposée en bas. Du moins trouvons-nous que les fibres qui les constituent ne sont point parallèles à la surface articulaire, mais perpendiculaires à cette surface, comme les soies d'une brosse, que là précisément où la pression est le plus considérable entre les surfaces, l'enduit cartilagineux de la tête et de la cavité a le plus d'épaisseur, et que cette épaisseur va en diminuant de là vers le bord, ainsi qu'on peut s'en convaincre sur des coupes de l'articulation.

§ 53. *La tête du fémur n'est point retenue par le bord de la cavité cotyloïde.*

Les surfaces sphériques d'une noix fabriquée dans nos ateliers sont retenues appliquées l'une contre l'autre, parce que le segment creux, ou la cavité cotyloïde, entoure, au moins dans un sens, plus de cent quatre-vingts degrés de la sphère, ce qui rétrécit tellement l'ouverture que celle-ci ne peut point sortir. Dans la noix que constitue l'articulation coxo-fémorale, aucun arc des plus grands cercles tracés sur la surface cotyloïde n'est plus grand, et tous, à l'exception d'un seul, sont moindres que le demi-diamètre, c'est-à-dire ont moins de cent quatre-vingts degrés. On en acquiert la conviction en sciant l'articulation dans des directions diverses, mais toujours avec le soin que la coupe passe par le centre des surfaces sphériques. Dans la direction d'arrière en avant, qui est celle où la surface articulaire a le plus d'étendue, le bord de la coupe (*voyez* pl. IX, fig. 2) ne forme qu'un demi-cercle ; dans quelque autre sens qu'on puisse scier la cavité cotyloïde, on trouve toujours son pourtour plus petit que cent quatre-vingts degrés. D'après cela, la cavité cotyloïde n'est point en état de retenir la tête du fémur.

§ 54. *Enfoncements dans la cavité cotyloïde et la tête du fémur pour recevoir le ligament rond.*

La surface de la cavité cotyloïde ne s'éloigne de la forme sphérique que sur un point où existe un enfoncement qui monte depuis la partie la plus inférieure du bord de la cavité jusqu'à son milieu. L'enfoncement entier porte le nom de *fossette cotyloïdienne*, ou *arrière-fond de la cavité cotyloïde* (*fovea acetabuli*), et son extrémité externe, au bord de la cavité, celui d'*échancrure cotyloïdienne* (*incisura acetabuli*). Cet enfoncement provenant de l'absence du revêtement cartilagineux est rempli de graisse articulaire, de manière que, quoique la tête du fémur n'y pénètre pas, cependant il n'y a de vide nulle part dans la cavité cotyloïde. Si l'on scie perpendiculairement l'articulation coxo-fémorale dans le milieu, et d'un côté à l'autre, l'enfoncement se trouve divisé suivant sa longueur. La pl. **IX**, fig. 1, qui représente une semblable coupe de l'articulation, offre l'enfoncement montant verticalement de *a* en *b*, et à partir de ce point seulement limité par le bord circulaire de la coupe. Vis-à-vis de la fosse cotyloïdienne, le milieu de la surface articulaire de la tête du fémur présente une fossette analogue, mais plus petite, dans laquelle le revêtement cartilagineux est perforé également, outre que l'os lui-même offre aussi une dépression. Dans cette fossette s'attache l'extrémité d'un ligament (*voyez* § 61), qui est disposé verticalement, et dont l'autre extrémité se fixe au bord de l'échancrure cotyloïdienne.

§ 55. *Le bourrelet cotyloïdien remplit l'office d'une soupape.*

Une disposition particulière contribue à agrandir encore la surface sphérique de la cavité cotyloïde : en effet, le bord de cette cavité n'est point libre, mais pourvu d'un rebord flexible, appelé *bourrelet* ou *sourcil cotyloïdien (labrum cartilagineum)*, qui, en vertu de son élasticité, s'applique partout d'une manière immédiate à la surface de la tête du fémur. Ce rebord élastique n'est point une portion saillante, un prolongement du revêtement cartilagineux de la cavité cotyloïde ; il se compose d'un tissu particulier, fibro-cartilagineux, dont les fibres courent parallèlement au bord de la cavité, de sorte que là où il se trouve uni au cartilage, on peut l'en séparer complétement ; mais inférieurement, où le cartilage et le bord osseux de la cavité cotyloïde sont coupés par l'échancrure cotyloïdienne, il passe sans interruption au-dessus de cette échancrure, qui par là est convertie en un petit trou. Cet anneau élastique a trois bords, dont deux tournés vers le bord de la cavité cotyloïde, auquel ils adhèrent ; le troisième, placé en sens opposé, est tranchant, et serre de près la tête du fémur. Il s'oppose, comme le ferait une soupape, à ce que les liquides ou les tissus membraneux extérieurs pénètrent dans la cavité cotyloïde, et la pression de ces liquides, jointe à sa propre élasticité, fait qu'il se maintient continuellement en contact avec tout le pourtour de la tête du fémur.

§ 56. *La membrane synoviale ferme et humecte l'articulation coxo-fémorale.*

A l'endroit où la cavité cotyloïde et la tête du fémur se touchent et se meuvent l'une sur l'autre, elles sont revêtues, non seulement d'une couche cartilagineuse, mais encore d'une membrane très lisse et dépourvue de vaisseaux, la membrane synoviale, qui, en passant du col du fémur au bord osseux de la cavité cotyloïde, forme un sac clos de toutes parts, dont une moitié, tapissant la tête du fémur et son col, s'introduit dans l'autre moitié, en partie libre, en partie adhérente à la cavité cotyloïde, ainsi qu'à son rebord, de manière qu'il ne reste que très peu d'espace entre les deux moitiés. La portion du sac synovial qui revêt les surfaces articulaires elles-mêmes est seule dépourvue de vaisseaux ; la portion libre, ainsi que les plis et les duplicatures qui existent au col du fémur et dans la fosse cotyloïdienne, est pourvue d'un réseau vasculaire très délicat et très serré, qui sécrète dans l'intérieur du sac un liquide lubrifiant, appelé synovie, dont les surfaces destinées à glisser l'une sur l'autre sont humectées sans cesse. La portion vasculaire de la membrane synoviale est munie de très petits plis, en forme de villosités, dont on aperçoit aussi quelques uns au bord libre du bourrelet cartilagineux, et qui paraissent destinés à agrandir la surface sécrétoire. Au même but sans doute se rapportent aussi les petits prolongements villiformes qui s'ouvrent en beaucoup d'endroits où la membrane synoviale adhère aux os voisins, notamment entre les plis qu'elle présente au col du fémur, et font saillie au-dehors entre les fibres de la membrane capsulaire couvrant la membrane synoviale. Dans certains cas, ce que nous avons nous-mêmes vu plusieurs fois, la grande bourse muqueuse du muscle iliaque communique avec le sac synovial de l'articulation coxo-fé-morale.

§ 57. *Union du bassin avec le fémur par le moyen de la membrane capsulaire.*

Le bassin et le fémur sont unis ensemble par de forts faisceaux fibreux, qui cependant forment, non des ligaments distincts les uns des autres, mais une membrane cohérente, très flexible, la membrane capsulaire, étalée sur la surface externe de la membrane synoviale. Cette membrane s'étend du bord osseux de la cavité cotyloïde au col du fémur ; outre l'articulation elle-même, elle embrasse le bourrelet cotyloïdien et une grande partie du col du fémur. Elle ne s'attache point uniformément partout à ce dernier, comme elle le fait au bord de la cavité cotyloïde ; ses points d'attache ont lieu, au col du fémur, en haut et en avant, de manière que ses bords infé-rieur et postérieur sont tout-à-fait libres, et que là on peut pénétrer dans la cavité de la membrane capsulaire sans léser ses fibres ; elle s'insère bien à tout le pourtour du bord de la cavité cotyloïde, mai elle y tient avec beaucoup de force sur quelques points, et très faiblement sur d'autres, la plupart des fibres qui la constituent se réunissant en faisceaux épais sur les premiers de ces points, de sorte qu'il n'en reste qu'un petit nombre formant une paroi mince dans les intervalles. Cette structure de la membrane capsulaire est importante sous plusieurs rapports, principalement pour acquérir une connaissance exacte des fonctions de l'articulation, et pour se faire une juste idée des luxations auxquelles cette dernière est sujette; car on doit savoir quelles sont les parties de la membrane qui, étant plus ou moins employées, sont par cela même plus ou moins susceptibles de se déchirer. Nous allons donc examiner de plus près la manière dont les fibres tendineuses y sont réparties.

§ 58. *Parties minces de la membrane capsulaire.*

Comme l'articulation coxo-fémorale est plus spécialement exposée dans certains sens à des chocs qui pourraient la déboîter, la membrane capsulaire, destinée à la maintenir, offre aussi plus de force et de solidité dans ces directions. D'autres points, qui ne sont pas sujets à de pareils chocs, ou qui en subissent moins fréquemment, ont moins d'épaisseur. Mais ces points minces sont précisément ceux qui cèdent quand l'articulation reçoit des chocs en des directions inaccoutumées, et qui donnent lieu ainsi à des luxations. La membrane capsulaire en a trois, tous voisins du bord de la cavité cotyloïde, et placés au côté inférieur de l'articulation. Le médian est le plus inférieur, situé immédiatement à l'échancrure cotyloïdienne, et partant facile à trouver. Le second se voit en avant de lui, et en est séparé par un fort faisceau fibreux venant de la partie du rebord cotyloïdien à laquelle confine le bord inférieur tranchant de la branche supérieure du pubis. Le troisième enfin est situé en arrière du premier, et également séparé de lui par un fort faisceau fibreux, qui s'étend du bord de la cavité cotyloïde à la gouttière de l'ischion dans laquelle glisse le muscle obturateur externe.

§ 59. *Ligament supérieur.*

Le ligament le plus épais de la membrane capsulaire est l'antérieur supérieur, qui, à la vérité, fait corps avec le reste de la capsule, mais qui n'en mérite pas moins d'être considéré comme un ligament à part, tant à cause de l'importance de ses fonctions, que parce que, d'après nos mesures, il est le plus grand ligament de tout le corps humain, ayant plus de volume même que le ligament rotulien et que le tendon d'Achille. Il couvre toute la partie supérieure et antérieure du col du fémur. Sa forme est celle d'un triangle, dont le sommet adhère à la partie supérieure du bord de la cavité cotyloïde , immédiatement au-dessous de l'épine iliaque antérieure inférieure , dont la base s'étend entre le col du fémur et le grand trochanter , d'où elle descend le long de la ligne intertrochantérienne antérieure. Lorsqu'on la coupe en travers à l'endroit où il tire son origine du bassin, il offre une tranche triangulaire , et son épaisseur est de 9 à 14 millimètres. Cette épaisseur diminue beaucoup, il est vrai, en dehors, où le ligament s'étale sur la tête et le col du fémur ; mais même , dans le point intermédiaire entre les deux attaches , elle dépasse encore celle du tendon d'Achille et du ligament rotulien aux endroits où ils sont le plus épais. Chez une fille de vingt et un ans, le ligament avait 5 millimètres et 1/4 d'épaisseur au-dessus du bord libre du bourrelet cotyloïdien , par conséquent à une distance peu considérable de son point d'attache, tandis que celle du tendon d'Achille, dans l'endroit le plus fort, n'était que de 4 1/2 millimètres ; chez un homme, il avait 8 millimètres dans son milieu, le ligament rotulien 4 1/4 seulement, et le tendon d'Achille 6 2/3. Avec cette grande force , on doit s'attendre à ce que toute autre partie de la membrane capsulaire se déchire plutôt que ce ligament, et que même l'os cède de préférence à lui.

§ 60. *Ligament annulaire de la tête du fémur.*

La tête du fémur est entourée d'un ligament annulaire , comme celle du radius. Ici seulement le ligament ne se distingue point autant de la membrane capsulaire. En effet, la masse ligamenteuse qui prend son origine au-dessous de l'épine antérieure inférieure ne descend pas tout entière au fémur, comme ligament supérieur ; dès qu'elle a atteint la surface de la tête de l'os, il y en a une partie qui se divise en deux lanières contournant la tête, l'une en devant , l'autre en arrière. Les deux lanières se réunissent ensemble au côté inférieur du bord , sans se fixer à la tête elle-même, et de cette manière forment ensemble un ligament annulaire unique, qui naît au-dessous de l'épine iliaque antérieure inférieure, et y retourne après avoir contourné la tête de l'humérus. Nous appelons ce ligament zone orbiculaire ou ligament annulaire de la tête du fémur. On peut très bien observer la marche de ses fibres à travers la membrane capsulaire, en séparant celle-ci du bord de la cavité cotyloïde et fendant le ligament supérieur jusqu'à ce qu'il se laisse réfléchir sur le col du fémur. A ce ligament annulaire vont se joindre deux autres faisceaux de renforcement, qui partent du bord de la cavité cotyloïde, et dont il a été parlé déjà dans le paragraphe précédent. L'un part de la portion du bord à laquelle aboutit le bord inférieur de la branche supérieure du pubis, et se dirige en devant; l'autre, qui vient de l'endroit du bord où le muscle obturateur externe glisse dans une gouttière de l'ischion, se partage en deux portions, qui suivent des directions inverses pour aller gagner le ligament annulaire.

§ 61. *Ligament rond.*

Outre la membrane capsulaire qui enveloppe extérieurement l'articulation, celle-ci possède encore un ligament, appelé ligament rond (*ligamentum teres*), qui s'étend de la petite fossette creusée sur le milieu de la tête du fémur à l'échancrure de la cavité cotyloïde (pl. II, fig. 1, de *b* à *c*). Son extrémité inférieure *a* s'attache à toute l'étendue de cette échancrure, principalement à sa corne postérieure, et bouche le trou formé par elle et son ligament, de manière qu'on ne peut point arriver, par ce trou, dans l'articulation, mais seulement dans la substance du ligament, qui est creux à l'intérieur. Le ligament rond traverse la cavité cotyloïde, et dans ce trajet il est entouré d'une gaîne annulaire de la membrane synoviale. Par sa présence entre les surfaces articulaires, il les empêcherait de se toucher, et même serait comprimé entre elles, si, à l'endroit d'où il descend, la surface de la cavité cotyloïde n'était creusée de la fossette dont nous avons parlé dans le § 54. La fossette cotyloïdienne, dont on voit la coupe pl. VIII, fig. 1, s'étend depuis l'échancrure cotyloïdienne (où le ligament rond prend naissance) jusqu'au milieu de la cavté cotyloïdienne, vis-à-vis de la fossette de la tête du fémur (où ce ligament aboutit). Elle sert donc à recevoir le ligament rond, à permettre les mouvements qu'il est obligé de faire quand les deux surfaces articulaires se déplacent, et à les rendre possibles alors même que celles-ci se touchent. La fossette ne laisse aucun vide; car ce que le ligament rond ne remplit pas, l'est par de la graisse articulaire, dont l'onctuosité contribue sans cesse à la ramollir.

Ce qui fait qu'on a souvent émis des opinions erronées relativement aux usages du ligament rond, c'est qu'on ne connaissait point sa véritable situation, ce qui tenait à ce qu'on attribuait au bassin, dans la situation droite, une inclinaison par rapport à l'horizon moindre que celle qu'il a réellement. Tous les anatomistes qui se sont exprimés à cet égard, jusqu'aux temps les plus modernes, ont admis que l'échancrure cotyloïdienne, au bord de laquelle est fixé le ligament rond, monte obliquement d'avant en arrière vers la tête du fémur, dans l'attitude droite du tronc. Winslow, par exemple, dit qu'elle est située exactement entre la partie antérieure et la partie postérieure du bord de la fosse articulaire , et ailleurs, que sa direction est oblique dans la station ; mais cette assertion paraît ne point reposer sur des observations ; du moins n'en trouve-t-on nulle part aucune qui soit citée.

Nægele, dans son ouvrage sur le bassin de la femme (1), a prouvé par des mesures que, chez une personne qui se tient debout, le diamètre supérieur droit fait, terme moyen, avec l'horizon, un angle de soixante degrés. Des mesures analogues, prises sur un certain nombre d'hommes vivants, nous ont démontré (*Voyez* § 50) que l'inclinaison du bassin de l'homme n'est au moins pas inférieure. Voulant donc connaître la situation du ligament rond chez l'homme debout, nous avons pris des bassins de cadavres frais, auxquels tenaient encore les jambes ; nous les avons placés dans la situation droite, en leur imprimant cette inclinaison, et nous les avons sciés dans le plan vertical passant par le milieu des têtes des deux fémurs. Ces coupes divisèrent le ligament dans le sens de sa longueur, de manière que les deux moitiés de la tête du fémur tenaient encore à la cavité cotyloïde par le moyen de ses fibres, alors même que la capsule avait été détachée sur toute sa circonférence (2). Il résulte de là que le ligament rond descend verticalement de la fossette de la tête du fémur à l'échancrure cotyloïdienne, et qu'en conséquence celle-ci, à laquelle il prend son insertion, doit être située tout au bas du bord de la cavité cotyloïde. Nous avons vérifié nombre de fois l'exactitude de cette conclusion, qui est également importante pour l'étude du bassin et pour celle de l'articulation coxo-fémorale, et sans laquelle on ne peut se faire une idée juste du ligament rond. La pl. II, fig. 1, offre le dessin d'une semblable coupe du bassin ; la coupe a été faite verticalement, le bassin étant placé droit ; mais, pour épargner les deux ligaments, on l'a fait tomber immédiatement au-devant du centre de la cavité cotyloïde, et non par ce centre même.

§ 62. *Fonctions de l'appareil ligamenteux de l'articulation coxofémorale.*

L'appareil ligamenteux de l'articulation coxo-fémorale sert non seulement à préserver celle-ci des luxations que pourraient produire des forces du dehors, mais encore à en réduire la mobilité aux limites que ses fonctions exigent. Nous allons développer ces limites du mou-

----

(1) *Des principaux vices de conformation du bassin*, Paris, 1840, in-8, fig.

(2) Il est très facile de faire l'expérience en sciant le bassin par le milieu du sacrum et de la symphyse pubienne, fixant l'une des moitiés, avec son fémur, sur une planche, dans la situation voulue, et conduisant alors la coupe perpendiculairement à la planche.

vement de l'articulation dans le sens où elles ont de l'importance pour la marche et la course.

L'extension de l'articulation coxo-fémorale est arrêtée par la tension de la membrane capsulaire. La membrane capsulaire forme, comme nous l'avons vu, un ligament annulaire, que plusieurs faisceaux ligamenteux étalés sur son côté supérieur et sur son côté inférieur tiennent appliqué au bord de la cavité cotyloïde. Cet anneau ne permet pas à la tête du fémur de tourner aussi librement que celle du radius, qui n'a point de connexions avec le sien. Ici, en effet, il fait corps avec le ligament supérieur, qui lui-même s'attache au col du fémur, ce qui l'oblige à suivre les torsions que celui-ci exécute dans la cavité cotyloïde. Le sac entier de la membrane capsulaire, par lequel l'anneau se trouve fixé au bord de la cavité cotyloïde, subit donc, quand la cuisse s'étend, une torsion, en vertu de laquelle la membrane capsulaire se raccourcit, et les deux surfaces articulaires s'appliquent avec plus de force l'une contre l'autre. Cette torsion croît avec l'extension, au point de finir par rendre impossible la continuation de ce dernier mouvement. Donc, plus l'articulation de la hanche s'étend et plus ses deux surfaces articulaires s'appliquent avec force l'une contre l'autre, plus leur luxation devient difficile.

L'adduction est limitée par le ligament supérieur et par le ligament rond. Lorsqu'on se tient debout, et qu'on cherche à rapprocher les jambes l'une de l'autre, on remarque qu'on peut bien amener les genoux à se toucher, mais qu'il n'y a pas moyen de les presser l'un contre l'autre sans se fléchir, et que la chose devient très facile dès qu'on ploie un peu la hanche. En effet, l'adduction a plus d'étendue dans l'état de flexion de l'articulation coxo-fémorale, de sorte qu'alors on parvient non seulement à rapprocher complétement les deux jambes l'une de l'autre, mais encore à les croiser l'une sur l'autre. Elle devient, au contraire, de plus en plus restreinte, à mesure que l'extension augmente, et dans la station droite elle ne dépasse que très peu la verticalité des membres inférieurs. Cette limitation de l'adduction dans l'extension du corps est opérée par deux ligaments, le supérieur et le rond, qui sont situés diamétralement à l'opposite l'un de l'autre dans l'articulation coxo-fémorale. On le reconnaît clairement sur une coupe du bassin faite (comme pl. II) parallèlement au plan dans lequel ce mouvement s'accomplit. On voit alors que les deux ligaments sont parallèles au plan de section, que le rond s'étend de *a* à *b*, le supérieur de *c* à *d*, et que tous deux ne peuvent être tendus que par le rapprochement des os dans ce plan. En même temps, on acquiert la conviction que le ligament rond ne saurait servir, comme le pensent beaucoup de personnes, à retenir la tête du fémur dans la cavité cotyloïde; car, comme il s'attache en *a* au bassin et en *b* à la tête du fémur, l'abaissement de cette dernière ne peut que le rendre plus lâche, et il ne pourrait arrêter le mouvement de la tête que quand *b* serait arrivé en *b'*, c'est-à-dire descendu du double presque de la longueur du ligament. La limitation de l'adduction de la cuisse, ou de la flexion latérale de l'articulation coxo-fémorale, par le ligament rond et le ligament supérieur, a beaucoup d'importance au point de vue de la marche, parce que le centre de gravité du corps, qui tombe au milieu des deux têtes des fémurs, se trouve, dans ce mouvement, soutenu tantôt par l'un, tantôt par l'autre, et n'est alors supporté que partiellement, de sorte que la portion non portée du poids du corps ferait tourner le tronc en dedans et en bas sur la tête du fémur, et par conséquent le ferait tomber, si les ligaments en question ne s'opposaient pas à cette torsion par la tension de leurs fibres.

§ 63. *Mesure de l'étendue des mouvements de l'articulation coxo-fémorale.*

Pour mesurer l'étendue des mouvements de l'articulation coxo-fémorale sur le squelette frais, nous dépouillâmes la cuisse de ses muscles, sans léser l'articulation, puis nous sciâmes le bassin par la symphyse pubienne et le milieu du sacrum, et nous en fixâmes une des moitiés, par la surface de la coupe, sur une planche horizontale immobile. Comme, dans cette situation des parties, la flexion ou l'extension du fémur se faisait dans un plan horizontal, nous pouvions mesurer l'arc décrit alors par lui, en nous servant de l'aiguille aimantée, d'après la méthode décrite § 44. L'adduction ou l'abduction, mouvements par lesquels les deux jambes se rapprochent ou s'éloignent l'une de l'autre, et la rotation, par laquelle elles tournent sur elles-mêmes, s'effectuaient ici dans un plan vertical, à cause de la situation que nous avions donnée au bassin. Nous l'y mesurâmes donc au moyen d'un cercle divisé, muni d'un fil à plomb à son centre, et, sur deux points de son diamètre, de deux saillies égales qui, dans chaque situation de la cuisse, pouvaient être mises en contact avec les mêmes points du membre. A l'aide de ce cercle nous mesurâmes l'angle que la droite passant par les deux points touchés du fémur faisait avec la verticale dans l'abduction et l'adduction portées aussi loin que possible. La différence de ces angles donne l'angle de torsion du fémur dans le plan vertical. Pour mesurer la rotation, nous perçâmes verticalement le fémur, nous passâmes une verge à travers le trou, et nous appliquâmes chaque fois les deux saillies du diamètre du cercle à deux points de cette verge. Il nous fut possible ainsi de mesurer tant l'adduction ou l'abduction que la rotation dont le fémur était susceptible aux divers degrés même de flexion ou d'extension. Dans un cadavre sur lequel nous prîmes ces mesures, nous trouvâmes :

> L'étendue de la flexion ou de l'extension. . . $= 139$ degrés.
> L'étendue de l'adduction ou de l'abduction. . $= 90$
> L'étendue de la rotation. . . . . $= 51$

Nous avons mesuré (§ 47) l'étendue de la flexion et de l'extension sur le vivant; mais elle y était bien moindre, terme moyen $=$ 86 degrés seulement. La différence entre ces deux mesures paraît tenir à ce que les muscles ne fléchissent jamais la hanche autant que le permet le mécanisme de l'articulation, et à ce que les parties molles qui limitent l'extension chez le vivant, avaient été enlevées dans la pièce mise en expérience. L'adduction ou l'abduction et la rotation ne sont jamais plus étendues que dans la situation demi-fléchie de l'articulation, à laquelle se rapportent les nombres précédents; elles diminuent d'autant plus, à partir de là, que l'articulation s'étend davantage, et elles disparaissent tout-à-fait dans l'extension complète.

§ 64. *Équilibration de la jambe dans l'articulation coxo-fémorale par la pression de l'air atmosphérique.*

Après avoir fait connaître la disposition de toutes les parties de l'articulation coxo-fémorale, considérées tant isolément que dans leur union les unes avec les autres, nous allons examiner encore une condition à laquelle cette articulation doit satisfaire pour remplir son office dans la marche et la course. Cette condition consiste en ce que, quand la jambe, ayant quitté le sol, se trouve suspendue au tronc, elle puisse obéir librement à l'impulsion de sa propre pesanteur, et osciller régulièrement comme un pendule. Ce mouvement oscillatoire de la jambe, pendant qu'elle est suspendue au tronc, est nécessaire à chaque pas, et si la pesanteur ne pouvait pas l'opérer, il faudrait que des forces musculaires fussent employées à cet effet, ce qui non seulement occasionnerait de trop grands efforts, mais encore exigerait, pour exécuter la marche et la course avec la régularité sans laquelle elles n'offriraient aucune garantie de sécurité, un art que l'homme ne possède pas et ne saurait acquérir lorsqu'il fait un usage rapide de ses muscles. La nature a rempli cette condition. Si nous considérons la jambe à l'extérieur, nous ne trouvons pas que sa construction générale semble y être propice, car le membre va toujours en diminuant de grosseur de haut en bas, de sorte qu'il tient par une très large surface au tronc sur lequel il doit osciller. Mais les muscles qui rendent le haut du membre si gros, qui sont nécessaires quand ce membre dressé doit soutenir et transporter le poids du corps, et qui alors s'opposent, par leur rigidité, à ce que le tronc se fléchisse sur la jambe, n'ont pas besoin d'être toujours tendus. L'état des muscles varie entre le maximum de tension et le maximum de relâchement, beaucoup plus encore pendant la vie qu'après la mort. Dans le cadavre lui-même, cette différence est très sensible pendant et après la roideur cadavérique ; mais, durant la vie, d'un côté, les muscles peuvent, lorsqu'ils ont à faire de grands efforts, acquérir, pour un court espace de temps, une rigidité et une solidité bien supérieures à celles qu'on remarque encore pendant la roideur cadavérique, et d'un autre côté, leur flexibilité, pendant la vie, dans l'état de complet relâchement, surpasse beaucoup celle qu'ils ont après la roideur cadavérique, et ce complet relâchement doit réellement avoir lieu dans les muscles qui unissent le membre inférieur avec le corps, quand la jambe se trouve suspendue au tronc, parce qu'il leur permet de se reposer du violent effort qu'a exigé l'extension à laquelle ils viennent de donner lieu, en supposant toutefois que la jambe ne doive point être portée par les muscles eux-mêmes. En outre, le membre inférieur a la plus épaisse et la plus solide membrane capsulaire de toutes les articulations du corps ; mais cette capsule ne s'attache pas au fémur par la plus grande partie de son pourtour, et elle forme, au contraire, autour de la tête de cet os, un anneau dans lequel il se meut comme dans un collier ou une cravate. Enfin, dans nulle autre articulation du corps, les surfaces articulaires n'ont autant d'étendue qu'à la hanche, et d'après cela on devrait s'attendre à ce que celle-ci eût plus qu'aucune autre à souffrir du frottement. Mais la grandeur des surfaces articulaires est précisément le moyen que la nature a employé pour éloigner tout frottement de ces surfaces. En effet, il n'y a pas nécessité qu'un grand frottement ait lieu entre des surfaces si étendues, puisqu'il dépend de la force qui presse ces surfaces l'une contre l'autre, et qu'il peut par conséquent disparaître avec cette force. La seule difficulté pour unir la jambe au tronc de telle sorte qu'elle lui serve d'appui et puisse enfin osciller comme un pendule, tient donc au grand poids du membre, qui semble devoir produire une forte tension ou un rude frottement, suivant qu'il est ou pendant ou appuyé. Or, des opinions très diverses ont été émises eu égard à la manière dont ce poids est porté ; mais, dans toutes, la pesanteur du membre opposerait au moins un obstacle considérable au mouvement de la jambe. Les uns ont admis que les muscles retenaient la jambe dans la cavité cotyloïde ; mais, pour que les muscles pussent porter un tel fardeau, il faudrait qu'ils se contractassent, ce qui les rendrait rigides et incapables de céder. D'autres ont pensé que ce sont les ligaments qui supportent la jambe ; mais, outre que les ligaments sont trop longs, et que le poids de la jambe les allongerait encore, en sorte que la tête du fémur sortirait de la cavité cotyloïde, avec laquelle elle demeure réellement toujours en contact, les ligaments tendus devraient, par cela seul qu'ils occupent un grand espace (au pourtour de la membrane capsulaire), gêner beaucoup le mouvement de la jambe, moins cependant que ne le feraient les muscles contractés. D'autres encore ont supposé que, comme dans la noix de nos ateliers, la sphère fémorale était portée par la cavité cotyloïde et son bourrelet cartilagineux ; mais alors la tête du fémur, avec le fardeau entier de la jambe, reposerait sur le bord de la cavité cotyloïde, et de là résulterait un frottement si grand qu'il n'y aurait plus possibilité que la jambe exécutât une oscillation régulière. On peut démontrer par la voie expérimentale qu'aucune de ces opinions n'est exacte, et que la jambe est portée par une tout autre force, au moyen de laquelle disparaissent toutes les difficultés qu'offre une suspension permettant des mouvements libres ; cette force est la pression de l'atmosphère. Les expériences suivantes ont servi à la mettre hors de doute.

1re *Expérience.* On disposa sur le sol une table horizontale un peu plus haute que les jambes ne sont longues. Sur cette table, un cadavre fut étendu par le côté antérieur de son tronc, de manière que le bassin dépassât le bord de la table, et que les jambes pendissent librement. Alors on coupa tous les muscles qui unissent la jambe avec le tronc. Si le membre eût été porté par eux, il n'aurait pas manqué, après leur section, de s'abaisser jusqu'à ce qu'il trouvât un autre soutien, par exemple les ligaments tendus. Mais la jambe ne s'abaissa point ; elle conserva exactement la même situation, celle dans laquelle la sphère de la tête du fémur touche la cavité cotyloïde. On le reconnaissait non seulement à ce qu'il n'y avait pas d'abaissement appréciable, mais encore à ce qu'on ne pouvait mouvoir la tête du fémur en sens opposé, par rapport à la cavité cotyloïde, et à ce que, comme auparavant, elle tournait d'une manière parfaitement uniforme dans cette cavité. *La jambe oscillante n'est donc point pen-*

dante aux muscles qui l'unissent au tronc, puisque non seulement elle demeure suspendue après la section de ces muscles, mais encore n'éprouve pas le moindre changement dans sa situation.

2ᵉ *Expérience.* Après avoir coupé les muscles qui unissent la jambe avec le tronc, on coupa circulairement aussi la membrane capsulaire, qui contribue également à opérer cette jonction. Si la jambe avait été portée par la capsule, elle aurait dû alors tomber tout-à-fait, ou, jusqu'à ce qu'elle eût rencontré un autre soutien, descendre par exemple sur le bord inférieur de la cavité cotyloïde. Mais elle ne s'abaissa pas du tout ; elle conserva exactement la même situation que par le passé, quand les surfaces sphériques de la tête et de la cavité se touchaient, ce dont on acquit la preuve par les mêmes moyens que dans l'expérience précédente. *La jambe oscillante n'est donc point pendante à la membrane capsulaire, puisque non seulement elle demeure suspendue après la section de cette capsule, mais même n'éprouve pas le moindre changement dans sa situation.*

3ᵉ *Expérience.* Un petit trou fut pratiqué par le bassin au milieu de la cavité cotyloïde, sans cependant trop s'approcher du ligament rond ou de la membrane capsulaire. Si la jambe avait été soutenue en dessous d'une manière quelconque, par exemple par le rebord de la cavité cotyloïde, ce trou, pratiqué au sommet de la cavité, n'aurait pu la priver de son soutien, et elle n'aurait pas changé de situation. Mais elle s'abaissa au moment où la pointe du foret venait de percer la cavité et ne touchait point encore à la tête du fémur, et elle descendit jusqu'à ce qu'elle fût arrêtée par le ligament rond. Cette chute non seulement pouvait être observée immédiatement pendant l'expérience, mais encore se reconnaissait ensuite, à ce qu'on pouvait alors soulever un peu la jambe sans la cavité cotyloïde, à volonté la repousser dans celle-ci et l'en faire sortir, ou aussi, sans la retirer, après l'y avoir introduite, remarquer qu'elle tombait d'elle-même une seconde fois. Cette expérience a été répétée plusieurs fois, sur des cadavres différents, non seulement après la section de la membrane capsulaire, mais encore avant la section de la capsule, auquel cas la jambe s'abaissait jusqu'à ce qu'elle fût soutenue par celle-ci. *La jambe oscillante ne pend donc pas au tronc, parce que le bord de la cavité cotyloïde soutient la partie inférieure de la tête de son fémur, mais parce qu'elle est retenue du côté de la partie supérieure de cette même tête.*

4ᵉ *Expérience.* Enfin la jambe fut détachée totalement du tronc, puis la tête du fémur réintroduite dans la cavité cotyloïde, et sa surface sphérique mise exactement en contact avec celle de cette cavité, après que tout l'air se fut échappé par le trou. Si c'était l'air atmosphérique qui portait la jambe avant l'expérience, il devait la porter maintenant encore, après l'obturation du trou par lequel il s'était introduit dans la cavité cotyloïde. On boucha le trou avec le doigt, et la jambe demeura pendante. Dès qu'on levait le doigt, et que l'air pouvait s'introduire de nouveau, le membre retombait. Cette expérience peut être répétée aussi souvent qu'on veut sur la même jambe, et elle réussit toujours. Chaque fois que le membre tombe, l'air pénètre en sifflant dans l'articulation. *La jambe oscillante pend donc au tronc, supportée uniquement par la pression de l'atmosphère, et elle ne peut tomber que quand cette pression diminue, ou que quand l'air vient à s'introduire entre la tête du fémur et la paroi de la cavité cotyloïde* (1).

Jamais, même dans les plus grandes variations du baromètre, la pression de l'atmosphère ne diminue autant qu'il le faudrait pour que la jambe sortît de la cavité cotyloïde ; mais la maladie peut faire que les surfaces de la tête du fémur et de la cavité cessent d'être hermétiquement appliquées l'une contre l'autre.

Dans une maladie très dangereuse de l'articulation fémorale, qui malheureusement n'est pas rare de nos jours, et qu'on désigne sous le nom de coxalgie ou de luxation spontanée, la tête du fémur abandonne la cavité cotyloïde, sans cause extérieure, et la jambe devient plus longue en apparence. A son début, la maladie cause en général peu de douleur, et fort souvent le malade, à son grand détriment, n'y fait aucune attention, et la néglige ; mais bientôt les douleurs augmentent, parce que l'affection se développe, et qu'il survient, tant dans l'articulation elle-même que dans les parties voisines, des désordres qui mettent fréquemment la vie en danger. C'est ce danger qui a appelé l'attention des médecins sur le premier signe annonçant l'imminence de la maladie, c'est-à-dire sur la sortie de la tête du fémur hors de la cavité cotyloïde, qu'on reconnaît à ce que la distance du talon à la crête iliaque est plus grande du côté malade que de

(1) On voit d'après cela comment Palletta s'est trompé dans ses expériences, dont nous avons parlé, § 52. Il ouvrait la cavité cotyloïde, et par conséquent faisait pénétrer l'air dans l'articulation. La jambe devait tomber aussitôt, et Palletta devait trouver un vide entre la tête du fémur et la cavité cotyloïde. Mais, ainsi que nous l'avons déjà dit, il se trompait, quand de la présence de ce vide il concluait la petitesse de la tête du fémur, insuffisante, suivant lui, pour remplir la cavité, et qu'il croyait cette conclusion tellement sûre, que l'idée ne lui vint même pas d'en vérifier la justesse.

l'autre. On a cherché à expliquer cette chute de bien des manières diverses, mais toujours en se trompant, parce qu'on attribuait la cause du mal à des circonstances qui ne surviennent que plus tard, par les progrès de la maladie. En effet, on ne saurait trouver une explication satisfaisante lorsqu'on ne connaît point la force qui retient la jambe dans la cavité cotyloïde pendant l'état de santé, et qui cesse d'agir au début de la coxalgie (1).

Sachant que c'est la pression de l'air atmosphérique qui retient les deux surfaces articulaires en contact, et par là supporte la jambe, nous n'avons plus besoin d'aller à la recherche d'une autre force qui chasse la tête du fémur hors de la cavité cotyloïde, puisque cette tête doit tomber lorsque viennent à cesser les circonstances dans lesquelles la pression de l'atmosphère peut exercer son influence, quand par exemple les deux surfaces articulaires ne sont plus hermétiquement appliquées l'une sur l'autre, ce qui peut arriver très facilement, même dès le début de la maladie. Que le rebord élastique de la cavité cotyloïdienne cesse de serrer la tête du fémur, de manière que le liquide contenu dans le sac de la capsule puisse s'introduire dans la cavité cotyloïde, qu'un liquide soit transsudé dans celle-ci par les

(1) Les explications erronées de l'allongement de la jambe dans la coxalgie correspondent parfaitement aux idées fausses qu'on se faisait de la force qui porte le membre inférieur. Ceux qui croyaient que la jambe n'est nullement retenue dans l'articulation elle-même, qu'elle n'est portée que par les muscles qui l'unissent au tronc, et qu'elle doit tomber quand ces muscles ne la retiennent pas, attribuaient l'allongement à leur seule laxité, et réduisaient ainsi la coxalgie à n'être qu'une simple affection musculaire, ce qui n'est pas vrai, du moins au début; et d'ailleurs le malade continue toujours de se servir de ses muscles aussi bien que de ceux du membre opposé. Ceux qui croyaient la jambe retenue par la membrane capsulaire ou par la cavité cotyloïde admettaient que le bord de la cavité était devenu plus grand, ou la tête du fémur plus petite, par l'effet d'une destruction; de sorte que la tête sortait d'elle-même de la cavité, trop ample pour la retenir, ou que des excroissances, soit à la cavité cotyloïde, soit à la tête du fémur, occasionnaient une compression qui triomphait de la résistance de la membrane capsulaire ou du rebord cotyloïdien. Il survient bien de ces excroissances par les progrès de la maladie, et elles causent de cruelles douleurs; mais, au moment où la jambe commence à s'allonger, le sujet n'accuse ordinairement aucune douleur, ou n'en éprouve que de très légères, ce qui ne serait pas possible si les désorganisations existaient déjà. Ajoutons encore que l'allongement disparait quelquefois d'une manière subite, et même pour longtemps, par exemple lorsque, comme on le fait fréquemment, on applique le cautère actuel aux alentours de l'articulation, et cependant les excroissances devraient alors continuer de comprimer comme auparavant.

vaisseaux de la membrane synoviale qui la revêt, ou par des vaisseaux devant naissance à un travail inflammatoire, ces liquides doivent peser de dedans en dehors sur la tête du fémur comme l'air pèse sur elle de dehors en dedans, et dès lors l'atmosphère ne peut pas plus porter la jambe que si le membre était entouré d'air de tous côtés. La jambe s'abaisse donc d'elle-même, et sans nulle violence extérieure, jusqu'à ce que la membrane capsulaire éprouve de sa part une tension. L'allongement qui résulte de là, et qui dépend de la longueur de la capsule, est d'abord peu considérable ; mais si la maladie dure, il peut augmenter par le fait de la distension que le fardeau inaccoutumé de la jambe fait subir à la capsule. On explique également par là comment il peut se faire qu'à la guérison du mal l'abaissement de la jambe disparaisse de lui-même, et que le membre rentre spontanément dans la cavité cotyloïde, sans qu'il reste la moindre atteinte portée à l'articulation : car le liquide épanché est résorbé par les vaisseaux dès que la cause cesse d'agir. Quant à la disparition soudaine de l'élongation, qu'on observe quelquefois après l'ustion de la région malade, on la conçoit très bien en admettant que les muscles étendus de la jambe au tronc éprouvent un spasme violent, qui les oblige à se contracter avec énergie, et qui fait que non seulement ils élèvent la jambe, mais encore la font rentrer de force dans la cavité articulaire ; alors le liquide contenu dans cette dernière cherche à s'échapper de tous côtés, il coule entre la tête du fémur et le ligament élastique, et le raccourcissement ainsi obtenu persiste, même après la cessation du spasme, jusqu'à ce que le travail morbide, s'il continue, ait épanché de nouveau liquide par les vaisseaux.

Cette organisation remarquable de l'articulation coxo-fémorale, qui fait que la pression de l'atmosphère porte la jambe, est de la plus haute importance pour tous les mouvements du membre inférieur pendant sa suspension au tronc, en particulier dans la marche et la course, où ces mouvements sont nécessaires à chaque pas. La jambe étant portée par l'air, elle est très mobile, et la grande mobilité dont elle jouit pendant que le tronc la soutient et la transporte, lui permet d'osciller comme un pendule sans autre impulsion que sa propre pesanteur, c'est-à-dire de quitter la situation oblique qu'elle avait en abandonnant le sol, pour arriver à la verticale, pour même dépasser cette ligne, en avant, d'un espace presque égal à celui qui la séparait d'elle en arrière. Cette organisation de l'articulation coxofémorale rappelle les méthodes ingénieuses qu'on a imaginées pour obtenir un mouvement parfaitement libre d'un corps pesant, et qui consistent à supprimer le poids du corps, à éviter le frottement mutuel des solides (véritable ennemi du mouvement libre), en un mot, à mettre le corps du poids en équilibre, suivant l'expression employée pour les instruments construits d'après ce principe. Le poids de la jambe a été mis en équilibre par la nature dans la même intention. Il est intéressant de comparer les méthodes inventées par les physiciens avec celles, plus ingénieuses encore, que la nature a mises en usage.

Dans la fabrication des instruments et des machines, on a souvent à résoudre le problème de rendre un corps grave librement mobile autour d'un axe horizontal. On arrive aisément et complétement à la solution de ce problème quand l'axe peut être fort mince, ou formé par un bord tranchant, ce qui est le cas d'une balance. Mais quand cette condition ne se rencontre point, s'il faut établir le corps sur son support avec de forts tourillons, comme par exemple la lunette d'un cercle méridien, le corps entier demande à être mis en équilibre, c'est-à-dire qu'il faut en faire disparaître le poids. Cette équilibration d'un corps susceptible de tourner rend nécessaire une disposition très compliquée ; par exemple, dans un cercle méridien, on fait porter le poids de la lunette par deux cordes (ou plusieurs bras de levier articulés ensemble de manière à pouvoir se ployer l'un sur l'autre), qui, roulées autour d'un axe, montent verticalement, puis passent sur des poulies, et sont tellement tendues par des poids que les tourillons formant les arcs de l'instrument ne pèsent sur le support que par une petite fraction du poids de la lunette. Mais une telle disposition était impraticable dans le corps humain ; c'est pourquoi la nature, pour mettre la jambe en équilibre pendant sa suspension, en a fait porter le poids par l'air ambiant, et cela au moyen d'un mécanisme qu'il serait très difficile sans doute à nos artistes d'imiter, mais qui seul était compatible avec le reste de la structure du corps, et qu'elle a su réaliser de la manière la plus parfaite.

Tous les corps qui se trouvent dans l'air atmosphérique sont pressés par lui à leur surface ; mais comme cette pression est presque égale de tous les côtés, elle ne les met point en mouvement, et ne fait que soulever une petite partie de leur poids. Si l'on soustrait une portion de la surface d'un tel corps à la pression de l'atmosphère, son équilibre se trouve détruit par là, et il commence à se mouvoir suivant la direction dans laquelle la pression cesse d'agir sur lui. Or, quand la jambe est suspendue au tronc, elle est comprimée de tous côtés par l'atmosphère, à l'exception de la surface sphérique de la tête du fémur, couverte par la cavité cotyloïde qui empêche l'air d'affluer de ce côté. Donc l'air qui presse sur le reste de la surface la pousse du côté de la cavité cotyloïde, c'est-à-dire la meut de bas en haut, ou plutôt supprime le mouvement descentionnel qu'elle exécuterait si elle était abandonnée à son propre poids. A la vérité, la cavité cotyloïde est pressée avec une égale force en sens inverse par l'air qui pèse sur toute la surface du corps, à l'exception du point par lequel cette cavité et la tête du fémur se touchent; mais cette portion de la pression est supportée par l'autre jambe, qui sert d'appui au bassin. D'après une loi bien connue, la force par laquelle la jambe se trouve soulevée est égale à une colonne de mercure de la hauteur de celle du baromètre, et dont la surface verticale marque la limite entre les surfaces par lesquelles la cavité cotyloïde et le col du fémur entrent en contact l'un avec l'autre. Si nous supposons, ce qui se rapproche beaucoup de la vérité, que la coupe transversale de cette colonne de mercure égale le produit de la plus grande et de la plus petite soustendante du segment de sphère de la cavité cotyloïde, qui, dans les fig. 1 et 2, pl. IX, s'élèvent à 25 et 47 millimètres, la force en question (le baromètre se trouvant à 750 millimètres) est égale au poids de $750 \times 25 \times 47$ millimètres cubes de mercure, ou $= 11970$ grammes, ce qui égale le poids de la jambe, ou ne le dépasse que de peu. Nous n'avons pas besoin d'entrer dans de longs détails pour prouver que, quand la jambe est tirée de haut en bas, non seulement par son propre poids, mais encore par d'autres forces extérieures, par exemple quand on l'emploie à soulever un fardeau posé sur le pied, les muscles doivent agir, et que ce fardeau additionnel doit être supporté tout entier pour la force musculaire.

CHAPITRE IV.

DE L'ARTICULATION DU GENOU.

§ 65. *Mobilité de la jambe comparée à celle de l'avant-bras.*

Il faut distinguer l'un de l'autre deux genres de service que la jambe rend à l'homme. D'abord, c'est un appui, susceptible de s'allonger et de se raccourcir, qui porte le reste du corps; elle a besoin pour cela de pouvoir se fléchir et s'étendre dans l'articulation du genou, et pendant qu'elle se trouve étendue elle doit être rigide, afin de ne pouvoir pas se mouvoir autrement, car tout autre mouvement rendrait l'appui incertain. En second lieu, elle remplit l'office d'un bras imparfait, par exemple dans l'action de grimper, et plus souvent encore lorsqu'on est assis ; pour cela , il faut qu'elle puisse non seulement se fléchir et s'étendre dans l'articulation du genou, mais encore tourner sur elle-même à sa partie inférieure, c'est-à-dire exécuter des mouvements de pronation et de supination. Ces deux offices ne pouvant être réunis ensemble, la jambe ne les remplit pas simultanément, mais alternativement, le premier quand le genou est étendu , et le second quand le genou est fléchi.

Pendant la flexion du genou, qui rend le membre inférieur impropre à servir de support, la jambe est susceptible de pronation et de supination , parce que certains ligaments qui, tendus, empêcheraient ces deux mouvements, deviennent lâches par le fait même de la flexion. Pendant l'extension du genou, qui rend le membre inférieur incapable de servir à l'action de grimper et à celle de s'asseoir, la jambe est moins apte à la pronation et à la supination , parce que les ligaments en question se tendent alors d'eux-mêmes, et cela d'autant plus que l'extension est plus considérable, car quand cette dernière est portée au maximum, la pronation et la supination deviennent absolument impossibles. La pronation et la supination possibles quand le genou se trouve fléchi, si elles n'ont pas été niées formellement, ont du moins échappé à l'attention de la plupart des observateurs ; cependant elles sont fort importantes, et elles méritent qu'on y ait égard, ne fût-ce déjà que parce qu'elles ont une étendue assez considérable. Nous avons pris à ce sujet , tant sur le vivant que sur le mort , des mesures qui feront mieux connaître ces deux mouvements dont la jambe est susceptible.

Quoique la jambe ait quelque ressemblance avec l'avant-bras, puisqu'elle est formée, comme lui, de deux os longs, situés l'un à côté de l'autre , qui y occupent, entre le pied et la cuisse, la même place qu'à l'avant-bras entre la main et le bras, et qu'elle est, de même que l'avant-bras, susceptible de deux genres de mouvements, l'un de flexion et d'extension , l'autre de supination et de pronation , cependant, lorsqu'on l'examine de près. on voit qu'elle en diffère beaucoup. La pronation et la supination sont produites à la jambe par un mécanisme tout autre qu'au bras, et cette différence a pour but que la jambe puisse acquérir la rigidité et la solidité sans lesquelles elle ne saurait servir d'appui au corps , ce qui rend nécessaire qu'elle ne puisse communiquer au pied qu'un mouvement borné de pronation et de supination, tandis qu'au contraire l'avant-bras peut accomplir ces deux derniers mouvements avec beaucoup de perfection , attendu qu'il ne sert d'appui qu'à un degré très faible. Le tibia (*Ti.* , pl. I) est un support qui repose inférieurement sur le pied, et qui, supérieurement, dans l'articulation du genou, porte la cuisse avec le reste du corps, qui par conséquent s'étend depuis l'articulation du pied jusqu'à celle du genou, et qui, sur les deux points, constitue l'os principal au moyen duquel l'articulation a lieu. Cette union de deux articulations aussi distantes l'une de l'autre que celle du pied et du genou par un seul os, le tibia, solidement joint à toutes deux, est la cause de la grande solidité que possède la jambe. L'avant-bras n'a point autant de solidité, parce que deux os, qui ne font même pas corps ensemble, le radius (RE, pl. I) et le cubitus (U), établissent l'union entre les deux articulations, également très éloignées l'une de l'autre, de la main et du coude. Le radius s'articule avec la main ; mais, quoiqu'il atteigne en haut jusqu'à l'humérus, il n'y est point fixé. Les deux os sont si mobiles l'un sur l'autre, que la pronation et la supination ont beaucoup d'étendue à l'avant-bras, et qu'à tous les degrés de flexion et d'extension ces deux mouvements y conservent la même étendue et la même facilité d'exécution. Au bras, la pronation et la supination sont tout-à-fait indépendantes de la flexion et de l'extension ; la première ne dépend que du mouvement du radius, la seconde que de celui du cubitus, et les deux os sont unis ensemble de telle sorte que le mouvement de l'un ne gêne point celui de l'autre. Comme il n'y a que le cubitus qui forme charnière avec l'humérus (de manière qu'il n'est susceptible que de flexion et d'extension), aucun des deux ligaments latéraux qui doivent consolider cette charnière ne se rend de l'humérus au radius, et tous deux aboutissent au cubitus ; le radius, qui par conséquent ne se trouve uni à l'humérus par aucun ligament, et qui n'est fixé qu'au cubitus, partage bien tous les mouvements que ce dernier exécute sur le bras, mais le bras ne l'empêche pas, quelque situation que l'avant-bras ait par rapport à lui, d'exécuter encore un autre mouvement que celui de charnière, le seul dont le cubitus soit susceptible. Le radius ne touche qu'à la petite tête de l'humérus, par une excavation sphérique de son extrémité supérieure, et forme avec elle une petite noix. Le centre de cette énarthrose, autour de laquelle on ne voit aucun ligament, tombe sur le prolongement de l'axe de la charnière du cubitus, et permet à l'os de tourner librement sur lui-même, à tous les degrés possibles d'extension et de flexion du bras. Le seul ligament qui aille du condyle externe de l'humérus à l'avant-bras, le ligament latéral externe, n'aboutit point au radius, mais passe devant lui pour gagner le cubitus, ou plutôt le radius passe à travers une fente de ce ligament, sans contracter aucune connexion avec lui. Effectivement le ligament latéral externe se partage en deux languettes, embrassant le col du radius, qui vont s'insérer au cubitus, et qui sont unies ensemble par quelques fibres annulaires (1). Ce ligament retient bien les trois os, l'humérus, le cubitus et le radius, mais il n'empêche pas ce dernier de tourner dans sa fente, en conservant toujours la même liberté, parce que, comme nous le montrerons dans le paragraphe suivant, il demeure uniformément tendu dans toutes les situations de l'articulation. Mais tandis que l'extrémité supérieure du radius reste ainsi constamment fixée au même point, son extrémité inférieure décrit une portion de cercle autour du cubitus, vers lequel, en opérant ce mouvement, elle tourne toujours le même côté. Le radius décrit donc autour du cubitus un segment d'une surface conique, dont le sommet correspond au centre de la petite tête de l'humérus. La main, qui est articulée avec son extrémité inférieure, se meut en cercle autour du prolongement du cubitus, lorsque le radius exécute son mouvement conique. C'est dans cette torsion de la main, qui a toujours lieu de la même manière, quel que soit le degré de flexion ou d'extension du bras, que consistent sa pronation et sa supination, qui par conséquent s'accomplissent toujours en dedans de limites assez étendues, librement et indépendamment de la flexion et de l'extension. On voit d'après cela combien la liberté et l'indépendance des deux os, le radius et le cubitus, et leur mobilité relative, sont nécessaires pour que la pronation et la supination soient libres et indépendantes de la flexion et de l'extension.

Il en est autrement à la jambe. Ici le péroné est uni au tibia de manière à ne pouvoir se mouvoir sur lui : il participe donc à tous les mouvements que ce dernier exécute, et n'en peut point avoir d'autres. De plus, la cuisse et le pied sont unis ensemble par un seul et même os, le tibia. La pronation et la supination du pied ne sauraient donc résulter de la torsion d'un os sur l'autre, et elles ne peuvent être l'effet que de celle de la jambe entière au genou : aussi l'articulation du genou a-t-elle été construite de manière que cette aptitude à tourner sur elle-même ne compromet en rien sa solidité, parce qu'elle

____

(1) Les deux languettes que le ligament latéral externe produit par sa scission, et les fibres annulaires qu'elles unissent ensemble, ont été décrites comme un ligament particulier *ligament annulaire du radius*, auquel se termine le ligament latéral. Mais cette manière de voir est fausse, car les fibres qui constituent les deux languettes s'étendent sans interruption depuis l'humérus jusqu'au cubitus.

n'a pas lieu pendant l'extension du genou, moment où elle nuirait, et n'est possible que pendant la flexion de cette articulation.

§ 66. *Disposition de l'articulation du genou comparée à celle de l'articulation du coude.*

On est dans l'usage de comparer beaucoup d'articulations du corps, celle du genou entre autres, à des charnières. Une charnière est un mode d'union de deux corps solides, qui ne leur permet que de tourner autour d'un axe commun, l'axe de rotation de la charnière. Mais on peut arriver à ce résultat de plusieurs manières diverses. Il est évident de soi-même que quand une surface convexe et une surface concave s'adaptent exactement l'une à l'autre, sans qu'il leur soit possible de s'abandonner, elles ne permettent de rotation qu'autant qu'elles sont rondes et concentriques. Si ce sont, comme dans une noix, des surfaces sphériques, concentriques, parfaitement ajustées l'une sur l'autre, elles peuvent tourner autour de toute ligne quelconque passant par le centre, qui fait alors l'office d'axe; mais si, comme une charnière, elles ne sont arrondies qu'en un sens, si ce sont, par exemple, des surfaces cylindriques, elles ne peuvent tourner qu'autour d'une seule ligne, l'axe du cylindre. On sait que les charnières sont fréquemment employées dans les arts; l'axe alors est constitué par un pivot, ou par une broche traversant les deux corps. La nature a souvent eu recours aussi à ce mécanisme pour unir les os ensemble; mais elle ne s'est servie ni de pivot ni de broche. Ainsi, par exemple, l'articulation du pied et celle du coude sont des charnières, et diffèrent par là de celle de la hanche, qui constitue une noix; car tandis que les coupes de l'articulation coxo-fémorale représentent, en quelque sens qu'on les exécute, des surfaces circulaires, d'où il suit qu'on ne peut les comparer à aucune charnière, mais seulement à une noix, celle du pied et celle du coude ne donnent des coupes circulaires que quand celles-ci sont parallèles à un plan déterminé, celui dans lequel s'opèrent la flexion et l'extension; d'où il suit que les surfaces de ces articulations ne sont rondes qu'à l'égard d'un seul axe, comme un cylindre ou un cône. La pl. X, fig. 1, représente une de ces coupes exécutées sur l'articulation huméro-cubitale; on y voit les bords circulaires de la tranche qui divise celle-ci perpendiculairement à l'axe d'extension et de flexion. Toutes les coupes de la même articulation qui ne sont point parallèles à celles-là n'offrent pas de bords circulaires, par exemple la coupe pl. IX, fig. 3, qui a été faite perpendiculairement à la précédente. Ces figures montrent que les charnières formées par la nature diffèrent beaucoup de celles d'entre les nôtres, dans lesquelles une broche traverse les deux corps articulés ensemble. Elles diffèrent essentiellement aussi de celles plus compliquées dans lesquelles une partie de l'un des deux corps a reçu elle-même la forme de pivot, en ce qu'ici le pivot traverse l'autre corps, ou du moins est en grande partie enveloppé par lui, ce qui fait qu'ils tiennent ensemble, tandis que, dans les articulations des animaux et de l'homme, la nature n'entoure la surface convexe que d'un petit segment de cercle de la surface concave, et permet ainsi aux deux surfaces de s'éloigner l'une de l'autre; ce dont on a profité pour rendre les figures précitées plus claires, en écartant un peu les surfaces et permettant par là d'en mieux voir les limites. Mais la nature a obvié à ce défaut par des ligaments qui maintiennent la surface convexe et la surface concave appliquées l'une contre l'autre, et s'opposent à ce qu'elles puissent s'écarter autrement que par l'effet d'une distension violente, d'une déchirure ou d'une section.

Pour qu'une charnière permette aux os qu'elle unit ensemble de jouer l'un sur l'autre, mais sans qu'il leur soit possible de dépasser certaines limites, il faut une disposition qui arrête le mouvement, et qui peut également avoir lieu de différentes manières. L'arrêt peut être brusque, lorsque l'un des os offre, à cet effet, une saillie qui butte contre l'autre os, dès que le mouvement est parvenu à sa limite. Il peut avoir lieu peu à peu, quand un ligament élastique unit deux points des deux os éloignés de l'axe de torsion, et se tend graduellement à mesure que celle-ci augmente. Le premier de ces deux modes a été employé au coude; car bien qu'il existe des ligaments qui unissent ensemble l'humérus et les os du bras, leur tension n'augmente ni dans l'extension ni dans la flexion, parce qu'ils ne s'insèrent pas excentriquement aux deux os, et qu'ils prennent leur attache à l'os supérieur précisément aux points terminaux de l'axe de torsion, de sorte que leurs insertions inférieures au cubitus décrivent des cercles autour des supérieures. Mais le cubitus présente deux saillies : en avant, l'apophyse coronoïde (c, pl. X, fig. 1), en arrière, l'olécrâne (o, pl. X, fig. 1), qui arrêtent le mouvement d'une manière brusque, parce qu'elles se placent au-devant de l'humérus.

De même que l'articulation du coude, celle du genou semble, au premier coup d'œil, devoir être aussi comparée à une charnière, parce que le mouvement ordinaire du genou ressemble parfaitement à celui du coude. Mais, en y regardant de près, on voit que si le genou remplit le même office que le coude, il est disposé d'une tout autre manière. A la vérité, il permet une extension et une flexion très considérables de la jambe ; mais il n'a point de surfaces arrondies, qui s'ajustent et glissent l'une sur l'autre, car l'une des deux surfaces qu'on y voit placées en regard, celle du fémur, forme, dans sa coupe transversale, d'arrière en avant, une portion de spirale, et l'autre, celle de la jambe, un plan presque parfait. Ces deux surfaces ne se touchent donc que par un seul point dans la coupe transversale. Les condyles arrondis du fémur reposent sur une surface presque plane formée par le tibia, comme la roue sur le sol, et, de même que celle-ci, ils roulent d'arrière en avant dans l'extension, d'avant en arrière dans la flexion, ce qui atteint bien le but d'une charnière, mais avec cette différence que l'axe de torsion des deux parties unies ensemble se déplace parallèlement à lui-même, puisqu'il s'opère une sorte de déroulement pendant lequel sont mis en contact l'un avec l'autre des points toujours nouveaux des deux parts. Le mouvement s'effectue ici autour du point qui s'élève à chaque instant, et, en conséquence, l'axe se déplace simultanément avec le point de contact. L'articulation du genou diffère essentiellement, non seulement d'une charnière, mais encore de toutes les autres articulations du corps, parce que, dans l'extension et la flexion, l'une des surfaces articulaires se meut sur l'autre comme un berceau.

Comme les roues d'une voiture, non seulement roulent sur un sol horizontal, mais encore tournent autour d'un axe perpendiculaire, parce qu'elles ne touchent le sol qu'en un seul point, de même le fémur, avec ses deux condyles, peut, même lorsqu'il est appliqué avec force sur la surface plane du tibia, non seulement rouler en deux sens sur elle, ce qui permet au membre de s'allonger ou de se fléchir, mais encore tourner autour d'un axe perpendiculaire à cette surface. Cette torsion, comme nous l'avons déjà dit, est empêchée par les ligaments, lorsque le membre se trouve étendu ; mais, dans l'état de flexion, elle a une grande latitude, et elle joue un rôle fort important eu égard aux fonctions de la jambe. Elle serait tout-à-fait impossible dans une charnière telle que l'articulation du coude. A toutes ces différences entre le genou et le coude, il faut encore ajouter que, dans la première des deux articulations, l'extension et la flexion ont également des limites, mais que l'arrêt ne se fait pas subitement par des saillies osseuses, et qu'il a lieu, peu à peu, par la tension des ligaments.

§ 67. *Limites de la mobilité de l'articulation du genou.*

Les deux os qui s'articulent ensemble au genou, le fémur et le tibia, peuvent tourner l'un sur l'autre en deux plans différents, comme nous l'avons fait voir dans le paragraphe précédent ; d'abord dans le plan vertical qu'occupent les deux os, autour d'un axe horizontal allant du côté droit au côté gauche (flexion et extension); puis dans un plan horizontal (parallèle à la surface articulaire du tibia), autour de l'axe longitudinal du tibia (pronation et supination). Les deux mouvements n'ont pas toujours les mêmes limites ; celles de la pronation et de la supination sont plus reculées ou plus rapprochées quand la flexion ou l'extension est plus grande, et *vice versâ*.

Pour connaître les limites que les surfaces et les ligaments articulaires mettent à la flexion et à l'extension, ainsi qu'à la pronation et à la supination, nous prîmes une jambe dépouillée de ses muscles, et nous en serrâmes le fémur dans un étau, de manière qu'il fût placé horizontalement, ou que les faces latérales du genou fussent tournées en haut et en bas. Le mouvement d'extension et de flexion avait lieu alors dans le plan horizontal, et nous pûmes le mesurer en déterminant, avec le secours de l'aiguille aimantée (comme dans le § 44), l'angle dont le tibia, seul mobile, pouvait, en jouant sur le fémur, changer sa position par rapport au méridien magnétique. D'après les mesures prises sur quatre cadavres, l'étendue de l'extension et de la flexion fut de 156, 166, 166, 175, terme moyen 162 degrés. Cet angle, d'après les mesures prises sur deux hommes vivants (§ 47), était de 153,1 et 136,5 degrés, terme moyen 144,8 degrés seulement, c'est-à-dire moindre de 20 degrés que dans les cadavres. Comme la différence est trop considérable pour qu'on puisse la croire accidentelle, elle paraît dépendre de ce que nos muscles ne meuvent jamais le genou autant que le permet l'appareil articulaire, ou de ce qu'ils empêchent, par leur volume, les os de se rapprocher autant que ceux-ci peuvent le faire sur le squelette.

Quant au mouvement de pronation et de supination, pendant lequel la jambe tourne sur elle-même dans un plan horizontal, ou suivant sa longueur, mais qui, pour la situation que nous avions donnée au membre, s'exécutait dans un plan vertical, nous le mesurâmes avec le secours d'un cercle divisé et muni d'un fil à plomb à son centre, que nous appliquâmes (comme § 63) aux petites verges introduites à angle droit dans le tibia, et nous déterminâmes ainsi l'angle dont le tibia peut changer de situation eu égard au fil à plomb. D'après ces mesures, le maximum d'étendue de la pronation et de la supination eut lieu par une flexion du genou d'environ 145 degrés, et dans les quatre cadavres sur lesquels nous avions mesuré précédemment la flexion et l'extension, il fut de 25, 37, 39 et 44 degrés, terme moyen 39. Ce maximum diminuait peu quand on amenait peu à peu le genou de 145 degrés à 90, c'est-à-dire à lui faire décrire l'angle droit qu'il forme chez l'homme assis ; le terme moyen s'éleva encore à 34 degrés dans les cadavres mis en expérience. Mais si l'on continuait d'étendre la jambe, l'angle de la pronation et de la supination diminuait rapidement, de manière que, dans l'état d'extension complète, il s'effaçait en entier, la pronation et la supination devenant tout-à-fait impossibles dans cette situation.

§ 68. *Forme des surfaces articulaires du genou.*

L'extrémité supérieure du tibia, sur laquelle repose le fémur, est divisée par une élévation médiane (*épine du tibia*), en deux moitiés latérales, qu'on appelle *condyles* du tibia, et qui supportent deux surfaces articulaires très planes, par le moyen desquelles l'os entre en contact avec le fémur. La pl. X, fig. 2, représente les deux surfaces articulaires du tibia, coupées en travers d'un côté à l'autre. Elles y apparaissent toutes deux légèrement concaves. L'épine qui les sépare l'une de l'autre a une paroi plus rapprochée de la verticale au côté interne qu'au côté externe. Si l'on scie les condyles du tibia perpendiculairement d'arrière en avant, la surface articulaire de l'interne (fig. 4) paraît fort peu concave, et celle de l'externe (fig. 3) est même très légèrement convexe, ce qui tient à l'épine, qui, comme nous venons de le dire, s'amincit très lentement dans cette dernière direction.

Le fémur s'appuie sur ces deux faces articulaires presque planes du tibia par deux condyles allongés d'avant en arrière et un peu divergents, qui, postérieurement, sont séparés l'un de l'autre, dans la plus grande partie de leur longueur, par un enfoncement large et profond (fosse poplitée, *poples*), et qui antérieurement communiquent ensemble par la surface articulaire tournée vers la rotule, avec laquelle se confondent leurs propres surfaces articulaires. La coupe de l'articulation du genou représentée fig. 2 offre les deux condyles tranchés transversalement d'un côté à l'autre, et séparés par la fosse poplitée, qui reçoit l'éminence médiane située sur la face correspondante du tibia, mais sans être remplie par elle ; cette figure montre que les condyles sont convexes d'un côté à l'autre. Quand on scie l'articulation dans le sens suivant lequel s'opèrent sa flexion et son extension, c'est-à-dire d'avant en arrière, comme dans les figures 3 et 4, on reconnaît, ce dont un coup d'œil superficiel jeté sur les figures suffit pour se convaincre, que les bords des condyles du fémur, dans le sens de la flexion et de l'extension, ne sont point des segments de cercle, qu'ils ne sont même pas ronds comme la poulie de l'humérus (fig. 1), et que leur courbure va en augmentant d'avant en arrière, ou, ce qui revient au même, que le demi-diamètre de la courbure diminue en arrière (1). Nous avons mesuré le demi-diamètre de la courbure en divers points de la périphérie, depuis *a* jusqu'à *b* (fig. 4), son étendue (2), de cinq en cinq millimètres ; elle était de 16,85, 17,58, 16,37, 17,42, 19,76, 22,47, 47,36, 53,00 millimètres. On voit de suite, d'après cette série de mesures, que les demi-diamètres de la courbure demeurent presque égaux dans les premières portions, mais qu'ensuite ils augmentent très rapidement. On peut donc comparer la courbure que les deux condyles représentent dans le sens d'avant en arrière, à une spirale dont le premier tour ressemble presque à un cercle.

On distingue une roue qui roule sur le sol de celle qui glisse dessus. Mais si le chemin sur lequel la roue doit se mouvoir représente un cercle coïncidant avec la périphérie de cette roue, il n'y a plus de distinction entre rouler et glisser : la périphérie entière de la roue ne peut plus que se déplacer simultanément dans tous les points de cette carrière ; c'est ce qui arrive dans les charnières et dans les articulations, que nous avons comparées, comme celle du coude, à une charnière, mais non dans l'articulation du genou, dont les surfaces ne se confondent point et ne sont pas non plus circulaires. C'est pourquoi, quand le fémur se meut sur le tibia, il y a nécessaire distinction à faire entre rouler et glisser : nous avons maintenant à rechercher si et comment l'un et l'autre de ces effets ont lieu, ou si tous deux se manifestent en même temps.

§ 69. *Le fémur roule et glisse à la fois quand il se fléchit et s'étend sur la surface du tibia.*

La situation du fémur sur le tibia n'est pas celle d'une boule qui tourne librement, mais celle d'une roue, gênée dans ses mouvements, qui tourne et glisse en même temps. Le fémur, roulant sur le tibia, est arrêté par les ligaments qui unissent les deux os l'un avec l'autre. Mais quoique ces ligaments empêchent en partie le roulement des condyles fémoraux, et les obligent à glisser, cependant ils n'y mettent

---

(1) On obtient une vue plus exacte et plus parfaite encore de la courbure des condyles, lorsqu'on les scie dans le sens de leur longueur, et que par conséquent on les divise en deux plans convergents postérieurement.

2) Lorsqu'on divise une courbe en parties très petites, on peut considérer ces parties comme des arcs de cercle dont le demi-diamètre est d'autant plus grand que la courbure de la portion est moindre. On mesure d'après cela la courbure d'une de ces portions, suivant qu'elle doit être conçue correspondante à l'arc d'un grand ou d'un petit cercle, et l'on appelle le rayon de ce cercle demi-diamètre de la courbure du segment de la courbe.

point un obstacle absolu, comme le prouvent les expériences suivantes.

Après avoir ouvert une articulation du genou dont tous les ligaments efficaces étaient intacts, nous marquâmes les points par lesquels le tibia et le fémur se touchaient dans la flexion du genou, puis leurs nouveaux points de contact dans l'extension de cette articulation. Il résulta de là que les deux surfaces articulaires se touchaient successivement par des points différents. Mais les points qui arrivaient successivement à se toucher étaient plus écartés les uns des autres sur la surface arrondie du fémur que sur la face supérieure du tibia. En cas de rotation complète, les distances auraient dû être égales sur les deux faces. Par conséquent il n'y avait ni simple glissement, ni simple roulement, mais l'un et l'autre à la fois. Pour nous convaincre de ce fait d'une autre manière, nous marquâmes la ligne qui passe par les centres des deux cercles (c, pl. II, fig. 4), se confond presque avec une grande partie des surfaces articulaires spiroïdes des condyles, et peut être considérée approximativement comme la ligne qui, dans le fémur roulant, correspond à l'axe de la roue. A cet effet, nous fichâmes de petites verges, de chaque côté, aux points terminaux ; ensuite nous fixâmes le tibia dans un étau, et nous observâmes les mouvements que les points marqués faisaient, pendant la flexion et l'extension, vers les deux verges. Il résulta aussi de cette expérience que les points en question reculaient ou avançaient suivant que l'articulation se ployait ou s'étendait. Mais, en outre, on observait en eux une descente et une ascension simultanées, qui s'élevaient à cinq millimètres au condyle externe, ce qui tenait à ce que les rayons vecteurs cc', cc'', cc''', tirés de ces points vers la périphérie, s'allongent d'arrière en avant, de sorte que le point c monte ou descend suivant qu'un rayon vecteur plus long ou plus court arrive à se trouver perpendiculaire sur le tibia. Cet obstacle au roulement ou au développement des condyles du fémur, sur la surface presque plane du tibia, est produit par les ligaments du genou, qui limitent les mouvements de l'articulation, et maintiennent les surfaces articulaires continuellement en contact. On compte quatre de ces ligaments, deux latéraux, situés antérieurement de chaque côté de l'articulation, et deux croisés, placés dans le jarret. Il y en a deux qui appartiennent à chaque condyle : le condyle interne reçoit le ligament latéral interne (pl. IV, fig. 1, l, i) et le ligament croisé postérieur (pl. VI. fig. 1, 2, c, p); au condyle externe aboutissent le ligament latéral externe (pl. III, fig. 1, 2, l, e) et le ligament croisé antérieur (pl. V, fig. 1, 2, c, a).

§ 70. *Les ligaments latéraux de l'articulation du genou agissent surtout dans l'extension du genou, et les ligaments croisés dans sa flexion.*

Pour arriver à une base qui pût permettre d'apprécier sûrement l'efficacité des ligaments, nous employâmes le moyen suivant. A l'aide de mesures exactes, prises comme il a été dit § 44 et 63, nous déterminâmes le degré des mouvements angulaires dont l'articulation est susceptible en différents sens, lorsqu'elle est intacte; puis nous coupâmes le ligament que nous voulions étudier, et nous répétâmes ensuite les mesures. En comparant les deux séries, nous connaissions le changement que la section du ligament avait fait subir à l'articulation, sous le point de vue de sa mobilité. De cette manière, comme aussi en observant avec attention la forme et la situation des ligaments, et leurs rapports avec la forme des surfaces articulaires qu'ils retiennent unies, nous fûmes conduits aux résultats suivants.

Lorsqu'on enlève entièrement la membrane capsulaire, et qu'on ne laisse que les deux ligaments latéraux, les deux ligaments croisés et les cartilages semi-lunaires, on trouve que l'étendue des mouvements de l'articulation n'a point changé d'une manière sensible, que les os sont encore tout aussi solidement unis ensemble, et que tous les mouvements s'exécutent avec la même conformité. Mais si l'on fait l'expérience inverse, si l'on coupe les quatre ligaments, en respectant la membrane capsulaire, sauf une petite incision qu'il faut pratiquer en devant, près de la rotule, à sa partie la plus lâche, pour pouvoir arriver jusqu'aux ligaments croisés, incision qui d'ailleurs ne modifie en rien l'influence de la capsule sur les surfaces articulaires, parce que là cette membrane est trop large et trop lâche pour pouvoir contribuer à maintenir les os, on trouve que l'articulation est détruite, que les os laissent un intervalle entre eux, et qu'ils vacillent, parce que chacun obéit, indépendamment de l'autre, à toute impulsion du dehors. L'articulation du genou n'est donc pas retenue par la membrane capsulaire, mais elle l'est par les quatre ligaments.

Lorsqu'après avoir enlevé la capsule, nous coupions les deux ligaments croisés, ne laissant plus les os retenus que par les deux ligaments latéraux, nous trouvions que la solidité de l'articulation n'avait presque point souffert dans l'état d'extension du membre; les os continuaient d'être aussi immobiles en tous sens : seulement l'extension pouvait s'accroître de quelques degrés. Mais plus on fléchissait l'articulation, plus ses os devenaient lâches et mobiles, et une flexion modérée suffisait déjà pour qu'ils ne tinssent plus l'un à l'autre, pour qu'ils vacillassent à chaque mouvement. Les ligaments latéraux ne revenaient plus à l'état de tension quand on continuait la flexion, qui pouvait être portée sans obstacle jusqu'à ce que les os eux-mêmes arrivassent à se toucher. L'étendue de la pronation et de la supination de la jambe s'était accrue de quelques degrés.

Si, au contraire, on coupait les ligaments latéraux, en respectant les ligaments croisés, les phénomènes inverses avaient lieu. Dans la flexion complète, la solidité de l'articulation n'avait pas changé du tout, l'articulation était serrée, les os ne vacillaient pas, et les ligaments latéraux suffisaient pour les retenir unis ensemble, comme aussi ils s'opposaient à une flexion excessive. Mais, quand on diminuait la flexion, l'articulation se détraquait, et la jambe décrivait sur elle-même près d'un quart de cercle, par sa seule pesanteur, de sorte que les orteils se tournaient en dehors, les ligaments croisés quittant leur obliquité première pour devenir verticaux et parallèles. Les surfaces articulaires s'écartaient considérablement l'une de l'autre. Ainsi les ligaments croisés pouvaient limiter la torsion en dedans, parce qu'ils tournaient en spirale l'un sur l'autre, et mettaient les surfaces articulaires en contact intime, mais ils ne pouvaient pas la limiter en dedans, parce qu'alors ils se repliaient sur eux-mêmes, et cessaient de se croiser.

Il suit donc de là que les ligaments latéraux restreignent les mouvements du genou dans l'extension, que les ligaments croisés font de même dans la flexion, et que, dans ce dernier cas, les ligaments latéraux ne servent qu'à empêcher les ligaments croisés de subir la torsion qui les rendrait parallèles l'un à l'autre.

§ 71. *Les ligaments latéraux de l'articulation du genou se tendent dans l'extension, et empêchent la pronation et la supination; ils se relâchent dans la flexion, et alors permettent ces deux derniers mouvements.*

Si l'on compare les ligaments latéraux de l'articulation du genou avec ceux de l'articulation du coude, on trouve une grande différence dans leur manière d'agir. Les ligaments latéraux du coude sont très tendus, et conservent la même tension dans toutes les situations de l'articulation, parce que leurs extrémités supérieures se fixent aux points terminaux de l'axe de rotation lui-même. C'est pourquoi ils maintiennent continuellement les surfaces articulaires en contact, et par là ne permettent au cubitus, qu'ils unissent avec l'humérus, d'autre mouvement que celui d'extension et de flexion. Le genou ne pourrait non plus qu'être étendu et fléchi, si ses ligaments latéraux étaient continuellement tendus, comme ceux du coude. Mais sa construction particulière fait que ses ligaments latéraux, l'externe surtout, sont relâchés pendant la flexion, et qu'alors, outre l'extension et la flexion, ils permettent aussi la torsion du tibia sur son axe longitudinal, mais que leur tension croît avec l'extension, et que, quand celle-ci est complète, elle devient assez forte pour rendre toute torsion absolument impossible. Cette disposition est rendue sensible par la pl. III. La fig. 1 représente le genou étendu, ce qui fait paraître le ligament latéral externe (*l. e.*) tendu; dans la fig. 2, au contraire, on voit le genou ployé, et le ligament externe s'y trouve relâché. En voici la cause. Nous avons vu que les surfaces articulaires des condyles ne sont pas rondes, mais courbées en manière de spirale, dont le premier tour se rapproche de la surface d'un cylindre (pl. X, fig. 4). A l'axe *c* du cylindre dont se rapproche la première portion de la face en spirale des condyles, s'attachent, de chaque côté, les extrémités supérieures des deux ligaments latéraux (*comp.* pl. III et pl. IV, fig. 1). Maintenant, qu'on se figure des lignes tirées du point *c* (pl. IV, fig. 1) à la périphérie; d'après le § 68′ les rayons *cc′*, *cc″ cc‴* ont presque la même longueur. Si donc l'articulation vient à être fléchie de manière que la surface du tibia entre successivement en contact avec les points *c′*, *c″*, *c‴*, les deux ligaments latéraux doivent être relâchés uniformément dans toutes les situations, et par conséquent aussi permettre la torsion horizontale du tibia au même degré. Mais si l'on considère les rayons *c⁗*, *cᵛ*, qui viennent après, on remarque qu'ils augmentent rapidement de longueur. Donc, si le genou s'étend davantage, de manière que *c⁗* et *cᵛ* entrent en contact avec la surface du tibia, le point *c* doit s'élever d'autant que les rayons deviennent plus longs. Les ligaments latéraux doivent donc alors se tendre, et par cela même limiter de plus en plus la torsion horizontale du tibia. Mais quand ils se sont complétement tendus, ils pressent fortement les deux surfaces articulaires l'une contre l'autre, et s'opposent non seulement à la torsion horizontale du tibia, mais encore à l'extension ultérieure de l'articulation. Or cette tension des ligaments latéraux a lieu quand le genou acquiert la situation représentée pl. III, fig. 1, c'est-à-dire quand les deux os sont placés sur une même ligne droite. Alors le genou ne peut plus que se ployer, et, dans cette situation, il suffit de la tension d'un seul tendon, le ligament rotulien, pour convertir la jambe en un support complétement rigide.

La connaissance exacte de la construction du genou peut servir à expliquer pourquoi, d'après les mesures que nous avons relatées plus

haut (§ 67) , la torsion horizontale du tibia, la pronation et la supination ont été trouvées presque égales et très considérables dans tous
les degrés élevés de flexion du genou, tandis qu'elles diminuaient rapidement à mesure que la jambe se rapprochait de l'extension, et
qu'elles disparaissaient tout-à-fait quand celle-ci était complète. On
conçoit aussi d'après cela que l'extension, la pronation et la supination
ne puissent avoir lieu lorsque les ligaments ont été coupés, à l'exception des latéraux.

Nous avons fait voir, et prouvé par des mesures, que les points supérieurs d'attache c, c, des ligaments latéraux, montent et descendent, et qu'en même temps ils avancent et reculent, dans l'extension
et la flexion. Mais ce mouvement des condyles n'est pas égal des deux
côtés; il est plus considérable au condyle externe, de sorte que celui-ci
tourne en quelque façon autour de l'interne, d'où il suit que le ligament latéral externe se tend avec plus de rapidité que l'interne. Cette
inégalité de mouvement dépend à la fois du défaut de symétrie des
condyles et de leurs ligaments.

Le ligament latéral interne du genou, représenté pl. IV, fig. 1 , a
une direction perpendiculaire, quand la jambe se trouve étendue; il
est pointu supérieurement et large inférieurement. Son extrémité inférieure, qui a presque 20 millimètres de largeur, gagne le tibia,
sur lequel elle se prolonge un peu. Le ligament entier, avec son prolongement, a près de 90 millimètres de long. La grande largeur de
son extrémité inférieure fait que ses faisceaux ne se contractent pas
tous à la fois, mais l'un après l'autre, et cette raison déjà fait qu'il ne
se relâche pas aussi complétement, dans toute sa largeur, que le ligament latéral externe.

Le ligament latéral externe (pl. III, fig. 1), qui s'étend de l'éminence rugueuse du condyle externe du fémur à la petite tête du péroné, est beaucoup plus court et plus étroit, mais bien plus épais et
plus arrondi, que le précédent; le genou étant étendu, il descend,
non pas en ligne droite, comme celui-ci, mais obliquement, de sorte
que quand l'articulation se ploie et que le condyle externe roule d'a-
vant en arrière sur le tibia, le point supérieur d'attache peut se placer
plus ou moins verticalement au-dessus de l'inférieur. Ce ligament se
relâche plus complétement que l'interne, non seulement parce que
ses faisceaux se tendent et se détendent tous ensemble, mais encore
parce que, dans la flexion, ses points d'attache se rapprochent beaucoup
plus l'un de l'autre que ceux de son congénère. La fig. 4, pl. III, le représente dans cet état de relâchement. De là vient qu'il permet un mou-

vement plus libre au condyle externe, que l'interne au condyle interne, qu'il permet à une plus grande étendue de ce condyle de rouler d'avant en arrière ou d'arrière en avant dans la flexion et l'extension, que le condyle interne est moins mobile que l'autre, et qu'il tourne un peu autour de lui. De là vient aussi que le ligament latéral interne, qui a moins besoin de glisser sur les parties voisines, adhère partiellement tant à la membrane capsulaire, entre laquelle et lui on ne saurait apercevoir de limites précises, qu'au cartilage semi-lunaire interne placé entre les deux os. Le ligament latéral externe, obligé de se mouvoir beaucoup sur les parties voisines, est distinct de la membrane capsulaire, et séparé du tendon du muscle poplité, ainsi que du cartilage semi-lunaire externe, par un prolongement bursiforme de la membrane synoviale (§ 77), ce qui facilite son glissement, et lui procure la forme plate et arrondie que nous remarquons en lui.

§ 72. *Les ligaments croisés sont partiellement tendus, tant dans la flexion que dans l'extension. Dans ces deux mouvements, ils obligent les condyles du fémur à rouler sur la surface du tibia, et quand l'extension ou la flexion demeure la même, ils les empêchent de se déplacer sur cette surface.*

Comme les os de la cuisse et de la jambe sont maintenus en contact ensemble, au genou, pendant l'extension, par les deux ligaments latéraux, pendant la flexion, par les deux ligaments croisés, les condyles du fémur ne peuvent s'éloigner de la surface du fémur dans aucune situation, ni se déplacer, soit en avant, soit en arrière, sans extension ou flexion. Lorsqu'on coupe l'un ou l'autre des ligaments croisés, ou tous les deux, sans toucher aux latéraux, et qu'on ménage aussi la membrane capsulaire autant que possible, en se contentant de faire une ouverture à sa partie antérieure, pour atteindre les ligaments croisés, on peut juger jusqu'à quel point le mécanisme de l'articulation se trouve dérangé par là, et conclure ensuite quelle est la fonction que ceux-ci remplissent. Quand on les a coupés tous deux, les deux condyles du fémur ne sont plus maintenus solides et immobiles sur la surface du tibia ; on peut, si l'articulation n'est point étendue, les éloigner de leur situation naturelle sur cette surface, et les faire avancer ou reculer, sans en même temps accroître ou diminuer la flexion. Lorsque le ligament croisé antérieur a été coupé, les condyles ne peuvent que reculer sur le tibia, et quand c'est le ligament croisé antérieur qui l'a été, ils ne peuvent qu'être portés en avant. Donc on ne saurait douter que les ligaments croisés ne servent, dans la flexion du membre, pendant laquelle les latéraux ne sauraient remplir cet office, à empêcher que les deux os se déplacent l'un sur l'autre sans une extension simultanée. Mais les ligaments croisés, bien qu'ils soient toujours tendus, n'empêchent pas la flexion et l'extension de la jambe, parce qu'ils ne se tendent point à la fois et dans toutes leurs parties, comme les deux ligaments latéraux. Ainsi il peut arriver que, dans la flexion et l'extension du genou, ces ligaments déterminent une tension totale presque égale, en-deçà de limites assez étendues, parce que l'un d'eux perd autant en tension que l'autre gagne. Dans la flexion, l'antérieur est presque entièrement relâché, et le postérieur tendu. Si alors l'articulation commence à s'étendre, quelques uns des faisceaux du ligament croisé postérieur se relâchent, pendant que d'autres demeurent encore à l'état de tension. Mais, à mesure que les faisceaux du ligament postérieur se relâchent, ceux de l'antérieur commencent à se tendre, jusqu'à ce que, l'extension étant parvenue à un degré modéré, le postérieur ne soit plus du tout tendu et que l'antérieur seul le soit. A un degré plus considérable encore d'extension, les faisceaux postérieurs du ligament croisé postérieur se tendent de nouveau. Cette tension successive des deux ligaments croisés et de leurs faisceaux fait que, quand l'articulation s'étend ou se ploie, les condyles du fémur sont forcés de rouler en avant ou en arrière sur la surface du tibia, de sorte qu'aussi longtemps que les ligaments croisés ne sont pas coupés, il n'y a pas moyen d'empêcher cette rotation. Le ligament croisé antérieur oblige les condyles à rouler en avant dans l'extension, et le postérieur les force à rouler en arrière dans la flexion. Lorsque le membre est étendu, les quatre ligaments concourent à empêcher l'extension d'aller plus loin, et procurent à l'os le degré de rigidité et de solidité dont il a besoin, dans cette situation, pour remplir ses fonctions. Au contraire, la flexion de l'articulation n'est presque limitée que par la tension du ligament croisé postérieur. Ceci ressort de l'expérience suivante : Nous coupâmes le ligament croisé antérieur seul, après avoir enlevé la capsule, et nous laissâmes l'autre intact ; nous remarquâmes alors que l'arrêt de flexion n'avait lieu que six degrés plus tard ; nous coupâmes ensuite, sur un autre genou, le ligament croisé postérieur, sans toucher à l'antérieur, et trouvâmes alors qu'il n'y avait plus aucun arrêt de la flexion par le fait de ligaments, mais que les deux os pouvaient jouer l'un sur l'autre jusqu'au point de venir se toucher, d'où il suit que le ligament croisé postérieur est le seul qui arrête la flexion, et qu'il ne peut être aidé que fort peu en cela par le ligament croisé antérieur.

De même que les ligaments latéraux naissent aux côtés antérieurs opposés des deux condyles, de même les deux ligaments croisés (pl. **V** et **VI**) prennent naissance à leurs côtés internes, ceux qui regardent la région poplitée, d'où ils descendent tous deux vers la ligne médiane de la surface articulaire supérieure du tibia ; mais ils ne naissent pas, comme les latéraux, dans l'axe c (pl. **IX**, fig. 4) de la surface cylindrique que représente presque une grande partie de la surface spiroïde des condyles ; leur origine est excentrique ; elle occupe aussi une ligne, et non un point seulement : l'antérieur naît le long d'une ligne à peu près verticale (ca, tab. **V**), au condyle externe du fémur, et le postérieur le long d'une ligne horizontale (cp, tab. **VI**), au condyle interne. Donc, quand les condyles roulent sur le tibia, tous les points de ces lignes d'attache décrivent des cercles autour de l'axe du cylindre, en sorte que quand un des points terminaux de la ligne d'insertion descend, un autre monte, et que, par conséquent, tandis qu'un faisceau se relâche, l'autre s'étend.

La pl. **V**, fig. 1, montre le ligament croisé antérieur du genou droit. Le condyle interne du fémur a été enlevé, de manière qu'on aperçoit le côté interne du condyle externe, celui qui regarde la région poplitée, et qu'on peut reconnaître comment le ligament croisé antérieur ca s'y trouve attaché. On voit que, dans la situation droite, son insertion au condyle externe a lieu le long d'une ligne verticale $c'a'$. Deux rangées de points indiquent quelle est la situation du ligament latéral externe au côté externe du genou, et où son attache supérieure est située. Qu'on se figure que la jambe ainsi étendue soit ployée sous un angle de 90 degrés, le faisceau qui prend naissance en a' se tournera bien en arrière, mais celui qui provient de c se tournera d'autant en devant, et par conséquent ce dernier devra se tendre d'autant que l'autre se relâchera. La fig. 2 représente ce changement de situation du ligament.

La pl. **VI**, fig. 1, représente le ligament croisé postérieur du genou gauche. Le condyle externe de l'humérus a été enlevé, de manière qu'on aperçoit le condyle interne par sa face tournée vers le jarret, et qu'on reconnaît comment le ligament croisé postérieur cp s'y attache. La ligne $c'p'$, à laquelle il prend son insertion sur le condyle interne, est située horizontalement dans l'extension du genou. Mais quand la jambe se ploie sous un angle de 90 degrés, le point c' doit descendre, le point p' monter d'autant, par conséquent le faisceau fixé à c', et qui était tendu, se relâcher, tandis que le faisceau fixé à p', qui était lâche, se tend peu à peu, comme le représente la fig. 2.

§ 73. *Attache des ligaments croisés sur le plan horizontal du tibia.*

La manière dont les extrémités inférieures des ligaments croisés s'attachent à la surface horizontale du tibia paraît avoir, sur le mouvement de l'articulation dans le plan horizontal, la pronation et la supination, une influence pareille à celle que la manière dont les supérieures se fixent aux parois latérales verticales des deux condyles du fémur exerce sur le mouvement de l'articulation dans le plan vertical, l'extension et la flexion. Les points d'attache des deux ligaments croisés sur la surface articulaire du tibia correspondent bien à peu près à la ligne médiane de cette surface, l'un en devant, l'autre en arrière ; mais, quand on y regarde de près, on reconnaît qu'ils affectent une situation tout-à-fait dépourvue de symétrie par rapport à cette ligne. Le ligament croisé antérieur, qui vient du condyle externe du fémur, descend en devant vers la face du tibia, et s'y attache dans la petite fossette placée au-devant des rugosités de l'épine, entre les deux pointes de celle-ci, à une ligne brisée, dont l'une des branches se dirige en avant, et l'autre de droite à gauche. Il résulte de là que le ligament est composé de deux parties, une postérieure, l'autre antérieure. La partie postérieure, qui s'attache à la branche allant d'arrière en avant, est étroite inférieurement, et large à son insertion supérieure. La portion antérieure, qui s'attache à la branche transversale de droite à gauche, est large en bas et étroite en haut, où elle se trouve placée sur l'autre. Quand on ploie le genou, ces deux parties se roulent l'une sur l'autre (*Voy.* pl. V, fig. 2).

Le ligament croisé postérieur, qui vient du condyle interne du fémur, descend en arrière, pour gagner la face du tibia, au bord de laquelle il prend son attache, dans l'enfoncement qui se remarque entre les deux condyles de l'os. Son origine se trouve, par conséquent, à 15 ou 20 millimètres en arrière de celle de l'antérieur, et plus rapprochée que celle-ci de la ligne qui divise la surface articulaire en deux moitiés latérales. On peut aussi distinguer dans ce ligament deux parties, dont la postérieure est large en haut et étroite en bas. La première s'attache, plus en devant que l'autre, au bord arqué antérieur du sinus qui sépare les deux condyles du fémur ; l'autre, plus en arrière, au condyle, et ses fibres ont par cela même une direction presque verticale. C'est ce dernier faisceau qui se tend avec force dans l'extension portée à un très haut degré.

§ 74. *Suppression de la pronation et de la supination par les ligaments du condyle interne.*

Nous avons dit (§ 71) que les deux condyles du fémur ne se comportent pas de la même manière dans les mouvements du genou ; que pendant la flexion et l'extension l'externe roule plus qu'il ne glisse, et l'interne glisse plus qu'il ne roule sur la surface du tibia ; que, dans la pronation et la supination, l'axe vertical de révolution coïncide à peu près avec le condyle interne, et qu'en conséquence le condyle externe tourne autour de ce dernier. La cause de la mobilité plus grande du condyle externe dans ce dernier cas tient à ce que, pendant la flexion, les ligaments du condyle externe (le latéral externe et le croisé antérieur) sont plus lâches que ceux du condyle interne (le latéral interne et le croisé postérieur). En effet, la rigidité plus grande des ligaments du condyle interne fait que l'axe de rotation pour la pronation et la supination se transporte dans ce condyle lui-même, tandis que le degré de laxité des ligaments du condyle externe détermine la limite jusqu'à laquelle la pronation et la supination peuvent s'étendre. Nous avons constaté cette diversité d'usage des ligaments des deux condyles sur une articulation dont la membrane capsulaire avait été enlevée, et nous l'avons fait tant par des mesures que par la comparaison de l'étendue de ses mouvements. En effet, après la section du ligament latéral externe, on trouvait, en comparant l'étendue qu'avait alors le mouvement avec celle qu'il avait auparavant, que la pronation avait augmenté de 9 degrés, et que la supination n'avait subi aucun changement. Après la section du ligament croisé antérieur, la supination était accrue de 4 degrés sans que la pronation eût changé. On voit d'après cela que le mouvement horizontal du condyle externe du fémur autour du condyle interne est arrêté en dedans par le ligament latéral externe, en dehors par le ligament croisé antérieur, car il n'augmente que dans l'une ou l'autre direction, lorsqu'on coupe l'un ou l'autre de ces deux ligaments.

§ 75. *Les cartilages semi-lunaires entre les surfaces articulaires du genou glissent sur le tibia en même temps que les condyles du fémur.*

Entre les condyles du fémur et du tibia, tout autour de l'endroit où les deux os se touchent, sont situés deux anneaux cartilagineux, auxquels, en raison de leur forme, on donne le nom de cartilages semi-lunaires, et qui sont composés d'un tissu plus ligamenteux que cartilagineux. La planche V représente l'interne, et la planche VI l'externe, qui reposent à nu sur la surface articulaire du tibia. Ces demi-anneaux horizontaux tournent en bas, vers le tibia, une face plane ; en haut, vers les condyles, une face concave. Celle-ci se rapproche de la première de dehors en dedans, comme l'exige l'espace compris entre les condyles et le tibia, et lorsque cet espace disparaît tout-à-fait, les deux faces se réunissent en un angle tranchant, ayant, au cartilage externe, la forme d'un demi-cercle, au cartilage interne celle d'un ovale coupé en deux suivant sa longueur. Les deux cartilages sont libres de toute adhérence dans la gouttière qui règne tout autour du genou. Le bord externe, qui est parallèle au bord interne tranchant, a une épaisseur de cinq à six millimètres. Comme les condyles du fémur, ainsi que nous l'avons vu, ne restent pas toujours en contact avec les mêmes points du tibia, et changent de situation sur lui, soit tous deux à la fois par roulement, dans l'extension et la flexion, soit l'externe seulement, par torsion horizontale autour de l'autre, il va sans dire qu'avec la forme qui vient de leur être assignée les cartilages semi-lunaires sont obligés de suivre les mouvements des deux condyles, et qu'ils doivent par conséquent pouvoir se déplacer un peu sur la surface presque plane du tibia. Ils jouissent réellement d'une certaine mobilité, l'externe, ou celui qui appartient au condyle externe, à un degré bien plus prononcé que l'interne. Ce cartilage externe ressemble à un C peu ouvert ; ses deux extrémités s'attachent très près l'une de l'autre, en avant et en arrière du sommet de l'épine du tibia, et leur grand rapprochement permet au cartilage de se porter très loin en avant. Mais une chose contribue encore à favoriser son mouvement, c'est qu'il n'adhère point à la membrane capsulaire sur le côté externe de l'articulation, et qu'en cet endroit un prolongement de la membrane synoviale s'étend sur lui pour le préserver de tout frottement de la part des parties situées en avant. Les extrémités du cartilage semi-lunaire interne, ou de celui qui entoure le condyle le moins mobile, et qui ressemble à un C largement ouvert, s'attachent à une grande distance l'une de l'autre, en avant et en arrière de l'épine du tibia, ce qui fait qu'elles ne permettent à ce condyle qu'un mouvement très borné. Le bord externe du cartilage interne (celui qui occupe le côté interne du genou) n'a aucun prolongement de la membrane synoviale qui le mette à l'abri des frottements, et il fait corps avec la membrane capsulaire de l'articulation. Du cartilage semi-lunaire interne, tout près de son extrémité postérieure, part un ligament, qui accompagne le ligament croisé interne jusqu'au condyle interne, et qui semble avoir des rapports avec les mouvements de ce dernier. Un autre ligament analogue part quelquefois du même cartilage semi-lunaire, non loin de son extrémité antérieure, et accompagne le ligament croisé antérieur jusqu'au condyle externe. Mais, en général, ce dernier ligament manque. Les deux cartilages sont presque toujours unis l'un avec l'autre en devant par un ligament transversal.

§ 76. *Les cartilages semi-lunaires servent à clore l'articulation du genou, à y répartir convenablement la pression, à la tendre, et à la préserver des ébranlements violents.*

Comme les surfaces articulaires du genou ne se touchent qu'en un petit nombre de points, autour desquels restent de grands vides, que le mouvement de l'articulation déplace sans cesse, parce que les condyles du fémur roulent sur le tibia, comme des roues, d'arrière en avant ou d'avant en arrière, les parties membraneuses qui avoisinent l'articulation, par exemple les portions lâches de la membrane capsulaire, courraient grand risque d'être pincées entre elles, d'autant plus que l'air se trouve exclu de la jointure, et qu'en conséquence ces membranes seraient chassées avec une grande impétuosité dans les espaces vides existant entre les os. Les cartilages semi-lunaires obvient à cet inconvénient : la membrane capsulaire, à laquelle ils adhèrent, ne peut jamais se glisser entre les deux surfaces articulaires, puisqu'ils remplissent tous les vides, et sont susceptibles d'être déplacés par les condyles. Lorsque les condyles du fémur roulent d'arrière en avant ou d'avant en arrière, ils poussent les cartilages au-devant d'eux, et ceux-ci en font autant à l'égard de la membrane capsulaire.

Le rôle des cartilages semi-lunaires est fort important pour le mécanisme de l'articulation du genou. D'abord, en remplissant les vides que les surfaces articulaires laissent entre leurs points de contact, ils répartissent la pression sur une surface plus large, absolument comme le bourrelet qu'un porte-faix se met sur la tête pour servir de support à un fardeau ; mais ils ne gênent en rien les mouvements des os l'un sur l'autre, parce que leur élasticité et leur mobilité font qu'ils échappent à toute pression qui ne s'exerce que d'un seul côté. En second lieu, ils servent à rendre la tension des ligaments plus uniforme pendant le mouvement, parce qu'ils cèdent quand ceux-ci sont tendus, et dans le cas contraire font effort pour écarter les os l'un de l'autre en vertu de leur élasticité. De cette manière ils empêchent les os de vaciller, comme le ressort de pression avec lequel on empêche une vis de marcher. Ce qui prouve qu'ils remplissent réellement cet office, c'est que, quand on les enlève sans porter d'ailleurs la moindre atteinte aux ligaments, les deux surfaces articulaires commencent à bâiller et à vaciller dans certaines situations du genou. Enfin les petites vibrations que les os longs de la cuisse et de la jambe transmettent au genou, et qui doivent surtout être violentes dans la marche et la course, ne manqueraient pas d'exercer une influence nuisible sur l'articulation ; les cartilages semi-lunaires servent encore à les étouffer, et à paralyser les effets dangereux qu'elles pourraient produire.

§ 77. *On rend évidente la conformation particulière de la membrane synoviale de l'articulation du genou, en y injectant un liquide susceptible de se solidifier.*

Cette structure du genou, différente de celle des autres articulations, entraîne aussi un autre mode de configuration de la membrane synoviale. La membrane synoviale tapisse non seulement les surfaces articulaires des deux os et la rotule placée au-devant, mais encore les deux faces des cartilages semi-lunaires, et envoie de tous côtés des prolongements bursiformes, qui, pénétrant entre les parties voisines, s'opposent, comme le feraient de véritables bourses muqueuses, à ce qu'elles exercent aucun frottement les unes sur les autres. Pour acquérir une notion exacte des replis et des nombreux prolongements de cette membrane, qui est close de toutes parts, nous pratiquâmes au milieu de la rotule un trou, par lequel nous la remplîmes d'un liquide susceptible de se solidifier. La planche VII représente un genou ainsi injecté.

L'espace circonscrit par le grand sac synovial du genou est très resserré par les nombreux replis que forme la membrane, et au moyen desquels elle tapisse les os et les cartilages, qui lui sont redevables d'offrir sur leurs côtés contigus une surface lisse et continuellement lubrifiée. On trouve à la partie supérieure et à la partie inférieure du sac deux de ces replis, qui revêtent l'extrémité inférieure du fémur et l'extrémité supérieure du tibia ; sur les côtés, deux autres, qui enveloppent les deux cartilages semi-lunaires ; en devant, un cinquième, qui revêt la face postérieure de la rotule ; en arrière, un sixième, qui pénètre dans le jarret et tapisse les deux ligaments croisés. Le repli inférieur et l'antérieur sont fort plats ; le supérieur, au contraire, est très profond ; les deux latéraux sont horizontaux ; le postérieur est vertical.

Outre ces six replis qui revêtent les os et les cartilages contigus, le sac synovial du genou offre un grand nombre de prolongements bursiformes, de capacité diverse, qui pénètrent entre les organes voisins, pour les garantir des frottements qu'ils pourraient éprouver de la part les uns des autres ou des parties dures. L'un de ces prolongements, *a*, qui monte sur le devant de l'articulation, est très considérable, et situé entre le fémur et le tendon commun des muscles extenseurs de la jambe ; il diminue les frottements de ce tendon sur l'os. Un second , *b* , occupe le côté externe de l'articulation , en arrière, descend entre l'articulation et le tendon du muscle poplité , et facilite les mouvements tant de ce tendon que du cartilage semi-lunaire externe, dont il tapisse le bord externe. Souvent , par exemple , comme dans le cas dont nous donnons la figure, le sac synovial de la tête du péroné communique avec cet appendice du grand sac synovial du genou, dont on peut alors le regarder comme le prolongement. Enfin un troisième appendice , *c* , plus petit, se trouve également au côté externe de l'articulation (fig. 3), passe entre le tendon du muscle poplité et le ligament latéral externe, et permet le mouvement de ces deux parties l'une sur l'autre. Les deux derniers prolongements bursiformes entourent le tendon du muscle poplité , en s'accolant immédiatement l'un à l'autre , de sorte que ce tendon a l'air de les perforer, comme celui du biceps brachial perce le sac articulaire à l'épaule, et d'être entouré par un canal de ce sac, ce qui pourtant n'a point lieu. Outre les grands appendices que nous venons de décrire, le sac de l'articulation du genou en possède encore beaucoup d'autres , plus petits , tournés soit en dehors , soit en dedans , dont quelques uns sont remplis de graisse , et qui ne servent qu'à agrandir la surface de la portion libre du sac , afin de la mettre plus en état de sécréter la synovie nécessaire.

La synovie est effectivement sécrétée, non par la portion lisse de la membrane synoviale qui adhère aux surfaces articulaires, mais par la portion libre de cette membrane ; car la première de ces deux portions est presque entièrement dépourvue de vaisseaux , et les cartilages semi-lunaires , ainsi que le revêtement cartilagineux des os, auxquels elle tient d'une manière intime, n'en possèdent pas non plus. L'autre, au contraire, celle qui tapisse les parties voisines, la capsule membraneuse, les tendons et les ligaments , ou qui ne fait que s'appliquer aux os, sans y adhérer, a toutes les qualités d'une membrane sécrétoire. Non seulement on y remarque un réseau vasculaire très serré , mais encore elle reçoit des ramifications du nerf crural , que nous avons suivies jusqu'à la capsule , et vues même s'étendre au-delà. Ce réseau vasculaire doit être considéré comme un véritable organe de sécrétion. Pour lui procurer une étendue suffisante, la nature a fait comme dans les glandes ; elle a agrandi la surface sécrétante par des plis et des prolongements, dont les uns font saillie dans l'intérieur du sac lui-même, tandis que les autres se prononcent à l'extérieur. Tels sont les grands plis intérieurs, les ligaments muqueux, les ligaments alaires et les bourses adipeuses, qui, bien que n'étant pas des glandes, comme Havers le prétendait à tort, reçoivent cependant beaucoup de vaisseaux, et agrandissent la surface sécrétante. Cet office est surtout rempli par d'innombrables petits plis villiformes, très minces et à peine perceptibles, qui donnent un aspect velouté à la portion libre de la membrane synoviale. Il faut encore ranger ici les prolongements bursiformes tournés en dehors, dont on distingue un grand nombre au pourtour de l'articulation, et que la planche représente pleins d'injection. Beaucoup d'entre eux ont une grande capacité ; d'autres sont petits, et font saillie, comme des follicules, entre les fibres de la membrane capsulaire, par exemple au-dessous du cartilage semi-lunaire, ou aussi en devant, sur le tibia ; quelques uns traversent même les fibres du cartilage semi-lunaire, pour arriver à l'extérieur.

Quand on ouvre la membrane synoviale, on trouve de petites fentes et des ouvertures punctiformes aux endroits où sa portion adhérente se continue avec sa portion libre. Si l'on emplit complétement le sac d'un liquide susceptible de se coaguler, il pénètre, à travers ces fentes et ces ouvertures, dans de petites bourses, assez semblables aux folli-cules, qui font saillie extérieurement, entre les fibres tendineuses. La figure 1 représente, en *d*, des follicules de ce genre, qui ont été dissé-qués et rendus visibles.

§ 78. *La membrane capsulaire du genou, avec ses faisceaux fibreux, protège l'articulation sans en entraver les mouvements.*

L'articulation du genou est close de tous côtés par une capsule fibreuse, au côté interne de laquelle adhère intimement la portion libre de la membrane synoviale. Outre la protection que cette capsule assure à l'articulation elle-même et à la membrane synoviale délicate dont elle couvre la surface, elle sert aussi à l'attache des tendons de plusieurs muscles. Fortifiée par les fibres de ces tendons, elle jouit d'une grande solidité aux endroits où elle les reçoit. Sur beaucoup de points de son bord supérieur et de son bord inférieur, ses fibres se réunissent en faisceaux, par le moyen desquels elle est unie aux os. Cependant ces faisceaux fibreux ou ligaments de la capsule ne gênent en rien les mouvements des os l'un sur l'autre, et ne servent qu'à prévenir, pendant qu'ils ont lieu, le plissement de la membrane cap-sulaire. On doit, à ce qu'il paraît, considérer comme tel le ligament latéral externe court, qui, du moins dans les cas dont nous avons fait l'examen, ne se rendait, quand du reste il existait, que de la tête du péroné à la capsule, et n'atteignait pas le condyle externe lui-même. Tel est encore le ligament poplité : sur la fosse poplitée, située en arrière, entre les deux condyles, passent deux faisceaux fibreux qui, dans l'extension du genou, quand la partie postérieure de la membrane capsulaire est tendue, marchent obliquement de haut en bas et de dehors en dedans. Ces faisceaux, entre les fibres desquels il y a beaucoup de graisse et de vaisseaux, s'étendent presque tous, non du condyle externe du fémur au tibia, mais seulement d'une partie de la capsule à l'autre : il n'y en a qu'un petit nombre qui s'insèrent inférieurement au tibia. A ces faisceaux tiennent les tendons du muscle jumeau externe et du demi-membraneux, qui, tous deux, s'attachent en arrière à la capsule. C'est pourquoi, lorsqu'on plie le genou, en rapprochant les os autant que possible l'un de l'autre, la partie postérieure de la membrane capsulaire se relâche et se plisse beaucoup ; mais lorsqu'on ploie le genou en tendant les muscles jumeaux et demi-membraneux, l'extrémité supérieure et externe du ligament poplité est tirée en bas par le jumeau externe, et son extrémité inférieure interne l'est en haut par le demi-membraneux, en sorte que les faisceaux de ce ligament se trouvent alors passer obliquement de dedans en dehors et de haut en bas sur la région poplitée, et que la capsule éprouve également une tension. Le ligament poplité semble donc avoir pour usage de tendre la capsule quand l'articulation est fléchie par les muscles, de la tenir en place, et d'empêcher ainsi qu'elle soit pincée. Il paraît avoir peu d'influence sur les mouvements de l'articulation elle-même, ce qui est aussi le cas des autres parties de la capsule. Des rapports analogues à ceux qu'on remarque entre le ligament poplité d'une part, le muscle jumeau externe et le demi-membraneux d'autre part, existent entre le muscle poplité et un ligament qui fixe la capsule à la tête du péroné et croise ce dernier muscle. On le voit coupé, en *g*, sur la pl. III. La partie inférieure de ce ligament *g* peut encore avoir un office particulier, celui de faire, dans la flexion, où le ligament latéral externe est relâché, que le condyle externe s'applique au tibia pendant que le muscle poplité agit.

§ 79. *Résultats de nos recherches sur l'articulation du genou.*

Les résultats les plus importants de nos recherches sur l'articulation du genou peuvent être résumés dans les propositions suivantes :

1° Le genou ne saurait point être rangé parmi les articulations en charnière, parce qu'il n'a point d'axe fixe de mouvement.

2° Les condyles roulent, comme une roue, sur la surface presque horizontale du tibia, d'arrière en avant dans l'extension, d'avant en arrière dans la flexion.

3° Les condyles du fémur peuvent aussi tourner, sur la surface presque horizontale du tibia, autour d'un axe vertical, c'est-à-dire comme les roues de devant d'une voiture qui tourne de côté, ce qui rend possible une pronation et une supination de la jambe, dont l'étendue est d'environ trente-neuf degrés.

4° Il y a au genou une disposition particulière qui fait que, quand l'extension est portée à un haut degré, la jambe se trouve convertie en un support complétement rigide, non susceptible de pronation et de supination. Cette disposition consiste en ce que les deux ligaments, qui, dans la flexion, sont très lâches, et alors n'empêchent ni la pronation ni la supination, se tendent pendant l'extension, chose nécessaire parce que ce n'est que quand nous ployons les genoux que nous pouvons utilement employer la torsion de la jambe autour de son axe longitudinal, et que notre démarche serait fort peu assurée si la jambe pouvait tourner ainsi sur elle-même quand elle sert d'appui, c'est-à-dire pendant l'extension.

5° La disposition particulière du genou qui fait que les ligaments de l'articulation changent de tension à un degré si prononcé, tient principalement à la courbure spiroïde des condyles, dont le centre (auquel les ligaments sont attachés) monte dans la rotation d'arrière en avant, et descend dans celle d'avant en arrière.

6° Le condyle externe du fémur est plus mobile que l'interne : dans la pronation et la supination, il tourne un peu autour de ce dernier, qui en même temps tourne sur lui-même.

7° Il y a une disposition particulière des ligaments articulaires qui force le condyle interne à tourner sur lui-même, et l'externe à tourner un peu autour de l'interne; pendant la flexion du genou, le ligament latéral interne ne se relâche pas, à beaucoup près, autant que l'externe, et le ligament croisé postérieur se tend, tandis que l'antérieur se relâche : les deux ligaments du condyle interne (le latéral interne et le croisé postérieur) sont donc tendus dans la situation fléchie de la jambe, et ils retiennent ce condyle, tandis que ceux de l'externe (le latéral externe et le croisé antérieur) sont relâchés, et permettent à ce condyle de tourner autour de l'autre jusqu'à ce que l'un d'eux soit tendu par l'effet de cette torsion.

8° La pronation et la supination de la jambe expliquent le défaut de symétrie de la forme des condyles, l'inégalité de largeur des ligaments latéraux, la différence de mobilité des cartilages semi-lunaires (dont l'externe n'adhère point au ligament latéral externe, entre lequel et lui passe un prolongement du sac synovial, qui le garantit de tout frottement), enfin la différence de forme de ces cartilages.

9° Les cartilages semi-lunaires servent à empêcher les parties molles voisines d'entrer dans l'articulation, et suppléent à la laxité de l'union des os.

10° Le sac synovial du genou forme un très grand nombre de plis et de prolongements, dont les uns s'insinuent entre les parties voisines, pour les empêcher de frotter, tandis que les autres agrandissent la surface chargée de sécréter la synovie, et qui tous peuvent être rendus visibles en injectant dans l'articulation une substance susceptible de se coaguler.

CHAPITRE V.

DE L'ARTICULATION DU PIED.

§ 80. *L'astragale forme deux articulations entre la jambe et le pied, comme l'atlas entre la tête et le cou.*

La jonction du pied avec la jambe diffère de celles de la jambe avec la cuisse et de la cuisse avec le tronc, en ce qu'elle est formée de deux articulations, très rapprochées l'une de l'autre, à la vérité, mais cependant distinctes. L'astragale produit ces deux articulations, l'une en haut avec la jambe, l'autre en bas avec le pied. De là résulte que, dans un cas, la jambe se meut sur l'astragale, pendant que celui-ci est fixé au reste du pied, et ne fait qu'un tout avec lui, tandis que, dans l'autre cas, l'astragale se trouve fixé à la jambe, avec laquelle il fait corps, et conjointement avec laquelle il se meut sur le reste du pied. Le premier cas a lieu quand le pied s'étend ou se fléchit sur la jambe; ce mouvement s'exécute dans un plan vertical, d'arrière en avant, l'axe autour duquel il s'opère étant situé horizontalement d'un côté à l'autre. Le second cas arrive quand on porte le pied dans l'adduction ou l'abduction : ce mouvement s'accomplit aussi dans un plan vertical, mais d'un côté à l'autre, et son axe est horizontal, mais forme presque un angle droit avec le premier, c'est-à-dire qu'il se dirige d'arrière en avant (et un peu de dedans en dehors). Outre ces deux mouvements, l'articulation du pied peut encore en exécuter un troisième, la torsion horizontale, ou rotation du pied, dont l'axe est vertical et parallèle à la longueur du tibia. Ce troisième mouvement n'appartient exclusivement à aucune des deux articulations, et il est commun à toutes deux.

Nous avons mesuré l'étendue des trois mouvements de l'articulation du pied, sur le cadavre, après avoir enlevé les muscles, et à cet effet, nous avons employé, comme pour la hanche et le genou, une boussole et un cercle muni d'un fil à plomb. D'après les mesures prises sur deux cadavres, nous avons eu, terme moyen, pour l'étendue de la flexion 78,2 degrés, pour celle de l'adduction 42 , pour celle de la rotation 20,5 , d'où il résulte que le premier des trois mouvements, celui de flexion et d'extension , qui a lieu entre la jambe et l'astragale, est de beaucoup le plus considérable.

Si l'on compare les deux situations du pied dans la plus grande flexion et dans la plus grande extension , avec celle que cette portion du membre occupe quand la jambe est verticale et que les deux pieds sont parallèles à l'horizon, on trouve que cette dernière situation fait des angles presque égaux avec les deux autres , en sorte que la jambe peut , en abandonnant sa situation normale , se porter d'une même quantité dans le sens de l'extension et dans celui de la flexion. Mais , par rapport aux deux autres mouvements, la situation normale des pieds , c'est-à-dire leur horizontalité , est une des deux situations extrêmes elles-mêmes ; de manière que le pied peut bien , en abandonnant cette situation (la jambe étant droite et les deux pieds parallèles l'un à l'autre) , se porter dans l'adduction , mais qu'il ne peut point se porter dans l'abduction , qu'il lui est possible de tourner en dehors, mais impossible de tourner en dedans.

Le premier de ces mouvements (extension ou flexion) , bien plus considérable que les autres , a lieu au moyen de l'articulation entre la jambe et l'astragale. Pl. XI , fig. 1 , on voit cette articulation d'avant en arrière , sciée parallèlement à l'axe de torsion , c'est-à-dire au plan dans lequel elle se fléchit et s'étend. Ses deux surfaces articulaires (entre l'astragale et le tibia) représentent, sur cette coupe , des segments de cercle, dont le centre commun est en c , et qui par conséquent sont rondes. La fig. 2 représente la même articulation sciée transversalement d'un côté à l'autre, dans le sens de son axe, c'est-à-dire à travers les deux malléoles, et par conséquent à angle droit eu égard à la coupe précédente. Les deux malléoles , dont l'interne *mi* est formée par le tibia, et l'externe *me* par le péroné, descendent beaucoup sur les côtés de l'astragale, embrassent sa poulie comme ferait une fourche, et s'opposent ainsi à ce que cet os (et avec lui le reste du pied) puisse exécuter aucun mouvement d'adduction ou d'abduction sur la jambe. Les surfaces articulaires ne sont point rondes dans ce sens , d'où il suit que l'articulation supérieure du pied est une charnière, c'est-à-dire qu'elle ne peut tourner qu'autour d'un seul axe. Les surfaces de la charnière sont, comme au coude, maintenues par des ligaments latéraux; mais ces ligaments ne sont pas ici, comme au coude , également tendus dans toutes les situations , ce qui fait qu'ils permettent aux surfaces articulaires de glisser l'une sur l'autre. Nous ferons voir bientôt que cette mobilité est plus grande au côté interne qu'au côté externe, de manière que la malléole interne peut tourner un peu autour de l'externe, comme autour d'un axe vertical. La disposition des os est telle aussi qu'elle favorise cette torsion permise par les ligaments. La torsion horizontale du pied n'est donc point contre nature ici, et la laxité des ligaments, nécessaire pour qu'elle ait lieu, n'est nullement accidentelle. En effet, les malléoles ne sont pas symétriques ; l'interne, qui est plus mobile que l'autre, ne descend point si bas sur le côté de l'astragale, et touche celui-ci par une plus petite surface que la malléole externe. Les surfaces par lesquelles la malléole interne et l'astragale se regardent sont cylindriques, de manière que leur axe est situé verticalement et en dehors, et qu'il passe à peu près par la malléole externe, autour de laquelle l'interne tourne. L'articulation du pied se comporte donc en sens inverse de celle du genou : ici, comme nous l'avons vu, le condyle interne est fixe, et l'externe tourne autour de lui ; à l'articulation du pied, au contraire, c'est la malléole externe qui se trouve fixée, et l'interne qui tourne autour d'elle.

Le second mouvement (adduction et abduction) du pied est produit par l'articulation entre ce dernier et l'astragale. Cette articulation offre une disposition particulière, au moyen de laquelle l'adduction et l'abduction peuvent être non seulement limitées, mais même rendues parfois totalement impossibles. Outre les faces arrondies par lesquelles l'astragale et le pied roulent l'un sur l'autre dans l'adduction et l'abduction, ils tournent encore l'un vers l'autre deux faces qui, en se touchant, ne permettent pas à ce mouvement d'avoir lieu. En effet, pendant l'adduction et l'abduction, le segment de sphère de l'apophyse antérieure ou tête de l'astragale se meut dans une espèce de cavité cotyloïde formée par l'os scaphoïde (N), l'apophyse antérieure du calcanéum et la poulie tendineuse du muscle tibial postérieur. Le centre de cette surface sphérique est situé à l'endroit d'où part l'apophyse de l'astragale. Mais l'astragale touche encore le reste du pied par une surface cylindrique dont l'axe ne passe point par ce centre. En effet, son corps repose, par une surface concave, sur une surface convexe du calcanéum (pl. XI, fig. 1) ; et pour que ces deux surfaces pussent glisser l'une sur l'autre, il fallait qu'il y eût possibilité d'un mouvement autour d'un axe horizontal traversant le calcanéum d'un côté à l'autre, mouvement par conséquent tout autre que l'adduction et l'abduction. Les deux paires de surfaces, l'antérieure et la postérieure, par lesquelles l'astragale entre en contact avec le reste du pied, ne peuvent donc pas glisser simultanément l'une sur l'autre : pour que l'antérieure glisse (dans l'adduction), il faut que la postérieure s'écarte ; mais quand celle-ci est comprimée par le poids du corps, le déplacement des deux surfaces antérieures devient impossible, le pied ne peut exécuter ni l'adduction ni l'abduction, et la jambe se trouve fixée : ce cas arrive quand le poids du corps porte en entier ou en grande partie sur le sol, avec le talon. Enfin , le pied peut encore tourner sur l'astragale, et par lui sur la jambe, dans un plan horizontal. Ce mouvement horizontal du pied sur l'astragale est très petit sans doute , comme celui de l'astragale sur la jambe ; mais tous deux se réunissent dans la rotation du pied sur la jambe, et font que ce troisième mouvement du pied peut atteindre l'étendue que nous avons indiquée précédemment.

§ 81. *Ligaments des deux articulations du pied.*

Entre les deux points par lesquels l'astragale et le calcanéum se touchent, existe un canal osseux, formé par ces deux os, qu'on appelle *sinus du tarse* (*sinus tarsi*), et qui, se rétrécissant de dehors en dedans, perce transversalement le pied. On en voit la coupe pl. XI, fig. 1. Ce canal osseux renferme un appareil ligamenteux qui unit ensemble les deux os, et dont les trousseaux, plus longs au côté externe et le plus large du sinus, sont extrêmement courts à son côté interne. De ce dernier côté , les deux os sont toujours retenus d'une manière très solide, même dans l'adduction et l'abduction, qui se trouveraient empêchées par là si l'axe autour duquel elles ont lieu ne coïncidait pas avec les trousseaux les plus courts de l'appareil ligamenteux. La masse ligamenteuse a beaucoup d'importance encore sous un autre rapport, à l'égard de l'articulation inférieure du pied. Le ligaments latéraux en ont une non moins grande à l'égard de la supérieure. Ils retiennent cette articulation, par le moyen de laquelle s'opèrent la flexion et l'extension entre l'astragale et la jambe. Mais comme ils ne sont point fixes sur l'axe même du mouvement, et qu'un d'eux s'en rapproche davantage que l'autre, ils ne peuvent pas conserver le même degré de tension durant la flexion et l'extension , pendant laquelle tous deux doivent tantôt se relâcher, tantôt se tendre, l'un moins et l'autre plus. A la malléole externe, qui descend jusqu'à l'axe, le ligament latéral externe s'insère plus près de cet axe, ce qui fait qu'il tient toujours l'astragale appliqué avec force contre la malléole. A la malléole interne, qui est fort courte, le ligament latéral interne s'éloigne beaucoup de l'axe, en sorte qu'il se relâche durant la demi-flexion , et permet alors à la malléole de tourner un peu autour de la malléole externe, qui est moins mobile. Le ligament latéral externe, dont les fibres s'écartent beaucoup les unes des autres, est divisé en trois parties. Deux de ces trousseaux se rendent à l'astragale, dans une direction horizontale, mais en sens opposé, savoir : le ligament péronéo-astragalien antérieur à son côté antérieur, et le ligament péronéo-astragalien postérieur à son côté postérieur. Le troisième trousseau, ligament péronéo-calcanien, descend très obliquement en arrière, pour aller gagner le calcanéum, en passant sur l'astragale. Le ligament latéral interne, appelé aussi deltoïdien, se rend bien en partie à l'astragale et en partie au calcanéum ; mais ses fibres ne divergent pas autant que celles du ligament latéral externe ; il n'est pas non plus divisé en trois trousseaux, et ne forme qu'une seule masse. Voilà pourquoi aussi l'astragale a plus de mobilité du côté de la malléole interne que du côté de l'externe.

Lorsque l'articulation s'étend, les faisceaux antérieurs allant à l'astragale, et quand elle se ploie, les faisceaux postérieurs allant à ce même os, se tendent, et alors s'opposent non seulement à ce que l'extension ou la flexion soit portée plus loin, mais encore à ce que, dans les deux situations, la rotation ait lieu. Le ligament péronéo-calcanien et la portion du ligament deltoïdien qui aboutit au calcanéum sont relâchés dans l'extension de l'articulation, mais se tendent de plus en plus à mesure que la flexion augmente, et appliquent alors avec force l'une contre l'autre les surfaces postérieures de contact entre l'astragale et le calcanéum. De là vient que l'adduction et l'abduction ont plus d'étendue pendant l'extension, tandis que, dans la flexion, elles diminuent d'étendue, et finissent par disparaître entièrement.

§ 82. *Membrane synoviale des articulations du pied.*

Les surfaces encroûtées de cartilage des deux articulations du pied sont tapissées, comme celles de la hanche et du genou, par des membranes synoviales lisses, qui se réfléchissent de l'une sur l'autre, et forment des sacs clos de toutes parts. Aux endroits où elles adhèrent aux surfaces articulaires, elles sont presque entièrement dépourvues de vaisseaux, tandis que dans ceux où elles sont libres elles offrent un réseau vasculaire serré, qui sécrète la synovie. Entre la jambe et l'astragale il n'y a qu'un seul de ces sacs ; mais entre l'astragale et le reste du pied on en trouve deux, complétement séparés l'un de l'autre par l'appareil ligamenteux. La portion libre, qui passe d'une surface articulaire à l'autre, est garnie, sur les points où les ligaments ne la couvrent pas, où aucune gaîne tendineuse ne passe sur elle, de fibres très faibles, qui ne peuvent contribuer à consolider l'articulation et à en limiter les mouvements.

§ 83. *Composition du pied, et mobilité de ses parties.*

Les os du tarse et du métatarse forment ensemble, sur le sol qu'ils couvrent, une voûte composée de deux arcs osseux, situés l'un à côté de l'autre, et qui partent du calcanéum. Le plus petit de ces arcs osseux, qui s'étend du calcanéum au tubercule du cinquième os métatarsien, et qui occupe le bord externe du pied, est non seulement plus court, mais encore plus surbaissé ; il résulte du calcanéum, du cuboïde et des deux derniers métatarsiens, qui tous deux appuient sur leurs extrémités antérieures et postérieures. Cet arc osseux, quand le poids du corps repose sur lui, est maintenu en situation par deux ligaments tendus d'arrière en avant à la plante du pied, le ligament calcanéo-cuboïdien, qui est très fort, et le ligament calcanéo-métatarsien. Ce dernier ligament, qui s'étend de la tubérosité du calcanéum au tubercule du cinquième os du métatarse, et qui contribue essentiellement à empêcher que les os unis du pied soient disjoints par la pression que le fardeau du corps exerce sur eux, a été décrit par d'autres anatomistes comme faisant partie de l'aponévrose plantaire, parce qu'à l'instar de celle-ci il sert à l'attache des muscles de la plante du pied ; mais l'importance de ses fonctions doit le faire considérer comme un ligament à part, d'autant plus qu'il unit ensemble deux os placés très près l'un de l'autre. L'autre arc osseux, qui s'étend depuis le calcanéum jusqu'aux têtes des trois premiers os du métatarse, est beaucoup plus long et plus élevé. On le voit pl. XI, fig. 1. Il est formé, en arrière, par le calcanéum, en devant par le scaphoïde, les trois cunéiformes et les trois premiers métatarsiens, et en haut par l'astragale, qui, enchâssé entre le calcanéum et le cuboïde, empêche ces deux os de se rapprocher l'un de l'autre, et tend ainsi l'arc osseux, de manière qu'alors même que le corps repose sur celui-ci, l'extrémité antérieure des os métatarsiens n'arrive pas à toucher le sol. Cet arc est également maintenu en situation par les ligaments de la plante du pied.

Les os qui constituent le pied, à l'exception de l'astragale, ne se touchent tous (en faisant abstraction des orteils) que par des surfaces presque planes, que maintiennent des ligaments très tendus et très solides, placés les uns au-dessus et au-dessous d'eux, les autres entre eux. Le peu de mobilité dont ils jouissent en conséquence, peut bien servir à accroître un peu les mouvements des articulations du pied, mais n'entre cependant que pour une très faible part dans la somme totale du mouvement. Cette disposition semble plutôt avoir deux buts. D'abord le pied devient apte par là à se mouler sur le sol, de manière qu'il y touche toujours par un assez grand nombre de points pour offrir une base de sustentation sûre au corps. En second lieu, cette portion plus solide du pied sert, quand nous nous soulevons sur nos orteils, à allonger la jambe qui fait office de support, et, par l'élasticité que lui procurent les segments dont elle se compose, elle peut neutraliser les secousses auxquelles le reste du corps est exposé immédiatement, et d'autant plus qu'il les reçoit pour la plupart dans une direction transversale. Si le pied n'était composé, comme la cuisse et la jambe, que d'un seul os, ou de plusieurs os d'une longueur égale à la sienne, il serait fort exposé à se fracturer. Au reste, les os métatarsiens auxquels s'articulent le quatrième et le cinquième orteil sont beaucoup plus mobiles que les autres.

§ 84. *Disposition des articulations des orteils, spécialement en ce qui concerne les os sésamoïdes.*

Les orteils sont si mobiles sur les os métatarsiens, leurs parties elles-mêmes le sont tellement les unes sur les autres, et les ligaments qui les retiennent ont si peu de force, que, même avec le secours des muscles, ils ne seraient point en état de porter le fardeau du corps. C'est pourquoi ils ne peuvent servir à allonger la jambe supportant le corps, du moins aussi longtemps qu'elle a la totalité ou la plus grande partie du fardeau de ce dernier à soutenir. On s'exprime donc d'une manière inexacte quand on dit qu'on se tient ou qu'on marche sur le bout du pied, car c'est seulement sur les extrémités antérieures des os du métatarse qu'ont lieu alors la station et la marche. Cependant les orteils sont de la plus haute importance pour la station, mais surtout pour la marche et la course, parce que sans eux nous ne pourrions nous tenir en équilibre sur l'extrémité antérieure du métatarse, et que nous serions alors comme sur des échasses, qui ne permettent de conserver l'équilibre qu'au moyen d'une vacillation continuelle, ou, quand on marche, en faisant des pas croisés ou transversaux. Nous avons montré § 46 combien il est nécessaire, pour pouvoir déplacer horizontalement le centre de gravité du corps et par conséquent rester en équilibre, qu'une partie de la jambe servant d'appui non seulement touche le sol, mais encore y soit fixée, afin que les muscles puissent, à partir de ce point, tourner et mouvoir le reste du corps en différents sens, sans que lui-même prenne part au mouvement. Cet office est rempli par le pied quand il pose sur le sol de toute sa longueur, comme dans la station droite. Mais quand on se lève sur l'extrémité antérieure du métatarse, c'est aux orteils qu'il revient. Pour cela, les orteils sont très mobiles les uns sur les autres, et composés de nombreuses parties également mobiles, ce qui leur permet de se mouler exactement sur le sol, et ainsi d'accroître le frottement contre lui. Il ont aussi une grande mobilité sur le reste du pied, de manière que, quand ils posent à terre, tout le reste de la jambe peut décrire de grands arcs sans qu'eux-mêmes aient besoin de changer leur situation. Le principal point d'appui du pied, quand on s'est levé sur les extrémités antérieures des orteils, occupe son côté interne, ce que prouve déjà la force plus grande dont ses os et ses muscles jouissent de ce côté. Nous trouvons là aussi un appareil particulier, qui concourt au but. En effet, le premier os du métatarse ne pose pas immédiatement sur le sol : il a une base, en partie carti-lagineuse, en partie osseuse, qui est formée par deux ossicules, les os sésamoïdes. On voit cet appareil représenté pl. IV, fig. 2. L'os mé-tatarsien du gros orteil a été enlevé, de manière qu'on voit les deux os sésamoïdes, *s*, *s*, touchant au sol. Une forte masse ligamenteuse les unit à l'orteil, avec lequel ils forment une cavité dans laquelle la tête de l'os métatarsien s'emboîte, et peut tourner, sans que les pa-rois de cette cavité y prennent part. Donc, quand l'os métatarsien tourne dans sa cavité et se fléchit en avant, comme par exemple quand l'homme se lève sur la pointe du pied, les os sésamoïdes restent ap-pliqués au sol, contre lequel le poids du corps les retient par pres-sion et frottement. En conséquence, ils forment une base immobile, par rapport à laquelle le pied, et avec lui le corps entier, peut se porter en des sens divers. Par exemple, au côté inférieur de l'articu-lation, le tendon du muscle fléchisseur du gros orteil passe entre les deux sésamoïdes, comme sur une poulie, pour gagner l'orteil. Quand ce muscle agit, l'orteil pèse sur le sol : le corps se trouve alors sou-tenu et porté par deux points, savoir, par les deux os sésamoïdes et par le gros orteil. Que le muscle se contracte avec plus de force encore, la jambe, et avec elle le corps entier, se porte en arrière, sans que les deux points se déplacent. La même chose a lieu pour les au-tres muscles qui se rendent aux orteils ou aux os sésamoïdes.

CHAPITRE VI.

DES MUSCLES DES ORGANES LOCOMOTEURS.

§ 85. *Comparaison entre les poids des muscles qui étendent et flé-chissent la jambe.*

Le poids des muscles n'est assurément pas une mesure exacte de leur force, car l'énergie de la contraction vivante dépend encore de circonstances chimiques et organiques auxquelles il faut recourir, par exemple, quand on veut expliquer pourquoi l'exercice accroît plus leur force que leur masse. Cependant, ce poids est, de toutes leurs qualités accessibles à nos sens et à nos moyens de mensuration, celle qui nous permet le mieux d'arriver à une appréciation approximative et à une comparaison de la force dont ils sont doués. Il était donc intéressant de peser tous les muscles de la jambe. Nous avons choisi pour cela deux cadavres d'hommes bien conformés et robustes. Le résultat a été que les rapports de poids entre beaucoup de muscles varient beaucoup. Toutefois, si on partage ces organes en plusieurs classes, et qu'on compare ensemble les poids des diverses catégories, les différences s'évanouissent en grande partie, et l'on peut tirer de là des conclusions intéressantes. La table suivante présente les poids moyens des muscles, tels que nous les avons trouvés dans les deux cadavres; entre deux parenthèses est indiquée la différence qui existe entre le poids réel de chaque muscle et ce poids moyen. Nous avons classé les muscles, et nous avons comparé ensemble les poids des classes. Dans cette classification, nous nous sommes attachés surtout à la différence des muscles extenseurs et fléchisseurs, et à l'union entre les uns et les autres muscles qui servent aux deux usages. Le poids des muscles qui ne servent point à l'extension et à la flexion est peu de chose en comparaison du poids de ceux qui produisent ces mouvements et qui servent dans la marche et la course. Le poids total des extenseurs est surtout considérable. Nous avons négligé les muscles lombricaux et interosseux, qui n'ont point d'intérêt particulier, et dont le poids n'est rien eu égard à celui des autres muscles de la jambe.

Obturateur externe	36.7	± 9.7
Obturateur interne et jumeaux . .	68.7	± 15.2
Pyriforme	45.5 (± 5.5)	198.4 rotateurs de la cuisse.
Carré	29.5 ∓ 0.5	
Couturier	125.7 (∓ 18.2	
Grêle	82.2 (∓ 15.2	
Adducteurs (1)	655.5 (± 62.5	

(1) Les adducteurs, qui, suivant Albinus, peuvent aussi fléchir la cuisse, ne servent pas à cet usage pendant la marche, parce qu'ils l'entraveraient à cause de l'adduction qu'ils détermineraient en même temps.

Vastes et crural	1092,0 (∓ 33,0)	1092,0	1291,2 extenseurs du genou.
Droit	199,2 (∓ 26,2)	199,2	
Psoas	181,7 (± 26,2)		692,6 fléchisseurs de la cuisse.
Iliaque	195,5 (± 44,3)	493,4	
Pectiné	49,0 (∓ 4,5)		
Fascia-lata	67,2 (∓ 9,7)		
Grand fessier.	556,0 (∓ 2,5)		
Moyen fessier.	277,7 (± 56,2)	936,2	1401,0 extens. de la cuisse.
Petit fessier.	102,5 (± 13,5)		
Demi-membraneux	206,5 (± 7,5)		
Demi-tendineux..	128,2 (± 3,2)	463,9	
Longue tête du biceps	129,2 (± 21.7)		
Courte tête du biceps	146,2 (± 65,2)		992,1 fléchiss. du genou.
Poplité	24,0 (± 1,3)	473,2	
Jumeaux et plantaire grêle	558,0 ± 2,0	558,0	
Soléaire.	575,0 (± 24,0)	575,0	733,0 extenseurs du pied.
Tibial antérieur	124,5 (∓ 2,5)		145,7 fléchisseurs du pied.
Troisième péronier	22,2 (± 12,7)		
Péronier long	85,2 (± 9,7)		
Péronier court	52,0 (± 19,0)		234,9 abduct. et adduct. du pied.
Tibial postérieur	97,7 (± 15,7)		
Long extenseur du gros orteil	28,7 (± 1,7)		
Court extenseur du gros orteil	7,0		
Abducteur du gros orteil	22,0 (± 0,5)		145,7 muscles du gros orteil.
Adduct. du gros orteil et transverse	21,0 (∓ 5,5)		
Long fléchisseur du gros orteil	35,5 (± 25,5)		
Court fléchisseur du gros orteil.	15,5		
Long extenseur des orteils	52,5 (± 17,5)		
Extenseur court des orteils	8,5		
Long fléchisseur des orteils	54,0 ∓ 15,0		
Accessoire	15,0 ∓ 4,5		120,0 muscl. des quatre petits ort.
Court fléchisseur des orteils.	15,0		
Fléchisseur du petit orteil.	6,5 (∓ 1,0)		
Abducteur du petit orteil	13,5 (± 2,5)		

On voit, d'après ce tableau, que les extenseurs et les fléchisseurs
établissent les associations les plus diversifiées entre les segments du
membre inférieur. A la vérité, les articulations de la hanche, du genou
et du pied ont chacune leurs extenseurs et fléchisseurs propres ; mais
beaucoup d'autres muscles sont en même temps extenseurs et fléchisseurs, parce qu'en passant sur deux articulations ils étendent l'une et
fléchissent l'autre. Le droit de la cuisse, qui s'étend en devant depuis

la rotule jusqu'au bassin, et qui étend l'articulation du genou, sert en même temps de fléchisseur à celle de la cuisse ; le demi-tendineux, le demi-membraneux et la longue tête du biceps, qui vont, en arrière, du bassin à la jambe, et étendent l'articulation de la cuisse, servent en même temps de fléchisseurs à celle du genou ; les gastrocnémiens, qui s'étendent de la cuisse au talon, plient le genou et étendent le pied. Les muscles de la jambe, dont les mouvements s'enchevêtrent organiquement, forment un système en règle, et leur arrangement systématique se rattache d'une manière intime à la succession des mouvements pendant la marche et la course.

Le poids des muscles du membre inférieur qui, passant sur deux articulations, sont à la fois extenseurs et fléchisseurs, s'élève, d'après notre tableau, à 1021,1 gr. Si l'on suppose qu'ils servent en égale proportion à l'extension et à la flexion, et qu'on ajoute leur poids, divisé en deux moitiés, à celui des extenseurs et des fléchisseurs, on obtient la proportion suivante entre les muscles chargés de l'extension et ceux qui accomplissent la flexion :

$$(2403,2 + \frac{1021,1}{2} : (810,3 + \frac{1021,1}{2}) = 2913,75 : 1320,85,$$

ou à peu près 11 : 5. Le poids des extenseurs de la jambe est donc presque double de celui de ses fléchisseurs. Or, comme le mécanisme de la jambe n'est nullement disposé de telle sorte que les fléchisseurs agissent sous un angle plus favorable ou sur un plus long bras de levier que les extenseurs, on s'est évidemment trompé quand on a dit, parce que les jambes se tiennent à demi fléchies dans le repos, que les fléchisseurs l'emportent sur les extenseurs. Cette demi-flexion des os pendant le repos ne tient pas à la force contractile des muscles, mais à la longueur naturelle qu'ils ont dans l'état de tranquillité, et qui est telle que les articulations doivent se placer alors dans une situation tenant à peu près le milieu entre la plus grande extension et la plus grande flexion.

Le rapport du poids des muscles extenseurs à celui des fléchisseurs paraît encore plus considérable lorsqu'on compare les muscles qui étendent exclusivement la jambe à ceux dont la fonction exclusive est de la fléchir. Ici la proportion est de 2403,2 gr. : 810,3 gr., ou presque de 3 : 1, ce qui paraît être plus juste encore, parce qu'il est vraisemblable que les muscles passant sur deux articulations, qui sont très forts, comme les autres extenseurs, servent principalement à l'extension, et ne remplissent que d'une manière accessoire l'office de fléchisseurs. D'après cela, le poids des muscles extenseurs devrait être porté à 3166,7 gr. Si l'on compare ce poids au poids total des muscles du membre inférieur, que nous avons trouvé de 5728,9 gr., on trouvera à très peu de chose près la proportion de 5 : 9, en sorte que plus de la moitié de la masse musculaire du membre appartient à son seul appareil d'extension. Si enfin on compare le poids des extenseurs et des fléchisseurs, pris ensemble, à celui de tous les muscles du membre inférieur, on trouvera la proportion presque de 3 : 4, de sorte que les muscles qui ne sont ni extenseurs ni fléchisseurs ne font qu'environ le quart de la masse musculaire totale du membre.

§ 86. *Pendant la marche, le pied est détaché du sol, non par les fléchisseurs de son articulation, mais par les gastrocnémiens, qui fléchissent le genou et étendent en même temps l'articulation du pied.*

Au moyen des muscles qui, passant sur deux articulations, peuvent étendre l'une et fléchir l'autre, la nature a atteint plusieurs buts en même temps, celui d'épargner divers muscles, et celui d'obtenir une succession régulière de mouvements, qui n'était possible qu'à l'aide de cette disposition. De même que, dans les machines à vapeur, la succession nécessaire des mouvements résulte de plusieurs pièces percées d'un seul trou, unies avec une autre percée de plusieurs; de même, dans les membres inférieurs, plusieurs muscles passant sur une seule articulation sont remplacés par un seul qui passe sur plusieurs articulations. Certains mouvements doivent toujours avoir lieu simultanément pendant la marche. Il y a des cas, par exemple, où la hanche doit se fléchir pendant que le genou s'étend, d'autres dans lesquels la hanche ou le pied doit s'étendre pendant que le genou ploie. Il est intéressant de voir des mouvements si différents, mais simultanés, résulter de muscles simples qui, pour les accomplir, passent sur deux articulations. Ailleurs, c'est la juste succession des mouvements que la nature a obtenue ainsi, comme, par exemple, le détachement du pied au moment où le membre inférieur cesse de porter le corps et d'arc-bouter contre le sol. Le détachement du pied, dans la marche, n'est point opéré par les muscles fléchisseurs, mais par les muscles extenseurs, non par le soléaire, qui va du calcanéum à la jambe, mais par les jumeaux, qui s'étendent du même os à la cuisse, et qui, par conséquent, outre qu'ils étendent l'articulation du pied, peuvent aussi ployer celle du genou. Comme les gastrocnémiens sont en même temps extenseurs et fléchisseurs, ils doivent, pour ne faire qu'étendre et allonger la jambe, par exemple lorsque, dans la marche , elle soutient le corps et le porte en avant en s'allongeant , ils doivent , disons-nous , non pas agir dès le commencement même de l'extension , mais seulement lorsque le genou est déjà entièrement ou presque entièrement étendu , moment où l'influence de leur action fléchissante sur le genou est très faible , parce que la cuisse et la jambe se trouvent alors en ligne droite , et que ces muscles s'insèrent très près de l'axe de mouvement. Mais , d'un autre côté , on doit s'attendre à ce que les gastrocnémiens , par cela seul qu'ils commencent plus tard à se contracter , continuent aussi plus longtemps d'agir. C'est ce qui a lieu réellement. Ils continuent encore d'agir après que la jambe a cessé de s'arc-bouter , et que les autres muscles extenseurs sont tombés dans le relâchement. Ce moment arrivé , les extenseurs du genou cessent d'agir , et les gastrocnémiens , qui se contractent , non seulement maintiennent alors le pied étendu , mais encore peuvent fléchir le genou , ce qui fait que le pied appuyé sur les orteils se trouve soulevé et tiré un peu en arrière. Cette disposition est d'une grande importance pour la marche et la course , où la jambe alternativement arc-boute contre le sol et oscille en avant , mais où les deux mouvements doivent se succéder aux époques prescrites , sans quoi la progression serait troublée : car 1° la jambe , qui ne touche plus le sol que par l'extrême pointe du pied , se trouve par là détachée momentanément du sol , ce qu'il n'est pas possible , dans cette situation du membre , d'opérer par la flexion de l'articulation du pied ; 2° il n'est pas besoin pour cela d'une nouvelle force (les gastrocnémiens , par lesquels le pied doit être détaché du sol , sont déjà contractés) , et il suffit de la cessation d'une force existante , du relâchement des muscles extenseurs du genou. Ce mode de détachement du pied , dont on peut se convaincre en examinant un homme qui marche , explique en même temps pourquoi , dans la marche rapide , mais surtout dans la course , où tous les extenseurs de la jambe , les gastrocnémiens comme les autres , sont fortement tendus , les jambes se trouvent projetées si haut en arrière , et d'autant plus haut que le mouvement s'exécute avec plus de vélocité.

§ 87. *Des muscles qui opèrent la pronation et la supination du pied.*

Nous avons prouvé (§ 67) , par des expériences sur le cadavre , que le mouvement de pronation et de supination de la jambe a une étendue de 50 degrés , c'est-à-dire que la jambe peut tourner sur son axe longitudinal , de manière que les orteils regardent ou en dedans ou en dehors. Non seulement la disposition des os et des ligaments permet ce mouvement, mais il y a des muscles chargés de l'accomplir pendant la vie. Le couturier, le demi-tendineux, le grêle et le poplité peuvent opérer la pronation de la jambe, le biceps sa supination. Il est digne de remarque, sous ce rapport, que comme la tension des ligaments de la jambe l'empêche de tourner autour de son axe longitudinal quand elle est étendue, et ne lui permet de le faire qu'autant que le genou se trouve ployé, de même les muscles qui, dans l'extension, ont une tout autre fonction, acquièrent, pendant la flexion, une situation qui leur permet de déterminer la rotation du membre. D'après cette fonction qu'ont les muscles de donner lieu à la pronation lorsque les genoux sont ployés, on voit pourquoi les tendons du couturier, du grêle et du demi-tendineux contournent une grande partie du tibia : c'est pour se dérouler autour de lui pendant la torsion, et pouvoir ainsi l'opérer dans une étendue plus grande. Le demi-membraneux, qui d'ailleurs a, par sa situation, tant de rapports avec le demi-tendineux, ne peut pas produire la pronation, parce que son tendon ne se recourbe pas, comme celui de ce dernier, autour du tibia. Le poplité contourne aussi de la même manière, au côté externe, le condyle du fémur. Quant au biceps, qui opère la supination, il est le seul dont le tendon ne se contourne pas, parce qu'il prend son insertion à la tête du péroné, ce qui le tient plus éloigné de l'axe de rotation ou du condyle interne, et parce que la rotation, considérée d'une manière générale, est moins considérable au côté interne. Nous nous sommes convaincus très positivement de l'aptitude qu'ont ces muscles à déterminer la pronation et la supination, pendant la flexion, en les coupant à leur extrémité supérieure (surtout les longs), et les tendant, sans rien changer à la direction de leurs fibres, tandis que le genou était ployé; la torsion s'effectuait de cette manière.

§ 88. *Des muscles qui opèrent l'adduction et l'abduction dans l'articulation inférieure du pied.*

Le pied et la jambe sont tellement articulés ensemble, comme nous l'avons fait voir § 80, que les principaux mouvements de ces deux segments du membre n'ont point lieu, ainsi qu'il arrive entre le bassin et la cuisse, ou entre la cuisse et la jambe, dans une seule articulation, mais sont répartis à deux articulations superposées, en sorte que la flexion et l'extension s'opèrent seulement dans la supérieure, entre la jambe et l'astragale, l'adduction et l'abduction exclusivement aussi dans l'inférieure, entre l'astragale et le reste du pied. Quoique l'astragale repose sur le reste du pied par deux surfaces tout-à-fait séparées l'une de l'autre, sa jonction avec lui ne doit pas être considérée comme constituant deux articulations, parce que, dans l'adduction et l'abduction du pied qui résultent de là (et qui peuvent aller à 42 degrés), le contact n'est maintenu que dans une surface, et cesse à l'autre surface, sauf du moins un petit nombre de points. La nature a formé, pour l'adduction et l'abduction du pied, non seulement une articulation à part, mais encore des muscles spéciaux, qui ne produisent presque autre chose que ces mouvements. Le tibial postérieur porte le pied dans l'adduction, le long et le court péronier dans l'abduction ; tous deux sont donc antagonistes. Nous avons constaté l'exactitude de cette proposition en coupant l'extrémité supérieure des muscles, sans changer la situation de leurs tendons à leur extrémité inférieure (jusqu'au-dessus de l'articulation du pied), et les tendant suivant la direction de leurs fibres : nous pouvions ainsi déterminer à volonté l'adduction ou l'abduction, selon que nous agissions sur le tibial postérieur ou sur le long et le court péronier. Il fallait beaucoup de force pour opérer l'extension de l'articulation par le moyen du long péronier seul, ou par celui du tibial postérieur et du court péronier, et, chose digne de remarque, on ne pouvait point la déterminer en agissant sur un seul de ces deux derniers muscles.

TROISIÈME PARTIE.

CONSIDÉRATIONS PHYSIOLOGIQUES SUR LA MARCHE ET LA COURSE.

CHAPITRE PREMIER.

EXPÉRIENCES ET MESURES RELATIVES A LA MARCHE ET A LA COURSE.

§ 89. *Des mesures sont nécessaires pour servir de base à une théorie de la marche et de la course.*

De tous les mouvements du corps humain, la marche et la course sont ceux qui frappent le plus nos yeux ; on peut non seulement les observer, mais encore les mesurer avec plus de précision que la plupart des autres. La mensuration de ces mouvements est seule capable de nous conduire à des idées claires et nettes sur la marche et la course ; car elle fournit une base déduite de l'expérience, et une pierre de touche à l'aide de laquelle on peut faire l'essai de toute théorie quelconque. Nous n'avons rien épargné pour arriver à construire cette base ; les modifications diverses que nous avons apportées à nos procédés de mensuration nous ont permis de reconnaître plusieurs circonstances qui ont force de loi dans la marche et la course, et d'arriver ensuite à l'explication de ces mouvements. Ainsi, par exemple, nous avons cherché à connaître la longueur et la durée des pas, et l'harmonie que nous avons trouvée à cet égard nous a conduits à déterminer d'une manière plus exacte jusqu'à quel point cette longueur et cette durée dépendent des forces extérieures, auxquelles le corps humain est soumis comme tous les autres corps (la pesanteur, la résistance de l'air et le frottement du sol), jusqu'à quel point aussi elles sont sous la dépendance de la force organique, en particulier de l'énergie musculaire.

§ 90. *Les mesures doivent être prises sur un chemin horizontal, à l'abri du vent, et il faut mesurer à la fois le chemin et le temps.*

Comme il est très difficile, la plupart du temps même impossible, de mesurer la longueur et la durée des pas isolément, il faut recourir à une méthode indirecte, c'est-à-dire parcourir un espace mesuré, compter les pas qu'on fait, et déterminer au moyen d'une mesure le temps qu'on y emploie; après quoi un calcul fort simple donne la longueur et la durée des pas, car la longueur du chemin est la somme de tous les pas qu'on a faits, et il suffit de la diviser par le nombre de ces derniers pour obtenir la longueur de chacun. De même, quand on veut connaître la durée d'un pas, on n'a qu'à diviser le temps qui a été nécessaire pour les exécuter tous, par le nombre de ceux qui ont été faits. Ce procédé est applicable dans la supposition que, la marche ayant été continue et n'ayant été troublée en rien, les pas ont été tous égaux à l'égard et de la longueur et de la durée, hypothèse que justifie l'expérience de la vie commune, à l'appui de laquelle viennent aussi nos expériences (1).

(1) Nous avons choisi généralement, pour nos expériences, un espace qui présentait un sol horizontal de grande étendue. Dans cet espace, nous avons mesuré une voie longue de 43 $\frac{45}{100}$ mètres. Cet espace était à l'abri du vent, et par cela même convenait fort bien aux expériences; car, en plein air, le moindre vent suffit pour changer sensiblement les résultats, tandis qu'en l'absence de toute agitation de l'air, ces résultats sont constamment les mêmes, toutes choses égales d'ailleurs. Aux deux extrémités de la voie avaient été ménagés de grands espaces, tant pour pouvoir laisser les premiers pas hors de la mesure que pour éviter l'influence perturbatrice qu'un homme éprouve involontairement dans les derniers pas qu'il fait en se rapprochant d'une muraille. Cependant il est quelques expériences pour lesquelles nous n'avons pu nous servir de cet espace couvert, parce qu'il fallait que le sujet marchant fût observé d'une distance considérable avec une lunette; nous étions alors obligés d'agir en plein air. Pour mesurer le temps, nous employâmes une, ou, en cas de besoin, deux montres à tierces, marchant bien ensemble, et assez bonnes pour

§ 91. *Le tronc n'est point vertical, mais incliné en avant, pendant la marche et la course. L'étendue de cette inclinaison croît avec la vitesse de la marche ou de la course.*

Nous avons (§ 5) divisé le corps, par rapport à la marche et à la course, en deux parties, savoir, d'un côté, le tronc, la tête et les bras, qui forment ensemble le fardeau à porter, d'un autre côté les jambes, qui soutiennent et transportent ce fardeau. Tant que la marche ou la course continue de la même manière, les parties à porter changent peu ou point de situation, tandis que les jambes ne peuvent accomplir la progression qu'en changeant continuellement de situation.

On sait que quand un mouvement vient à être communiqué à une partie d'un corps solide quelconque par un corps voisin, toutes les parties du corps solide ne prennent uniformément part au mouvement qu'autant que la direction de la force passe du point touché par le centre du corps solide. Lorsque ce cas n'a pas lieu, la force se décompose, d'après les lois du parallélogramme des forces, en deux latérales, dont l'une suit la direction indiquée, tandis que l'autre lui est verticale; cette dernière produit alors une rotation du corps solide autour de son centre de gravité. Le tronc se comporte de même, pendant la marche et la course, à l'égard des jambes, dont les extrémités

suffire à nos besoins. Le sujet marchant, tenant la montre d'une main, prenait place à six ou douze pas du commencement de la carrière, et au moment de son entrée sur cette dernière, faisait aller la montre, arrêtée jusque là par un crochet d'enrayure, puis l'arrêtait de nouveau aussitôt qu'il atteignait du pied la fin de la carrière, ou si le bout de celle-ci ne coïncidait pas avec la fin d'un pas, au moment où le centre de gravité se trouvait au-dessus de sa limite externe. Il avait soin aussi de compter le nombre des pas qu'il faisait en marchant. Ces actes, tous nécessaires pour prendre une mesure, auraient pu être répartis entre plusieurs personnes; mais nous les fîmes exécuter par le sujet lui-même, qui seul était capable de les accomplir d'une manière parfaitement simultanée. L'expérience nous a démontré que quand un autre prend la montre, il s'écoule entre le signe fait par le premier et la mise en liberté par le second, un petit laps de temps qui n'est pas toujours le même, ce qui frappe les observations d'incertitude. D'ailleurs, cette réunion de plusieurs offices entre les mains d'une seule personne n'entraine aucun inconvénient lorsqu'on en a contracté l'habitude. C'est seulement après avoir terminé les expériences, que d'après les nombres écrits de pas et de tierces, nous calculâmes la longueur et la durée des pas, qui étaient demeurées inconnues jusque là, de manière que leur accord plus ou moins grand avec les effets attendus ne pouvait exercer aucune influence sur les résultats. Enfin, pour rendre les expériences comparables, il était nécessaire que toutes fussent faites sur un seul homme, excepté dans le cas où il s'agissait de comparer ensemble la marche d'individus différents; c'est ce qui a eu lieu, en effet, partout où le contraire n'est pas indiqué expressément.

supérieures, les deux têtes des fémurs, se portent en avant, en direction presque horizontale, et avec une vitesse à peu près uniforme. Ce mouvement des têtes des fémurs doit être communiqué à l'extrémité inférieure du tronc. Si on le décompose en un mouvement dirigé des têtes des fémurs vers le centre de gravité du tronc, et en un mouvement perpendiculaire à celui-là, ce dernier déterminerait une rotation du tronc, s'il n'agissait point sur le tronc d'autre force que celle qui lui est communiquée par le mouvement des têtes des fémurs. Mais cette rotation du tronc ne doit point avoir lieu dans la marche ni la course, et elle est empêchée quand le tronc se trouve *d'abord* un peu incliné en avant, ce qui fait que sa propre pesanteur produit une rotation en sens opposé.

Si le tronc n'était mû par aucune autre force que celle qui provient des têtes des fémurs, et par sa propre pesanteur, son inclinaison devrait diminuer peu à peu, et aussitôt que la force accélératrice de la pesanteur aurait produit une rotation d'arrière en avant aussi rapide que celle d'avant en arrière communiquée par les têtes des fémurs, le tronc devrait, pour que cet état de choses persistât, revenir à la situation verticale. Mais une troisième force, la résistance de l'air, agit encore sur lui. Si l'on décompose cette force en une agissant dans la direction du tronc incliné et une autre perpendiculaire à celle-là, la dernière portion produirait une rotation accélérée du tronc d'avant en arrière, que la force accélératrice de la pesanteur devrait neutraliser à chaque instant, ce qui ne peut avoir lieu qu'autant que le tronc demeure continuellement incliné en avant. L'étendue de cette inclinaison continuelle du tronc doit être en rapport avec celle de la résistance que le tronc trouve dans l'air pendant la marche et la course ; elle doit donc être plus considérable dans la marche et la course rapides, parce qu'alors la résistance de l'air est plus grande ; moins forte, au contraire, dans la marche et la course lentes, parce qu'alors l'air résiste moins. Si cette inclinaison du tronc, dépendante de la grandeur de la résistance, ou de la rapidité de la marche et de la course, n'avait pas lieu, l'action des muscles qui unissent le tronc aux jambes pourrait bien en déterminer une semblable, mais ce serait au moyen d'une grande dépense d'énergie musculaire, qui se trouve évitée par l'autre état de choses. Nous avons cherché à prouver par la voie expérimentale que le premier mode d'inclinaison a lieu, nous avons mesuré l'inclinaison du tronc pendant la marche et la course, et nous l'avons comparée sous des vitesses diverses.

Pour mesurer l'inclinaison du tronc dans la marche ou la course exécutée avec une vitesse diverse, nous mesurâmes une carrière de 15 mètres $\frac{1}{11}$, qui fut parcourue, en marchant et courant, tantôt avec plus, tantôt avec moins de rapidité, et tenant compte du temps employé et du nombre des pas faits. Une lunette fut disposée à cent mètres sur le côté de cette carrière, en sorte que le fil qu'elle renfermait coïncidât avec l'image d'une ligne tracée sur le tronc; l'oculaire mobile de l'instrument, qui contenait ce fil, fut tourné, pendant la marche et la course, jusqu'à ce qu'il coïncidât également alors avec cette ligne. En comparant les deux situations de l'oculaire l'une avec l'autre, on avait la différence d'inclinaison pendant la marche ou la course. L'inclinaison absolue du tronc dans chaque situation est déterminée par l'angle que la verticale fait avec la ligne que le centre de gravité du corps forme avec le milieu de l'axe transversal du bassin passant par les deux têtes des fémurs. Mais comme il est très difficile de trouver le centre de gravité du tronc dans des situations si différentes du corps, nous fûmes obligés d'observer, au lieu de la ligne tirée de ce point à l'axe des deux têtes, qui aurait donné immédiatement l'inclinaison absolue du tronc, une autre ligne visible à l'extérieur de ce dernier, et susceptible de se déplacer le moins possible par rapport à l'autre. La situation verticale du tronc, telle qu'il l'affecte dans le repos, fut déterminée en cherchant l'angle que cette ligne visible faisait, pendant la marche en avant et en arrière, pendant la course en avant et en arrière, enfin pendant l'arrêt dans les deux situations opposées. Le dernier angle, déduit des deux premiers, donne aussi approximativement que possible l'inclinaison du tronc par rapport à la verticale, dans la marche et la course. La table suivante présente les résultats de nos mesures :

TABLE. 7. *Mesure de l'inclinaison du tronc pendant la marche et la course. — Mouvement angulaire de la ligne visible tandis que le corps revient d'avant en arrière.*

a. Au moment de l'arrêt.

13° 74

13 74

13 06

15 46

Moyenne. 14° 00

b. Pendant la marche lente.

Longueur des pas.	Durée des pas.	Mouvement angulaire en revenant d'avant en arrière.	Vitesse.	Double inclinaison.
0,629	0,833		0,755	
		18° 9		4° 9
0,664	0,777		0,855	
		18 9		4 9
0,699	0,848		0,824	
		20 6		6 6
0,664	0,793		0,837	
		20 6		6 6
0,699	0,839		0,833	
		18 9		4 9
0,629	0,812		0,774	

c. Pendant la marche rapide.

Longueur des pas.	Durée des pas.	Mouvement angulaire en revenant d'avant en arrière.	Vitesse.	Double inclinaison.
0,838	0,452		1,85	
		27 8		13 8
0,838	0,426		1,97	
		26 1		12 1
0,838	0,429		1,95	
		27 5		13 5
0,838	0,428		1,96	
		32 6		18 6
0,838	0,444		1,89	
		31 8		17 8
0,816	0,438		1,86	
		24 9		10 9
0,838	0,431		1,945	
		29 2		15 2
0,838	0,419		2,00	
		27 5		13 5
0,838	0,439		1,91	
		29 2		15 2
0,888	0,436		2,04	
		30 9		16 9
0,838	0,432		1,94	
		32 6		18 6
0,888	0,438		2,03	
		31 8		17 8
0,888	0,456		1,95	

d. Pendant la course.

1,372	0,325		4,22	
		48 1		34 1
1,509	0,323		4,67	
		49 8		35
1,509	0,337		4,48	
1,509	0,302		5,00	
		55 8		41 3
1,509	0,300		5,03	
		56 7		42 7
1,509	0,320		4,72	
		53 3		39 3
1,509	0,320		4,72	

Dans une autre série de mesures, nous avons cherché à déterminer, d'une manière immédiate, l'inclinaison du tronc à une vitesse différente de la marche et de la course, en admettant (d'après le § 48) qu'une ligne droite passe de l'atlas à la base du sacrum par le centre de gravité du tronc; nous tournâmes l'oculaire de la lunette jusqu'à que le fil parût coïncider avec cette ligne. La table suivante offre les résultats que nous avons obtenus ainsi :

TABLE 8. *Mesure de l'inclinaison du tronc dans la marche et la course avec des vitesses diverses.*

a. Dans la marche.

Longueur des pas.		Durée des pas.		Vitesse.	Inclinaison.	
0ᵐ 648		0ᵘ 681		0,95	5ᵘ 7	
0 700		0 632		1,11	6 9	
0 795		0 622		1,28	8 1	
0 833		0 400		2,08	10 0	

b. Dans la course.

0 648		0 311		2,08	7 2	
0 833		0 343		2,43	8 3	
0 853		0 336		2,53	9 5	
1 060		0 323		3,21	12 1	
1 207		0 308		3,92	13 8	
1 458		0 287		5,08	20 2	
1 522		0 240		6,34	22 5	

Il suit de ces recherches que le centre de gravité du tronc n'est pas soutenu perpendiculairement dans la marche et la course, qu'une perpendiculaire tombant de ce centre sur l'axe des deux cavités cotyloïdes est inclinée en avant, enfin que l'inclinaison croît et diminue avec la vitesse du corps pendant ces mouvements.

Nous nous sommes convaincus aussi par là que quand on ne change point de pas avec intention, non seulement la vitesse avec laquelle le corps est transporté, mais encore l'inclinaison communiquée au tronc, sont les mêmes dans un pas que dans l'autre. Donc, comme nous l'avons déjà dit, le tronc se comporte ici à peu près comme une baguette qu'on porte en équilibre sur le doigt ; dans un cas et dans l'autre, l'inclinaison doit, d'après les lois de la mécanique, être appropriée à la vitesse de la translation.

ARTICLE PREMIER.

DE LA MARCHE.

§ 92. *Dans la marche sur un sol horizontal, le tronc est transporté presque en ligne droite ; les oscillations par lesquelles alternativement il se rapproche et s'éloigne un peu du sol, s'élèvent à environ 32 millimètres, c'est-à-dire que le plus grand écart du terme moyen n'est que de 16 millimètres.*

Nos observations sur le transport horizontal du tronc pendant la marche devaient être rapportées à une partie déterminée quelconque de ce tronc. On pourrait croire que nous aurions dû choisir pour cela celle où se trouve le centre de gravité ; mais nous ne l'avons pas fait, parce qu'il n'était point praticable de désigner convenablement ce point par une marque et de l'observer avec précision. D'ailleurs, pour l'étude de la marche, il est plus important d'avoir égard au point par lequel la jambe sert de soutien au tronc, qu'au mouvement du centre de gravité de celui-ci. En effet, comme on dit d'une baguette tenue en équilibre, qu'elle est transportée horizontalement quand le doigt qui la porte avance en ligne horizontale, sans tenir compte des petites oscillations en haut et en bas que son centre subit par le fait d'une légère augmentation ou diminution de la vitesse du doigt, de même, dans la marche, nous disons que le tronc se meut parallèlement au sol, lorsque les têtes des fémurs qui le tiennent en équilibre avancent parallèlement à ce même sol, de manière que nous rapportons au tronc entier ce qui, à proprement parler, n'est vrai que de son extrémité inférieure, de celle qui touche les têtes des fémurs.

Pour faire des expériences exactes à ce sujet, nous employâmes le moyen suivant. L'un de nous, dont on devait observer la marche, portait à la main une mesure blanche, divisée en millimètres par des lignes droites, et tenue appliquée contre le grand trochanter, dans une situation telle que l'autre pouvait la voir avec la lunette, quand le marcheur lui tournait le dos. Comme le sommet du grand trochanter est de niveau avec le centre de la tête du fémur, et qu'il conserve toujours cette même hauteur relative pendant la marche, on pouvait, dans nos expériences, l'observer en place de la tête du fémur elle-même. La lunette fut établie à la même hauteur que les têtes des fémurs, et dans la direction du chemin. Si l'on observait le marcheur à l'aide de cet instrument, on voyait la mesure qu'il portait monter et descendre par rapport au fil immobile contenu dans la lunette, suivant que le tronc s'abaissait ou s'élevait. La mesure devait toujours être prise au moment où le marcheur arrivait à la distance pour laquelle la position de la lunette avait été déterminée. Nous avons trouvé de cette manière que l'étendue des oscillations dans la marche rapide diffère peu de ce qu'elle est dans la marche lente : seulement les mesures obtenues dans le premier de ces deux cas s'accordaient davantage ensemble. Voici les résultats de ces dernières :

TABLE 9. *Mesure des oscillations verticales dans des pas d'une longueur de* 0^m,730.

a. Pendant l'appui sur le pied entier (1).

Nombre	Étendue de l'oscillation	Moyenne.
1	35 mill.	
2	30	31$^{mill.}$,7
3	30	

b. Pendant l'appui sur le bout de pied.

Nombre	Étendue de l'oscillation	Moyenne.
1	22 mill.	
2	20	
3	19	21$^{mill.}$,0
4	22	
5	22	

Ces mesures donnaient la distance de deux lignes parallèles au sol entre lesquelles la tête du fémur demeure toujours dans la marche uniforme. Si nous cherchons la ligne moyenne, nous trouvons que

(1) *Voyez* le § 99 pour la différence entre la marche sur le pied entier et celle sur le bout du pied.

la plus grande élévation ou le plus grand abaissement au-dessus ou au-dessous de cette ligne moyenne ne dépasse point 16 millimètres.

Il suit de là que *la force d'extension de la jambe arc-boutée, force qui sert de soutien et de moyen de transport dans la marche, doit agir de manière que, malgré le changement de situation de la jambe, sa force d'extension, estimée en direction verticale, soit à peu près égale à la pesanteur du corps, en sorte que celui-ci ne puisse ni s'élever ni s'abaisser de beaucoup.*

§ 93. *La plus grande longueur des pas que nous employons dans la marche est presque égale à la moitié de l'amplitude d'extension de la jambe.*

Sans doute, la longueur des plus grands pas que nous puissions faire dépend de la longueur de nos jambes, d'où il résulte que les enfants, par exemple, font de petits pas; mais il reste à déterminer avec précision comment la longueur des plus grands pas dépend de celle des jambes. De la longueur des jambes dépend leur amplitude d'extension, lorsqu'elles forment l'une avec l'autre un angle aussi grand que possible : or ce n'est pas le maximum d'amplitude de tension des jambes, mais seulement sa moitié, qui forme l'extrême limite que nos pas puissent atteindre. La plus grande longueur des pas, comme il résulte de nos expériences, n'atteint jamais le maximum de l'amplitude d'extension, et en marchant on franchit à la fois tout au plus la moitié de l'espace que nous pouvons, dans le repos, franchir en étendant les jambes autant que possible. Nous avons trouvé la plus grande amplitude de tension (non compris la longueur du pied) = 1180 millimètres, et la plus grande longueur du pas (déduction faite de la longueur du pied) = 620 millimètres, c'est-à-dire ne dépassant que d'un vingtième la moitié de l'autre (1).

(1) Pour savoir quelle distance on est capable de franchir avec les jambes en se tenant debout, l'un de nous se tint sur un sol horizontal, les deux jambes aussi écartées que possible en avant et en arrière. Dans cette attitude, les jambes forment avec le sol un triangle rectangle, sur le sommet obtus duquel repose le corps. La situation des deux bouts des orteils extrêmes fut marquée sur le sol, et la distance entre eux mesurée. La plus grande amplitude d'extension fut trouvée d'après cela = 1420 millimètres. La plus grande longueur des pas que le même sujet pouvait faire sans efforts extraordinaires, ne s'élevait qu'à environ 860 millimètres. La longueur des pas pendant la marche n'est donc jamais qu'une fraction de la plus grande amplitude d'extension, et lors même qu'elle est aussi grande que possible, elle ne dépasse guère que d'un cinquième la moitié de celle-ci. Mais on ne pourrait faire de si longs pas, s'ils ne s'allongeaient point par l'effet du déroulement du pied sur le sol pendant la durée de chacun (*Voyez* le § 16). Cet allongement, qui égale la longueur

La raison en est que quand la jambe postérieure atteint sa plus grande tension pendant la marche, l'antérieure soutient toujours le corps verticalement dans son point d'appui sur l'articulation de la hanche, et que par conséquent les deux jambes, avec le sol, enferment un triangle rectangle, qui peut être considéré comme la moitié du triangle rectangle que les deux jambes, avec le sol, enferment dans le cas de l'amplitude d'extension correspondante. On explique ainsi pourquoi les plus grands pas que nous puissions faire en marchant sans efforts extraordinaires, sont la moitié de la distance dont les deux jambes peuvent s'écarter l'une de l'autre en avant et en arrière ; car, pendant la marche, la jambe antérieure se trouve perpendiculaire, au moment où la postérieure est le plus tendue. Cette explication peut être soumise à une épreuve directe, qui consiste à comparer la longueur de la jambe étendue et la longueur des pas (déduction faite de celle des pieds) avec la distance verticale qui existe entre la tête du fémur et le sol quand on marche. Ces trois lignes, qui sont toutes susceptibles d'être mesurées indépendamment l'une de l'autre, doivent, si notre proposition est juste, être trouvées telles que de leur réunion résulte un triangle rectangle. Nous avons effectivement cherché à les mesurer isolées l'une de l'autre, et comme on le verra dans les paragraphes suivants, notre assertion a été pleinement confirmée par là.

§ 94. *A chaque temps de la marche, le tronc prend, par rapport*

du pied, a bien lieu aussi dans l'amplitude d'extension, et de là vient que celle-ci, comme nous l'avons mesurée, savoir, du bout d'un pied à celui de l'autre, est plus grande, de toute la longueur du pied, qu'elle ne le serait si on l'estimait d'après la distance des points des pieds qui arc-boutent réellement *en même temps* contre le sol, c'est-à-dire depuis la pointe du pied de derrière jusqu'au talon de celui de devant. Mais qu'on déduise cet allongement, qui est indépendant de la véritable extension des jambes, et de la longueur des pas et de l'amplitude d'extension, on trouve la plus grande longueur du pas (diminuée de celle du pied) presque exactement égale à la moitié de la plus grande amplitude d'extension (diminuée aussi de la longueur du pied). En effet, dans nos expériences, la longueur du pied était de 240 millimètres. Cette somme déduite de 1420 millimètres, c'est-à-dire de la plus grande amplitude d'extension, il reste 1180 millimètres, dont la moitié est de 590 millimètres. Qu'on soustraie aussi ces 240 millimètres de 860, c'est-à-dire de la plus grande longueur du pas, on obtient 620 millimètres, c'est-à-dire un produit qui ne dépasse 590 millimètres que d'un vingtième. Autrement dit, la plus grande amplitude d'extension peut être, après qu'on en a déduit la longueur du pied, divisée presque exactement en deux longueurs de pas aussi grands que possible : car 1/2 (1420 + 240) = 830 millim., au lieu que la plus grande longueur était = 860 millimètres.

au sol, une situation un peu plus basse que pendant la station. Il s'abaisse d'autant plus que nous marchons plus vite, et sa distance du sol est toujours la même quand la manière de marcher et la vitesse ne changent point.

Comme nous savons, d'après le § 92, que les têtes des fémurs transportent le tronc, dans la marche, sur une surface presque parallèle au sol horizontal, il n'est besoin, pour connaître la plus grande hauteur de la jambe antérieure au moment de la plus grande extension de la jambe postérieure, que de mesurer la distance entre le sol et la surface dont les têtes des fémurs demeurent le plus rapprochées, et d'en déduire la moitié de la petite oscillation verticale, mesurée § 92, parce que, d'après nos observations, l'oscillation de haut en bas a lieu vers la fin de l'extension de la jambe postérieure. Il reste à trouver expérimentalement si cette distance est plus petite dans la marche que dans la station, et de combien elle l'est. On peut résoudre le problème par des mesures analogues à celles qui ont été décrites § 92. Si, par exemple, la distance en question était plus petite, il est vrai, que dans la station, mais seulement de très peu, il y aurait à chaque pas un instant au moins où correspondrait au fil de la lunette le même trait de l'échelle que nous avions vu se présenter pendant la station. Mais nous remarquions dans les expériences précédentes que même le plus bas point de l'échelle qui entrât en rapport avec le fil pendant la marche, était toujours beaucoup plus élevé que celui que nous y avions vu pendant la station droite, qu'en conséquence le tronc était toujours, pendant la marche, plus bas, c'est-à-dire plus rapproché du sol, de toute l'étendue au moins de cette différence. Nous avons obtenu par des mesures les valeurs suivantes de cette dernière.

TABLE 10. *Mesure de l'abaissement du tronc.*

a. Pendant la marche sur le pied entier, longueur des pas de 730 mill.

1ʳᵉ exp.	24 mill.
2ᵉ	26
Moyenne.	25 milᵗ.

b. Pendant la marche sur le bout de pied, longueur des pas de 730 mill.

1ʳᵉ exp.	40 mill.
2ᵉ	38
3ᵉ	35
4ᵉ	43
Moyenne.	39 mill.

A cet abaissement constant il faut encore ajouter, au moment où la jambe postérieure est le plus étendue et inclinée par rapport au sol, tout l'abaissement variable, qui est égal à la grandeur des oscillations mesurées § 92. Ce dernier s'élevait à 31 ¾ millimètres dans la marche sur le pied entier, et à 21 millimètres dans celle sur le bout du pied. Donc l'abaissement total au moment où la jambe postérieure est le plus étendue et inclinée par rapport au sol, était, pour des pas de 730 millimètres de longueur,

$$\text{Sur le pied entier} = 56\tfrac{3}{4} \text{ mill.}$$
$$\text{Sur les orteils } . . = 60$$

C'est donc de cette somme que la jambe antérieure, qui, au même moment, arrive à la verticalité sous le tronc, se raccourcit relativement à la longueur qu'elle a dans la station droite.

§ 95. *De l'augmentation de la longueur des jambes pendant l'extension.*

Pour déterminer exactement la longueur de la jambe, il est nécessaire avant tout de connaître quel est le point qu'on doit considérer comme l'extrémité supérieure de ce membre. Nous avons dit que c'est le centre de la tête du fémur, parce que ce point est celui autour duquel la jambe tourne pendant ses mouvements dans l'articulation de la hanche. Mais comme on ne peut pas l'observer d'une manière immédiate sur le membre, nous y avons substitué le sommet de la saillie que le grand trochanter fait à l'extérieur, et dont les mesures prises sur le squelette nous ont montré que la hauteur correspond au centre de la tête du fémur. Nous mesurâmes donc, avec un mètre tenu verticalement, la hauteur de ce sommet du grand trochanter dans la station droite, tandis que la jambe touchait le sol par la surface entière du pied, et cela,

1° Quand le centre du corps était placé le plus possible en arrière, verticalement au-dessus du talon ;

2° Quand ce centre était placé le plus possible en avant, verticalement au-dessus de la pointe du pied.

Ensuite nous la mesurâmes le corps étant soulevé sur le bout des pieds, et cela,

3° Quand le pied touchait le sol par l'extrémité antérieure du métatarse, et qu'une partie du poids du corps était soutenue par les bras appuyés, afin de prévenir une chute ;

4° Quand la jambe, étendue autant que possible, ne touchait plus le sol que par le bout des orteils, le fardeau entier du corps étant porté par les bras.

Ces mesures nous donnèrent les résultats suivants :

TABLE 11. *Mesure de la longueur de la jambe à des degrés divers d'extension.*

860,3 millimètres, longueur de la jambe étendue jusqu'à l'articulation du pied, quand b, centre de gravité du corps, se trouve. dans la station droite, verticalement au-dessus du talon.

852,5 millimètres, longueur de la jambe étendue jusqu'à l'articulation du pied, quand le poids du corps porte verticalement sur le bout du pied dans la station.

949,2 millimètres, longueur de la jambe étendue jusqu'à l'extrémité antérieure de métatarse.

980,1 millimètres, longueur de la jambe étendue jusqu'au bout des orteils.

D'où il suit que l'allongement de la jambe va presque à un septième de sa longueur totale : or ce maximum d'élongation paraît avoir réellement lieu dans la marche aussi rapide que possible.

§ 98. *Mesure de la longueur de la jambe postérieure étendue, à des vitesses diverses de la marche.*

Pour mesurer immédiatement, dans la marche, l'élongation de la jambe pendant qu'elle s'étend en arrière, nous appliquâmes un fil au bord plantaire antérieur du soulier, et nous le conduisîmes de là jusqu'au grand trochanter, où il fut fixé, médiocrement tendu, avec deux poids, de telle sorte cependant qu'il pouvait encore se mouvoir aisément sous le doigt, ce qui lui permettait de s'allonger autant qu'il était nécessaire. Ces dispositions prises, le sujet parcourut avec une vitesse uniforme un espace mesuré, et l'on compta le nombre des pas, ainsi que le temps employé à les faire. La portion du fil qui avait été obligée, par le tiraillement, de glisser entre les doigts, indiquait l'élongation de la jambe ; la longueur du chemin et le temps employé à le parcourir faisaient connaître la vitesse. Ces expériences furent répétées à différentes vitesses de la marche. La table suivante contient les mesures qu'elles fournirent.

TABLE 12. *Mesure de l'extension de la jambe postérieure dans la marche avec des vitesses différentes, la longueur du chemin parcouru étant de 17 mètres.*

Nombre.	Longueur du pas	Durée du pas	Longueur de la jambe.	Vitesse.
1	0.607 mill.	$0''$ 692	0^m 930	0,880
2	0,630	0 655	0 930	0,906
3	0,654	0 631	0 942	1,036
4	0,773	0 460	0 954	1,677
5	0,809	0 457	0 954	1,767
6	0,809	0 433	0 942	1,873
7	0,850	0 425	0 950	2,005
8	0,850	0 390	0 952	2,185
9	0,850	0 390	0 961	2,180
10	0,850	0 380	0 956	2,237

Il suit de ces mesures que plus les pas sont grands, plus la jambe postérieure s'étend, tandis qu'il résultait des mesures indiquées § 94 que plus les pas sont grands, plus la jambe antérieure se ploie. Cet allongement de la jambe postérieure et ce raccourcissement de l'antérieure font que, même quand la longueur du pas devient très considérable, les trois lignes n'en continuent pas moins de former ensemble un triangle rectangle.

§ 97. *Dans la marche, la jambe postérieure étendue, la jambe antérieure et le sol enferment un triangle rectangle.*

Si nous désignons par l les longueurs de jambe mesurées dans la table précédente, et par a la longueur des pas de cette même table, diminuée de la longueur du pied ($= 240$ millimètres), la conséquence de notre proposition que la jambe antérieure est verticale au moment où la postérieure se détache du sol, devrait être que $\sqrt{ll - aa} =$ la hauteur à laquelle la tête abaissée du fémur se trouve pendant la marche. Mais la table précédente donne les valeurs qui suivent pour a et $\sqrt{ll - aa}$.

Nombre.	a.	$\sqrt{ll - aa}$.
1	0^m 367	0^m 854
2	0 390	0 844
3	0 414	0 846
4	0 533	0 791
5	0 569	0 765
6	0 569	0 750
7	0 610	0 728
8	0 610	0 731
9	0 610	0 742
10	0 610	0 736

Ces valeurs de $\sqrt{ll-aa}$ s'accordent réellement avec celles que des mesures directes nous ont données ($\S$ 94 et 95) pour la hauteur de la tête du fémur abaissée. En effet, nous avons trouvé que cette hauteur était à peu près de $0^m,8564$ dans la station, et moindre de 56,7 millimètres dans la marche à pas de 730 millimètres, c'est-à-dire pour

$a.$	$\sqrt{ll-a}.$
$0^m,490$	$0^m,800$

qui correspondent à la moyenne entre les nombres des n⁰ˢ 3 et 4. Il suit de là que les trois lignes, savoir, la longueur de la jambe postérieure étendue, celle de la jambe antérieure raccourcie, et celle de l'espace compris entre elles, forment réellement, ou du moins à très peu de chose près, un triangle rectangle.

$\S$ 98. *Le pied postérieur se détache du sol par l'effet d'une flexion du genou pendant laquelle le pied et les orteils demeurent étendus.*

Le pied postérieur ne se détache pas du sol par une action de ses muscles fléchisseurs qui le ferait fléchir sur la jambe, mais parce qu'au moment où la jambe postérieure cesse de s'arc-bouter, le genou se ploie, tandis que les pieds et les orteils continuent de demeurer étendus. Nous en avons acquis la conviction en observant de loin avec la lunette des personnes qui marchaient. De cette manière, le pied ne tourne pas d'arrière en avant, mais se soulève presque verticalement ; d'où il suit que son détachement du sol a lieu instantanément et sans frottement. S'il éprouvait une flexion sur la jambe, par le moyen de ses muscles fléchisseurs, les orteils glisseraient sur le sol, car en ce moment l'articulation du pied se trouve verticalement au-dessus du bout du pied, auquel une rotation dans l'articulation tarsienne imprimerait un mouvement de translation horizontal. Au contraire, la jambe a, dans ce moment, une position très inclinée, qui se rapproche de l'horizontalité, et une rotation dans l'articulation du genou soulève presque perpendiculairement la jambe avec le pied entier, surtout parce qu'en même temps le genou se porte aussi en avant, entraînant à sa suite la jambe et le pied (*voyez* le $\S$ 86, sur l'action des muscles gastrocnémiens). Cette élévation du pied, produite par une rotation dans l'articulation du genou, est très considérable, et nous avons cherché à la mesurer, comme le fait voir la table suivante.

TABLE 13. *Mesure de l'élévation du pied pendant la marche, l'espace parcouru étant de 30 mètres.*

Durée du pas.	Temps.	Élévation du talon.	Élévation de la pointe du pied	Vitesse.
41	17″4	0ᵐ178	0ᵐ092	1,72
39	12 7	0 173	0 115	2,36

§ 99. *Pendant la marche, la surface plantaire du pied se détache à chaque pas du sol en se déroulant, ce qui fait que le pas s'agrandit de toute la longueur du pied, indépendamment de l'angle que font ensemble les deux jambes.*

Nous savons qu'une roue qui tourne sur elle-même présente incessamment d'autres points de sa périphérie à d'autres points du sol, et qu'elle avance de cette manière sans avoir besoin de glisser sur le sol. On désigne ce mode de progression en disant que la roue se détache du sol en se déroulant, et l'on mesure la longueur du chemin qu'elle parcourt en comptant, par le moyen d'un appareil particulier, le nombre de fois qu'elle s'est déroulée sur le sol, c'est-à-dire le nombre de tours qu'elle a faits. Quelque chose d'analogue se passe au pied, quand nous marchons. A chaque pas nous posons d'abord par terre le talon du pied antérieur, de sorte que nous commençons par appuyer le tronc sur le talon, au moyen de la jambe ; mais peu à peu toutes les parties de la plante du pied entrent en contact avec le sol ; enfin le talon se soulève, et il n'y a plus que la pointe du pied qui serve d'appui. Le point d'appui du corps a donc ainsi avancé sur le sol de toute la longueur du pied, sans que celui-ci ait subi aucun déplacement. Pendant cette translation du point d'appui, le pied se comporte absolument comme la roue qui se déroule, avec cette seule différence que le déroulement de la roue n'a pas besoin de cesser jamais, tandis que celui du pied se termine à chaque pas, et doit recommencer de nouveau à chacun des pas suivants. La marche sur le pied entier (dans laquelle on pose d'abord le talon) ne diffère de celle sur le bout du pied (dans laquelle on pose d'abord les extrémités antérieures du métatarse) que parce que, dans le premier cas, le déroulement s'étend à la plante entière du pied, depuis le talon jusqu'au bout des orteils, tandis que, dans le second, il est borné à la seule partie antérieure de la plante du pied, depuis l'extrémité antérieure du métatarse jusqu'au bout des orteils.

§ 100. *Quand la jambe, pendant qu'elle pend librement au tronc, cesse d'être en équilibre et se trouve abandonnée à sa propre pesanteur, elle revient d'elle-même à l'équilibre, d'après la loi à laquelle obéit un pendule, mais dépasse un peu cette ligne et oscille à la manière d'un pendule.*

Nous savons que, dans la marche, les jambes portent alternativement le fardeau du corps, et que la translation de ce fardeau résulte de ce que chaque jambe s'étend et s'allonge pendant le temps qu'elle s'appuie sur le sol. Conformément à cette disposition, la jambe qui chaque fois sert d'appui doit rester en arrière, et ensuite ramener le tronc avec elle, pour pouvoir reprendre de nouveau sa fonction d'appui. Ce mouvement, au moyen duquel chaque jambe, demeurée à son tour en arrière, ramène le tronc, n'est pas produit par la force des muscles, mais uniquement par la pesanteur. Cela suppose que la jambe, quand elle se trouve suspendue librement au tronc, est apte, poussée par la pesanteur, à osciller comme un pendule. Mais, quoique la jambe soit articulée d'une manière très mobile avec le tronc, cependant il passe de l'une à l'autre, sur cette articulation, des faisceaux musculaires si considérables, dont plusieurs se fixent au bassin par une surface si étendue, qu'on pourrait croire que ces muscles devraient arrêter l'oscillation du membre. Les expériences suivantes prouvent qu'il n'en est point ainsi.

Une jambe fut placée sur un support élevé, de manière que l'autre pouvait être suspendue librement au tronc sans toucher le sol. Le haut du corps fut penché en avant, et soutenu par l'appui des bras sur une base solide. Par cette attitude, non seulement l'articulation de la hanche gagne de la liberté, mais encore le tronc et le bassin, auquel la jambe pend, acquièrent de la solidité. La jambe fut mise en mouvement au milieu du plus grand relâchement possible de tous les muscles situés sur l'articulation coxo-fémorale. On observa que, quand elle ne recevait qu'un seul choc, elle faisait peu d'oscillations et arrivait bientôt au repos. Donc, pour obtenir un nombre d'oscillations qui permît de prendre des mesures, on entretint le mouvement oscillatoire, en ayant soin, chaque fois que la jambe traversait la verticale d'arrière en avant, de lui imprimer une petite accélération ou un léger choc, ce qui ne changeait rien à la durée de l'oscillation. On fit marcher la montre à tierces pendant un de ces passages, et on l'arrêta au bout de soixante oscillations.

TABLE 14. *Mesure de la durée de soixante oscillations de la jambe pendante.*

a. La jambe étant nue.

Numéro	Temps en secondes
1	41,98
2	41,53
3	41,60
4	40,55
5	41,37
6	40,98
7	41,30
8	41,17
9	41,80
10	41,66
11	41,35
12	41,30
60 oscillations.	41,3775
1 oscillation.	0,6896

b. La jambe alternativement nue et vêtue, à des époques très différentes.

1	41,68	42,10	42,30	41,78	41,62
2	41,40	41,12	41,60	41,22	42,07
3	41,75	41,82	41,60		41,72
4	40,93	41.63	41.70		41,50
5	41,58				
6	41,73				
60 oscill.	41.51	41,67	41,80	41,50	41,73
1 oscill.	0.6927	0.6945	0,6967	0.6917	0,6955

La durée de l'oscillation de la jambe est donc, terme moyen,
$= 0'',693$, et l'accord de toutes ces expériences prouve que la force
qui pousse la jambe, pendant les oscillations, est toujours la même,
ce qui n'aurait pas lieu si les muscles mettaient le membre en mouvement, mais ce qu'on explique parfaitement en disant que c'est la
seule pesanteur qui l'oblige à osciller.

§ 101. *La plus grande vitesse qu'on puisse atteindre, dans la
marche, sans faire une dépense excessive de force musculaire,
dépend de la longueur des jambes, et de la vitesse avec laquelle,
poussées par leur propre pesanteur, elles oscillent.*

La vitesse de la marche dépend du nombre des pas dans un temps donné et de leur grandeur. Nous avons mesuré l'un et l'autre pendant la marche aussi rapide que possible. La carrière décrite § 90 fut parcourue à plusieurs reprises, dans le moins de temps possible, en comptant les pas et mesurant le temps.

TABLE 15. *Mesure de la vitesse dans 'a marche la plus rapide, le chemin parcouru étant de 47 mètres.*

Nombre des pas	Temps
53	17,57
54	18,00
55	18,20
54,5	18,18
55	18,42
54,5	18,00
54	17,92
55	18,10
54	17,77
54	18,05
54,3	18,021

De ces expériences il résulte, en ce qui concerne la marche la plus rapide, que la vitesse est de 2,608 mètres par seconde. Nous n'avons remarqué aucune diminution de la vitesse ni dans les dernières expériences de cette série, ni en les répétant fréquemment. Que nous eussions pris du repos, ou que nous fussions fatigués, toujours nous avons obtenu la même valeur. Or nous concluons de là qu'aussi longtemps que les muscles ont encore assez de force pour exécuter le mouvement, la vitesse ne dépend point de leur énergie, mais de la longueur des jambes et de la force qui agit du dehors sur elles.

§ 182. *La durée d'un pas, dans la marche la plus rapide, est égale à la demi-durée d'une oscillation de la jambe.*

Si nous divisons la longueur de la carrière parcourue (47 mètres) et le temps employé pour la parcourir (18″,021), chacun par le nombre des pas faits (54,3), nous obtiendrons la longueur de chaque pas et sa durée dans la marche aussi rapide que possible :

$$\text{Longueur d'un pas. . } 0^m\ 8656$$
$$\text{Durée d'un pas. . . . } 0''\ 332$$

Si nous comparons la dernière de ces grandeurs avec la durée précédemment obtenue d'une oscillation de la jambe, nous trouvons que, dans la marche aussi rapide que possible, la durée d'un pas est, à cela près d'une petite fraction, la moitié d'une oscillation simple de la jambe. En effet,

La demi-durée d'une oscillation de la jambe. . . . = 0,346
La durée du pas dans la marche la plus rapide . . = 0,332

Différence. . . . . = 0,014

Cette légère différence disparaîtrait encore si la jambe se raccourcissait à chaque oscillation, de la même manière qu'à chaque pas.

De toutes ces expériences, tant sur la durée d'une oscillation simple que sur celle d'un pas dans la marche la plus rapide, il suit que le rapport de l'une à l'autre était, chez nous, presque exactement $= 2 : 1$. Pour nous convaincre que la simplicité de ce rapport ne dépend pas de l'individualité, nous répétâmes l'expérience chez un grand nombre de sujets; la table suivante contient les résultats obtenus.

TABLE 16. *Mesures de la durée de l'oscillation de la jambe et de la moindre durée du pas chez différentes personnes.*

Personnes	Durée de l'oscillation	Durée du pas
A	0,730	0,375
B	0,662	0,337
C	0,730	0,372
D	0,680	0,340
E	0,696	0,348
F	0,746	0,341
G	0,740	0,380
H	0,690	0,370
I	0,663	0,337
K	0,678	0,345
L	0,724	0,362
M	0,743	0,374
Moyenne.	0,7068	0,3567

§ 103. *La durée du pas, dans la marche la plus rapide, est un peu moindre quand nous appuyons, non le talon, mais le bout du pied.*

Les expériences suivantes ont été faites de la même manière que celles qui précèdent, avec la différence toutefois qu'on appuya le bout du pied, au lieu du talon.

TABLE 17. *Mesure de la durée du pas dans la marche la plus rapide sur le bout du pied, le chemin parcouru étant de 47 mètres.*

Nombre des pas.	Temps.
61	19,70
62	20,02
62	19,87
63	20,22
62	20,28
62	20,12
62	20,021

D'où il suit, en comparant avec la série précédente :

	Marche la plus rapide sur le talon.	Marche la plus rapide sur le bout du pied.
Vitesse.	2,608	2,3475
Longueur du pas.	0,8656	0,758
Durée du pas.	0,332	0,323

La différence entre la durée du pas et la demi-durée d'une oscillation de la jambe est donc, dans la marche aussi rapide que possible sur le bout du pied, un peu plus grande que dans la même marche sur le talon, savoir :

Demi-durée d'une oscillation de la jambe . $= 0,346$

Durée du pas dans la marche la plus rapide

sur le bout du pied. . . . . $= 0,323$

Différence. . . . . . $= 0,023$

Probablement parce qu'à chaque pas, la jambe oscillante se raccourcit plus encore dans la marche sur le bout du pied que dans celle sur le talon.

§ 104. *Pendant la marche aussi rapide que possible, le pied flottant se pose perpendiculairement à son point de suspension au tronc, dans l'instant même où le pied postérieur quitte le sol.*

De l'accord entre la durée du pas dans la marche aussi rapide que possible avec la demi-durée d'une oscillation de la jambe, nous concluons que la première de ces deux durées est déterminée par la seconde, puisque la jambe soulevée du sol en arrière n'oscille en avant que par l'impulsion de sa propre pesanteur ; mais, parvenue à la verticale au-dessous de son point de suspension, l'articulation coxofémorale, elle se pose à terre, et par conséquent se trouve arrêtée dans son mouvement oscillatoire au moment où elle a fait la moitié de son oscillation. Nous concluons de là qu'à l'instant où la jambe antérieure se pose verticalement à terre, la postérieure atteint son maximum d'extension, et que, comme elle ne peut plus dès lors continuer de suivre le mouvement de translation du tronc en s'allongeant, elle se détache aussitôt du sol pour entrer en oscillation, ce qui fait que la durée d'un pas, dans la marche aussi rapide que possible, doit être égale au temps pendant lequel chaque jambe oscille avant de se poser, et qui lui-même est égal à la moitié de la durée d'une oscillation du membre. La légère différence que nous trouvons entre la durée du pas dans la marche aussi rapide que possible et la durée d'une demi-oscillation de la jambe, quand celle-ci est suspendue librement, s'explique, comme nous l'avons dit, par cette circonstance que, dans le dernier cas, nous laissons à la jambe oscillante la longueur qu'elle a coutume de prendre naturellement dès qu'elle s'abandonne à elle-même, étant suspendue en liberté ; mais lorsque, pendant que nous marchons, elle oscille d'avant en arrière, elle a besoin de se raccourcir pour ne pas heurter le sol, et cela d'autant plus que, d'après le § 94, l'articulation coxo-fémorale est un peu plus rapprochée de ce dernier dans la marche que dans la station.

§ 105. *Expériences au sujet de l'oscillation des jambes faites sur un cadavre.*

Pour avoir un terme de comparaison avec nos expériences précédentes, qui ont été faites sur l'homme, nous avons aussi mesuré la durée des oscillations d'une jambe sur le cadavre. Ces mesures ont été prises, les unes dans l'état d'intégrité du membre après que la roideur cadavérique s'était dissipée, les autres après la section de tous les muscles qui passent sur l'articulation de la hanche, quand la jambe ne tenait plus au tronc que par ses ligaments, plusieurs enfin sur une jambe détachée du tronc, et suspendue à un fil court qui n'accroissait que fort peu la durée qu'aurait eue l'oscillation du membre, si celui-ci eût été libre d'osciller librement autour d'un axe passant exactement par le centre de la tête de son fémur. Voici les résultats de ces expériences et de leur comparaison avec les expériences précédentes sur les oscillations de la jambe vivante :

TABLE 18. *Comparaison de la durée de l'oscillation de la jambe sur le cadavre et sur le vivant.*

Numéro.	Longueur de la jambe.	Durée de la moitié d'une oscillation.	Désignation de la jambe.
1	0ᵐ 831	0″ 370	Jambe désarticulée et suspendue librement.
2	0 866	0 371	*Id.*
3	0 831	0 366	Jambe séparée du tronc jusqu'à la capsule.
4	0 831	0 355	Jambe intacte de cadavre.
5	0 860	0 346	Jambe vivante, pendante et dont les muscles étaient relâchés.
6	0 860	0 332	Jambe vivante, pendant la marche sur le talon.
7	0 860	0 323	Jambe vivante, pendant la marche sur le bout du pied.

Nous voyons, par cette table, que la durée de l'oscillation des jambes n'offrait que de fort petites différences, au milieu de circonstances très variées, quand la longueur du membre était à peu près la même. Ces différences, qu'on pouvait prévoir d'avance, sont faciles à expliquer. Elles étaient plus sensibles qu'en tout autre cas quand la jambe se trouvait séparé du corps et suspendue en toute liberté ; moindres quand la jambe ne tenait plus à la cavité cotyloïde que par sa capsule, après la section des parties molles environnantes; plus faibles encore quand la jambe morte n'avait reçu aucune atteinte; enfin moins prononcées sur le vivant que sur le cadavre. Mais, sur le vivant, elles étaient moindres encore lorsque la jambe oscillait pendant la marche que quand, la tenant pendante et relâchée, on lui imprimait un choc pour la faire osciller. Des différences si légères de la durée des oscillations devaient dépendre de l'élasticité des ligaments et des muscles qui unissent la jambe au tronc, comme aussi d'un défaut d'uniformité dans le raccourcissement du membre, et nous n'avons aucun motif de soupçonner que la force vivante des muscles ait exercé d'influence à cet égard.

Jusqu'à présent nous n'avons eu égard qu'à la marche aussi rapide que possible, parce qu'elle constitue, dans la série des divers modes de progression, une limite qui dépend de la nature même de la marche, et parce que la loi d'après laquelle y sont déterminées la longueur et la durée du pas, est d'une grande simplicité. Maintenant nous allons examiner la marche avec des vitesses diverses, et voir de quelle manière le rapport réciproque de ces deux grandeurs vient à changer.

§ 106. *Lorsque, tout naturellement et sans effort, on marche une fois lentement, une autre fois vite, non seulement on fait de plus grands pas dans la marche plus rapide, mais encore on en fait davantage dans le même laps de temps; au contraire, plus on marche lentement, plus les pas qu'on fait sont petits, et moins aussi on en fait dans le même espace de temps. En d'autres termes, la longueur des pas croît en proportion que leur durée diminue,* et vice versà.

Pour faire une série d'expériences comparables sur la marche naturelle (1), à des vitesses différentes, celui qui voulait s'y livrer parcourait à plusieurs reprises la carrière décrite § 90. d'abord très vite, puis de plus en plus lentement, sans faire la moindre attention à la longueur et à la durée de ses pas, afin de n'altérer en rien la caractère naturel de la marche. Cependant il avait soin de compter les pas qu'il faisait, et, pour mesurer le temps, de faire aller la montre pendant le temps qu'il mettait à parcourir la carrière. La table suivante contient le résultat d'une série de ces expériences. La première colonne donne le nombre des pas; la seconde, le temps qui fut employé à franchir le chemin; les trois autres, la durée des pas, leur longueur et la vitesse, déduites par le calcul. La marche eut lieu le pied posant en entier sur le sol.

TABLE 19. *Expériences sur la marche naturelle, avec des vitesses diverses, le chemin parcouru étant de 43',43 mètres.*

Nombre des pas.	Temps	Durée des pas.	Longueur des pas.	Vitesse.
	''	''	m	
51	18,12	0,335	0,851	2,397
52	20,48	0,394	0,835	2,119
54	22,55	0,417	0,804	1,928
54	24,83	0,460	0,804	1,748
55	26,38	0,480	0,790	1,646
57	28,90	0,507	0,762	1,503
60	33,70	0,562	0,724	1,288
61	34,92	0,572	0,712	1,245

(1) Nous appelons marche naturelle celle que l'homme choisit involontairement quand il ne fait point attention à ses pas, et qu'il n'a d'autre but que d'avancer. Celui qui, en voyage, marche des jours entiers, va toujours ainsi, parce que c'est le mode qui lui cause le moins de fatigue. La vitesse peut varier beaucoup; cependant elle ne change ordinairement pas sans intention de notre part.

Nombre des pas.	Temps	Durée des pas.	Longueur des pas.	Vitesse.
	''	''	m	
65	39,27	0,604	0,668	1,106
66	41,60	0,630	0,658	1,044
69	45,72	0,663	0,629	0,949
69	46,07	0,668	0,629	0,942
73	53,02	0,726	0,595	0,819
76	57,72	0,760	0,572	0,753
82	69,40	0,846	0,530	0,627
80	68,78	0,860	0,543	0,631
88	79,67	0,905	0,493	0,545
97	93,67	0,966	0,448	0,464
101	104,68	1,030	0,430	0,417
109	114,40	1,050	0,398	0,379

Nous avons fait encore une autre série d'expériences de ce genre, avec la différence que la marche avait lieu en marquant le pas à haute voix, à peu près comme on fait pour une troupe qui marche. Du reste, la marche était aussi libre et aussi naturelle que le permettait la cadence ainsi prescrite. On remarque, en ce cas : 1° que les pas sont un peu plus grands que dans la marche tout-à-fait libre; 2° que leur grandeur diminue quand leur durée augmente, comme dans les mesures précédentes; 3° qu'une marche très lente continue plus régulièrement (même eu égard à la longueur des pas) à l'aide de la cadence que sans son secours, mais qu'en raison de la lenteur, la marche exige alors plus d'effort. La table suivante contient les mesures que nous avons prises à ce sujet.

TABLE 20. *Expériences sur la marche en cadence.*

Nombre des pas	Temps.	Durée des pas.	Longueur du pas.	Vitesse.
	''	''	m	
49,3	21,50	0,436	0,881	2,020
52,3	27,17	0,519	0,831	1,598
54,7	32,35	0,592	0,794	1,342
61,7	43,57	0,706	0,704	0,997
68,8	55,08	0,801	0,631	0,789
74,2	64,02	0,863	0,585	0,678
87,1	83,72	0,961	0,499	0,519
100,5	105,16	1,046	0,432	0,413
111,5	124,00	1,112	0,390	0,350

Les paragraphes précédents ont fait voir que, dans la marche la plus rapide, la longueur de chaque pas est presque égale à la moitié de l'amplitude d'extension des jambes accrue de la longueur du pied, c'est-à-dire de 830 à 860 millimètres (on peut bien l'accroître encore en dépensant davantage de force musculaire, mais nous ne devons pas tenir compte ici d'un effort mal calculé); ils ont prouvé aussi que la durée du pas est alors presque égale à la moitié de la durée de l'oscillation de la jambe, c'est-à-dire qu'elle est presque de 0″346. La table nous apprend que ce rapport entre la longueur et la durée des pas change de deux manières dans la marche lente, d'abord parce que les pas deviennent plus courts, ensuite parce que leur durée devient plus longue; circonstances qui, toutes deux, concourent à ralentir la marche. C'est pourquoi si, comme il a été fait dans les deux tables précédentes, nous rangeons les expériences suivant la longueur ou suivant la durée des pas, nous voyons que, tandis que les durées des pas croissent de haut en bas, ou forment une série croissante, les longueurs des pas diminuent dans le même sens, ou forment une série décroissante.

L'oscillation de la jambe flottante peut changer de deux manières dans la marche. 1° L'amplitude d'excursion de l'oscillation peut devenir plus petite ou plus grande, ce qui modifie très peu la durée de l'oscillation. On sait, en effet, qu'un pendule décrit de grands ou de petits arcs, sans que la durée de ses oscillations éprouve un changement sensible, et c'est ce qui fait dire que cette durée dépend très peu de l'amplitude des oscillations. La même chose a lieu pour la jambe qui oscille. 2° L'oscillation de la jambe peut être, dans la marche, interrompue ou plus tôt ou plus tard. Nous avons effectivement démontré que, pendant la marche, la jambe n'achève pas entièrement son oscillation, et qu'elle l'interrompt en se posant sur le sol. Par exemple, nous avons trouvé que, dans la marche la plus rapide, la portion de l'arc d'oscillation décrite par l'une ou l'autre jambe, n'est que la moitié de l'arc entier. Nous pouvons agrandir cette portion, en laissant la jambe osciller plus loin, avant de la poser. Les deux manières de changer l'oscillation de la jambe en marchant sont employées simultanément lorsqu'on change la vitesse de la marche. La diminution de l'amplitude d'excursion raccourcit le pas, et la cessation plus tardive de l'oscillation, ou le parcours d'une plus grande étendue de l'arc d'oscillation, accroît d'un côté la longueur, de l'autre la durée des pas. Le fait expérimental que les pas plus lents sont plus petits, et que les pas plus rapides sont plus grands, prouve donc que l'amplitude d'excursion diminue, avec le ralentissement des pas, plus rapidement que ne s'accroît la portion d'arc d'oscillation décrite par la jambe; car si cette dernière croissait d'autant que l'autre diminue, la longueur des pas ne subirait aucun changement.

Nous ferons remarquer encore que , parmi les différentes manières de marcher, qu'on apprend à connaître par la table précédente , les plus commodes étaient celles dans lesquelles la durée des pas s'étendait d'une demi-seconde à deux cinquièmes de seconde. La commodité beaucoup plus grande qui distingue ces manières de marcher paraît avoir surtout sa cause dans le mouvement simultané des bras. On sait que , pour que la marche ne soit pas roide et difficile , il faut que les bras décrivent en même temps de petits arcs, celui du côté gauche accompagnant la jambe droite dans ses mouvements , et celui du côté droit la jambe gauche. Le tronc est maintenu en équilibre par ce mouvement des bras pendant la marche , et l'on évite ainsi un effort musculaire qui sans cela deviendrait indispensable. C'est pourquoi nous avons fait, sur beaucoup d'hommes, et aussi sur le cadavre, des expériences relativement au rapport existant entre la durée de l'oscillation des bras et celle de l'oscillation des jambes, et nous avons trouvé , avec un grand accord , que la durée d'une oscillation simple du bras, pendant toujours droit, est à peu près de $0''63$, que celle d'une oscillation simple du bras ployé à angle droit dans l'articulation du coude est de $0''53$; d'où il suit que les modes de marcher les plus commodes sont ceux dans lesquels les bras peuvent accompagner en oscillant la jambe marchante , sans avoir besoin d'être mis en mouvement par la force musculaire.

§ 107. *Expériences sur la durée de l'oscillation des jambes pendant la marche.*

Les expériences relatées dans les paragraphes précédents prouvent que la durée des pas devient plus grande pendant la marche lente , et nous avons attribué ce phénomène à ce que la jambe oscille plus longtemps avant que son oscillation soit interrompue par son appui sur le sol. Pour justifier notre explication, nous avons cherché à mesurer le temps pendant lequel une jambe oscille à chaque pas. Si l'on veut mesurer, non la durée entière d'un pas , mais seulement la portion de cette durée pendant laquelle une jambe oscille, on ne peut pas, comme quand il s'agit de la durée des pas, mesurer ensemble une série de ces temps, et déduire par le calcul la durée de chacun : ces temps ne se succédant pas d'une manière immédiate, on est obligé de les mesurer chacun à part. Mais, au lieu de les mesurer eux-mêmes, nous avons mesuré ce qu'il faut y ajouter pour compléter la durée d'un pas double; après quoi, cette durée étant connue , rien n'est plus facile que de trouver celle du temps en question. Pendant la durée d'un pas double, la jambe oscille une fois et se pose une fois, et le temps pendant lequel elle oscille, joint à celui pendant lequel elle pose, complète par conséquent la durée d'un pas double. Pour mesurer le temps durant lequel la jambe pose, la montre à tierces (pl. XVII, fig. 2) fut introduite dans un bloc de bois massif (*a, b, c. d*), de manière à en laisser dépasser la tête, sur laquelle il suffisait d'exercer une pression pour que l'instrument se mît à marcher. Ce bloc fut enfoncé dans le sol, et la montre mise en mouvement, pendant la marche, par l'appui du pied sur sa tige ; elle continuait d'aller jusqu'à ce que le pied se levât. Le temps durant lequel le pied appuie se trouve en observant l'état de la montre avant et après. Cependant, pour éviter que, par l'effet du déroulement du pied, la montre ne s'arrêtât qu'au moment où la jambe se détacherait du sol, nous ne posâmes pas le pied immédiatement sur la tige elle-même qui la faisait entrer en action, mais sur une longue et mince planche, appliquée sur cette tige, qui, ainsi, demeurait abaissée tant que le pied posait sur la planche. A l'aide d'une seconde montre à tierces, nous comptâmes, comme précédemment, le temps employé à parcourir la carrière entière, et nous comptâmes également le nombre des pas, afin de pouvoir, d'après ces deux données, déterminer chaque fois la durée et la longueur des pas. Comme dans les autres expériences, nous commençâmes par les pas les plus rapides, et passâmes graduellement à d'autres plus lents. Voici quels furent les résultats de ces mesures :

TABLE 21. *Expériences sur le temps pendant lequel la jambe pose, à différentes vitesses de la marche* (1).

Durée des pas	Longueur des pas	Vitesse.	Durée de l'appui.
0,344	0,790	2,30	0,341
0,376	0,804	2,14	0,400
0,429	0,755	1,76	0,484
0,523	0,657	1,27	0,570
0,742	0,659	0,89	0,817

De là se déduit l'aperçu suivant sur le rapport entre la durée des pas et le temps de l'appui et de l'oscillation d'une jambe, dans un pas double, pour des manières de marcher très diverses :

Durée du pas	Durée de l'appui.	Durée de l'oscillation.
0,344	0,341	0,347
0,376	0,400	0,352
0,429	0,484	0,374
0,523	0,570	0,476
0,742	0,817	0,667

(1) Dans ces expériences, le pied ne fut posé sur le sol qu'à l'extrémité antérieure du métatarse.

Il résulte de ces expériences que le temps pendant lequel la jambe oscille est plus court dans la marche la plus rapide que dans toute autre, et égal à la moitié de la durée de l'oscillation de la jambe; qu'il croît d'autant plus qu'on marche plus lentement; que, par conséquent aussi, la portion de l'arc d'oscillation parcourue par la jambe dépasse d'autant plus la moitié de l'arc entier qu'on marche avec plus de lenteur.

La même chose résulte d'une autre série d'expériences, que nous avions faites dans le même but à une autre époque, et que nous réunissons dans la table suivante.

TABLE 22. *Expériences sur le temps pendant lequel la jambe pose, à différentes vitesses de la marche.*

Durée des pas.	Longueur des pas.	Vitesse.	Durée de l'appui.
0,317″	0,820ᵐ	2,587	0,317″
0,430	0,740	1,721	0,513
0,463	0,712	1,537	0,504
0,582	0,621	1,067	0,692
0,660	0,562	0,851	0,782

d'où se déduit le rapport suivant entre les temps pendant lesquels la jambe pose et oscille.

Durée des pas.	Durée de l'appui.	Durée de l'oscillation.
0,317″	0,317″	0,317″
0,430	0,513	0,347
0,463	0,504	0,422
0,582	0,694	0,472
0,660	0,782	0,538

§ 108. *Le rapport naturel de la durée des pas à leur longueur peut être changé à volonté, mais les changements sont renfermés dans certaines limites.*

D'après le paragraphe 106, nous entendons par marche naturelle celle qui a lieu quand nous détournons notre attention d'elle autant que possible. Nous avons vu que, dans cette marche, il peut y avoir une vitesse tantôt plus, tantôt moins grande, mais que chaque vitesse entraîne un rapport particulier de la durée du pas à sa longueur, et que ce rapport est très différent quand la vitesse est très différente. Quoique nous sachions maintenant que la marche naturelle de l'homme varie beaucoup selon les individus, et qu'on trouve fort rarement deux personnes dans la marche naturelle desquelles les pas se ressemblent parfaitement pour la longueur et la durée, nous savons également fort bien que, de deux ou plusieurs hommes marchant ensemble, l'un peut, très aisément et sans grande gêne, accommoder son pas à celui de l'autre ; en sorte que les troupes exercées font très facilement, au au moyen de la cadence marquée par le tambour ou la musique, des pas égaux en grandeur et en durée. Il s'agit donc de trouver les limites en-deçà desquelles le mécanisme de la marche peut modifier la durée des pas, quand leur longueur est prescrite. Pour trouver ces limites expérimentalement, nous avions besoin d'une disposition qui réglât la longueur des pas, et qui pût faire qu'ils fussent toujours également grands. A cet effet, nous établîmes des mesures dans l'espace situé au commencement de la carrière, et nous y désignâmes, par des marques susceptibles d'être déplacées, la grandeur des pas que nous voulions faire. Lorsqu'on a fait un certain nombre de pas d'une longueur donnée, il est très facile et tout naturel de continuer la même manière de marcher. On pouvait donc s'attendre ainsi à ce que, parvenu au commencement de la carrière, le marcheur fît sans effort, dans toute la longueur de celle-ci, des pas de la dimension prescrite. Ayant alors mesuré des longueurs de pas depuis la plus grande jusqu'à la plus petite, nous parcourûmes la carrière, avec chacun des pas de cette longueur, deux fois au moins, la première en faisant les pas successifs avec le plus de vitesse possible, et la seconde fois en les faisant le plus lentement possible. De cette manière, nous obtînmes deux séries de mesures, qui font connaître la durée des pas pour chaque longueur de pas prescrite.

TABLE 23. *Expériences sur la plus courte durée que les pas de longueur prescrite peuvent avoir, l'espace parcouru étant de 43.43 mètres.*

Longueur de pas prescrite	Nombre. Durée du pas	Temps	Plus courte durée du pas	Vraie long du pas	Vitesse.
m		ʺ	ʺ	m	
0,820	51	15,88	0.311	0,851	2,736
	54	16,63	0,308	0,804	2,612
	53	17.48	0,330	0,820	2.485
	53	17,65	0,333	0,820	2,461
	54	18,37	0,340	0,804	2,364
0,760	56	18,50	0,330	0,775	2,348
	57	19,80	0,347	0,762	2,193
	56	19,70	0,352	0,775	2,205
	57,5	19,52	0.339	0,755	2,225

Longueur de pas prescrite.	Durée du pas.	Temps.	Plus courte durée du pas.	Vraie long. du pas	Vitesse.
m		"	"	m	
0,720	59	19,48	0,330	0,736	2,230
	59	19,10	0,324	0,736	2,274
	62	20,17	0,325	0,700	2,153
	61	20,03	0,328	0,712	2,163
0,620	69	22,40	0,325	0,630	1,939
	78	22,20	0,327	0,638	1,956
	72	23,83	0,331	0,603	1,823
	71	21,20	0,300	0,612	2,049
0,520	83	29,27	0,353	0,523	1,484
	80	27,12	0,339	0,543	1,601
	83	27,12	0,327	0,523	1,601
	81,5	26,58	0,326	0,533	1,634
0,420	106	34,20	0,323	0,410	1,270
	101	32,33	0,320	0,430	1,343

Une série analogue d'expériences faites dans un autre temps donna les résultats suivants :

Longueur prescrite du pas.	Nombre des pas.	Temps.	Plus courte durée du pas.	Vraie long. du pas.	Vitesse.
m		"	"	m	
0,860	49,7	16,24	0,326	0,873	2,674
0,820	53.3	16,16	0,303	0,815	2,690
0,720	60	18,60	0,311	0,725	2,331
0,620	69	21,25	0,309	0,632	2,045
0,520	82	24,74	0,302	0,530	1,755
0,400	109	32,62	0,300	0,397	1,323

Quoique , dans ces expériences, la grandeur des pas fût tombée de 873 millimètres à 397, la durée du pas resta presque la même , et elle fut toujours presque égale à la moitié de la durée de l'oscillation de la jambe ; d'où il suit que , dans ces expériences, l'amplitude d'excursion de la jambe oscillante avait bien diminué , ce qui donna lieu au raccourcissement des pas , mais que la jambe oscillante n'en parcourut pas moins toujours une portion égale de son arc entier d'oscillation , avant de se poser à terre , c'est-à-dire la moitié, qui est la moindre portion de cet arc qu'elle doive parcourir dans la marche.

La table suivante contient les expériences dans lesquelles la carrière fut parcourue aussi lentement que possible , à la longueur prescrite du pas , mais de telle sorte cependant qu'il n'y eût jamais de pause entre deux pas , et que le corps se portât toujours en avant.

TABLE 24. *Expériences sur la plus grande durée que les pas d'une longueur prescrite peuvent avoir, l'espace parcouru étant de 43,43 mètres.*

Longueur prescrite du pas.	Nombre des pas	Temps	Plus grande durée du pas.	Vraie long. du pas.	Vitesse.
m		"	"	m	
0,800	54	46,68	0,865	0,804	0,930
	55	47,27	0,860	0,790	0,919
0,700	63	61,63	0,978	0,690	0,705
	63	61,22	0,972	0,690	0,709
0,600	70,5	77,32	1,097	0,616	0,562
	74	78,20	1,057	0,587	0,555
	73,5	77.88	1,060	0,591	0,558
	71	74,32	1,047	0,612	0,584
0,500	84,5	96,78	1,145	0,514	0,449
	82	92.42	1,127	0,530	0,470
	87	98.58	1,133	0,500	0,441
0,400	101	125,57	1,241	0,430	0,346
	102	130.90	1,284	0,426	0,332
	109	120.75	1.180	0,400	0,360
	105	126.38	1,203	0,414	0,336

Cette série d'expériences ressemble à la précédente, avec la différence que, dans cette dernière, la portion de l'arc entier d'oscillation que la jambe pendante parcourait avant de se poser, était aussi petite que possible, la moitié seulement de l'arc, tandis qu'ici elle était aussi grande que possible, et se rapprochait beaucoup de l'arc entier. La durée du pas est partout plus grande que la durée de l'oscillation entière de la jambe (= 0″,694), ce qui tient à ce que, la jambe ayant dépassé le tronc en faisant plus de la moitié de son oscillation, le tronc est obligé de la ramener dans l'instant qui suit immédiatement ; mais le pied postérieur ne peut pas quitter le sol avant que cet effet ait été produit, de manière que les jambes se trouvent pendant quelque temps toutes deux à la fois sur le sol, ce qui rend la durée du pas plus longue que celle de l'oscillation de la jambe, quoique la jambe ne fasse pas non plus ici une oscillation entière.

§ 109. *Représentation graphique de nos expériences.*

Voulant faire mieux concevoir la régularité avec laquelle le rapport de la longueur du pas à sa durée changeait dans les séries précédentes d'expériences, nous avons, pour chacune de celles-ci, représenté les longueurs et les durées correspondantes du pas dans un dessin linéaire. Les diverses longueurs de pas, réduites au dixième, ont été marquées comme abscisses, et les durées correspondantes de pas (la seconde étant représentée par $0^m,100$) ont été établies, comme coordonnées, à angle droit sur les points terminaux des abscisses. La loi d'après laquelle le rapport de ces deux quantités change apparaît donc sous la forme d'une courbe, qui unit ensemble les points terminaux de toutes les coordonnées. Dans la figure 22 (pl. XVII), a est le commencement de la ligne d'abscisses ; ab, ac, ad, etc., sont les longueurs de pas réduites au dixième ; bb', cc', dd'', etc., sont les durées de pas correspondantes (la seconde représentée par $0^m,100$). La courbe b', c', $d'...$ représente la loi suivant laquelle change le rapport de la longueur des pas à leur durée. L'accroissement de la durée du pas, à mesure que sa longueur diminue, est figuré par l'ascension de la courbe. Comme cette courbe ascendante se rapproche d'une ligne droite, c'est une preuve que les changements correspondants de la longueur et de la durée des pas sont presque proportionnels les uns aux autres. Dans la figure 23, qui représente les plus courtes durées du pas pour des pas de longueur prescrite, nous voyons, au contraire, que la courbe est presque parallèle à la ligne d'abscisses, parce que toutes les durées des pas sont presque égales entre elles. La figure 24 offre les trois courbes marquées sur une même ligne d'abscisses, ce qui fait voir les limites en dedans desquelles la marche de l'homme peut se modifier sous l'influence de la volonté. La courbe représentant la marche naturelle traverse diagonalement le milieu de cet espace, de manière qu'elle se rapproche beaucoup, au commencement, d'une des lignes servant de limite, et, à l'extrémité, de l'autre ligne servant également de limite.

§ 110. *Expériences relativement à la marche sur les extrémités antérieures du métatarse.*

Les paragraphes précédents ont été consacrés à la marche dans laquelle on pose la surface entière du pied sur le sol ; nous allons maintenant examiner celle dans laquelle on ne pose que les extrémités antérieures du métatarse. Cette modification de la marche est moins naturelle, et nous l'aurions exclue de nos recherches, si la manière particulière dont le pied s'y pose n'était pas naturelle dans la course, de sorte qu'on ne peut établir de comparaison directe entre la course et la marche qu'autant que cette dernière s'exécute également sur le bout du pied. Nous avons donc fait sur celle-ci des séries d'expériences analogues à celles qui concernent la marche sur tout le plat du pied.

TABLE 25. *Expériences relativement à la marche naturelle sur l'extrémité antérieure du métatarse, avec des vitesses diverses* (1), *la carrière parcourue étant de 43,43 mètres.*

Nombre des pas	Temps.	Durée des pas.	Longueur du pas.	Vitesse
54	18,08	0,335	0,804	2,402
54,7	19,00	0,347	0,794	2,288
55	19,72	0,359	0,790	2,201
55	20,72	0,377	0,790	2,096
59	23,53	0,399	0,736	1,845
60	25,75	0,429	0,724	1,688
61	28,13	0,461	0,712	1,545
65	32,67	0,502	0,668	1,331
67	36,05	0,538	0,648	1.205
69,5	40,05	0,576	0,625	1,085
77	46,55	0,604	0,564	0,934
85	55,95	0,658	0,511	0,776
85	56,87	0,669	0,511	0,764
94	70,25	0,747	0,462	0,619

TABLE 26. *Expériences sur la plus courte durée que les pas peuvent avoir, dans la marche sur l'extrémité antérieure du métatarse, leur longueur étant prescrite, et la carrière parcourue étant de 43,43 mètres.*

Long. prescrite du pas	Nombre des pas	Temps.	Plus courte durée du pas.	Vraie long. du pas	Vitesse.
0,830	53	16,27	0,307	0,819	2,668
	52	16,12	0,310	0,835	2,694
	52	16,27	0,313	0,835	2,668
0,760	56	17,30	0,309	0,776	2,511
	56,5	18,05	0,320	0,769	2,403
	56	17,67	0,316	0,776	2,456
	59	19,13	0,324	0,736	2.272
	58	17,88	0,308	0,749	2,432

(1) Quoique la marche sur les extrémités antérieures du métatarse semble être moins naturelle que celle sur toute la surface du pied, cependant nous employons ici l'épithète de naturelle, pour donner surtout à entendre qu'en l'exécutant on ne fait attention ni à la grandeur des pas, ni à leur durée, ni, en général, autant que possible, à soi-même et à ses mouvements. Il est très facile, dans la marche sur le pied entier, dont on a l'habitude, de détourner longtemps sa pensée des mouvements du corps ; mais la chose présente plus de difficultés dans la marche sur le bout du pied, et il faut un peu d'exercice pour s'y accoutumer.

Long. prescrite du pas.	Nombre des pas.	Temps	Plus courte durée du pas.	Vraie long. du pas	Vitesse.
in		"	"	m	
0,700	59	18,55	0,315	0,736	2,337
	61	18,95	0,311	0,712	2,289
	61	19,22	0,315	0,712	2,260
	61	19,60	0,321	0,712	2,218
0,600	73	23,67	0,324	0,595	1,836
	68	22,45	0,330	0,639	1,936
	70	22,68	0,324	0,620	1,914
	71	22,88	0,322	0,612	1,901
0,500	84	27,72	0,330	0,517	1,567
	78	25,23	0,324	0,557	1,719
	83	26,60	0,321	0,523	1,629
0,400	103	32,72	0,318	0,422	1,327
	105	34,00	0,324	0,414	2,265

TABLE 27. *Expériences sur la plus longue durée que les pas peuvent avoir, dans la marche sur l'extrémité antérieure du métatarse, leur longueur étant prescrite, et la carrière parcourue étant de 43,43 mètres.*

Long. prescrite du pas.	Nombre des pas.	Temps	Plus courte durée du pas.	Vraie long. du pas	Vitesse.
0,800	52	35,88	0,690	0,835	1,210
	53	37,03	0,704	0,820	1,165
	56	34,37	0,614	0,775	1,262
0,720	61	52,00	0,852	0,712	0,836
	61	53,90	0,883	0,712	0,806
	59	51,20	0,867	0,736	0,849
0,680	63	57,47	0,912	0,689	0,756
	63,5	59,80	0,942	0,684	0,726
	63,5	60,73	0,956	0,684	0,715
0,500	73	75,20	1,030	0,595	0,578
	72	73,78	1,025	0,603	0,588
	72,5	77,20	1,065	0,599	0,562
	71	74,42	1,048	0,642	0,584
0,520	82	97,65	1,191	0,529	0,444
	82	95,27	1,162	0,529	0,455
	84,5	97,40	1,152	0,514	0,446
0,430	101	128,27	1,270	0,430	0,339
	100	128,60	1,286	0,434	0,337

Nous voyons par ces expériences, comme aussi par la fig. 25 (pl. XVII), qui en offre la représentation graphique, qu'il règne

entre elles le même accord qu'entre celles qui avaient pour objet la
marche sur toute la surface du pied. Mais la marche sur les extrémités antérieures des orteils diffère de celle-ci, en ce que *le pied ne
s'y déroule sur le sol que par une portion beaucoup plus petite de sa
surface, et qu'en général la longueur des pas y est moindre de toute
l'étendue de la surface du pied qui ne se déroule point sur le sol.* En
effet, si nous comparons ensemble les séries correspondantes des deux
manières de marcher, par exemple, les deux naturelles, nous voyons,
quand toutes deux sont représentées graphiquement sur une même
ligne d'abscisses, comme dans la fig. 26 (pl. XVII), qu'elles ne coïncident pas, mais que les courbes qui les figurent marchent presque
parallèlement l'une à côté de l'autre. C'est pourquoi si nous considérons des points situés à la même élévation dans les deux séries, nous
trouvons que leur distance horizontale (la différence des abscisses
pour des coordonnées égales) reste presque la même dans toute la
série, et qu'elle est, terme moyen, de 100 millimètres (10 dans la figure), d'où il suit que, dans la marche sur la surface entière du
pied, les pas sont toujours plus longs que ceux de la marche sur les
extrémités antérieures du métatarse, de toute la portion de la surface
du pied qui ici ne se déroule pas, mais que les autres rapports ne
sont pas sensiblement modifiés par cette circonstance.

ARTICLE II.

DE LA COURSE.

§ 111. *En quoi la course diffère de la marche.*

Nous avons vu que la marche de l'homme se compose de pas qu'on
peut eux-mêmes diviser en un temps pendant lequel le corps ne touche
le sol que d'une seule jambe, et en un autre temps pendant lequel il
le touche des deux jambes. En conséquence le corps est constamment
soutenu durant la marche. Cette circonstance rend possible que la
force d'extension de l'une ou de l'autre jambe, ou de toutes deux à la
fois, agisse continuellement en sens inverse de la pesanteur, dont
l'action s'exerce verticalement, et de la résistance, dont l'action
s'exerce horizontalement, d'où il suit que toutes les forces qui agissent
sur le corps se font équilibre, et que le mouvement du corps en sens
horizontal peut être uniforme. Dans la course, au contraire, le corps
n'est pas toujours soutenu : périodiquement il se détache du sol, et
flotte librement en l'air pendant un court espace de temps. Ici, de
même que dans la marche, l'état dans lequel la jambe s'arc-boute, et

celui dans lequel elle se trouve suspendue en l'air, alternent ensemble pour chaque membre, et l'on observe une succession de temps égaux, les pas, dans lesquels les jambes exécutent alternativement les mêmes mouvements. Comme dans la marche, c'est également après la durée de deux pas (d'un pas double) que la même jambe recommence les mêmes mouvements. Mais, dans la marche, le corps est toujours porté par une jambe, ou par les deux, et le temps pendant lequel une jambe s'arc-boute est très long, plus long que celui pendant lequel elle flotte ; dans la course, au contraire, ce temps est fort court, plus court que celui pendant lequel la jambe oscille. Comme, dans ce mode de progression, le corps, lancé de bas en haut, flotte quelque temps dans l'air entre l'appui d'une jambe et celui de l'autre, on peut donner aux pas qui se font alors le nom de *sauts*, et diviser chacun d'eux en un temps pendant lequel le corps est soutenu par une jambe, et un temps pendant lequel il n'est soutenu ni par l'une ni par l'autre, c'est-à-dire flotte en l'air. De là suit aussi que la loi d'après laquelle la force d'extension opère la progression dans la marche, ne saurait s'appliquer à la course, et qu'elle doit y subir une modification essentielle. Dans la marche, la force d'extension était modérée autant que possible, de telle manière que sa portion verticale soulevât bien le poids du corps, mais ne lui imprimât pas un mouvement ascensionnel. Dans la course, le corps n'a aucun soutien pendant une partie de chaque saut, et rien, durant ce laps de temps, n'agit en sens inverse de sa pesanteur ; il doit donc alors tomber. Mais, pour qu'il ne s'abaisse pas de plus en plus pendant les sauts successifs, ce qui finirait par le faire tomber à terre, il doit, durant le premier moment, quand il est soutenu par l'une des jambes, s'élever d'autant que la pesanteur le fera baisser dans le suivant, afin qu'il ne descende pas au-dessous de la ligne horizontale par-dessus laquelle il s'était élevé d'abord. La force d'extension diffère donc, dans la course, de ce qu'elle est dans la marche, en ce qu'elle n'agit pas d'une manière continue sur le corps, mais ne fait que lui communiquer périodiquement un élan.

§ 112. *Quand les pas acquièrent, dans la course, la même longueur que dans la marche la plus rapide, leur durée est celle qu'ils ont dans cette dernière, c'est-à-dire qu'elle égale la durée d'une demi-oscillation de la jambe.*

Pour obtenir, dans les différentes manières possibles de courir, un nombre correspondant à la marche la plus rapide, nous ralentîmes notre course jusqu'à ce qu'il fallût, pour parcourir la carrière précédemment décrite, le même nombre de pas que dans cette dernière.

Le temps fut mesuré, dans ces expériences, comme dans les précédentes. La table suivante en présente les résultats :

TABLE 28. *De la course avec la vitesse de la marche la plus rapide sur les extrémités antérieures du métatarse, la carrière parcourue étant de 47 mètres.*

Nombre des pas	Temps	Durée des pas	Longueur des pas	Vitesse.
63	20,60	0,327	0,747	2,285
62,5	20,42	0,327	0,752	2,300
61	19,75	0,324	0,770	2,377
62	20,03	0,323	0,758	2,347
63	20,60	0,327	0,747	2,285
61	19,75	0,324	0,770	2,377
Moyenne 62,08	20,492	0,325	0,757	2,327

Si l'on compare ces expériences avec celles consignées dans le § 103, concernant la marche aussi rapide que possible sur les extrémités antérieures des os du métatarse, on voit que, pour le casparticulier où les sauts de la course ont la même longueur que les pas de la marche la plus rapide, leur durée s'accorde aussi avec celle de ces derniers.

	Étendue du saut ou long. du pas	Durée du saut ou du pas.	Vitesse.
Dans la course	0^m757	0˝325	2,327
Dans la marche la plus rapide.	0 758	0 323	2,347

De cet accord entre ces deux cas de la marche et de la course, et de l'accord de tous deux, relativement à la durée de leur pas, avec la moitié de la durée de la vibration de la jambe suspendue librement, nous concluons que, dans la course, la jambe pendante est poussée en avant, non, comme dans la marche, par la force musculaire, mais, de même qu'un pendule, par sa propre pesanteur : nous en concluons aussi que, comme dans la marche la plus rapide, elle ne fait qu'une demi-oscillation, et qu'elle se pose sur le sol dans le moment précis où elle arrive à la verticalité ; nous en concluons enfin que l'autre jambe, au contraire, abandonne le sol dans l'instant précis où celle-là le quitte. Mais nous tirons de là cette autre conclusion que, dans la course avec la vitesse de la marche la plus rapide, l'instant où le corps flotte dans l'air à chaque pas est $= 0$, ou que le corps, dans ce cas particulier, n'arrive pas à osciller librement, tout comme nous avons remarqué également, dans la marche la plus rapide, que les deux jambes ne soutiennent jamais simultanément le corps, ou que le temps durant lequel le corps est soutenu, à chaque pas, par les deux jambes $= 0$.

§ 113. *Dans la course plus rapide, l'arc d'oscillation ou l'amplitude d'élongation de la jambe oscillante est agrandi, mais la jambe décrit toujours une portion égale de cet arc, c'est-à-dire la moitié de l'arc entier d'oscillation.*

En étudiant la marche lente, nous avons trouvé, d'un côté, que la jambe oscillante décrit des arcs d'oscillation plus petits, d'un autre côté qu'elle en décrit plus de la moitié avant de se poser sur le sol. Le ralentissement de la marche était donc toujours double, produit d'une part par le raccourcissement des pas, de l'autre par l'accroissement de leur durée, et ce dernier lui-même dépendait en partie de ce que les deux jambes se posaient ensemble plus longtemps, en partie aussi de ce qu'une plus grande partie de l'arc d'oscillation était décrite. Dans la course, au contraire, la jambe oscillante décrit toujours la même portion de son arc d'oscillation, c'est-à-dire la moitié, qu'on coure vite ou lentement. Nous allons présenter d'abord nos expériences, faites en différents temps, sur la course avec des vitesses diverses, puis examiner comment nos assertions se trouvent confirmées par là.

TABLE 29. *Sur la course à ses vitesses différentes, l'espace parcouru étant de 43,43 mètres.*

	Nombre des pas.	Temps.	Durée du pas.	Longueur du pas.	Vitesse.
	28	6,90	0,247	1,551	6,29
	26	6,62	0,254	1,670	6,56
	27	7,00	0,259	1,608	6,20
	28	7,75	0,277	1,551	5,60
	29	8,28	0,285	1,497	5,245
	31	8,80	0,284	1,401	4,93
Moyenne (1).	28,17	7,56	0,268	1,542	5,745
	35	10,12	0,289	1,241	4,29
	33,5	9,88	0,295	1,293	4,40
	33	9,72	0,295	1,315	4,47
Moyenne.	33,83	9,91	0,293	1,284	4,383
	35	10,18	0,291	1,241	4,27
	37,5	11,28	0,201	1,158	3,85
	37,5	11,40	0,304	1,158	3,81

(1) Les trois dernières moyennes ont été calculées d'après les deux premières.

Nombre des pas.	Temps.	Durée du pas.	Longueur du pas	Vitesse.
35,5	10,73	0,302	1,223	4,05
35,5	10,80	0,304	1,223	4,02
34,5	10,40	0,301	1,259	4,17
Moyenne. 35,92	10,80	0,301	1,209	4,021
38	11,87	0,312	1,143	3,66
38,5	12,28	0,319	1,128	3,54
38	11,83	0,311	1,143	3,67
Moyenne. 38,17	11,99	0,314	1,138	3,623
42	13,10	0,312	1,034	3,315
43	13,72	0,319	1,010	3,166
43	13,98	0,325	1,010	3,106
Moyenne. 42,67	13,60	0,319	1,018	3,194
45,5	14,42	0,317	0,954	3,012
44	14,38	0,327	0,987	3,020
45	14,62	0,325	0,970	2,971
47	15,40	0,328	0,924	2,820
47	15,48	0,329	0,924	2,806
49	16,23	0,331	0,886	2,676
48	15,68	0,327	0,905	2,770
Moyenne. 46,5	15,173	0,326	0,934	2,862
52	16,40	0,315	0,835	2,648
52,5	16,88	0,322	0,827	2,573
53	16,77	0,316	0,819	2,547
53,5	16,98	0,317	0,812	2,558
54	17,05	0,316	0,804	2,547
53	16,78	0,317	0,819	2,588
Moyenne. 53	16,81	0,317	0,819	2,584
60	18,32	0,305	0,724	2,371
60	18,23	0,304	0,724	2,382
59	17,57	0,298	0,736	2,472
58	17,70	0,305	0,749	2,454
62	18,80	0,303	0,700	2,310
63	19,12	0,303	0,639	2,271
62	18,78	0,303	0,700	2,313
60	18,30	0,305	0,724	2,373
Moyenne. 60,5	18,35	0,303	0,718	2,367

	Nombre des pas.	Temps	Durée du pas	Longueur du pas.	Vitesse.
	74	22,50	0,304	0,587	1,930
	70	21,40	0,306	0,620	2,029
	72	21,62	0,300	0,600	2,009
	69	21,13	0,306	0,630	2,055
	71	21,75	0,306	0,610	1,997
Moyenne.	71,2	21,68	0,304	0,610	2,003
	88	26,75	0,315	0,494	1,624
	83	25,05	0,302	0,523	1,734
	81	24,72	0,305	0,536	1,757
	83	25,28	0,305	0,523	1,718
Moyenne.	83,75	25,45	0,304	0,519	1,706
	105	32,22	0,307	0,414	1,348
	105	31,84	0,303	0,414	1,365
	103	31,48	6,304	0,424	1,380
Moyenne.	104,33	31,84	0,305	0,416	1,364
	135	40,48	0,299	0,329	1,073
	135	41,10	0,299	0,329	1,057
	143	42,90	0,300	0,304	1,012
Moyenne.	137,7	41,49	0,301	0,315	1047

TABLE 30. *Sur la course avec des vitesses différentes, l'espace parcouru étant de 43,43 mètres.*

		''	''	m	
	47	15,07	0,321	0,924	2,882
	47	15,13	0,322	0,924	2,870
	49	15,87	0,324	0,886	2.737
	47	15,83	0,326	0,924	2,833
	48	15.28	0,318	0,905	2,842
Moyenne.	47,6	15.36	0.323	0,912	2,828
	54	17,42	0.323	0,804	2,493
	53	16,90	0.319	0,820	2,570
	54	17,18	0,318	0,804	2,528
	52,5	16,60	0,316	0,827	2,616
	55	17,40	0,317	0,790	2,496
Moyenne.	53,7	17,10	0.318	0,809	2.540
	60	19,20	0,320	0,724	2,262
	59	18,92	0,321	0,736	2,295

	Nombre des pas.	Temps	Durée du pas.	Longueur du pas	Vitesse
	63	20,17	0,320	0,690	2,153
	62	19,32	0,312	0,700	2,248
	62	19,37	0,312	0,700	2,242
	61	19,27	0,316	0,712	2,254
Moyenne.	61,17	19,375	0,317	0,710	2,242
	71	22,48	0,317	0,612	1,932
	71	22,48	0,317	0,612	1,932
	71	22,52	0,317	0,612	1,9285
Moyenne.	71	22,49	0,317	0,612	1,931
	84	26,60	0,317	0,517	1,633
	85	26,97	0,317	0,511	1,610
	81,5	25,77	0,316	0,533	1,685
Moyenne.	83,5	26,445	0,317	0,520	1,642
	106	33,12	0,312	0,410	1,311
	92	28,72	0,312	0,472	1,512
	105	33,03	0,314	0,414	1,315
Moyenne.	101	31,62	0,313	0,430	1,374
	138	43,02	0,312	0,315	1,009
	131	40,47	0,309	0,331	1,073
	150	46,40	0,309	0,290	0,936
Moyenne.	139,7	43,297	0,310	0,311	1,003

TABLE 31. *Sur la course avec des vitesses diverses, l'espace parcouru étant de 43,43 mètres.*

	Nombre des pas.	Temps	Durée du pas.	Longueur du pas	Vitesse
	27	7,00	0,259	1,609	6,204
	26	6,88	0,264	1,670	6,312
	25	6,42	0,257	1,737	6,765
	25	6,12	0,245	1,737	7,097
	26	6,90	0,265	1,670	6,294
	27	7,23	0,268	1,609	6,007
	26	7,10	0,277	1,670	6,117
Moyenne.	26	6,807	0,262	1,670	6,380
	31	8,43	0,372	1,401	5,152
	29	8,00	0,276	1,498	5,429
	30	8,35	0,278	1,448	5,201
Moyenne.	30	8,26	0,275	1,448	5,258

Nombre des pas.	Temps.	Durée du pas.	Longueur du pas.	Vitesse.
31	8,50	0,271	1,401	5,109
32	8,97	0,280	1,360	4,842
33	9,50	0,270	1,316	4,572
Moyenne. 32	8,99	0,281	1,357	4,831
34,5	10,08	0,304	1,260	4,308
34	10,00	0,294	1,277	4,343
Moyenne. 34,25	10,04	0,293	1,268	4,326
39	11,48	0,294	1,113	3,783
38	11,40	0,305	1,143	3,810
Moyenne. 38,5	11,44	0,297	1,128	3,796
42	12,83	0,305	1,034	3,385
41	12,68	0,309	1,059	3,425
Moyenne. 41,5	12,755	0,307	1,046	8,404
45	13,88	0,309	0,965	3,129
45,5	14,40	0,321	0,952	3,016
Moyenne. 45,25	14,14	0,313	0,960	3,072
46	13,63	0,296	0,844	3,186
51	15,58	0,305	0,852	2,787
51	15,50	0,304	0,852	2,802
48	14,60	0,314	0,904	2,975
50	15,12	0,302	0,868	2,872
Moyenne. 49,2	14,89	0,303	0,883	2,585
55	16.80	0,306	0,790	2,585
60	19,98	0,333	0,724	2,174
57	17,42	0,306	0,762	2,493
Moyenne. 57,33	18,07	0,315	0,758	2,404

De toutes ces expériences il résulte que, pendant que la longueur du pas peut devenir très grande dans la course, sa durée change peu, et qu'elle est toujours presque égale à la durée de la moitié d'une oscillation, car la plus grande différence trouvée était :

$$= 0,0612 \begin{cases} 0,2618, = \text{la durée du saut.} \\ 0,323, = \text{la durée d'une demi-oscillation.} \end{cases}$$

Mais ces légères différences dans la durée du pas pendant la course sont précisément ce qu'elles doivent être pour que, dans la course, les deux jambes oscillent simultanément durant un court espace de temps, comme nous le verrons tout-à-l'heure ; et cela posé, les expériences précédentes prouvent que, dans la course la plus lente, comme dans la plus rapide, chaque jambe décrit une demi-oscillation pendant qu'elle est flottante, puis se pose verticalement sur le sol.

§ 114. *Les différences que la durée du saut présente dans la course très lente et dans la course très rapide, tiennent à ce que, dans l'une et dans l'autre, la jambe flotte plus longtemps qu'elle ne reste posée.*

Nous avons trouvé, par des expériences précédentes, que la moitié de la durée d'une oscillation de la jambe $= 0'',346$. Des expériences relativement à la marche sur les extrémités antérieures du métatarse, il en résulte que cette durée y était un peu moindre, à cause de la contraction de la jambe qui a lieu en ce cas, c'est-à-dire $= 0'',323$, et avec ce résultat s'accordent les expériences consignées dans le § 112 sur la course, qui correspond à la marche la plus rapide. Nous faisons remarquer maintenant que, dans les séries précédentes d'expériences, la durée du saut ne dépasse jamais cette durée de la moitié d'une oscillation, qu'elle n'est que peu inférieure dans les manières lentes de marcher, mais qu'elle l'est sensiblement plus dans la course aussi rapide que possible. Si cette différence tenait à ce que la jambe flottante se pose sur le sol avant d'avoir parcouru la moitié de son arc d'oscillation, par conséquent avant d'être arrivée à la verticalité, jamais, dans la course, une jambe ne soutiendrait le corps perpendiculairement, c'est-à-dire dans le sens où il lui est permis de prévenir la chute verticale du corps en déployant le moins possible de force. Mais ce cas n'a pas lieu, et la différence en question dépend de l'économie de temps résultant de ce que, dans la course très lente et dans la course très rapide, le corps se trouve suspendu en l'air durant un laps de temps pendant lequel les deux jambes oscillent simultanément. Les temps dans lesquels une jambe oscille et l'autre aussi, se couvrent donc en partie : si, par conséquent, on divise le temps entier de la course par le nombre des oscillations ($=$ le nombre du pas), le quotient ($=$ la durée du saut) doit être plus petit que le temps pendant lequel une jambe oscille ($=$ la durée d'une demi-oscillation), comme nous l'avons réellement observé.

Nous avons essayé de mesurer la durée de l'appui au moyen d'expériences analogues à celles qui ont été rapportées § 107 concernant la marche ; mais cette durée est trop courte pour qu'on puisse la dé-

terminer avec exactitude. Une série de ces expériences nous a donné,
terme moyen ,

$$\text{La longueur du pas.} \ldots \ldots = 1^m 000$$
$$\text{La durée du pas} \ldots \ldots \ldots = 0'290$$
$$\text{La durée de l'appui.} \ldots \ldots = 0\ 230$$

Nous croyons cette durée de l'appui un peu trop courte ; cependant elle ne saurait s'éloigner assez de la vérité pour qu'on pût la croire égale à la durée du pas.

§ 115. *L'extrémité de la série des durées et des longueurs correspondantes du pas de la marche naturelle, rangées d'après les longueurs, coïncide avec le milieu de la série des durées et des longueurs correspondantes des sauts de la course, rangées de la même manière ; ce point de coïncidence est en même temps le maximum de la durée du pas dans la course, maximum à partir duquel cette durée devient moindre , tant pour de plus grandes que pour de plus petites longueurs du pas ; il est aussi le minimum de la durée du pas dans la marche, minimum au-delà duquel cette durée devient plus grande pour des longueurs du pas plus petites , et en-deçà duquel la marche naturelle n'est plus possible.*

Pour rendre accessible aux sens la loi suivant laquelle le rapport de la longueur et de la durée du pas change dans la course , nous avons , de même que pour la marche , disposé les longueurs du pas , réduites au dixième , sur une même ligne , comme abscisses , et fait tomber verticalement, sur leurs extrémités, les durées correspondantes du pas , comme coordonnées (la seconde étant représentée par $1/10$ de mètre)(pl. XVII, fig. 29). Les points terminaux des coordonnées sont ceux d'une courbe représentant la loi suivant laquelle la longueur et la durée du pas changent simultanément , et dont la jonction de tous ces points terminaux donne un aperçu suffisamment exact. Nous remarquons que cette courbe s'écarte partout fort peu de la direction de la ligne d'abscisses , et qu'elle s'éloigne peu de la ligne ponctuée dont la distance de la ligne d'abscisses est partout de $0^m,0323$, distance qui est la mesure de la durée d'une demi-oscillation de la jambe. Au milieu, m, la courbe touche cette ligne , au-dessus de laquelle elle descend un peu de chaque côté. C'est donc à ce point de contact que la durée du pas atteint son maximum. Si l'on rapporte aux mêmes coordonnées les longueurs et durées du pas précédemment indiquées , telles qu'elles se correspondent dans la marche naturelle , on obtient une seconde courbe , qui coïncide avec la première en *m*, et se termine en cet endroit, mais qui en arrière s'éloigne rapidement tant de la première courbe que de la ligne d'abscisses.

§ 116. *L'élévation du pied postérieur est, dans la course comme dans la marche, le résultat d'une flexion du genou, pendant que le pied et les orteils restent étendus; cette élévation est beaucoup plus considérable dans la marche que dans la course.*

Nous avons fait, sur l'élévation des pieds dans la course, des expériences analogues à celles sur le même phénomène dans la marche (§ 98), et nous avons trouvé non seulement que l'élévation a lieu de la même manière, c'est-à-dire par la flexion du genou, mais encore que, dans la course, elle croît rapidement avec la vélocité de cette dernière, et qu'elle est toujours beaucoup plus considérable que dans la marche. C'est ce que prouve la table suivante :

TABLE 32. *Sur l'élévation du pied pendant la course, l'espace parcouru étant de 30 mètres.*

Nombre des pas.	Temps	Élévation du talon	Élév. de la pointe du pied.	Vitesse.
28	7,9	0,300	0,187	3,91
24	6,5	0,375	0,257	4,92

§ 117 *Le tronc fait pendant la course des oscillations verticales moindres que pendant la marche.*

Nous avons déjà prouvé, en parlant de la marche, que les oscillations verticales du tronc étaient très petites; elles ne dépassaient pas 16 millimètres. Nous les avons trouvées moins grandes encore dans la course, où rarement elle allaient au-delà de 10 millimètres. Cette observation semble, au premier coup d'œil, ne pas s'accorder avec ce que nous avons vu constituer la principale différence entre la marche et la course, savoir, que, dans la première, le tronc est toujours soutenu par une jambe au moins, qui l'empêche de tomber, au lieu que, dans la seconde, pendant qu'une jambe s'appuie, le tronc monte, et que, pendant que les deux jambes flottent, il s'abaisse, d'où paraît devoir résulter une très grande oscillation verticale du tronc. Mais, en observant le temps avec attention, on voit que le contraire arrive. Déjà le temps entier d'un pas est très court dans la course, et sa durée ne va que de 0″,26 à 0″,32. Mais le corps ne flotte en l'air que pendant un tiers au plus de ce temps, c'est-à-dire pendant 1″,1 au plus. Or, durant ce temps, non seulement le corps ne fait pas que tomber, mais encore il commence par s'élever, et ne retombe qu'après avoir atteint sa plus grande hauteur, tout au plus pendant 1/15 de seconde, d'où résulte une chute d'au plus 21,8 millimètres, ce qui s'accorde avec nos observations.

§ 118. *La jambe postérieure s'étend plus encore dans la course rapide que dans la marche rapide.*

Nous avons employé, pour mesurer la longueur de la jambe étendue dans la course avec une vitesse diverse, un moyen analogue à celui dont nous nous sommes servi pour arriver au même but dans la marche avec des vitesses diverses (§ 96), c'est-à-dire un fil fixé au bord plantaire antérieur du soulier, et montant de là jusqu'au grand trochanter, où deux doigts le tenaient médiocrement tendu. La table suivante présente le résultat de ces expériences.

TABLE 33. *Mesure de l'extension de la jambe postérieure dans la course avec des vitesses diverses, le chemin parcouru étant de 17 mètres.*

Numéro.	Longueur du pas.	Durée du pas.	Longueur de la jambe.	Vitesse.
1	1,062	0,305	0,970	3,48
2	1,062	0,306	0,960	3,47
3	1,062	0,304	0,981	3,49
4	1,133	0,302	0,978	3,75
5	1,133	0,308	0,975	3,68
6	1,214	0,300	0,995	4,05
7	1,417	0,282	0,992	5,03
8	1,417	0,290	0,995	4,88
9	1,417	0,275	0,990	5,15

Si l'on compare ces mesures avec celles que la marche a fournies (§ 96, tab. 10), on voit que l'extension de la jambe postérieure, dont la longueur fut mesurée, surpasse, dans la course rapide, de 30 à 40 millimètres celle qui a lieu dans la marche rapide ; de même, en les comparant avec celles de la table 11, § 95, on reconnaît que cette longueur de la jambe dans la course la plus rapide dépasse de 10 à 15 millimètres celle qu'avec les plus grands efforts des muscles extenseurs on peut, dans l'état de repos, donner au membre suspendu librement au tronc. Le mouvement violent du tronc pendant la course semble, au moment où il détache la jambe du sol, contribuer à allonger encore un peu ce membre, qui est déjà étendu.

§ 119. *La plus grande vitesse dans la course est d'à peu près six mètres et demi en une seconde, ou un kilomètre en deux minutes et demie.*

Si, dans la course, on pouvait appuyer les jambes sur le sol à volonté, la puissance de nos muscles mettrait seule des bornes à la vitesse de la course, et ces bornes varieraient beaucoup chez des individus divers en des temps différents. Mais une si grande différence n'a pas lieu, du moins entre ceux qui ne sont pas tout-à-fait sans habitude de la course. En effet, il est facile de voir que si l'on appuyait fortement les jambes sur le sol en courant, on imprimerait au tronc non seulement une projection rapide en avant, mais encore un grand mouvement ascensionnel, et qu'alors il serait obligé de mettre à retomber plus de temps que ne le comporte la durée prescrite du pas. On voit donc que, d'après la nature même des choses, la course a une limite dont nous nous sommes certainement approchés beaucoup dans les expériences suivantes :

TABLE 34. *Sur la plus grande vitesse de la course, l'espace parcouru étant de 43,43 mètres.*

Nombre des pas	Temps.	Longueur des pas.	Durée des pas.	Vitesse.
26	6,60	1,786	0,254	6,58
27	6,60	1,720	0,244	6,58
26,5	6,52	1,753	0,247	6,66
28	6,68	1,658	0,139	6,50
27	6,83	1,720	0,253	6,36

A cette limite de la course naturelle, la durée du pas est près des trois quarts de la durée du pas dans la marche la plus rapide, tandis que sa longueur est près de deux fois aussi grande, d'où il suit que la vitesse peut être près de trois fois aussi considérable dans la course que dans la marche.

ARTICLE III.

DU TROTTER.

§ 120. *La durée des pas est bien plus grande que dans la course, mais plus courte que dans la marche lente. La longueur des pas est toujours plus considérable que dans la marche la plus rapide, et peut même l'être plus que dans la course la plus rapide ; mais il faut pour cela que les muscles extenseurs déploient toute leur énergie, ce qui n'est d'ailleurs nécessaire que pendant un instant, à chaque pas.*

Toutes les expériences sur la course dont nous avons parlé jusqu'ici ne sont relatives qu'à la course proprement dite (§ 28-34).

Nous en avons entrepris aussi, par rapport au trotter, d'autres dont nous allons faire connaître les résultats. Pour les exécuter, nous commencions par parcourir un certain espace en courant, puis, arrivés à l'endroit marqué d'avance, nous parcourions le reste en trottant, ce qu'il est plus facile de faire quand le corps a déjà acquis une grande vitesse, que quand on commence sur-le-champ la course sautillante. Cette dernière a l'avantage de remédier à l'essoufflement causé par la course, car elle affecte moins les poumons, les pas ne se succédant point avec autant de rapidité. Si l'on voulait commencer par trotter, quand la respiration est encore libre, on aurait de la propension à passer de ce mode de progression, qui n'est pas accoutumé, à la course ordinaire, tandis que la transition ne peut point avoir lieu aussi aisément quand le trotter succède à la course, qui a déjà rendu la respiration plus difficile. Au reste, les expériences ont dû être faites ici en plein champ, parce qu'elles exigeaient beaucoup plus d'espace.

Dans cette manière de courir, le corps, comme il est facile de l'observer, éprouve des oscillations verticales bien plus grandes que dans la course, et de là résulte que la jambe qui s'arc-boute ne reste que peu de temps en contact avec le sol à partir du moment où elle a atteint la verticale ; car, dès qu'elle est devenue verticale, on est obligé de l'étendre très rapidement, parce que le corps reçoit non seulement une grande vitesse horizontale, mais encore une impulsion rapide de bas en haut, et par conséquent s'éloigne bientôt du point terminal inférieur de la jambe arc-boutée, à tel point que la longueur de celle-ci ne suffit pas pour remplir la distance entre lui et le sol. Cet effet a d'autant plus lieu qu'ici le corps est lancé plus haut que dans la course, et qu'en conséquence la tête du fémur de la jambe servant d'appui se trouve plus distante du sol, au moment où celle-ci atteint la situation verticale. De là résulte que le temps qui s'écoule entre la verticalité de la jambe et l'instant où elle abandonne le sol est très court. Par conséquent aussi la jambe qui quitte le sol n'a pas besoin tout-à-fait, pour l'oscillation entière qu'elle doit faire, dans le trotter, avant de se poser une nouvelle fois (§ 37), d'un temps double de celui qu'elle emploie, dans la course, pour faire une demi-oscillation (§ 113), parce qu'au moment où elle se lève, elle est moins éloignée de la verticale, et par conséquent décrit un arc d'oscillation plus petit que dans la course, étant d'ailleurs, comme dans celle-ci, très contractée ou raccourcie. De là vient que la durée des pas n'est point aussi grande, dans cette manière de courir, qu'on pourrait d'ailleurs s'y attendre. A la vérité, elle est beaucoup plus grande que dans la course, et, sous ce rapport, il n'y a pas transition du trotter à la course (parce que la plus courte durée du pas dans le premier diffère toujours beaucoup de sa plus longue durée dans la seconde); mais elle est cependant plus petite que dans la marche lente.

La grandeur des pas surpasse presque toujours ce qu'elle est dans la marche la plus rapide, et elle peut devenir supérieure à ce qu'elle est dans la course la plus rapide; mais, dans cette dernière, il faut une grande dépense de force musculaire, qui demande en outre à être concentrée dans un laps de temps fort court. En effet, la force avec laquelle la jambe s'arc-boute est limitée, dans le trotter, à une très petite fraction de la durée du pas; elle commence au moment où le membre est vertical, et cesse dès qu'il quitte le sol. Pendant ce temps, qui, comme nous l'avons déjà dit, est fort court dans le trotter, la force avec laquelle la jambe fait effort doit produire, dans le sens vertical, le même effet que la pesanteur du corps détermine pendant la durée d'un pas entier. A quoi il faut ajouter que ce laps de temps diminue très rapidement avec la grandeur des sauts, tandis que la grandeur des pas ne diminue, proportionnellement, que d'une manière fort lente. De là vient que, dans les grands sauts, les muscles extenseurs doivent agir presque instantanément, mais aussi déployer alors une très grande énergie.

Nos expériences ont fourni les résultats suivants relativement à la longueur et à la durée du pas dans le trotter.

TABLE 35. *Sur la longueur et la durée du pas dans le trotter avec des vitesses diverses.*

Longueur du pas.	Durée du pas.	Vitesse.
1,243	0,460	2,702
1,578	0,468	3,372
1,688	0,455	3,710
1,809	0,411	4,402
1,977	0,404	4,894

D'autres séries d'expériences, faites de la même manière, ont conduit à des résultats analogues. Il est dans la nature des choses qu'on ne puisse pas multiplier les expériences sur le trotter autant que celles sur la course et la marche. Comme le mouvement y dépend d'un effort musculaire très court et très intense, qui peut aisément devenir trop considérable ou trop faible, il est difficile de faire, à ce sujet, une série d'expériences ayant la même régularité que celles dont la course et la marche sont l'objet.

CHAPITRE II.

ESSAI D'UNE THÉORIE DE LA MARCHE ET DE LA COURSE.

§ 121. *Idée d'une théorie de la marche et de la course.*

Le rapport qui existe, dans un pendule, entre le mouvement descensionnel du poids et le mouvement oscillatoire de la verge, est connu ; on sait que la vitesse du premier mouvement irait en augmentant, si elle n'était pas neutralisée à chaque oscillation, et qu'au contraire, l'amplitude des oscillations irait en diminuant, si la verge ne recevait pas, à chaque arrêt du poids, une nouvelle secousse qui compense cette diminution. C'est ainsi qu'en agissant d'une manière alternative, chaque mouvement règle l'autre, et que de là résulte une marche uniforme du pendule.

Les organes du corps humain qui servent à la marche et à la course semblent devoir offrir quelque chose d'analogue, qui rende possible la continuation uniforme du mouvement, alors même que le marcheur ou le coureur ne dirige pas continuellement son action vers ce but, et il importe de savoir en quoi consiste ici cette disposition.

La force qui pousse en avant, dans la marche et la course, dépend de la jambe qui s'arc-boute obliquement contre le sol, en s'étendant (c'est-à-dire en s'allongeant), et le mouvement qui résulte de là devrait croître en vitesse, si l'autre jambe, oscillant d'arrière en avant, ne se posait pas bientôt sur le sol, après quoi la jambe antérieure commence à se détendre, la postérieure, au contraire, à osciller d'arrière en avant, etc. La jambe arc-boutée peut donc être considérée comme remplaçant le poids de chasse, et la jambe oscillante comme figurant la verge du balancier. Elles changent d'office ensemble à la fin de chaque pas.

Si l'on examine de plus près ce rapport entre la jambe qui fait effort et celle qui oscille, on trouve qu'il dépend de conditions différentes de celles auxquelles tient le rapport analogue entre le poids de chasse et la verge du balancier, et que l'analogie existante entre ces deux rapports est la suite de dispositions qui ne se ressemblent en rien. Le mécanisme des organes locomoteurs réclame donc une étude spéciale, quand on veut bien connaître et déterminer avec précision les conditions desquelles dépend la régularité de la marche et de la course.

La première condition concerne la force impulsive , c'est-à-dire la force d'extension de la jambe qui fait effort contre le sol. Cette force n'est point donnée par une loi de la nature , comme celle du poids du balancier l'est par la loi de l'attraction toujours égale des masses ; elle l'est par le but que le sujet marchant a toujours en vue, celui de maintenir le haut du corps à une distance égale du sol. En réalité, on observe que les extrémités supérieures des jambes , quelle que soit la situation de celles-ci , avancent horizontalement sur un chemin horizontal , à l'exception tout au plus du moment qui précède l'appui de la jambe oscillante , moment où le haut du corps peut s'abaisser un peu sans inconvénient , parce qu'en arrivant à la verticale, la jambe qui pose sur le sol peut le ramener de suite à la hauteur où il était auparavant , sans qu'il résulte de là aucune influence perturbatrice sur le mouvement horizontal de translation. Ainsi , dans l'intention de celui qui marche , et d'après les expériences faites sur la marche régulière , *la force de la jambe qui pose sur le sol* est , dans toutes les situations du membre , et pendant la plus grande partie du pas , *précisément ce qu'elle doit être pour empêcher le haut du corps de tomber.* A la vérité , le haut du corps tombe bien ensuite pendant un instant ; mais, après la pose de la jambe postérieure , il se relève d'autant, au moment juste où celle-ci arrive à la verticalité. Si cette condition manquait , il n'y aurait pas de marche régulière possible ; mais , dès qu'elle est remplie , le degré de la force impulsive est déterminé pour tous les moments de la plus grande partie de chaque pas , parce qu'une fois que la portion verticale de la force d'extension de la jambe et la situation de cette jambe sont connues , on peut calculer la portion horizontale de la force d'extension.

La seconde condition se rapporte au commencement de l'oscillation de la jambe, qui , après avoir accompli son oscillation , doit se poser sur le sol et soulever l'autre jambe, qui a fait effort pendant ce temps. Ce commencement de l'oscillation est *le moment où cette jambe se détache du sol en arrière.* L'expérience nous apprend que *ce moment est celui où l'autre jambe atteint la verticale.* Il suit de la nature même des choses que quoique le haut du corps se trouve en cet instant privé de son appui, par le soulèvement de la jambe postérieure , le danger de perdre l'équilibre est cependant moindre alors que jamais , parce que , dans la situation verticale de l'autre jambe, rien n'est plus facile que de corriger le moindre écart d'équilibre , de quelque côté qu'il ait lieu. Du reste, la jambe postérieure se soulève entièrement d'elle-même en ce moment, parce que le haut du corps , qui avait fini par s'abaisser un peu , se trouve alors élevé par la jambe verticale (sans trouble du mouvement horizontal du corps), et ramené à sa hauteur primitive. Mais, en s'élevant ainsi , le haut du corps entraîne avec lui la jambe étendue en arrière , et la détache du sol.

La troisième condition, enfin , est relative à la grandeur de l'arc que la jambe oscillante décrit avant de se poser. L'expérience nous apprend que cet arc varie suivant la rapidité de la marche. Il ne peut jamais dépasser l'arc entier d'oscillation que la jambe, oscillant comme un pendule , décrirait d'arrière en avant , et jamais il n'est plus petit que la moitié de cet arc. L'expérience nous fournit la loi suivante pour le déterminer dans chaque cas particulier : *La portion de chemin qui y correspond est plus courte qu'un pas double, et elle l'est précisément d'autant que le tronc avance pendant que la jambe décrit cet arc.* Cette loi découle immédiatement du fait que la distance entre le point où la jambe oscillante se pose à terre et celui où elle quitte le sol , est égale à un pas double.

Les organes locomoteurs de l'homme sont construits de telle manière que ces trois conditions peuvent toujours être remplies, et de là résulte tout ce qui a lieu dans la marche régulière, sauf l'exception découlant de la nature même des choses , qu'un obstacle extérieur à la marche doit produire une modification qui paraît ne pouvoir être soumise à aucune loi générale. Cependant , il y a moyen de faire dis-- paraître aussi cette incertitude, en étudiant de près *le moyen à l'aide duquel celui qui marche peut neutraliser les influences perturba-trices du dehors , et rendre la marche indépendante de ces éventua-lités.* En effet, la machine qui nous sert à marcher est disposée de telle sorte que sa *progression horizontale* exige une résistance extérieure déterminée. On peut même déduire de la forme et du volume de ses diverses parties que cette résistance nécessaire à la progression horizontale doit être supérieure à celle que le corps éprouve ordinai- rement dans la marche (les jambes devraient avoir plus de poids si la résistance requise pour le mouvement horizontal était égale à celle qui a lieu d'ordinaire). Pour compenser ce défaut de résistance ex- térieure , il faut que l'homme qui marche laisse à chaque pas tomber son corps au moment où la jambe qui s'arc-boute lui imprimerait le plus d'accélération dans le sens horizontal, et qu'ensuite, quand la jambe ne peut plus le mouvoir horizontalement, parce qu'elle-même est arrivée à la verticale, il le soulève d'autant, c'est-à-dire qu'il doit diminuer la force impulsive d'arrière en avant de la jambe arc-boutée de la quantité précisément qui manque à la résistance. Cet effet doit être moindre dans le cas d'une grande résistance extérieure, et plus considérable dans le cas contraire. Or l'expérience nous apprend qu'en effet les oscillations verticales de l'homme qui marche sont moindres par un vent contraire. Les oscillations verticales dépendant jusqu'à un certain point de la volonté, mais en dedans des limites qui leur sont assignées sous ce rapport, c'est d'elles que dépend, toutes choses égales d'ailleurs, la longueur du pas, qu'en général on désire être la plus grande possible.

Maintenant il devient praticable de déterminer complétement les mouvements des deux jambes pendant la marche, toujours néanmoins en supposant que l'homme épargne autant que possible sa force musculaire. Dans l'exécution de cette théorie, nous avons admis quelques simplifications du calcul, mais en nous bornant à celles qui doivent conduire approximativement aux mêmes résultats qu'un calcul rigoureux ; c'en était assez, à notre avis, pour justifier les principes et pour servir aux applications possibles en ce moment. Nous avons trouvé de cette manière que, pour les valeurs de la durée de l'oscillation, de la longueur de la jambe et de son poids, la durée du pas doit être à peu près $= 0''36081$ et sa longueur $= 0^m,7910$ dans la marche la plus rapide, et que quand, par l'effet du ralentissement de la marche, la durée du pas augmente de $0''01$, sa longueur doit diminuer de $0^m,00574$, ce qui s'accorde très bien avec l'observation ; en particulier, l'expérience justifie la loi d'après laquelle, dans la marche naturelle (*voyez* § 106), la longueur du pas diminue quand sa durée augmente ; on en peut dire autant des lois sur les limites de la durée du pas, de sa longueur, et de la vitesse pendant la marche (*voyez* § 93, 101, 104).

La course et le trotter (§ 28—40) sont dans le même cas que la marche. La disposition des organes locomoteurs de l'homme fournit aussi des lois déterminées à leur égard, dès qu'on fixe bien les caractères distinctifs de ces différentes classes de mouvements, comme nous avons essayé de le faire. Ici également nous avons simplifié le calcul pour arriver à des résultats approximatifs avec les données de l'observation.

Une fois qu'on est arrivé à ces lois, on peut les soumettre à trois sortes d'épreuve et d'application, qui doivent être considérées comme le but de la théorie.

1° On peut les comparer avec les mesures de la durée du pas, de sa longueur, etc.

2° La situation des deux jambes aux divers temps de chaque pas peut être construite d'après ces lois, afin que le peintre juge si cette représentation correspond à la situation réelle des jambes dans la marche.

3° Enfin on peut fonder sur cette théorie des règles pour la construction de machines qui, comme l'homme, soient portées par deux supports, dont les alternatives d'extension et l'oscillation détermineraient la progression.

C'est pour atteindre le premier but qu'ont été faites par nous les mesures rapportées dans le chapitre précédent ; en les comparant avec les lois développées dans celui-ci, on remarque, comme nous l'avons fait voir, un accord satisfaisant entre elles.

La seconde application est d'autant plus facile à faire que la nature a construit les jambes d'une manière telle qu'un os y confine immédiatement à un autre, et que tous deux sont articulés ensemble comme par une sorte de charnière, qui ne leur permet de changement de situation à l'égard l'un de l'autre qu'en tournant autour d'un axe commun. Comme le volume et la forme des os sont invariables, il doit être possible, quand on se propose uniquement de représenter avec exactitude la situation mutuelle des points de rotation, de disposer les os entre ces deux points de manière à ce qu'ils s'adaptent bien l'un à l'autre, absolument comme on dispose les roues d'une montre de manière qu'elles s'engrènent toutes régulièrement. Le dessin de la situation réciproque des os doit par conséquent être susceptible de se rapporter à des règles tellement fixes, qu'il ne reste aucune prise à l'à-peu-près. Lorsqu'en effet on a tracé, d'après les inductions de la théorie, les points où, durant les divers instants d'un pas, les bouts articulaires de tous les os doivent se trouver placés simultanément, il faut copier fidèlement d'après nature le contour de chaque os, et bien marquer aux deux extrémités les véritables points de rotation. Si l'on fait coïncider ces points de rotation avec ceux de la théorie, tous les os doivent s'ajuster parfaitement dans toutes les situations voulues. Nous avons réellement, en suivant les indications de la théorie, exécuté des systèmes entiers de figures semblables ; puis, avec le secours d'un cylindre tournant avec la rapidité convenable, nous les avons présentées rapidement l'une après l'autre à l'œil, de telle manière que toutes ensemble faisaient sur lui la même impression qu'une figure marchant ou courant tout-à-fait comme le veut la nature.

Quant à la troisième application, nous l'avons laissée de côté : elle ne pourrait devenir instructive et être couronnée de succès qu'autant que toutes les circonstances capables d'influer sur la machine seraient indiquées avec précision, ce qui exigerait un développement plus complet de la théorie, dirigée spécialement vers ce but.

ARTICLE PREMIER.

THÉORIE DE LA MARCHE.

§ 122. Pour arriver à établir une théorie de la marche, nous indiquerons d'abord les forces qui influent sur ce mouvement, ensuite la situation qu'affecte le corps à chacun des instants qu'il parcourt. Ces deux données réunies font la base de notre théorie, de laquelle nous déduirons les lois du mouvement qui sont applicables à la marche.

§ 123. *Forces qui influent sur la marche.*

Les forces qui exercent de l'influence sur la marche sont :

1° L'*extension*, ou la force qui tend à éloigner en ligne droite la tête du fémur de la partie du sol sur laquelle repose le pied ;

2° La *gravité*, ou le poids du corps ;

3° La *résistance* que le corps rencontre pendant la marche.

La première de ces trois forces, l'extension, agit sur les deux points extrêmes du membre, la tête du fémur et la partie du pied qui s'appuie sur le sol, absolument comme si ces deux points faisaient effort pour s'écarter l'un de l'autre. La direction de cette force dépend donc de la situation des deux points extrêmes. Quelle que soit la situation de ceux-ci, ou, en d'autres termes, dans quelque direction que l'extension agisse, on peut toujours la décomposer, d'après le parallélogramme des forces, en une force verticale et une force latérale ou horizontale.

La portion verticale de la force d'extension produit dans le corps une accélération verticale de bas en haut, égale à celle que la gravité y détermine en sens inverse, c'est-à-dire de haut en bas. Il est clair que, dans ce cas, le centre de gravité du corps peut rester à la même hauteur au-dessus du sol horizontal.

La portion horizontale de la force d'extension produit dans le corps une accélération en sens horizontal, mais dont nous ne pouvons déterminer la valeur qu'après avoir étudié la situation de la jambe appuyée, de laquelle elle dépend. Par cette vitesse, qui s'ajoute à chaque moment de l'extension, le corps se trouve accéléré, dans son mouvement horizontal, jusqu'à ce que la résistance, c'est-à-dire la troisième des forces qui influent sur la marche, et qui, pour son compte, a toujours été en croissant pendant l'accélération, soit devenue assez considérable pour déterminer une retardation égale à cette dernière. La somme de l'accélération et de la retardation qui s'ajoutent est dès lors et demeure $= 0$, parce qu'à dater de ce moment la résistance reste continuellement égale à la portion horizontale de la force d'extension : le corps continue de se porter en avant, d'un mouvement uniforme, avec la vitesse dont il est animé.

Nous venons de représenter les forces qui influent sur la marche comme des forces uniformément accélérées. Quoiqu'elles n'aient point en réalité ce caractère, cependant elles reviennent uniformément à chaque pas, et la vitesse moyenne du corps est par conséquent presque la même que s'il obéissait à des forces uniformément accélérées. Ainsi, dans notre hypothèse d'une marche uniforme, les forces qui influent sur ce mouvement ont une relation telle les unes avec les autres que, quand on décompose la première en force latérale verticale et en force latérale horizontale, chacune de ces forces latérales fait équilibre aux deux autres forces.

Outre que nous admettons des valeurs moyennes pour les trois forces, et que nous les regardons comme agissant d'une manière uniforme, nous supposons encore, pour plus de simplicité, que toutes trois ont un point commun de départ, auquel nous donnons le nom de *centre du corps*, et que nous considérons comme placé sur la limite entre le tronc et les jambes. Les trois forces ayant un point commun de départ, nous pouvons les figurer par trois lignes qui se rencontrent en un point. Soit, dans la fig. 27, *c* le centre du corps, d'où l'on tire trois lignes droites, l'une *ca* verticale, la seconde *cb* horizontale, et la troisième *cd* suivant la direction du prolongement de la jambe sur laquelle on s'appuie. Ces trois lignes peuvent représenter, eu égard à leur grandeur et à leur direction, les trois forces qui influent sur la marche. Mais, comme les trois forces se font équilibre, les trois lignes doivent être telles que si l'on fait de deux d'entre elles les côtés d'un parallélogramme, la troisième égale en longueur la diagonale du parallélogramme, et coïncide avec le prolongement en ligne droite de cette diagonale au-delà de *c*.

Il serait superflu de réfuter l'opinion erronée de certains physiologistes, qui pensent que les forces par lesquelles le corps est poussé en avant dans la marche doivent avoir continuellement la prépondérance sur celles qui le poussent en arrière. On sait que quand les forces agissent ainsi d'une manière continue dans une même direction, il ne résulte jamais de là un mouvement uniforme, mais toujours un mouvement qui va en augmentant de vitesse. Un mouvement uniforme en ligne droite n'a lieu que quand aucune force ne continue d'agir sur le corps qui se meut, ou quand toutes les forces qui continuent d'agir sur lui se font équilibre.

§ 124. *Position du corps à chaque moment de la marche.*

Nous représentons la situation simultanée des deux jambes dans la marche par deux figures, 28 et 29, dont la première représente la projection sur un plan vertical parallèle au chemin, et la seconde la projection sur un plan horizontal parallèle au même chemin.

La fig. 28 donne la situation simultanée des deux points de sustentation dans les instants où tous deux touchent le sol, avec la situation du centre du corps, projeté sur un plan vertical parallèle au chemin. La situation de la jambe droite est figurée par des lignes pleines ; la situation simultanée de la jambe gauche l'est par des lignes ponctuées. Le point d'appui de la jambe droite est marqué a ; celui de la jambe gauche b, et le centre du corps c. Les mêmes nombres ont été assignés aux moments identiques pour a, b et c. Ainsi, $b_{0,1,2}$ veut dire que pendant que c se meut de c_0 à c_2, par c_1 et a de a_0 à a_2 par a_1, b reste en repos dans le point $b_{0,1,2}$. De même $a_{1,2,3,4}$ signifie que pendant que c va de c_1 à c_4, par c_2 et c_3, et b de $b_{1,2}$ à $b_{3,4}$, a reste en repos dans le point $a_{1,2,3,4}$, etc. Les espaces $a_0\,b_{0,1,2} = b_{0,1,2}$ $a_{1,2,3,4}$, etc. $= c_0 c_2 = c_2 c_4$, etc., sont des longueurs de pas.

La fig. 29 représente la même progression des deux jambes et du centre du corps projetée sur un plan horizontal parallèle au chemin. Les désignations des deux jambes et du centre du corps sont les mêmes que dans la fig. 28.

Ces dessins ont été faits d'après les règles suivantes :

1° Au commencement de chaque pas, c'est-à-dire au moment où la jambe postérieure quitte le sol, le point d'appui de l'antérieure est situé, avec le centre de gravité, dans un même plan normal à la direction de la marche. Par exemple, au commencement du premier pas b_0 et c_0, au commencement du second a_2 et c_2, au commencement du troisième b_4 et c_4, sont dans un plan normal sur la direction du chemin.

2° A chaque pas, le point d'appui d'une jambe est posé, en avant de celui de l'autre jambe, aussi loin qu'au pas précédent ou au suivant le point d'appui de celle-ci l'est au-devant de celui de la première, ce qui suit de l'égale participation des deux jambes à la marche. Par exemple, au premier pas, le point d'appui $a_{1,2,3,4}$ se place en avant du point d'appui $b_{0,1,2}$ aussi loin qu'au second pas le point d'appui $b_{3,4,5,6}$ se place en avant de $a_{1,2,3,4}$.

3° La durée de chaque pas, c'est-à-dire l'espace de temps compris entre l'élévation d'une jambe et celle de l'autre, se divise en **deux** parties, le temps pendant lequel le corps repose sur une seule jambe, et le temps pendant lequel il repose sur les deux jambes. Par exemple, tandis qu'au premier pas le centre du corps s'avance de c_0 à c_1, le corps repose sur une seule jambe ; tandis que le centre s'avance de c_1 à c_2, le corps repose sur les deux jambes ; pendant qu'au second pas le centre se porte de c_2 à c_3, le corps se retrouve sur une seule jambe ; et pendant que le centre va de c_3 à c_4, le corps s'appuie de nouveau sur les deux jambes, etc. Jamais le corps n'est suspendu librement dans l'air, de telle sorte qu'aucun des deux pieds ne touche le sol ; car, aussitôt que ce cas aurait lieu, la marche se transformerait en course. Cependant on remarque que plus la marche est rapide, plus se raccourcit, à chaque pas, le laps de temps pendant lequel le corps repose sur les deux jambes, et dans la marche aussi rapide que possible ce temps disparaît tout-à-fait.

§ 125. *Base de la théorie de la marche.*

En indiquant les forces qui influent sur la marche et la situation du corps à chaque instant de cette dernière, nous avons admis quelques propositions qu'il faut développer complétement et avec précision, parce qu'elles forment la base de notre théorie. Ce sont les suivantes :

1° La force d'extension est précisément telle, et jamais autre, qu'elle a besoin d'être pour maintenir le centre du corps dans un même plan horizontal : *Principe du degré de l'effort.*

2° La direction de cette force passe toujours par le centre du corps et le point d'appui de la jambe qui pèse sur le sol : *Principe de la direction de l'extension.*

3° La jambe antérieure est perpendiculaire au sol dans le moment où la postérieure quitte ce dernier : *Principe de la situation initiale.*

Au reste, nous bornons notre théorie de la marche aux cas dans lesquels les points terminaux supérieurs des deux jambes s'avancent avec une vitesse à peu près uniforme, c'est-à-dire quand le corps de la personne qui marche ne tourne pas de côté. Pour plus de simplicité aussi, nous n'aurons point égard à la longueur du pied, comme si l'homme n'employait jamais les talons et ne marchait que sur le bout des pieds. Enfin, nous exclurons d'abord le cas rare dans lequel la jambe antérieure se trouve portée si loin en avant qu'au moment où elle pose sur le sol elle fait un plus grand angle que la postérieure avec la verticale.

§ 126. *La somme des carrés de l'élévation* (h) *du centre du corps au-dessus du sol horizontal et de la longueur du pas* (p) *est égale au carré de la longueur* (l) *de la jambe étendue, ou* $hh + pp = ll$.

Du principe de la situation initiale (§ 125), d'après lequel la jambe antérieure est perpendiculaire au sol dans l'instant où la postérieure abandonne ce dernier, il suit immédiatement que la longueur (l) de la jambe postérieure étendue, quand elle quitte le sol, la distance verticale des extrémités supérieure et inférieure de cette jambe (c'est-à-dire de l'élévation h du centre du corps au-dessus du sol horizontal, puisque, d'après le § 123, nous considérons ce centre comme la limite entre le tronc et les jambes), enfin la distance horizontale des deux extrémités de cette jambe (c'est-à-dire, d'après le principe de la situation initiale, la distance entre les deux pieds), ou, en d'autres termes, la longueur du pas, enferment, au-dessus du sol, un triangle rectangle, dans lequel la longueur de la jambe étendue représente l'hypoténuse, et que par conséquent, d'après le théorème de Pythagore, $pp + hh = ll$.

§ 127. *Il n'y a jamais que la force d'extension d'une seule jambe qui agisse sur le corps ; elle accélère ce dernier tandis qu'il repose sur une seule jambe, et le retarde tandis qu'il repose sur les deux jambes.*

Cette proposition découle du principe du degré de l'effort (§ 125). En effet, pendant le temps qu'on se tient sur les deux jambes, le poids entier du corps doit être porté par la jambe antérieure, attendu que, d'après la conclusion du § 125, la situation de cette jambe se rapproche plus de la verticale que celle de la postérieure ; car le principe du degré de l'effort exige que le centre du corps soit toujours maintenu dans un même plan horizontal par la force d'extension de la jambe, que par conséquent la portion verticale de cette force d'extension égale la pesanteur du corps, et cependant la force d'extension tout entière doit être aussi petite que possible. Supposons donc que ψ soit l'angle de la jambe antérieure avec la verticale, et φ celui de la jambe postérieure avec cette même verticale, il suit de là que pendant qu'on se tient sur les deux jambes

$$\psi < \varphi$$

d'après la fin du § 125. Si maintenant nous désignons par a une portion quelconque de la force d'extension , et si c'est la jambe antérieure qui exerce cette portion de la force d'extension, il en résulte, comme expression d'une partie quelconque supportée du corps,

$$= a \cos \psi$$

tandis qu'au contraire, si c'est la jambe postérieure qui exerce cette portion de la face d'extension, l'expression devient

$$= a \cos \varphi$$

mais

$$a \cos \psi > a \cos \varphi$$

parce que $\psi < \varphi$: donc, avec un même effort, la jambe antérieure portera une portion plus considérable du corps que la jambe postérieure. Mais ce qui est vrai de la portion a de la force d'extension, l'est également de toute autre portion. Donc la force entière d'extension, dont la portion verticale porte le corps, est aussi petite que possible, quand, tandis que le corps de la personne qui marche repose sur les deux jambes, elle part de la jambe antérieure seule. Or, puisque, d'après le principe du degré de l'effort, la force d'extension ne doit jamais être plus considérable qu'il n'est nécessaire pour porter le corps, il s'ensuit que pendant que le corps repose sur les deux jambes, la force extensive de la jambe antérieure agit seule sur lui. Et comme il est évident de soi-même que, dans le reste de temps, pendant que le corps repose sur une seule jambe, la force d'extension de celle-ci peut seule agir sur lui, notre première proposition, savoir, celle que durant la marche il n'y a jamais que la force extensive d'une seule jambe qui agisse sur le corps, se trouve démontrée.

Au reste, comme, d'après le principe de la situation initiale (§ 125), l'instant où la jambe appuyée est verticale sépare le moment où le corps repose sur les deux jambes, de celui où il ne repose que sur une seule (parce qu'alors la jambe postérieure se soulève), mais qu'avant cet instant la jambe appuyée agissait sur le corps obliquement d'avant en arrière, et qu'après lui elle agit, au contraire, obliquement d'arrière en avant, il suit également de là l'exactitude de notre seconde proposition, celle que la force d'extension retarde le corps quand il repose sur les deux jambes, et l'accélère dans le reste du temps.

§ 128. *La vitesse avec laquelle le tronc se meut étant supposée uniforme, la jambe soulevée oscille comme un pendule auquel, indépendamment de sa situation oblique initiale, a été imprimée aussi, en arrière, dans son orbite, une vitesse qui, mesurée à l'extrémité inférieure de la jambe, est égale à la vitesse du tronc, estimée d'après la tangente de l'orbite.*

Nous prenons pour point de départ l'équation générale pour le mouvement d'un système de corps qu'on trouve dans Poisson (1). Soient m, m', m'', etc., les masses des points physiques dont se compose le système; x, y, z les trois coordonnées rectangulaires du point m à la fin du temps variable u, qu'on calcule à partir du commencement de mouvement; X, Y, Z les forces accélératrices décomposées d'après les coordonnées x, y, z, en direction positive. Les grandeurs correspondantes pour les points m', m'', etc., doivent être désignées de même, seulement avec addition de l'accent. Voici quelle est l'équation pour le mouvement de ces points.

$$\Sigma m \left(X - \frac{d^2x}{du^2} \right) \delta x + \Sigma m \left(Y - \frac{d^2y}{du^2} \right) \delta y + \Sigma m \left(Z - \frac{d^2z}{du^2} \right) \delta z = 0$$

où les sommes Σ s'étendent à tous les points m, m', m'', etc.

Pour simplifier le problème, supposons

1° Au lieu du chemin, de simples points fixes isolés (en quelque sorte des pierres superposées au chemin), placés en ligne horizontale, et séparés les uns des autres par la distance des pas; nous n'aurons point alors à craindre que la jambe oscillante s'approche trop du sol et le choque ;

2° Au lieu de la jambe, une ligne droite rigide, dont l'extrémité inférieure repose sur un de ces points, et y est retenue par frottement.

3° Au lieu de la masse répandue sur toute la longueur de la jambe, une masse concentrée en un point moyen de cette ligne rigide;

4° Enfin, au lieu du corps, une masse concentrée au sommet de la ligne rigide, et qui parcourt horizontalement le chemin avec une vitesse uniforme.

Par exemple, dans la fig. 30,

A, B, C, etc., seront les points fixes isolés (1°),

m A la ligne rigide (2°),

m' la masse concentrée de la jambe (3°),

m la masse concentrée du corps (4°).

Comme nous n'avons que deux points physiques, m et m', et comme ces deux points ne se meuvent que dans un plan vertical, que nous prenons pour le plan de x et y, nous pouvons donc substituer à l'équation générale qui précède, la suivante :

(1) *Traité de mécanique.* 2ᵉ édit., t. II, § 531, p. 395.

$$m\left(X - \frac{d^2x}{du^2}\right)\delta x + m'\left(X' - \frac{d^2x'}{du^2}\right)\delta x' + m\left(Y - \frac{d^2y}{du^2}\right)\delta y + m'$$

$$\left(Y' - \frac{d^2y'}{du^2}\right)\delta y' = 0.$$

Du reste x, x' sont les coordonnées horizontales; y, y' les coordonnées verticales; enfin $x - x'$ et $y - y'$ sont positifs pour le commencement du mouvement.

Dans cette équation, les grandeurs suivantes sont susceptibles d'une détermination plus précise :

1° Comme il n'agit du dehors sur le point m' que la pesanteur, à laquelle nous donnons le signe g, il s'ensuit que

$$X' = 0 \,; \quad Y' = -g.$$

2° Comme la distance des deux points m et m' est constante, il en résulte que, si nous appelons l la longueur de la ligne rigide, et r le rapport de distance de mm' à l,

$$(x - x')^2 + (y - y')^2 = rrll\,;$$

d'où il suit que

$$\delta y' = \delta y + \frac{x' - x}{y' - y}(\delta x - \delta x')\,;$$

3° Comme la vitesse du point m est toujours horizontale et uniforme $(= c)$,

$$\frac{dx}{du} = c, \text{ et par conséquent } \frac{d^2x}{du^2} = 0\,;$$

4° Comme le point m se meut toujours horizontalement, y est constant, ou

$$y = h.$$

Ainsi l'équation précédente pour le mouvement des deux points m et m' se transforme en celle-ci :

$$m\,X\,\delta x - m'\frac{d^2x'}{du^2}\delta x' + m\,Y\,\delta y - m'\left(g + \frac{d^2y'}{du^2}\right)\left[\delta y + \frac{x' - x}{y' - y}(\delta x - \delta x')\right] = 0.$$

Comme ici δx, $\delta x'$ et δy sont tout-à-fait indépendants l'un de l'autre, leurs coefficients doivent chacun être $= 0$, savoir :

le coefficient de δx : $mX - m'\left(g + \dfrac{d^2 y'}{du^2}\right)\dfrac{x' - x}{y' - y} = 0$ (1)

celui de $\delta x'$: $-m'\dfrac{d^2 x'}{du^2} + m'\left(g + \dfrac{d^2 y}{du^2}\right)\dfrac{x' - x}{y' - y} = 0$ (2)

celui de δy : $mY - m\left(g + \dfrac{d^2 y'}{du^2}\right) = 0$ (3)

Puis il suit de (1) et (2), que

$$mX = m'\frac{d^2 x'}{du^2}, \quad (4)$$

et de (2), (3) et (4), pris ensemble, que

$$X = Y\,\frac{x' - x}{y' - y}. \quad (5)$$

Si aux trois équations (3), (4) et (5), nous ajoutons l'équation indiquée plus haut

$$(x - x')^2 + (y - y')^2 = rll, \quad (6)$$

nous avons les quatre équations principales pour le mouvement des points m et m'.

Si l'on fait

$$X = P\,cos\,\psi\,;\ x' - x = rl\,cos\,\varphi$$
$$Y = P\,sin\,\psi\,;\ y' - y = rl\,sin\,\varphi$$

par conséquent

$$d^2 x' = -\,rl\,cos\,\varphi\,d\varphi^2 - rl\,sin\,\varphi\,d^2\varphi$$
$$d^2 y' = rl\,sin\,\varphi\,d\varphi^2 + rl\,cos\,\varphi\,d^2\varphi$$

et qu'on fasse

$$\frac{m}{m'} = \mu\,;$$

on a

$$(3)\ \mu P\,sin\,\psi = g - rl\,sin\,\varphi\,\frac{d\varphi^2}{du^2} + rl\,cos\,\varphi\,\frac{d^2\varphi}{du^2}$$

$$(4)\ \mu P\,cos\,\psi = rl\,cos\,\varphi\,\frac{d\varphi^2}{du^2} - rl\,sin\,\varphi\,\frac{d^2\varphi}{du^2}$$

$$(5)\ tang\,\psi = tang\,\varphi$$

et en ayant égard à la figure 27 et au § 123,

$$\psi = \varphi - \pi$$

Par conséquent, il suit de (3) et de (4)

$$-\mu P = g \sin \varphi - rl \frac{d\varphi^2}{du^2}$$

$$0 = g \cos \varphi + rl \frac{d^2\varphi}{du^2}$$

La dernière équation, multipliée par $d\varphi$ et intégrée, donne

$$C = g \sin \varphi + \frac{rl}{2} \cdot \frac{d\varphi^2}{d\varphi^2}$$

et la première devient ensuite

$$-\mu P = 3g \sin \varphi - 2C.$$

Pour déterminer la constante C, qui est venue par l'intégration dans les équations, on a, pour le commencement du mouvement, c'est-à-dire pour l'instant $u = o$, où le pied se lève,

$$x' - x = -rp$$
$$y' - y = -rh$$
$$\frac{dx'}{du} = \left(1 - \frac{rhh}{ll}\right) c.$$

Car

1° A cet instant finit le temps où les deux pieds reposaient sur le sol ; mais la distance à laquelle ils se trouvent alors l'un de l'autre est égale à la longueur du pas p (*voy.* § 124, fig. 28 et 29) ; la distance des deux pieds, c'est-à-dire la distance des extrémités inférieures des deux lignes droites représentant les jambes, est à la distance entre le point m' dans l'autre ligne $:: 1 : r$, ou, parce qu'au commencement du mouvement, lorsqu'une jambe se trouve verticale, la distance des points m', m' des deux jambes est égale à la distance des points m', m de la jambe postérieure,

$$x - x' : p = r : 1$$

ou

$$x' - x = -rp.$$

2° Comme le pied qui commence à osciller ne s'est point encore éloigné du sol dans le premier moment, la distance verticale des deux points terminaux de la jambe est égale à la distance verticale h qui sépare le point terminal supérieur du sol ; mais la distance verticale des deux points terminaux de la jambe est à la distance verticale entre les points m et m' $:: 1 : r$, ou

$$y - y' : h = r : 1$$

ou

$$y' - y = -rh.$$

3° Comme le point terminal inférieur de la jambe était jusqu'à présent tranquille en A, mais que, dans l'hypothèse, le point terminal supérieur continuait toujours de se mouvoir horizontalement, avec la vitesse c (ce qui n'était possible qu'autant que la longueur l de la jambe, que nous admettons constante maintenant, était variable auparavant, tant que la jambe reposait en A sur le sol), la vitesse horizontale γ du point m' devait être à la vitesse horizontale c du point $m :: 1 - r : 1$, en supposant que la jambe se fût étendue uniformément dans toute sa longueur. On avait donc

$$\gamma : c = 1 - r : 1$$

ou

$$\gamma = (1 - r)\, c.$$

Mais comme, à partir du moment actuel, la jambe ne doit plus s'étendre, et que le point m doit continuer de se mouvoir avec la vitesse horizontale c, il faut, pour que cela soit possible, que le point m communique en ce moment au point m' la vitesse $\frac{p}{l}(c - \gamma)$ dans la direction de la jambe, par conséquent la vitesse $\frac{pp}{ll}(c - \gamma)$ dans la direction horizontale. En conséquence, la vitesse horizontale du point m sera, dans cet instant, c'est-à-dire pour $u = o$,

$$\frac{dx'}{du} = \gamma + \frac{pp}{ll}(c - \gamma).$$

ou, en donnant à γ la valeur précédente, et à $ll - pp$ la valeur hh (d'après le § 126),

$$\frac{dx'}{du} = \left(1 - \frac{rhh}{ll}\right) c.$$

D'après cela, on a, pour l'instant, $u = o$, où le pied se soulève,

$$\cos \varphi = - \frac{p}{l}$$

$$\sin \varphi = - \frac{h}{l}$$

$$\frac{dx'}{du} = \left(1 - \frac{rhh}{ll}\right) c = c - rl\sin \varphi \cdot \frac{d\varphi}{du} = c + rh \frac{d\varphi}{du}$$

ou

$$\frac{d\varphi^2}{du^2} = \frac{hhcc}{l^4} = \frac{2}{rl}\left(C + \frac{h}{l} g\right)$$

par conséquent

$$C = \frac{r}{2} \cdot \frac{hhcc}{l^3} - \frac{h}{l} g$$

Soit enfin $\frac{3}{2} \pi - \varphi = \chi =$ l'angle aigu de la jambe avec la verticale, des deux formules principales deviennent :

$$- \mu P + \frac{rhhcc}{l^3} - \frac{2h}{l} g + 3g \cos \chi = 0 \quad (I)$$

$$\frac{rhhcc}{2l^3} - \frac{h}{l} g + g \cos \chi = \frac{rl}{2} \cdot \frac{d\chi^2}{du^2} \quad (II).$$

En différentiant la dernière équation (II), on voit que le mouvement du point m', relatif au point m, est soumis à la loi de l'accélération qui s'applique à un pendule circulaire de la longueur r', c'est-à-dire que

$$g \sin \chi = - rl \frac{d^2\chi}{du^2}.$$

Mais l'équation (II) elle-même donne la vitesse du pendule dans son orbe comme fonction de l'angle d'écartement χ. Or comme, pour $u = o$, instant où la jambe est soulevée,

$$\cos \chi = \frac{h}{l},$$

on a pour cet instant

$$\frac{hhcc}{l^4} = \frac{d\chi^2}{du^2},$$

ou

$$\frac{h}{l} c = l \frac{d\chi}{du}$$

égal à la vitesse rétrograde du pendule dans son orbe, à la distance $= l$ du point de suspension, c'est-à-dire au point terminal inférieur de la jambe qui oscille. Ceci ressort immédiatement aussi de l'équation rapportée plus haut, qui s'appliquait à l'instant $u = o$, $c + rh \frac{d\varphi}{du} = (1 \frac{rhh}{ll}) c$, quand on substitue $\frac{d\chi}{du}$ à $\frac{d\varphi}{du}$. Mais la vitesse $\frac{h}{l} c$ est la vitesse c du point m, estimée d'après la direction de la tangente de l'orbe (perpendiculaire à la ligne mm') au moment $u = o$, où la jambe se lève, ce qu'il fallait prouver.

L'équation I apprend à connaître la force P qui doit agir sur le point m, pour satisfaire à la condition admise d'une vitesse uniforme et horizontale de ce point m.

§ 129. *La vitesse du point* m' *au moment où la jambe se replace sur le sol, est presque égale à la somme des vitesses du tronc* m *et de la vitesse d'oscillation qui est nécessaire pour écarter la jambe en cet instant.*

La vitesse du point m', en direction horizontale, est, d'après le § précédent,

$$\frac{dx'}{du} = c - rl \sin \varphi . \frac{d\varphi}{du} = c - rl \cos \chi . \frac{d\chi}{du},$$

et en direction horizontale (puisque d'après le § précédent, $y' - y = rl \sin \varphi$, et $\frac{3}{2} \pi - \varphi = \chi$, et $y = h$)

$$\frac{dy'}{du} = rl \sin \chi . \frac{d\chi}{du} ;$$

par conséquent le carré de sa vitesse absolue

$$= rrll \frac{d\chi^2}{du^2} - 2rlc \cos \chi \frac{d\chi}{du} + cc.$$

Si maintenant nous considérons le moment où la jambe oscillante retombe sur le sol, nous voyons que, dans la marche aussi rapide que possible (d'après le § 124, et d'après le principe de la situation initiale § 125),

$$\chi = 0;$$

car, dans la marche aussi rapide que possible (d'après le § 124), le pied antérieur pose sur le sol au même moment que le pied postérieur s'élève ; mais, au moment où le pied postérieur s'élève , la jambe antérieure doit (d'après le principe de la situation initiale, § 125) être verticale, et par conséquent l'angle χ qu'elle enferme avec la verticale $= 0$. De là résulte que le carré de la vitesse du point m' au moment où la jambe se pose à terre, dans la marche aussi rapide que possible ,

$$= (c - rl \frac{d\chi}{du})^2,$$

ou que, dans la marche aussi rapide que possible, la vitesse du point m' en cet instant est égale à la somme de la vitesse c du point m et de la vitesse du pendule dans son orbe , $= - rl \frac{d\chi}{du}$. Cette proposition s'applique aussi approximativement à la marche plus lente , c'est-à-dire tant que la valeur de χ au moment de l'appui de la jambe est petite , ou que $\cos \chi$ diffère peu de 1. La même conséquence se déduit aussi immédiatement de ce que le mouvement relatif du point m' vers m est soumis à la loi du pendule, et qu'au moment de l'appui le point m' est voisin du milieu de l'étendue de ses oscillations , que par conséquent il se meut presque horizontalement, c'est-à-dire parallèlement au point m.

§ 130. *Trouver la force vive qui est communiquée au point* m′ *par le point* m *pendant le temps* t *que le corps repose sur une jambe.*

Si, pour l'équation $g \sin \chi = - rl \dfrac{d^2\chi}{du^2}$ (§ 128), nous supposons par approximation (précisément comme on le fait quand il s'agit du pendule) ,

$$g\chi = - rl\, \frac{d^2\chi}{du^2} \, ,$$

alors

$$\chi = a \cos b (u - \alpha)$$

$$\frac{d\chi}{du} = ab \sin b (u - \alpha)$$

$$\frac{d^2\chi}{du^2} = - abb \cos b (u - \alpha) = - bb\chi = \frac{g}{rl} \chi \, ,$$

par conséquent $bb = \dfrac{g}{rl}$. Qu'on fasse $\mathrm{T} = \pi \sqrt{\dfrac{rl}{g}} = \dfrac{\pi}{b}$, on a pour

$$u - \alpha = 0, \chi = a$$
$$u - \alpha = \mathrm{T}, \chi = a$$
$$u - \alpha = 2\mathrm{T}, \chi = a^2, \text{etc.}$$

c'est-à-dire que T est la durée de l'oscillation , et que $b = \dfrac{\pi}{\mathrm{T}}$.

De plus, d'après le § 128, lorsque, dans l'équation (II), on fait $\chi = 0$, on a

$$\frac{d\chi^2}{du^2} = \frac{hhcc}{l^4} = \frac{2g}{rl} \cdot \frac{l - h}{l}$$

où l'on peut donner à $\dfrac{l - h}{l}$ la valeur $\dfrac{pp}{2ll}$, parce que , pour l'instant $u = o$, où la jambe s'élève, $\dfrac{lh}{l} = sin\ vers\ \chi$, et $\dfrac{p}{l}\ sin$ χ, d'où l'on trouve $\dfrac{l - h}{l} = \dfrac{pp}{2ll}$, quand on met χ pour $sin\ \chi$. On a donc pour $\chi = o$

$$\frac{d\chi^2}{du^2} = \frac{hhcc}{l^4} + \frac{ppg}{3l^3} = aabb = aa\,\frac{g}{rl}$$

ou

$$a = \frac{p}{l}\ \sqrt{1 + \frac{rhcc}{glpp}}.$$

Si l'on donne à c la valeur $\dfrac{p}{\tau}$, où τ désigne la durée du pas, et à

$$\sqrt{1 + \frac{rhhcc}{glpp}} = \sqrt{1 + \frac{rhh}{gl\tau\tau}}\ \text{la lettre } n, \text{ alors}$$

$$a = \frac{np}{l} = \frac{p}{l}\ \sqrt{1 + \frac{rhh}{gl\tau\tau}}$$

Enfin, comme, pour $u = o$, χ doit être $= \dfrac{p}{l}$, il faut aussi que

$$\frac{p}{l} = a\ cos\ b\alpha = \frac{np}{l}\ cos\ \frac{\pi}{T}\ \alpha$$

ou

$$\alpha = \frac{T}{\pi}\ arc\ (cos = \frac{1}{n}).$$

Maintenant, d'après le § 129, la vitesse du point m', à la fin du tepms u, était

$$= c - rl\ \frac{d\chi}{du} = c + rlab\ sin\ b\ (u - \alpha).$$

Le carré de cette vitesse, multiplié par la masse m', donne la force vive que le point m' possède à la fin du temps u,

$$= m'\ (c + rlab\ sin\ b\ (u - \alpha))^2,$$

par conséquent pour $u = t$

$$= m'\ (c + rlab\ sin\ b\ (t - \alpha))^2$$

où $a = \dfrac{np}{l} = \dfrac{p}{l}\ \sqrt{1 + \dfrac{rhh}{gl\tau\tau}}$, $b = \dfrac{\pi}{T}$ et $\alpha = \dfrac{T}{\pi}\ arc$

$$(cos = \frac{1}{n}).$$

Mais, d'après le § 128, la vitesse du point m' au commencement du moment t, immédiatement avant l'élévation de la jambe, était

$$= (1 - r) c$$

par conséquent, sa force vive

$$= m' (1 - r)^2 cc;$$

l'accroissement de force vive, pendant le moment t, est donc

$$m' (c + rtab \sin b (t - \alpha))^2 - m' (1 - r)^2 cc.$$

§ 131. *Trouver la force vive que le corps reçoit, dans le temps τ d'un pas, de la jambe appuyée sur le sol.*

Soit, dans la figure 31, b le pied sur lequel seul le corps repose pendant la première partie de la durée d'un pas, le temps t; que pendant ce temps le centre du corps se meuve de c à c'; que d soit la situation du centre du corps à la fin du moment u, portion variable du temps t (qui s'est écoulée depuis le commencement du pas, en plaçant ce commencement à l'instant où le corps vient à reposer sur une seule jambe, et où, conformément au principe de la situation initiale, § 125, le centre du corps se trouve verticalement au-dessus du point où cette jambe s'appuie sur le sol); que $cd = x$ à la fin du temps u, durant lequel le centre du corps s'écarte horizontalement de la jambe en repos, ou en d'autres termes à la fin du chemin parcouru par le centre du corps dans le temps u; enfin que $bc = h$, distance verticale entre le centre du corps d et la jambe en repos b. Comme, d'après le principe de la direction de l'extension (§ 125), la force extensive de la jambe bd cherche à éloigner l'un de l'autre, en ligne droite, les points terminaux b et d de cette jambe, on peut, d'après le parallélogramme des forces, la décomposer en une force horizontale A, proportionnelle à x, et une force verticale B, proportionnée à h, pour l'instant du, à la fin de la période u. On a donc

$$A : B = x : h,$$

g désignant la pesanteur du corps, le principe du degré de l'effort (§ 125) veut que

$$B = g,$$

attendu que la portion verticale de la force d'extension doit faire équilibre à la pesanteur du corps; par conséquent

$$A = \frac{gx}{h}.$$

Pendant la seconde portion de la durée du pas, le temps $\tau - t$, la force

$$- \frac{g\,(p - x)}{h}$$

agit sur le centre du corps, comme on le voit d'après une déduction analogue, en ayant égard au § 127, qui nous apprend que durant ce temps la jambe de devant, soulevée de nouveau, fait seule effort contre le sol. D'après cela, on trouve que l'accélération par la force extensive de la jambe pour toute la période t d'un pas (quand on suppose $x = cu$) est

$$= \int_o^t \frac{g}{h}\,cu\,du - \int_t^\tau \frac{g}{h}\,(p - cu)\,du = \frac{gc}{2h}\,\tau\tau - \frac{gp}{h}\,(\tau - t)$$

ou, parce que $c = \dfrac{p}{t}$,

$$= \frac{gp}{2h}\,(2t - \tau)$$

Mais, d'après l'hypothèse, la vitesse du corps n'est pas accrue par cette accélération : elle est seulement entretenue (*voyez* § 125). Or, avec cette vitesse, une faible accélération γ augmenterait la force vive du corps Mcc, et la ferait $2Mc\gamma$. Maintenant, comme c est constant, l'accélération totale, multipliée par $2Mc$, donne la force vive que le corps perdrait sans cette accélération ; par conséquent, la force vive que le corps reçoit de la jambe appuyée pendant le temps τ d'un pas

$$= \frac{gp}{h}\,(2t - \tau)\,Mc,$$

où M désigne la masse du corps, qui peut ici être prise approximativement pour la masse du tronc $= m$ et la masse de la jambe oscillante $= m'$, par conséquent $M = m + m'$. Comme, en outre, $c = \dfrac{p}{\tau}$, on obtient, par cette dernière valeur, l'expression suivante

$$\frac{(m + m')\,gpp}{h} \cdot \frac{2t - \tau}{\tau},$$

pour la force vive que la jambe appuyée communique au corps pendant le temps τ d'un pas.

§ 132. *Trouver le rapport de la portion t de la durée du pas τ, pendant laquelle le corps repose sur une seule jambe, à la durée totale du pas τ.*

D'après le § 129, on avait

$$\frac{dx'}{du} = c - rl \cos \chi . \frac{d\chi}{du}.$$

Cette équation, multipliée par du et intégrée, donne

$$x' = cu - rl \sin \chi + \mathrm{C},$$

où la valeur des constantes doit être $= rp$, afin que $x' = o$ pour $u = o$, parce que $\sin \chi = \dfrac{p}{l}$ pour $u = o$ (voyez § 130). En outre, on peut, d'après le § 130, écrire χ pour $\sin \chi$. Donc

$$x' = cu - rl\chi + rp.$$

Maintenant, d'après le § 9,

$$\chi = a \cos b (u - \alpha) = \frac{np}{l} \cos \frac{\pi}{\mathrm{T}} (u = \alpha)$$

par conséquent

$$x' = cu + rp - rnp \cos \frac{\pi}{\mathrm{T}} (u - \alpha)$$

ou pour $u = t$

$$x' = ct + rp - rnp \cos \frac{\pi}{\mathrm{T}} (t - \alpha).$$

Que la figure 32 représente $mm'\mathrm{A}$ la situation de la jambe au moment $u = o$, et $mm'\mathrm{C}$, la situation de la jambe au moment $u = t$, on a

$$mm = ct; \; m\,m' = x'; \; \mathrm{AC} = 2p$$

et

$$ct : x' : 2p = z : z + r : z + \mathrm{1}$$

d'où il résulte, par rapport à $c = \dfrac{p}{\tau}$

$$x' = ct + r (2\tau - t) c,$$

par conséquent

$$rp - rnp \cos \frac{\pi}{\mathrm{T}} (t - \alpha) = r (2\tau - t) c,$$

ou

$$\mathrm{1} - n \cos \frac{\pi}{\mathrm{T}} (t - \alpha) = \frac{2\tau - t}{\tau},$$

d'après quoi,

$$\frac{t}{\tau} = 1 + n \cos \frac{\pi}{T} (t - \alpha).$$

§ 133. *Trouver la hauteur* h *à laquelle le centre du corps est porté au-dessus du sol.*

En admettant égalité entre la force vive que le corps imprime à la jambe flottante pendant le temps t (ce qui n'a pas lieu pendant le reste de la durée du pas, $\tau - t$, parce que là, d'après le § 128, le point m et le point m' avancent, le premier, avec la vitesse uniforme c, le second avec la vitesse uniforme $(1 - r) c$), et la force vive qu'il reçoit lui-même de la jambe appuyée pendant le temps τ du pas entier, on remplit la condition de la translation constante (*voyez* § 123), c'est-à-dire que les mouvements du corps se reproduisent de la même manière dans tous les pas. Si donc on met en équation les expressions trouvées pour ces deux forces dans § 130 et 131, on obtient

$$m' (c + rlab \ sin \ b \ (t - a)^2 - m' (1 - r)^2 cc = \frac{m + m'}{h} gpp . \frac{2t - \tau}{\tau},$$

ou, les valeurs de a et de b étant posées d'après le § 130,

$$m' (c + rnp \frac{\pi}{T} sin \frac{\pi}{T} (t - a))^2 - m' (1 - r)^2 cc = \frac{m + m'}{h}$$
$$gpp . \frac{2t - \tau}{\tau},$$

par conséquent, en substituant $\frac{p}{\tau}$ à c et μ à $\frac{m}{m'}$,

$$h = \frac{(\mu + 1) g (2t - \tau) \tau}{(1 + rn\tau \frac{\pi}{T} sin \frac{\pi}{T} (t - a))^2 - (1 - r)^2}.$$

§ 134. *Lois de la marche dans la translation horizontale du tronc.*

Nous avons trouvé les lois suivantes pour le mouvement des jambes dans la marche, savoir :

(1) d'après le § 126,

$$hh + pp = ll ;$$

(2) d'après le § 132,

$$\frac{t}{\tau} = 1 + n \cos \frac{\pi}{T} (t - a) ;$$

(3) d'après le § 133,

$$h = \frac{(\mu + 1)\, g\, (2t - \tau)\, \tau}{\left(1 + rn\tau\, \frac{\pi}{T}\, sin\, \frac{\pi}{T}\,(t - a)\right)^2 - (1 - r)^2},$$

où, d'après le § 130,

$$n = \sqrt{1 + \frac{rhh}{gl\tau\tau}}, \quad a = \frac{T}{\pi}\, arc\left(cos = \frac{1}{n}\right), \quad r = \frac{g}{l}\, \frac{TT}{\pi\pi}.$$

Ainsi nous avons autant d'équations qu'il en faut pour calculer la longueur du pas p d'après la durée de ce pas τ, ou en général d'après les quatre termes variables dans la marche, p, τ, h, t. Les autres termes contenus dans ces équations sont des valeurs constantes, et doivent être déterminés d'avance pour qu'on puisse faire l'application de la théorie.

§ 135. *Sur la nécessité et les avantages d'un petit abaissement du tronc à la fin de chaque pas chez l'homme.*

Les lois de la marche que nous venons d'établir sans avoir égard au volume et à la forme des membres de l'homme, s'appliquent au cas supposé d'un mouvement horizontal continu du centre du corps. Mais, *chez l'homme*, cette translation horizontale du centre du corps n'a lieu en réalité que d'une manière partielle, et la question se présente de savoir si les légers écarts de la ligne horizontale qu'on observe un instant à chaque pas, ne sont pas essentiels et nécessaires à la marche, en raison de la forme particulière et du volume des membres humains.

Des observations attentives nous apprennent que vers la fin de chaque pas, et déjà même vers la fin du temps t, où le corps repose sur une seule jambe, le centre du corps s'abaisse un peu au-dessous de la ligne horizontale dans laquelle il se meut d'ailleurs. Nous concluons de là que, dans la dernière portion du temps t, et avant l'instant où l'autre jambe se pose sur le sol et arrive à être perpendiculaire, le corps tombe un peu, parce que la force extensive cesse un moment d'agir, mais que, dans l'instant où l'autre jambe arrive à se trouver verticale, il se relève d'autant.

Cet abaissement du corps à la fin de chaque pas n'est en réalité pas seulement une donnée de l'observation ; nous pouvons en démontrer la nécessité, trouver dans la structure du corps humain la cause qui fait que, sans un abaissement, au moins léger, du tronc à chaque pas, l'homme ne saurait marcher, et expliquer comment ce faible abaissement lui rend la marche possible. Sans lui, en effet, le tronc serait trop accéléré dans la marche rapide, et si la vitesse du tronc était trop grande, si la valeur de la durée de l'oscillation T dans le temps t était invariable, la jambe flottante ne pourrait pas ramener le corps, du moins sans une dépense spéciale de force musculaire qui est précisément destinée à éviter l'oscillation de la jambe chassée par sa propre pesanteur.

Si nous considérons d'abord le cas de la marche aussi rapide que possible, dans lequel $\chi = o$, ou $\tau = t$ (*voyez* § 129), on obtient par la substitution de ces valeurs dans les équations du § précédent :

$$(1)\quad hh + pp = ll$$

$$(2)\quad t = \tau = \frac{1}{2} T + a$$

$$(3)\quad h = \frac{(\mu + 1)\, g\, (\frac{1}{2} T + a)^2}{(1 + rn\pi\, (\frac{1}{2} + \frac{a}{T}))^2 - (1 - r)^2}$$

$$(4)\quad n = \sqrt{1 + \frac{rhh}{lg\, (\frac{1}{2} T + a)^2}}$$

$$(5)\quad a = \frac{T}{\tau}\, arc\, (cos = \frac{1}{n})$$

$$(6)\quad r = \frac{g}{l}\, \frac{TT}{\pi\pi}.$$

Si nous prenons, par exemple,

$$T = o''6\,;\ \mu = 2,4255\,;\ l = o'''95\,;\ g = 9,81163\,;$$

nous avons

$$r = 0,3767$$
$$n = 1,2525$$
$$a = 0,1178$$
$$h = 1,5676$$

Mais la possibilité de la marche suppose que h soit plus petit que l. Or, comme h a été trouvé beaucoup plus grand, on doit conclure de là que la marche sans nul abaissement du corps (à la fin de chaque pas) n'est pas possible dans le cas supposé, et, ainsi qu'on le voit aisément, ne l'est presque jamais chez l'homme (du moins quand l'air ou d'autres circonstances extérieures n'opposent pas une grande résistance à la personne qui marche). Si μ était beaucoup plus petit, par exemple $= 1$ (ce qui n'a lieu chez aucun homme), h deviendrait $= 0^{m},915$, par conséquent plus petit que l; alors la marche serait possible sans abaissement du corps à la fin de chaque pas.

Mais un léger abaissement du corps à la fin de chaque pas rend la marche possible : car si la force d'extension n'accélère pas le tronc pendant tout le temps t, mais seulement pendant une portion de ce temps, et que l'efficacité de cette force cesse précisément à la fin du temps t, où le corps s'accélérerait le plus dans sa carrière horizontale, on voit, il est vrai, que le corps tombera un peu, et qu'ensuite il doit être relevé par l'autre jambe, quand elle arrive à être verticale; mais on reconnaît aussi que cette dernière action de la force d'extension, par cela même qu'elle est verticale, ne s'accompagne point d'une accélération horizontale du corps; qu'en conséquence la portion de l'accélération qui aurait eu lieu sans l'abaissement du corps à la fin du temps t, disparaît en réalité par le fait de cet abaissement. Le soulèvement vertical du corps à l'instant où la jambe antérieure arrive à se trouver perpendiculaire, peut être produit très promptement par cette jambe, et non seulement sans qu'il en résulte aucun trouble dans le mouvement horizontal du corps, mais encore sans que le corps, une fois parvenu à la juste hauteur, continue de s'élever, parce que les muscles de la jambe se roidissent tout-à-coup, de la même manière qu'on peut élever le bras très rapidement et l'arrêter subitement en roidissant tout-à-coup les muscles de ce membre.

Nous appellerons ϑ cette dernière portion du temps τ pendant laquelle le corps tombe (immédiatement avant le moment où la jambe antérieure arrive à la situation verticale et où la postérieure se soulève). Si l'on veut calculer l'influence qu'exerce la suspension d'action de la force d'extension pendant le laps de temps ϑ, il est clair que, quand $\vartheta \lessgtr \tau - t$, l'accélération du corps par la force d'extension de la jambe pour toute la durée d'un pas (d'après le n° 131), devient

$$= \int_0^{\tau-\vartheta} \frac{g}{h}\,c\,u\,du = \frac{gc}{2h}\,\overline{\tau-\vartheta}^2$$

ou, parce que $c = \frac{p}{\tau}$

$$= \frac{gp}{2h} \cdot \frac{(\tau-\vartheta)^2}{\tau}.$$

De là on trouve la force vive que le corps reçoit de la jambe appuyée pendant le temps τ d'un pas, en multipliant la valeur trouvée de l'accélération par $2(m+m')c = 2(m+m')\frac{p}{\tau}$ (voyez §131), c'est-à-dire

$$= \frac{m+m'}{h} gpp \cdot \frac{(\tau-\vartheta)^2}{\tau\tau}.$$

En substituant cette valeur dans le §133, on trouve

$$m'c + rp\frac{\pi}{T}\sin\frac{\pi}{T}(t-a))^2 - m'(1-r^2)cc = \frac{m+m'}{h}gpp \cdot \frac{\tau-\vartheta)^2}{\tau\tau},$$

ou, si l'on substitue $\frac{p}{\tau}$ à c, et μ à $\frac{m}{m'}$,

$$h = \frac{\mu + \frac{1}{2}g(\tau-\vartheta)^2}{(1+m\tau\frac{\pi}{T}\sin\frac{\pi}{T}(t-a))^2 - (1-r)^2}.$$

Non seulement on peut prouver la nécessité qu'en raison de la construction de ses organes locomoteurs, l'homme, quand il ne rencontre pas d'obstacle, laisse tomber son corps pendant un court espace de temps ϑ, à la fin de chaque pas (avant que la jambe antérieure arrive à être perpendiculaire sur le sol, et que la postérieure se soulève), mais encore on parvient à démontrer les avantages qui ressortent d'une juste mesure de ce temps ϑ, durant lequel le corps tombe.

1° Une juste mesure du temps ϑ, pendant lequel le corps tombe, permet que la longueur p du pas soit considérablement agrandie, sans que par là l'abaissement nécessaire du centre du corps à la fin de chaque pas soit beaucoup accru relativement à sa distance du sol. En effet, on voit d'abord qu'il n'y a pas seulement une valeur de ϑ qui rende la marche possible, mais que cette valeur peut devenir ou plus grande ou plus petite, en dedans de certaines limites, sans porter atteinte à la possibilité de la marche. On se demande ensuite si la longueur p du pas dépend de la valeur qu'acquiert ϑ, et, ce cas échéant, quelle est la valeur de ϑ qui permet la plus gande longueur possible du pas, l'abaissement du centre du corps restant aussi petit que possible eu égard à sa distance du sol. La réponse à ces deux questions ressort des considérations suivantes :

On sait que, dans le temps ϑ, le corps s'abaisse de l'espace $\frac{1}{2}g\vartheta\vartheta$, où g, l'accélération par la pesanteur, est $= 9{,}81163$ (abstraction faite de la correction rendue nécessaire par l'espace plein d'air), en prenant le mètre et la seconde pour mesures de longueur et de temps. Donc, à la fin de chaque pas, la distance du centre du corps n'est plus $= h$, comme précédemment, mais

$$= h - \frac{1}{2} \cdot g\vartheta\vartheta.$$

Mais, d'après le § 126, cette distance verticale entre le centre du corps et le sol, telle qu'elle est à la fin du pas, forme avec la longueur p du pas, et la longueur l' de la jambe postérieure étendue, un angle rectangle, dans lequel l' est l'hypothénuse (nous désignons ici la longueur de la jambe étendue par l', afin de la distinguer de l que nous avions admis précédemment $= \sqrt{pp + hh}$, ce qui aura lieu aussi dans la suite ; précédemment, où nous n'admettions pas d'abaissement du centre du corps, la longueur de la jambe étendue était $= \sqrt{pp + hh}$; mais ce n'est plus ici le cas, de sorte que nous devons employer un signe particulier pour désigner la longueur de la jambe étendue). Maintenant donc, d'après le théorème de Pythagore, on a

$$\left(h - \frac{1}{2}g\vartheta\vartheta\right)^2 + pp = l'l',$$

d'après quoi, l' étant donné, p croît lorsque $h - \frac{1}{2}g\vartheta\vartheta$ décroît.

Les deux conditions précédemment requises, savoir, que la longueur du pas soit aussi grande que possible, et l'abaissement du centre du corps à la fin de chaque pas aussi faible que possible relativement à sa distance du sol, se trouvent maintenant remplies lorsqu'on établit la hauteur h et ses deux parties $\frac{1}{2}g\vartheta\vartheta$ et $h - \frac{1}{2}g\vartheta\vartheta$, de telle sorte que la dernière partie soit la plus grande, et que le produit des deux parties soit un maximum. Car, puisque l'abaissement du centre du corps, relativement à sa distance du sol, doit être le plus petit possible, il faut que $\frac{1}{2} g\vartheta\vartheta$ soit seulement une petite fraction de h, plus petite à coup sûr que $\frac{1}{2} h$. Mais si $\frac{1}{2} g\vartheta\vartheta$ est plus petit que $\frac{1}{2} h$, $h - \frac{1}{2} g\vartheta\vartheta$ est d'autant plus petit (ou p d'autant plus grand) pour un h donné, que ce produit est plus considérable ; de même, pour un $\frac{1}{2} g\vartheta\vartheta$ donné, $\dfrac{\frac{1}{2} g\vartheta\vartheta}{h}$ (c'est-à-dire l'abaissement du centre du corps relativement à sa distance du sol) est d'autant plus petit que ce produit est plus grand. Les deux conditions sont donc remplies le mieux possible lorsqu'on choisit les valeurs h et $\frac{1}{2} g\vartheta\vartheta$, de telle sorte que ce produit soit un maximum.

Si donc nous faisons

$$\frac{1}{2} g\vartheta\vartheta \left(h - \frac{1}{2} g\vartheta\vartheta\right) = \text{maximum},$$

et qu'à h nous substituions la valeur précédemment trouvée $h = k (\tau - \vartheta)^2$, où

$$k = \frac{(\mu + 1) g}{\left(1 + m \tau \dfrac{\pi}{T} \sin \dfrac{\pi}{T} (t - a)\right)^2 - (1 - r)^2},$$

nous obtenons

$$\frac{1}{2} g\vartheta\vartheta \left(k (\tau - \vartheta)^2 - \frac{1}{2} g\vartheta\vartheta\right) = \text{maximum}.$$

Maintenant cherchons à calculer d'après cela ϑ pour un τ donné. Mais τ étant donné, k l'est aussi approximativement (ce qui ressort de ce que, comme nous l'avons trouvé plus haut, $\dfrac{gp}{2h} \cdot \dfrac{(\tau - \vartheta)^2}{\tau}$ $= \dfrac{gp}{2k\tau}$ est l'accélération horizontale du corps par la force d'extension pendant la durée d'un pas, et que cette accélération doit être à peu près proportionnelle pour une durée donnée de la longueur du pas). Si, en conséquence, nous regardons comme constants, non seulement τ, mais aussi approximativement k, et qu'on ne différencie l'équation précédente que par rapport à ϑ, on obtient

$$k(\tau - \vartheta)^2 - k(\tau - \vartheta)\,\vartheta - g\vartheta\vartheta = 0,$$

ou

$$\vartheta = \frac{3 - \sqrt{1 + 4\dfrac{g}{k}}}{2 - \dfrac{g}{k}} \cdot \frac{\tau}{2}.$$

2° Une juste mesure du temps ϑ, pendant lequel le corps tombe, peut rendre la marche indépendante de différentes influences extérieures, indépendance qu'on observe réellement chez tous les marcheurs exercés. En effet, quelles que soient les diverses influences perturbatrices extérieures, on peut toujours mesurer le temps ϑ de telle manière que ces influences soient compensées par celle des différences de ϑ. Car si la marche rencontre une autre résistance que celle qui s'y trouve liée nécessairement, et qui provient du sol sur lequel porte la jambe appuyée, si, par exemple, elle en éprouve une de la part de l'air, quand celui-ci ne se meut pas avec une vitesse égale dans la même direction que la personne qui marche, mais se meut soit d'avant en arrière, soit d'arrière en avant à l'égard de cette personne, il est au pouvoir du marcheur de laisser son corps tomber, avant la fin de chaque pas, pendant un laps de temps ou un peu plus court ou un peu plus long, c'est-à-dire de diminuer ou d'accroître la valeur de ϑ, et cela de telle sorte que l'augmentation ou la diminution d'influence de la force d'extension sur l'accélération horizontale du corps fasse équilibre, dans tous les cas, aux influences extérieures variables qui troubleraient la marche. Réellement on observe que l'homme, celui du moins qui est habitué à marcher, se montre, dans sa marche, indépendant de ces influences perturbatrices, pourvu qu'elles ne dépassent point certaines limites. Donc les organes locomoteurs de l'homme sont, sous ce rapport aussi, construits de telle sorte que, dans le cas normal dont nous nous sommes occupés, et où nulle influence perturbatrice du dehors ne s'exerce, un petit abaissement du tronc à la fin de chaque pas est nécessaire pour compenser les influences de toute espèce, par exemple celle du vent, qu'elle soit défavorable ou favorable, tantôt en diminuant et tantôt en augmentant cet abaissement. On voit sans peine qu'un air calme ou un vent contraire exige une diminution de l'abaissement, et qu'un vent favorable,

lorsqu'il a plus de rapidité que la marche du marcheur, en exige, au
contraire, une augmentation, et c'est effectivement ce qu'on observe.

§ 136. *Lois de la marche par rapport à l'abaissement du corps,
à la fin de chaque pas, qui est le plus avantageux pour l'homme.*

Les lois de la marche que nous avons trouvées jusqu'à présent par
rapport à l'abaissement du corps, à la fin de chaque pas, qui est le
plus avantageux pour l'homme, sont les suivantes :

d'après le § 126,

$$hh + pp = ll \quad (1);$$

d'après le § 135,

$$\left(h - \frac{1}{2} g\vartheta\vartheta\right)^2 pp = l'l' \quad (2);$$

d'après le § 132,

$$\frac{t}{\tau} = 1 + n \cos \frac{\pi}{T} (t - a) \quad (3);$$

d'après le § 135,

$$h = k (\tau - \vartheta)^2 \quad (4);$$

d'après le § 135,

$$\vartheta = \frac{3 - \sqrt{1 + 4 \cdot \frac{9}{k}}}{2 - \frac{9}{k}} \cdot \frac{\tau}{2} \quad (5);$$

où, d'après le § 130,

$$n = \sqrt{1 + \frac{ihh}{lg\vartheta\vartheta}} \; ; \; a = \frac{T}{\pi} \, arc \, (cos = \frac{1}{n});$$

d'après les § 134 et 135,

$$r = \frac{g}{l} \cdot \frac{TT}{\pi\pi} \; ; \; k = \frac{(\mu + 1) g}{(1 + rn \colon \frac{\pi}{T} sin \frac{\pi}{T} (t - a))^2 - (1 - r)^2}.$$

Les valeurs π, g, l', T, μ, ont besoin d'être connues d'avance :
toutes les autres s'obtiennent par le calcul lorsqu'une d'entre elles est
donnée, car nous avons neuf équations pour les dix valeurs inconn-
nues : l, h, p, τ, t, ϑ, r, n, a, k.

Maintenant, il suit de là, par exemple, pour la marche la plus rapide, où $\tau = t = \frac{1}{2} T + a$, lorsqu'on assigne à l', T et μ les valeurs suivantes :

$$l' = 0^m 95 \, ; \; T = 0''6 \, ; \; \mu = 2,4255,$$

que

$$l = 1,011$$
$$h = 0,629$$
$$p = 0,791$$
$$\tau = t = 0,361$$
$$\vartheta = 0,145$$
$$r = 0,354$$
$$n = 1,053$$
$$a = 0,061$$
$$k = 13,51 \, ;$$

et pour un accroissement de la durée du pas de $\frac{1}{100}$ de seconde, on a les accroissements suivants de b, h et p, d'où l'on peut aisément déduire aussi les autres :

$$dt = 0,0054$$
$$dh = 0,0159$$
$$dp = 0,0057.$$

Dans cet exemple, nous avons avec intention pris la valeur de T un peu plus petite que nous ne l'avions trouvé dans le chapitre précédent, § 100, par des expériences sur une jambe pendant librement et oscillant comme un pendule. Là, en effet, nous avions trouvé la valeur de $T = 0''693$, tandis que, dans l'exemple présent, nous l'évaluons $= 0''6$. Le motif qui nous oblige à agir ainsi, est que, quand la jambe oscille pendant la marche, elle ne pend pas librement dans toute sa longueur, comme dans les expériences précitées, mais forme un pendule beaucoup plus court que dans ces expériences, et par conséquent aussi oscille avec beaucoup plus de vitesse. Maintenant elle décrit bien, pendant la marche, surtout aussi rapide que possible, un arc beaucoup plus grand que dans les expériences du § 100, mais l'accélération de l'oscillation par le raccourcissement très considérable de la jambe oscillante pendant la marche surpasse de beaucoup le ralentissement de l'oscillation par l'agrandissement de l'arc décrit. Il suit de là que la loi qui a été trouvée au moyen de mesures prises sur la marche, savoir que, dans la marche aussi rapide que possible, la durée des pas est égale à la durée d'une demi-oscillation de la jambe librement pendante (§ 102), quoique la forte contraction de la jambe pendant la marche raccourcisse beaucoup la durée de son oscillation, s'explique par ceci que, comme le montre la théorie, la jambe n'oscille pas en avant dès le premier moment qu'elle est soulevée, mais commence par osciller d'abord un peu en arrière, et que le temps qu'elle emploie pour décrire cette première oscillation rétrograde, égale à peu près le temps dont la demi-durée de l'oscillation de la jambe est diminuée par son raccourcissement.

On voit, en outre, que toutes les autres observations qui ont été faites par nous sur la marche s'expliquent par les lois précitées. Ainsi, par exemple, ces lois expliquent :

1° Pourquoi la durée du pas dans la marche a une limite, et quelle limite elle a ;

2° Pourquoi la longueur du pas a une limite, et quelle limite elle a ;

3° Pourquoi la vitesse de la marche a une limite, et quelle limite elle a ;

4° Pourquoi la longueur des pas diminue quand la durée des pas augmente.

Si à cela on ajoute ce que nous avons démontré dans le paragraphe précédent, savoir que par là nous expliquons :

5° Pourquoi le tronc s'abaisse un peu à la fin de chaque pas ;

6° Pourquoi cet abaissement du tronc à chaque pas est moindre par un vent contraire, plus considérable par un vent favorable, et pourquoi on peut continuer de marcher sans trouble, bien que les circonstances perturbatrices du dehors viennent à varier ;

Si enfin on ajoute que même les valeurs absolues qui ont été déduites approximativement de la théorie, s'accordent assez bien avec les résultats de l'expérience, ces nombreux accords entre l'observation et la théorie semblent prouver que celle-ci représente la mécanique des organes locomoteurs d'une manière conforme à la nature, dans ses points les plus essentiels et les plus importants.

§ 137. *Application de la théorie de la marche à la détermination de l'influence que le port de fardeaux exerce sur cette dernière.*

La théorie de la marche que nous avons établie dans les paragraphes précédents se prête encore à un genre particulier d'application, qui consiste à déterminer quelle influence le port de fardeaux plus ou moins pesants exerce sur la marche. Nous donnerons ici un aperçu au moins général de cette application. On voit que le port d'un fardeau accroît la masse m, tandis que m' ne subit aucun changement. La valeur de $p = \dfrac{m}{m'}$ se trouve donc accrue par là. En effet, un fardeau qui gêne encore peu la marche peut augmenter la valeur μ de plus d'une unité. Nous avons donc, dans le paragraphe précédent, admis pour μ une valeur moyenne, savoir $\mu = 2{,}4255$. Si l'on prenait cette valeur de μ plus petite, la longueur du pas deviendrait un peu plus grande, et la durée du pas un peu plus courte. L'inverse résulterait d'un fardeau plus lourd, qui rendrait aussi μ plus grand. Or tout cela s'accorde également avec l'expérience, qui nous apprend que quand on porte des fardeaux on fait de plus petits pas, et on les fait un peu plus lentement, que quand on marche tout-à-fait libre.

§ 138. *Instruction pour dessiner des figures marchantes.*

Nous avons déjà dit, § 121, que nous avions aussi soumis notre théorie à l'épreuve du dessin, qui l'avait confirmée. Nos dessins des divers moments d'un pas, tracés d'après les règles de cette théorie, exécutés d'après un procédé indiqué par Faraday, et dont Stampfer s'est servi dans l'écriture stroboscopique, se présentent à l'œil, à la suite et à côté les uns des autres, dans une succession telle, qu'ils produisent tout naturellement l'expression d'une figure qui marche. Il eût été fort difficile d'exécuter rigoureusement ces dessins d'après les exigences de la théorie : aussi, soit pour ce but, soit dans beaucoup d'autres cas où il s'agissait de donner une idée claire des principaux points de la théorie, avons-nous beaucoup simplifié la loi développée § 136, en adoptant les valeurs de $n = 1$, $r = 1$ et $\vartheta = 0$. En effet, quand il s'agit du tracé de simples règles que le dessinateur puisse suivre dans la représentation de figures marchantes (but auquel des règles compliquées ne sauraient servir), et de rendre sensibles à la vue les points principaux de la théorie, les valeurs de n, r et ϑ peuvent être substituées, approximativement, à leurs véritables valeurs, pourvu qu'en même temps on prenne aussi pour la constante μ, non pas la valeur obtenue par une mesure directe, mais la valeur déduite des expériences sur la marche. Alors les lois de la marche se convertissent en équations suivantes :

$$hh + pp = ll$$

$$t - \tau = \tau \cos \frac{\pi}{T} t$$

$$h = \frac{(\mu + 1)g}{\tau\tau}$$

$$\left(1 + \frac{\pi}{T} \right)^2.$$

Nos constructions ont été exécutées d'après ces lois qui, à la vérité, ne représentent la théorie que dans ses points principaux, et ne peuvent être employées qu'autant qu'on détermine la valeur de μ d'après les expériences elles-mêmes sur la marche. Une méthode détaillée sur l'art de dessiner des figures marchantes (qui nous mènerait trop loin) exigerait, outre les règles précédentes, une discussion rigoureuse de la contraction de la jambe étendue après qu'elle a quitté le sol, c'est-à-dire un examen exact des flexions et extensions que la jambe oscillante subit successivement dans ses diverses articulations. (*Voyez* à ce sujet § 14, 17 et 98.)

Avec les mêmes lois que nous venons de considérer comme la base d'une instruction sur l'art de dessiner des figures marchantes, s'harmonisent la plupart des déductions contenues dans la première partie de cet ouvrage, qui n'était destinée qu'à donner une idée générale des principaux points de la théorie de la marche.

Pour rendre plus facile l'aperçu des résultats qui découlent de ces règles si simplifiées, on pourra se servir de la table suivante, qui a été calculée d'après ces lois, car on y a fait $(\mu + 1) g = 34,65$, $T = 0''7$ et $l = 0^m,95$.

Numéros.	τ	l	h	p
1	$0''350$	$0''350$	0^m642	0^m700
2	0 414	0 372	0 727	0 611
3	0 422	0 375	0 736	0 600
4	0 432	0 378	0 749	0 585
5	0 446	0 382	0 765	0 564
6	0 465	0 387	0 736	0 533
7	0 494	0 395	0 817	0 484
8	0 542	0 406	0 864	0 395

Les numéros 1 et 3 sont représentés dans les figures 12 et 13; les numéros 1, 3 et 7 dans les figures 14, 15 et 16.

§ 139. *Sur un mode particulier de marche lente, la marche grave ou processionnelle.*

Il est dans la nature des choses qu'on ne puisse donner une théorie de la marche qu'à l'égard de la marche rapide, ou qu'au moins il n'y ait que là qu'on doive s'attendre à un accord entre la théorie et l'expérience, parce qu'il n'y a que les observations faites pendant une marche rapide qui concordent ensemble. En effet, dans la marche lente, il y a tant de circonstances qui dépendent de la volonté du marcheur, qu'il n'est réellement pas possible de séparer rigoureusement tous les cas qui peuvent se présenter alors, et de les considérer chacun à part. Dans la marche rapide, celle surtout qui dure longtemps avec le moins d'effort possible, l'influence de la volonté diminue, et l'on peut alors mieux rapporter l'étude du phénomène à un cas normal que nous avons appris à connaître. Dans le but que nous avions de comparer seulement notre théorie aux observations faites sur la marche rapide, nous nous sommes permis deux suppositions, qui ne conviennent effectivement qu'à ce cas, savoir : 1° qu'au moment où les deux jambes reposent sur le sol, l'antérieure forme toujours avec la verticale un angle plus petit que la postérieure ; 2° que la vitesse du centre du corps pendant la durée d'un pas varie peu. (*Voyez* § 4.)

Si l'on voulait passer à la considération de la marche lente, il faudrait avoir égard à ce qu'alors l'angle que la jambe antérieure fait avec la verticale dans le moment où les deux jambes appuient sur le sol peut, en certains instants, devenir même plus grand que l'angle que la jambe postérieure fait avec la verticale, ce qui n'oppose aucune difficulté à l'étude ; mais cette circonstance, lorsqu'elle a lieu, exerce une grande influence sur le mode de la marche. Ce n'est que dans la marche très lente qu'on peut rencontrer le cas où la jambe antérieure, en se posant sur le sol, fasse avec la verticale un angle plus grand que celui que la jambe postérieure fait à ce moment. En effet, il faut pour cela que la jambe oscillante ne s'appuie que quand elle a presque terminé sa carrière d'oscillation, ce qui exige presque la totalité du temps T. Dans ce long espace de temps, il faut que le centre du corps se porte assez peu seulement en avant pour qu'il ne dépasse même point la demi-longueur du pas. La durée entière du pas doit donc devenir environ $= 2T$, c'est-à-dire quatre fois plus considérable qu'elle ne l'est dans la marche aussi rapide que possible. Alors la jambe antérieure, au moment où elle s'appuie, fait réellement avec la verticale un angle plus grand que ne l'est au même moment celui que la jambe postérieure fait avec cette verticale. Mais, à partir de ce moment, le premier angle diminue pendant le temps qu'on se tient sur les deux jambes, tandis que le dernier augmente : il arrive donc un instant où les deux angles sont égaux, et, après cet instant, le premier angle devient aussi, dans ce cas, plus petit que l'autre, jusqu'à ce qu'il égale 0, ou que la jambe antérieure parvienne à la situation verticale, ce qui alors est le moment où la jambe postérieure abandonne le sol.

Par exemple, que, dans la figure 33, *ac* représentent la jambe droite, *bc* la jambe gauche au commencement d'un pas, c'est-à-dire à l'instant où le pied a quitte le sol ; que cc''' soit la grandeur du pas, en l'espace que le centre du corps parcourt pendant le temps d'un pas ; enfin c'' le milieu de cet espace. Si le pied a, soulevé au commencement du pas, était reporté sur le sol en a' au moment où le centre du corps atteint le milieu c'', les deux jambes feraient, à cet instant, des angles égaux avec la verticale, c'est-à-dire que $< bc''a = < a'c''a'$, la verticale étant représentée par c''. Mais pour que l'angle de la jambe postérieure avec la verticale soit plus petit en ce moment, il faut qu'au moment où la jambe droite se pose en a', le centre du corps soit arrivé, non pas encore jusqu'au milieu c'', mais seulement jusqu'à c'. Si ensuite les deux jambes restent en repos, et que le centre du corps s'avance peu à peu de c' jusqu'à c'', les deux angles deviennent égaux l'un à l'autre pendant ce temps, attendu que l'angle $bc'a'$ augmente, et l'angle $a'c'c'$ diminue ($c'a'$ désignant la verticale par c') ; et si plus tard le centre du corps s'avance encore de c'' à c''', l'angle $a'c''a$ devient plus petit que l'angle $bc''a$, jusqu'à ce qu'enfin le premier disparaisse tout-à-fait à la fin du pas.

On voit aisément que de là doit résulter un genre de marche très mesuré, dans lequel le corps se tient très droit, et, à chaque pas, reste longtemps en arrière de la jambe antérieure, qui s'appuie sur le sol ; où, de plus, la durée des pas est fort grande (presque d'une seconde et demie), leur longueur est fort petite, et la vitesse du centre du corps (qui est très petite, terme moyen), pendant la durée de chaque pas, varie beaucoup, de sorte qu'à chaque pas un instant arrive où le corps se trouve presque en repos. Pour distinguer cette marche de celle qui a été étudiée précédemment, on peut l'appeler marche grave, solennelle ou processionnelle, tandis que l'autre recevrait le nom de marche précipitée. (*Voyez* à cet égard le § 23.)

ARTICLE II.

THÉORIE DE LA COURSE.

§ 140. *Différence entre la course et la marche.*

Il est facile de faire à la course une application de la théorie de la marche, en établissant bien la différence qui existe entre ces deux sortes de mouvements. Dans la course aussi, nous partons du principe que les mêmes mouvements du corps se répètent après chaque double pas, et qu'alternativement les deux jambes prennent part de la même manière au mouvement. Mais la marche et la course diffèrent l'une de l'autre par le but qu'on se propose d'atteindre et par les moyens qu'on emploie pour arriver à ce but. Le but principal de la course est d'obtenir une vitesse plus grande que celle qui est possible par la marche. En effet, de la théorie précédente de la marche et de l'expérience il résulte que, dans la marche, il y a une limite tant pour le nombre des pas dans un temps donné, que pour leur grandeur, par conséquent aussi pour la vitesse de la marche, qui est égale au produit du nombre des pas, dans un temps donné, par leur grandeur. (*Voyez* les § 95, 101 et 102, où ces limites ont été indiquées.)

Quant à ce qui regarde le moyen par lequel ce but, auquel on ne peut arriver dans la marche, devient possible à l'aide de la course, il consiste en ce que, dans cette dernière, au lieu de se tenir alternativement sur une et sur deux jambes, alternativement, au contraire, on se tient sur une seule jambe et on ne se tient sur aucune. C'est en cela que réside la différence essentielle entre la course et la marche. En effet, on voit de suite, d'après cela, comment les limites imposées au marcheur, pour la longueur et le nombre des pas, disparaissent chez le sauteur. Il est clair de soi-même que, quand le corps peut rester quelque temps parfaitement libre en l'air, la jambe postérieure a la faculté de quitter le sol dès avant que la jambe antérieure flottante soit arrivée à la verticale, par conséquent avant que cette dernière ait accompli à demi son oscillation. De là il suit que, dans la course, la durée du pas peut être plus courte que la demi-durée d'une oscillation de la jambe. Mais si, au moment où la jambe antérieure arrive à la situation verticale et se pose sur le sol, la jambe postérieure est déjà détachée de ce dernier, il va sans dire que la longueur du pas peut être plus grande, dans la course, que le côté d'un triangle rectangle dont l'hypoténuse est formée par la longueur de la jambe étendue, et dont l'autre côté est égal à l'élévation du centre du corps au-dessus du sol, comme il arrivait dans la marche. Par conséquent, on voit déjà, d'après cela, que le but principal de la course peut être réellement atteint par le moyen indiqué, puisque ce moyen peut rendre la durée du pas plus petite et la longueur du pas plus grande que dans la marche, et que ces deux circonstances contribuent à accroître la vitesse.

Pour la marche, nous avons, dans le § 124, divisé le temps τ d'un pas en une portion t, où l'on repose sur une seule jambe, et une portion $\tau - t$, où l'on repose sur deux jambes; pour la course, nous divisons le temps τ d'un pas, de la même manière, en une portion t, pendant laquelle on repose sur une seule jambe, et une portion $\tau - t$, pendant laquelle aucune jambe n'appuie sur le sol.

§ 141. *Forces qui ont de l'influence sur la course.*

De la différence que nous avons montré exister entre la marche et la course il en découle une aussi entre les forces qui ont de l'influence sur l'une et sur l'autre. Ces forces sont bien, en général, dans la course comme dans la marche (*voyez* § 123),

> (A) La force d'extension,
>
> (B) La pesanteur,
>
> (C) La résistance;

mais, dans la marche, où toujours on touchait le sol avec au moins une jambe, on pouvait constamment, par l'extension de cette dernière, empêcher le centre du corps de tomber, c'est-à-dire qu'on pouvait mesurer tellement la force d'extension, que le centre du corps demeurât toujours dans une même horizontale. (Nous avons développé, § 135, les raisons qui empêchent que ce cas ait lieu ordinairement, et qui font que, même dans la marche, le centre du corps s'écarte, à chaque pas, de la ligne horizontale pendant un court espace de temps. Actuellement nous appelons seulement l'attention sur cette circonstance que, comme, dans la marche, il y a toujours au moins une jambe qui repose sur le sol, une translation horizontale du centre du corps est alors possible, qu'elle a lieu pendant la plus grande partie du pas, même parfois pendant sa durée entière, par exemple sous l'influence d'un vent contraire, tandis que cette translation horizontale du centre du corps est absolument impossible dans la course.) Dans la course, la force d'extension pourrait bien aussi être mesurée, pendant le temps qu'on se tient sur une jambe, de telle sorte que le centre du corps restât également, durant ce laps de temps, dans une seule et même horizontale; mais comme, dans la portion suivante de temps, où aucune des deux jambes n'appuie sur le sol, le centre du corps doit nécessairement tomber un peu, mais que, après l'écoulement de la durée entière τ d'un pas, ce centre ne doit être, comparativement au commencement du pas, ni abaissé ni élevé (en supposant qu'entre la fin du pas précédent et le commencement du pas suivant il ne survienne pas d'élévation momentanée du centre du corps), il suit de là que le centre doit monter, pendant le temps t, d'autant qu'il baisse pendant le temps $\tau - t$, et que la force d'extension, dans la course, doit être mesurée en conséquence. Le centre du corps décrit donc nécessairement, dans la course, une ligne onduleuse, tandis que, dans la marche, il y avait au moins possibilité qu'il parcourût une ligne droite, horizontale.

D'après cela donc, dans la course, la portion verticale de la force d'extension doit, au premier moment du temps t, quand la jambe appuyée est perpendiculaire, agir comme une impulsion qui transforme instantanément le mouvement descensionnel du centre de gravité en un mouvement ascensionnel ; ou bien elle doit, pendant toute la durée du temps t, devenir assez considérable pour non seulement détruire le mouvement descensionnel du centre de gravité, mais encore produire un mouvement ascensionnel remplissant la condition exigée ; or il peut y avoir, tant dans le premier instant du temps t une impulsion, que pendant toute la durée de ce temps t une accélération de bas en haut, qui, par leur réunion, satisfassent à cette condition. Dans le dernier cas, que l'observation confirme, la vitesse de bas en haut pendant le temps t peut augmenter, rester la même, ou diminuer, suivant que l'on suppose l'impulsion plus ou moins forte, et en même temps l'accélération plus ou moins grande (pourvu toutefois qu'en se combinant ensemble elles remplissent la condition exigée). Nous supposons dans la suite que cette vitesse reste la même, parce que c'est l'hypothèse la plus simple, et qu'elle ne peut s'éloigner que très peu de la vérité. Dans cette supposition, il est clair que, pendant le temps t, la portion verticale de la force d'extension (dans la course, exactement comme dans la marche) fait à chaque instant équilibre à la pesanteur du corps, et que, par conséquent, la vitesse verticale du corps n'est ni augmentée ni diminuée pendant ce laps de temps, mais que le corps s'élève uniformément, dans toute la durée du temps t, avec la vitesse qui lui avait été communiquée, au premier instant de ce temps t, par le choc de la jambe contre le sol.

Mais si l'on connaît par là la portion verticale de la force d'extension ($=$ la pesanteur du corps) pour chaque instant du temps t, on peut aussi calculer d'après cela la portion horizontale, quand la situation de la jambe est connue. Le choc de la jambe contre le sol, qui a lieu dans le premier instant du temps t, exerce aussi de l'influence sur le mouvement horizontal du corps. Enfin, la résistance qu'on éprouve en courant dépend de la même source que celle qu'on rencontre en marchant.

§ 142. *Position du corps à chaque moment de la course.*

Les figures 34 et 35 représentent la situation simultanée des deux pieds et du centre du corps dans les divers temps de la course : la première projetée sur un plan vertical parallèle au chemin ; l'autre projetée sur un plan horizontal parallèle à ce même chemin. Le pied droit est désigné par a, le gauche par b, le centre du corps par c. $b_{1,2}$ signifie que, pendant que a s'avance depuis a_1 jusqu'à a_2, et c depuis c_1 jusqu'à c_2, b reste en repos dans le point $b_{1,2}$, etc. Pour reconnaître si une jambe est fixe ou si elle oscille, la jambe a été représentée, dans le premier cas (fig. 34), tellement raccourcie qu'elle n'atteint pas jusqu'à la ligne horizontale figurant le sol; dans la figure 35, au contraire, l'oscillation de la jambe est représentée comme si le membre droit, en oscillant, s'écartait un peu du chemin vers la droite, et le gauche également un peu vers la gauche. $c_1c_5 = c_5c_3 = c_3c_7$, etc., représente la grandeur d'un pas $= p$; $a_1a_{3,4} = a_3t_1a_{7,8} = b_2b_{3,6}$ représente la grandeur d'un double pas $= 2p$. Le temps qui s'écoule depuis le moment où b s'appuie en $b_{1,2}$, jusqu'à celui où a se pose en $a_{3,4}$, est la durée du pas τ; le temps pendant lequel c avance de c_1, jusqu'à c_2 est le temps t, où le corps repose sur une jambe; le temps pendant lequel c avance de c_2 jusqu'à c_3 est le temps $\tau - t$, où le corps flotte librement en l'air; le temps pendant lequel c avance de c_2 jusqu'à c_3 est celui où la jambe gauche oscille, et il est plus grand que la durée du pas τ, pendant laquelle c avance seulement de c_3 jusqu'à c_5. Au moment où la jambe gauche se pose en b_1, ou la droite en a_3, la jambe doit choquer le sol, de telle sorte que, par là, le mouvement descensionnel du centre du corps se trouve détruit, et un mouvement ascensionnel produit. Pour atteindre ce but, il faut que la jambe se pose perpendiculairement sur le point désigné : donc les les lignes $c_1b_1c_3a_5$, etc. doivent être verticales.

§ 143. *Le carré de la longueur de la jambe étendue est égal à la somme des carrés de la portion de chemin parcourue par le centre du corps dans le temps* t, *pendant lequel le corps repose sur une jambe, et de la distance qui sépare le centre du corps du sol à la fin de ce temps.*

A la fin du temps t, où la jambe qui jusqu'alors faisait effort contre le sol, s'en détache, la longueur de cette jambe, qui, avant de s'élever, était étendue, forme avec le chemin que le centre du corps a parcouru en direction horizontale depuis le commencement du pas, ou depuis l'instant $v = o$ (où ce centre était situé verticalement audessus de l'extrémité de la jambe appuyée), et avec la distance entre le centre du corps et le sol, un triangle rectangle, dans lequel la longueur de la jambe étendue est l'hypothénuse. La figure 34 représente b_2c_2 la longueur de la jambe étendue à la fin du temps t; $c_1d_1 = b_{2,d}$ $= ct$ le chemin que le centre du corps a parcouru en ligne horizontale pendant le temps t; $c_2d = c_1b_2 + c_2d_1 = h + s$ (où h est la distance du sol au centre du corps au commencement du pas, et s la hauteur dont ce centre s'élève pendant le temps t) la distance entre le centre du corps et le sol à la fin du temps t. Or, comme $b_2 dc_2$ est un angle droit, il s'ensuit, d'après le théorème de Pythagore $(b_2 c_2)^2 = (b_2 d)^2 + (c_2 d)^2$, ou

$$ll = cctt + (h+s)^2,$$

c'est-à-dire que le carré de la longueur de la jambe étendue est égal à la somme des carrés du chemin que le centre du corps parcourt pendant le temps t, et de la distance entre le centre du corps et le sol à la fin de ce temps.

§ 144. *Le temps qui s'écoule entre l'élévation et la reposition d'une jambe est égal à la somme de la durée du pas et de la portion de cette durée pendant laquelle le corps flotte librement en l'air.*

Dans la course, la jambe oscillante cesse d'osciller, par le fait de son application sur le sol, aussitôt qu'elle arrive à la situation verticale (*Voyez* § 142). De là résulte qu'à la fin de chaque pas (au moment où la jambe, soit droite, soit gauche, se trouve perpendiculaire sur le sol, la jambe qui s'appuie a fait précisément la moitié de son oscillation, à compter de la plus grande amplitude de l'excursion), et qu'en conséquence, depuis l'instant du plus haut degré d'excursion, il s'est écoulé la moitié du temps dont la jambe aurait eu besoin pour accomplir l'oscillation entière. Si l'on désigne par T la durée entière de l'oscillation, cette période est $= \frac{1}{2}$ T. Mais si nous ne comptons pas le temps à partir du moment de l'excursion portée au plus haut degré, si nous le comptons à partir de celui où la jambe a quitté le sol, il faut encore ajouter à $\frac{1}{2}$ T la quantité β, dont la jambe avait besoin pour, après s'être soulevée, arriver jusqu'au plus haut terme de son excursion. Sans, pour le moment, déterminer la valeur de β, nous désignerons par $\frac{1}{2}$ T $+ \beta$ le temps entier pendant lequel la jambe flotte en l'air. Mais la jambe qui s'appuie sur le sol à la fin du pas non seulement était soulevée pendant la durée de ce pas, mais encore avait déjà quitté le sol auparavant ; et c'est à cette élévation, dans le pas précédent, qu'a commencé le temps durant lequel le corps flottait librement en l'air. Donc le temps $\frac{1}{2}$ T $+ \beta$ n'embrasse pas seulement la durée τ d'un pas entier, mais encore la portion $\tau - t$ d'une durée de pas pendant laquelle le corps entier flottait librement en l'air, c'est-à-dire

$$\frac{1}{2} T + \beta = 2\tau - t,$$

ou le temps qui, dans la course, s'écoule entre l'élévation et la reposition d'une jambe, est égal à la somme de la durée du pas et de la portion de temps pendant laquelle le corps flotte librement en l'air.

Cette proposition ressort aussi d'une manière immédiate (d'après le § 142) de la contemplation des figures 34 et 35 ; car le temps durant lequel c s'avance de c_2 jusqu'à c_3 est celui pendant lequel la jambe gauche flotte en l'air, ou celui qui s'écoule depuis l'élévation de cette jambe jusqu'à sa reposition. Mais ce temps se divise en deux portions, savoir celle pendant laquelle c se porte de c_2 jusqu'à c_3, et celle pendant laquelle c s'avance d'après c_3 jusqu'à c_3. Or la dernière portion est la durée du pas, tandis que la première est la fraction de cette durée du pas pendant laquelle aucune jambe n'appuie sur le sol, ou pendant laquelle le corps flotte librement en l'air.

§ 143. *Étendue du mouvement vertical du corps.*

Si s désigne l'élévation verticale que le centre du corps atteint par son ascension uniforme pendant le temps t, $\dfrac{s}{t}$ désigne la vitesse verticale qu'il possédait pendant ce laps de temps. Maintenant, pour qu'à la fin du pas, le centre du corps, sans subir une élévation soudaine, se retrouve à la même hauteur qu'au commencement, il faut que, dans le reste de la durée du pas $\tau - t$, il retombe de la hauteur s dont il s'était élevé pendant le temps t. Un corps qui s'élève au commencement avec la vitesse $\dfrac{s}{t}$, parcourt, dans le temps $\tau - t$, l'espace $\dfrac{1}{2} g (\tau - t)^2 - \dfrac{s}{t} (\tau - t)$, et cet espace doit être par conséquent $= s$. Donc

$$s = \frac{1}{2} g (\tau - t)^2 - \frac{s}{t} (\tau - t),$$

d'où

$$s = \frac{1}{2} g \cdot \frac{t}{\tau} (\tau - t)^2.$$

§ 146. *Étendue de la distance entre le centre du corps et le sol au commencement de chaque pas.*

Nous pouvons appliquer approximativement aux mouvements de la jambe oscillante pendant la course les mêmes lois que nous avons trouvées pour les mouvements de la jambe oscillante pendant la marche (§ 128 et 129), savoir :

1° Que la jambe soulevée oscille comme un pendule qui, indépendamment de la situation oblique initiale, a reçu aussi en arrière une vitesse dans son orbe, qui, mesurée au point terminal inférieur de la jambe, est égale à la vitesse du tronc estimée d'après la tangente de l'orbe (*Voyez* § 128) ;

2° Que la vitesse du point m', dans lequel on suppose concentrée la masse de la jambe, est presque égale, dans le moment où ce point revient sur le sol, à la somme de la vitesse horizontale c du tronc m, et à la vitesse d'oscillation nécessaire pour écarter la jambe dans cet instant (*Voyez* § 129).

De plus, nous pouvons aussi appliquer à la course l'équation établie pour la marche (§ 130), savoir

$$g\chi = rl. \frac{d^2\chi}{du^2},$$

où

$$\chi = a \cos b (u - a)$$
$$\frac{d\chi}{du} = - ab \sin b (u - a)$$

$$\frac{d^2\chi}{du^2} = - abb \cos b (u - a) = - bb\chi = -\frac{g}{rl}\chi$$

par conséquent $bb = \dfrac{g}{rl}$. Si l'on fait

$$\mathrm{T} = \pi \sqrt{\frac{rl}{g}} = \frac{\pi}{b},$$

il s'ensuit, comme dans le § 130, que T est la durée de l'oscillation. Maintenant que, dans la fig. 36, à la fin du temps t, $b_2c_2 = l$ la longueur de la jambe étendue, $c_2d = h$ la distance entre le centre du corps et le sol, $b_2d = ct$ la portion de chemin parcourue par le centre du corps dans ce temps t : qu'en outre la ligne $c_2\gamma_1 = c$ représente la vitesse du centre du corps, eu égard à sa grandeur et à sa direction. Si, d'après le parallélogramme des vitesses, on décompose cette vitesse en une horizontale $c_2\gamma_1 = c$, et une verticale $\gamma\gamma_1 = \dfrac{s}{t}$, on trouve, en faisant tomber la perpendiculaire $\gamma_1\delta$ et $\gamma_3\delta_1$ sur b_2c_2, et γ_ε sur $\gamma_1\delta$. que $\gamma_3\delta_1 = \gamma_1\delta - \gamma_1\varepsilon$, c'est-à-dire que la vitesse du corps, estimée d'après la tangente de l'orbe de la jambe soulevée oscillante

(perpendiculaire sur sa longueur) $= (h-s)\dfrac{c}{l}$, ou, d'après la pro-

position précédente (1), qu'elle égale la vitesse que la jambe soulevée possède en arrière dans son orbe. Par conséquent, on a pour $u = t$

$$l\,\frac{d\chi}{du} = (h-s)\,\frac{c}{l},$$

ou

$$\frac{d\chi}{du} = (h-s)\,\frac{c}{ll} = -ab\sin b\,(t-a). \quad (1)$$

En même temps, on a pour $u = t$

$$\sin\chi = \frac{ct}{l}$$

par conséquent si, d'après le § 130, on substitue χ à $\sin\chi$.

$$\chi = \frac{ct}{l} = a\cos b\,(t-a). \quad (2)$$

Si l'on multiplie la dernière équation par b, et qu'on ajoute à son carré le carré de l'équation (1), on trouve

$$\left(\frac{bct}{l}\right)^2 + (h-s)^2\,\frac{cc}{l^4} = aabb.$$

ou, si l'on remplace bb par $\dfrac{g}{rl}$, et qu'on divise par cette quantité.

$$\left(\frac{ct}{l}\right)^2 + (h-s)^2\,\frac{rcc}{gl^3} = aa,$$

d'où

$$a = \frac{ct}{l}\,\sqrt{1 + \frac{r(h-s)^2}{gllt}} = \frac{nct}{l},$$

quand

$$n = \sqrt{1 + \frac{r(h-s)^2}{gllt}};$$

par conséquent

$$\chi = \frac{ct}{l} = \frac{nct}{l} \; cos \; \frac{\pi}{T} \; (t - a),$$

ou

$$t - a = \frac{T}{\pi} \; arc \; (cos = \frac{1}{n}).$$

Maintenant cette jambe oscillante se repose de nouveau sur le sol, d'après le § 142, dès qu'elle arrive à la verticale, c'est-à-dire aussitôt que

$$\chi = 0 = \frac{nct}{l} \; cos \frac{\pi}{T} \; (u - a).$$

En conséquence alors

$$u = \frac{1}{2} \; T + a.$$

et par suite le temps pendant lequel la jambe oscille (*voyez* § 144)

$$\frac{1}{2} \; T + a - t = \frac{1}{2} \; T + \beta$$

ou $\beta = a - t = \frac{T}{\pi} \; arc \; (cos = \frac{1}{n}).$

Mais, d'après la proposition précédente (2), la vitesse du point m', au moment où la jambe se pose sur le sol, c'est-à-dire pour $u = \frac{1}{2} \; T + a$

$$= c - cl \frac{d\chi}{du} = c + rabl \; sin \; b \; (u - a).$$

par conséquent, si l'on donne à a, b et u leurs valeurs.

$$= (1 + rut \frac{\pi}{T}) \; c.$$

Le carré de cette vitesse, multiplié par la masse m', donne la force vive que le point m' possède au moment de l'appui.

$$= m' (1 + rut \frac{\pi}{T})^2 cc.$$

La force vive qu'il possédait au moment précédant son élévation, était (parce qu'en ce moment sa vitesse horizontale était $= (1 - r) c$,

et sa vitesse verticale $= (1 - r) \dfrac{s}{t}$)

$$= m' (1 - r)^2 \left(cc + \dfrac{ss}{tt} \right),$$

à quoi, parce que $\dfrac{s}{t}$ est très petit, on peut aussi substituer

$$m' (1 - r)^2 cc.$$

La force vive que le point m a communiquée au point m' pendant le temps t, est donc

$$= m' \left(1 + rnt\, \dfrac{\pi}{T} \right)^2 cc - m' (1 - r)^2 cc.$$

Comme, en outre, la force d'extension de la jambe $b_2 c_2$ (fig. 36) tend à éloigner l'un de l'autre, en ligne droite, les points terminaux b_2 et c_2 de cette jambe, si on la décompose en une force horizontale A et une force verticale B, ces forces latérales seront proportionnelles à la ligne $b_2 d = cu$ et à la ligne $c_2 d = h + \dfrac{s}{t} u$, c'est-à-dire

$$A : B = cu : h + \dfrac{s}{t} u.$$

Mais $B = g$, d'après le § 141 ; par conséquent

$$A = \dfrac{gcu}{h + \dfrac{s}{t} u},$$

ou l'accélération que le point m acquiert, en direction horizontale, dans l'instant du, à la fin du temps u,

$$A\, du = \dfrac{gcudu}{h + \dfrac{s}{t} u}.$$

Cette accélération sera donc pour toute la période de $u = 0$ à $u = t$

$$\int_0^t A\, du = \int_0^t \dfrac{gcudu}{h + \dfrac{s}{t} u} = \dfrac{gctt}{ss} \left(s - h \log \left(1 + \dfrac{s}{h} \right) \right).$$

ou si, s étant très petit, on substitue $\dfrac{s}{h} - \dfrac{ss}{2hh} + \dfrac{s^3}{3h^3}$ à $\log\left(1 + \dfrac{s}{h}\right)$, on a

$$\int_0^t \Lambda\, du = \frac{gctt}{h}\left(\frac{1}{2} - \frac{s}{3h}\right).$$

En multipliant cette accélération par $2\,(m + m')\,c$, on trouve la force vive que la force d'extension de la jambe appuyée communique au corps dans le temps t (*voyez* § 131),

$$= (m + m')\,\frac{gctt}{h}\left(1 - \frac{2s}{3h}\right).$$

Si maintenant la force vive communiquée au corps, pendant le temps t, durant lequel la jambe s'appuie sur le sol, par la force d'extension de cette jambe, est prise égale à la force vive que le corps abandonne à la jambe oscillante pendant le temps $\dfrac{1}{2}\,\mathrm{T} + \beta$, c'est-à-dire quand cette jambe oscille, on remplit la condition de la translation uniforme, et on trouve

$$(m + m')\,\frac{gctt}{h}\left(1 - \frac{2s}{3h}\right) = m'\left(1 + mt\,\frac{\pi}{\mathrm{T}}\right)^2 cc - m'\,(1 - r)^2 cc$$

et si l'on substitue μ à $\dfrac{m}{m'}$,

$$h = \frac{(\mu + 1)\,gtt\left(1 - \dfrac{2s}{3h}\right)}{\left(1 + mt\,\dfrac{\pi}{\mathrm{T}}\right)^2 - (1 - r)^2}.$$

§ 147. *Lois de la course sans élévation soudaine du corps au moment de l'appui.*

Dans l'hypothèse établie (§ 145) qu'au moment de l'appui, le corps n'éprouve pas d'élévation soudaine, nous avons trouvé les lois suivantes pour la course, savoir :

d'après le § 129,

$$h + s^2 + ctt = \mathit{H}, \qquad (1)$$

d'après le § 130,

$$-\frac{1}{2}\,T + \beta = 2\,\tau - t, \qquad (2)$$

d'après le § 131,

$$s = \frac{1}{2}\,g\cdot\frac{l}{\tau}\,(\tau - t)^2, \qquad (3)$$

d'après le § 132,

$$h = \frac{(\mu + 1)\,ptt\left(1 - \dfrac{2s}{3h}\right)}{1 + rtt\left(\dfrac{\pi}{T}\right)^2 - (1 - r)^2} \qquad (4)$$

$$\beta = \frac{T}{\pi}\,arc\left(cos = \frac{1}{u}\right) \qquad (5)$$

$$u = \sqrt{1 + \frac{r(h - s)^2}{lgtt}}, \qquad (6)$$

où, d'après le § 130,

$$r = \frac{g}{l}\cdot\frac{TT}{\pi\pi}.$$

Nous avons donc trouvé, pour la course, autant d'équations qu'il en faut pour calculer la vitesse horizontale c d'après la durée du pas τ, ou en général pour calculer toutes les valeurs variables pendant la course d'après une seule. En effet, il y a sept termes variables dans la course,

$$h,\ s,\ \tau,\ t,\ c,\ \beta,\ u,$$

et nous avons trouvé six équations pour ces sept termes. Comme, au reste, $c = \dfrac{p}{\tau}$, on peut aussi, d'après cela, calculer la longueur du pas p.

§ 148. *Les lois de la course s'accordent avec celles de la marche, lorsque disparaît, dans la course, le temps pendant lequel le corps flotte en l'air, et dans la marche le temps pendant lequel le corps repose sur les deux jambes.*

Pour le cas où disparaît le temps $\tau - t$, pendant lequel le corps flotte en l'air, nos équations se convertissent en celles qui ont été trouvées ($ 135$) pour la marche aussi rapide que possible, d'où il suit, en concordance avec l'observation, que les mouvements, dans la marche et la course, se rapprochent d'autant plus de l'égalité, sous tous les rapports, que, dans la marche, le temps $\tau - t$, pendant lequel le corps repose sur les deux jambes, devient plus court, et que, dans la course, ce même temps, $\tau - t$, pendant lequel le corps ne repose sur aucune jambe, devient également plus court; d'où il suit aussi que quand ces deux temps disparaissent tout-à-fait, les deux modes de mouvement sont identiques. Ainsi, quand $\tau - t = o$, les équations précédentes deviennent

$$hh + pp = ll$$

$$\frac{1}{2} T + \beta = \tau = t$$

$$h = \frac{(\mu + 1) g (\frac{1}{2} T + \beta)^2}{(1 + rm\pi (\frac{1}{2} + \frac{\beta}{T}))^2 - (1 - r)^2}$$

où $B = \dfrac{T}{\pi} \, arc \, (cos = \dfrac{1}{n})$,

$$n = \sqrt{1 + \frac{rhh}{lg (\frac{1}{2} T + \beta)^2}}$$

et $r = \dfrac{g}{l} \dfrac{TT}{\pi\pi}$, ce qui donne les mêmes équations que $§ 135$, lorsqu'on met β à la place de a.

§ 149. *Abaissement du corps dans la dernière portion du temps t et élévation soudaine du corps au moment de l'appui, chez l'homme.*

Précédemment ($§ 135$), en traitant de la marche, nous avons vu que les lois qui y sont établies ne pourraient pas trouver d'application immédiate à l'homme, à cause de la structure particulière de ses membres. Pour qu'elles s'appliquassent immédiatement à l'homme, il faudrait que les jambes eussent un poids beaucoup plus considérable, comparativement au reste du corps, parce que ces lois impliquent la supposition que h soit plus petit que l; mais, d'après la troisième équation, on trouve h plus grand que l, en prenant pour p, l

et T des valeurs correspondantes au corps humain. Nous avons montré, § 135, qu'il était nécessaire pour cela que l'homme, en marchant, laissât tomber un peu la partie supérieure de son corps à la fin du temps t, et qu'au moment où la jambe antérieure devient verticale, il la relevât d'autant. La même chose doit avoir lieu aussi dans la course, quand $\tau - t$, ou le temps pendant lequel on se tient sur une jambe, n'est pas grand. Mais si on augmente la valeur $\tau - t$ (ce qui rend t plus petit et s plus grand), on arrive bientôt à une valeur de h (parce que h diminue très rapidement lorsque t diminue et que s augmente) qui bien que grande est cependant possible dans la course. Alors la longueur du pas est beaucoup plus petite, et la durée du pas moins petite que dans la marche la plus rapide. Si l'on augmente encore davantage le temps $\tau - t$, la longueur du pas croît très rapidement, tandis que la durée du pas change fort peu, ce qui s'accorde avec l'expérience, quand la course est beaucoup plus lente que la marche la plus rapide. Mais si la course doit être aussi rapide, ou même plus, que la marche la plus rapide, il y a nécessité, pour rendre possible un agrandissement des pas, que le corps subisse à chaque pas un abaissement semblable à celui qu'on observe pendant la marche. Alors la course doit être considérée comme une continuation de la marche avec une vitesse toujours croissante. La course peut bien avoir lieu sans cet abaissement du corps, à défaut duquel la marche ne serait point possible, mais alors elle ne correspond plus à une continuation de la marche avec accroissement de vitesse ; elle ressemble à la marche lente, pour la longueur des pas, quoique la durée des pas soit beaucoup plus courte que dans la marche lente naturelle, et qu'elle se rapproche davantage de celle qui a lieu dans le pas accéléré, et que nous avons appris à connaître par des expériences (§ 108).

Si donc nous admettons que le corps commence à tomber dès la dernière partie σ du temps t, parce que la jambe postérieure posant sur le sol cesse de faire effort, sans cependant abandonner le terrain avant la fin du temps t (où elle se trouve en situation étendue), et si nous désignons par s' la hauteur dont le point m s'élève dans le temps $t - \sigma$, nous avons (d'après le § 141)

$$\frac{s'}{t - \sigma} = \frac{s}{t}.$$

Comme présentement le corps tombe depuis $u = t - \sigma$ jusqu'à $u - t$, c'est-à-dire pendant le temps σ, il se trouvera, à la fin du temps t, plus bas de $\frac{1}{2}\,g\vartheta\vartheta$ qu'il ne le serait sans cela, de sorte qu'à la fin du temps t sa distance du sol, au lieu d'être $h + s$, sera seulement $h + s - \frac{1}{2}\,g\vartheta\vartheta$. Cette distance, le chemin que le point m parcourt en sens horizontal pendant le temps t, et la longueur de la jambe étendue l', forment un triangle rectangle, dans lequel l' est l'hypoténuse. Par conséquent

$$(h + s - \tfrac{1}{2}\,g\vartheta\vartheta)^2 + cctt = l'l'.$$

Nous désignons la longueur de la jambe étendue par l' afin de la distinguer de l, auquel, ici comme précédemment, s'appliquerait l'équation

$$(h + s)^2 + cctt = ll.$$

Comme maintenant le corps commence à tomber dès le moment $u = t - \vartheta$, tandis qu'auparavant il ne commençait à le faire qu'au moment $u = t$, il arrivera que, jusqu'à la fin du pas, c'est-à-dire jusqu'au moment $u = \tau$, le corps s'abaissera davantage, d'une fraction a. Maintenant, en effet (si l'on a égard à la vitesse ascensionnelle $\frac{s}{t}$ qu'il avait au commencement), il tombe, dans le temps $\tau - t + \vartheta$, de

$$\tfrac{1}{2}\,g(\tau - t + \vartheta)^2 - \frac{s}{t}\,(\tau - t + \vartheta) = s' + a:$$

car, comme depuis $u = o$ jusqu'à $u = t - \tau$ il n'était monté que de s', il n'a besoin non plus, pour revenir à sa hauteur primitive, que de redescendre de s'; mais, comme maintenant il tombe pendant plus longtemps, il descend plus bas, et cette portion dont il s'abaisse de plus, nous l'avons appelée a.

Comme $s' = \dfrac{t - \vartheta}{t}\,s$, il s'ensuit que

$$\tfrac{1}{2}\,g(\tau - t + \vartheta)^2 - \frac{s}{t}\,(\tau - t + \vartheta) = \frac{t - \vartheta}{t}\,s + a$$

ou

$$a = \tfrac{1}{2}\,g(\tau - t + \vartheta)^2 - \frac{s}{t}\,\tau,$$

où s a conservé sa valeur primitive (*voyez* § 145),

$$ s = \frac{1}{2}\, g\, \frac{t}{\tau}\, (\tau - t)^2, $$

d'où il suit, par conséquent, que

$$ u = \frac{1}{2}\, g\, (\tau - t + \vartheta)^2 - \frac{1}{2}\, g\, (\tau - t)^2 = g\, (\tau - t)\, \vartheta + \frac{1}{2}\, g\vartheta\vartheta. $$

Pour la détermination de ϑ, nous posons la même condition à l'égard de la course qu'à l'égard de la marche (§ 145), c'est-à-dire

$$ a\, (h - a) = \text{maximum}. $$

Pour déterminer d'après cela la valeur de ϑ, nous devons trouver d'abord celle de h.

D'après le § 146, l'accélération en sens horizontal que la force d'extension de la jambe appuyée communique au corps, dans le temps $t - \vartheta$, est

$$ \int_0^{t-\vartheta} A\,du = \int_0^{t-\vartheta} \frac{g c u\, du}{h + \frac{s}{t}\, u} = \frac{g c t t}{s s}\left(s' - h \log\left(1 + \frac{s'}{h}\right)\right). $$

Si, comme s' est très petit, on substitue $\dfrac{s'}{h} - \dfrac{s's'}{2hh} + \dfrac{s'^3}{3h3}$ à $\log\left(1 + \dfrac{s'}{h}\right)$, et qu'on ait égard à ce que $s' = \dfrac{t-\vartheta}{t}\, s$, on trouve

$$ \int_0^{t-\vartheta} A\,du = \frac{g c\, (t-\vartheta)^2}{2h}\left(1 - \frac{2s'}{3h}\right). $$

Si l'on multiplie cette expression par $2\,(m + m')\, c$, on obtient (d'après le § 131) la force vive que la jambe appuyée communique au corps pendant le temps $t - \vartheta$,

$$ = \frac{(m + m')\, g c c\, (t-\vartheta)^2}{h}\left(1 - \frac{2s'}{3h}\right). $$

Si l'on égale cette force à la force vive que le corps donne à la jambe oscillante, et qui est, comme précédemment (§ 146),

$$ = m'\left(1 + rnt\,\frac{\pi}{T}\right)^2 cc - m'\,(1 - r)^2 cc, $$

on trouve, en substituant μ à $\dfrac{m}{m}$,

$$h = \frac{(\mu + 1)\, g\, (t - \vartheta)^2 \left(1 - \dfrac{2s'}{3h}\right)}{\left(1 + rnt\, \dfrac{\pi}{T}\right)^2 - (1 - r)^2}.$$

De là découle aussi la valeur de ϑ lorsque l'on substitue cette valeur de h dans l'équation précédente :

$$a\,(h - a) = \text{maximum}.$$

Soit

$$k = \frac{(\mu + 1)\, g\, \left(1 - \dfrac{2s'}{3h}\right)}{\left(1 + rnt\, \dfrac{\pi}{T}\right)^2 - (1 - r)^2},$$

par conséquent $h = k\,(t - \vartheta)^2$;
soit aussi k considéré approximativement comme constant, pour la détermination de ϑ, ainsi que nous l'avons fait (§ 135) à l'occasion de la marche, et qu'on remplace a par sa valeur précédente :

$$a = g\,(\tau - t)\,\vartheta + \frac{1}{2} g\vartheta\vartheta,$$

on trouve, pour la détermination de ϑ, l'équation suivante :

$$k\,(t - \vartheta)^2\,\vartheta - k\,(t - \vartheta)\,\vartheta\vartheta - g\vartheta^3 + \gamma\,(\tau - t) = 0,$$

où

$$\gamma = k\,(t - 2\vartheta)^2 - 2g\,(\tau - t)\,\vartheta - (3g - 2k)\,\vartheta\vartheta.$$

§ 150. *Lois de la course en ayant égard au soulèvement du corps le plus avantageux chez l'homme, au moment de l'appui.*

En ayant égard au soulèvement du corps le plus avantageux chez l'homme, au moment de l'appui, nous avons trouvé les équations suivantes pour les mouvements pendant la course :

$$(h + s)^2 + cctt = ll \qquad (1)$$

$$\left(h + s - \frac{1}{2} g\vartheta\vartheta\right)^2 + cctt = ll \qquad (2)$$

$$\frac{1}{2}T + \beta = 2\tau - t \qquad (3)$$

$$s = \frac{1}{2} g \frac{t}{\tau} (\tau - t)^2 \qquad (4)$$

$$h = \frac{(\mu + 1) g (t - \vartheta)^2 \left(1 - \dfrac{2s'}{3h}\right)}{\left(1 + rnt\dfrac{\pi}{T}\right)^2 - (1 - r)^2} \qquad (5)$$

$$k(t - \vartheta)^2 \vartheta - k(t - \vartheta)\vartheta\vartheta - g\vartheta^3 + (\tau - t)\gamma = 0 \qquad (6)$$

$$\gamma = k(t - 2\vartheta)^2 - 2g(\tau - t)\vartheta - (3g - 2k)\vartheta\vartheta \qquad (7)$$

$$\beta = \frac{T}{\pi} \, arc\left(cos = \frac{1}{n}\right) \qquad (8)$$

$$h = \sqrt{1 + \frac{r(h - s)^2}{lgu}} \qquad (9)$$

$$r = \frac{g}{l} \cdot \frac{TT}{\pi\pi} \qquad (10)$$

$$s = \frac{t}{t - \vartheta} s' \qquad (11)$$

Pour $\tau - t = 0$, ces équations se convertissent en celles indiquées
($\S$ 136) pour la marche (en ayant égard à l'abaissement du corps le
plus avantageux chez l'homme, à chaque pas), quand on les applique
au cas de la marche aussi rapide que possible, savoir :

$$ll = hh + pp$$

$$l'l' = \left(h - \frac{1}{2} g\vartheta\vartheta\right)^2 + pp$$

$$\tau = t = \frac{1}{2} T + \beta$$

$$h = k\left(\frac{1}{2} T + \beta - \vartheta\right)^2$$

$$\vartheta = \frac{3 - \sqrt{1 + 4\dfrac{g}{k}}}{2 - \dfrac{g}{k}} \cdot \frac{\dfrac{1}{2} \tau + \beta}{2}$$

$$k = \frac{(\mu + 1)\, g}{\left(1 + rn\pi\left(\dfrac{1}{2} + \dfrac{\beta}{T}\right)\right)^2 - (1 - r)^2}$$

$$\beta = \frac{T}{\pi}\; arc\left(cos = \frac{1}{n}\right)$$

$$n = \sqrt{1 + \frac{rhh}{\left(\dfrac{1}{2}T + \beta\right)^2 lg}}$$

$$r = \frac{g}{l}\; \frac{TT}{\pi\pi}.$$

Dans les deux premières équations on a mis, pour $c\chi = c\tau$, la longueur p du pas. En substituant la valeur de μ, l et T, appropriée au corps humain (comme il a été dit § 136), on trouverait la longueur du pas, sa durée et toutes les autres grandeurs, exactement de même que dans le § 136. Mais si $\tau - t$ croît, la longueur du pas croît aussi très rapidement, tandis que la durée du pas diminue fort peu, ce qui s'accorde parfaitement avec les observations faites sur la course, quand celle-ci est plus rapide que la marche la plus rapide. Quant à la course très lente, nous avons déjà vu, dans le § précédent, qu'il n'a pas besoin là de s'opérer un abaissement semblable à celui qui est nécessaire la marche, et qu'ici également la théorie s'accorde avec l'expérience. Mais on aperçoit sans peine que quand la course est plus lente que la marche la plus rapide (ce qui est toujours peu naturel, parce qu'on peut, avec plus de commodité, la remplacer par une marche d'égale vitesse), il dépend de la volonté du coureur de raccourcir ϑ ou d'allonger $\tau - t$, ce qui produit plus de variété dans la course lente que dans la course rapide. Dans la course lente, il se peut ou que $\tau - t$ soit toujours $= 0$ et que ϑ diminue, ou que $\vartheta = 0$, pourvu seulement que $\tau - t$ soit beaucoup plus fort que 0, ou que les valeurs de ϑ et de $\tau - t$ soient variables en même temps. Mais, dans tous les cas, l'expérience confirme que, dans la course lente, la longueur du pas peut croître et diminuer beaucoup, sans que la durée du pas subisse de changements notables, et cette durée y est tout au plus aussi grande que dans la marche la plus rapide ; elle y est même, régulièrement, un peu moindre. La théorie de la course explique donc les principales observations faites sur ce genre de mouvement, savoir, qu'à la vitesse de la marche la plus rapide, il n'y a aucune différence

entre la course et la marche; que, dans la course rapide, la longueur
du pas croît rapidement, tandis que la durée du pas diminue lentement; que, dans la course lente, la longueur du pas diminue rapidement, tandis que la durée du pas varie également fort peu, et que,
quand elle varie, elle est plus petite que dans la marche la plus
rapide.

ARTICLE III.

THÉORIE DU TROTTER.

§ 151. *Différence entre le trotter et la course.*

Nous ne voulons pas nous occuper ici du saut avec les deux jambes
à la fois (soit que l'une d'elles ne fasse qu'accompagner l'autre, soit
que toutes deux contribuent également au saut), de celui dans lequel
on ne fait qu'un seul saut, ou, s'il y en a plusieurs à la suite les uns
des autres, ils sont toujours séparés par une pause, et peuvent différer d'étendue, comme de durée. Nous voulons considérer le saut
d'une jambe sur l'autre, continué longtemps sans interruption, et
d'une manière uniforme. Nous l'appelons *trotter*, pour le distinguer
de la course proprement dite.

La course et le trotter diffèrent l'un de l'autre par le but qu'on veut
atteindre, par la nature des moyens qui conduisent à ce but, et par la
manière de les employer. Faire les plus grands pas qu'on peut dans le
temps le plus court possible est, disons-nous, le but principal de la
course; faire les plus grands pas qu'on peut dans le temps le plus long
possible est celui du trotter. Il est dans la nature des choses que quand
on veut seulement faire de grands pas (et qu'on ne se propose point
d'avancer très vite par leur secours), on cherche de soi-même à éviter l'effort qui détermine un mouvement très rapide; que par conséquent on s'attache à modérer la vitesse du mouvement, et avec elle
aussi l'effort, en donnant une longue durée aux grands pas qu'on fait.
Dans la course, avons-nous vu, la durée du pas était toujours très
petite, moindre que la demi-durée de l'oscillation de la jambe, ce qui
fait que de grands pas, dans la course, sont toujours accompagnés
d'une grande vitesse.

Quant à ce qui concerne les moyens qui rendent possible, dans le
trotter, ce but auquel on ne saurait atteindre dans la course, ils consistent en ce qu'au lieu d'imiter ce qui se passe dans cette dernière,
c'est-à-dire de poser la jambe oscillante sur le sol la première fois qu'elle
arrive à la situation verticale, on la laisse continuer ses oscillations, et

l'on attend, pour la poser à terre, qu'elle parvienne d'elle-même, une seconde fois, à la situation verticale. C'est là le moyen à l'aide duquel on atteint le but principal du trotter, une durée de pas plus grande que celle à laquelle il est possible d'arriver dans la course. A cette plus longue durée du pas se joint de soi-même un flottement plus prolongé du corps, et par conséquent le trotter diffère aussi de la course en ce que le corps y flotte plus longtemps en l'air que dans cette dernière.

Il faut encore ajouter ce qui suit pour distinguer complétement la course et le trotter l'un de l'autre. Dans le trotter, on reste flottant en l'air jusqu'à ce que la jambe soulevée la première ait complété son oscillation entière d'arrière en avant, et atteint la situation extrême en avant à laquelle le mouvement oscillatoire lui permet d'arriver eu égard au reste du corps. Mais comme, conformément au but commun de la course et du trotter, qui est de parcourir une aussi grande étendue que possible de chemin sans y toucher, la jambe ne doit point exécuter d'oscillation rétrograde une fois que le pied se trouve porté le plus loin possible en avant du reste du corps, et que la jambe, pour épargner l'effort, ne doit commencer à se tendre que quand elle a atteint la situation verticale, on voit sans peine qu'il n'y a qu'une seule manière de remplir les deux conditions, c'est que, quand la jambe a atteint le maximum de son excursion, on lui fasse toucher le sol, de manière à arrêter son oscillation, mais toutefois en attendant, pour faire effort contre ce sol, que le centre du corps, par la continuation de son mouvement, vienne à se trouver verticalement au-dessus du pied en repos, moment où la jambe commence soudainement à faire effort contre le sol. Comme, avant ce moment, il y avait, non pas pression par le moyen des muscles, mais seulement contact entre le sol et le pied, par le seul fait du poids de la jambe, le centre du corps a dû continuer jusque là de se mouvoir précisément de même que si le corps avait jusqu'alors flotté librement en l'air. Il y a donc encore cette différence entre la course et le trotter, que, dans la première, l'instant où l'on touche le sol du bout du pied est toujours aussi celui où l'on fait effort contre lui, tandis que, dans le trotter, les deux époques sont distinctes, parce qu'on touche le sol avant de faire effort contre lui.

§ 152. *Des forces qui ont de l'influence sur le trotter, et de la situation du corps à chaque instant de ce mouvement.*

On peut appliquer aux forces qui influent sur le trotter et à la situation du corps pendant les divers instants de ce mouvement, presque tout ce que nous avons dit de la course §§ 141 et 142. Cependant nous avons quelque chose à ajouter en ce qui concerne le second point.

Les mêmes situations du corps se succèdent, et suivent le même ordre, dans le trotter que dans la course : seulement, si nous voulons donner un aperçu complet du trotter, il faut intercaler, entre les situations représentées fig. 34 et 35, celles dans lesquelles la jambe oscille plus en avant de la verticale, et qui ne se rencontrent point dans la course.

Les figures 37 et 38 donnent une image complète du trotter. a désigne la jambe droite, b la jambe gauche, c le centre de gravité. Les mêmes nombres ont été assignés à a, b et c pour les mêmes fractions de temps. $a_{1,2,3}$ veut dire que, pendant que c se meut de c_1 jusqu'à c_3 par c_2, et b depuis b_1 jusqu'à b_3 par b_2, a demeure en repos dans le point $a_{1,2,3}$. Les espaces $a_{1,2,3}$, $b_{4,5,6} = c_2 c_3 = $ etc., sont des longueurs de pas. Nous appelons τ le temps d'un pas. Pendant que c avance de c_3 jusqu'à c_7, la jambe droite passe successivement de la situation $c_3 a_3$ aux situations $c_4 a_4$, $c_5 a_5$, $c_6 a_6$, $c_7 a_7$, et elle ferait alors une oscillation entière, dont la durée $= T$, si elle avait eu sa plus grande élongation au moment où elle a été levée. Mais comme il n'en était pas ainsi, et que depuis le moment où la jambe s'est levée jusqu'à celui où elle a atteint sa plus grande élongation, un petit laps de temps β s'est écoulé, de même que dans la marche et la course, il faut ajouter ce temps β à T pour obtenir le temps pendant lequel le corps s'avance de c_4 jusqu'à c_7. Pendant le temps que le corps s'avance du point c_2 jusqu'à c_3, la jambe droite fait effort contre le sol ; c'est pourquoi nous désignons ce moment par t. Enfin, un moment un peu plus grand que ce dernier est celui pendant lequel le corps s'avance de c_7 jusqu'à c_8, et où la jambe droite repose bien sur le sol, mais ne fait point effort contre lui ; car le pied droit, au moment où le corps était en c_3, se trouvait de $c_2 c_3 = ct$ en arrière du tronc, et au moment de c_7 de $c_7 c_8$ en avant de ce dernier ; mais $c_7 c_8$ est plus grand que $c_2 c_3$, parce que c'est la plus grande élongation de la jambe oscillante, et il est plus grand de toute l'étendue de l'arc que la jambe décrit, dans le temps β, à partir de sa plus grande élongation, c'est-à-dire $\left(\dfrac{1}{\cos \frac{\pi}{T} \beta} - 1 \right) ct$. Donc $c_7 c_8 =$

$$\dfrac{ct}{\cos \frac{\pi}{T} \beta}$$, et le temps que le tronc met à parcourir ce chemin,

est, en prenant (d'après le § 128) la vitesse c de tronc comme constante) $= \dfrac{1}{\cos\dfrac{\pi}{T}\beta}$. Maintenant, comme

$$c_2 c_5 + c_5 c_7 + c_7 c_8 = c_2 c_5 + c_5 c_8,$$

de même aussi

$$t + (T + \beta) + \dfrac{t}{\cos\dfrac{\pi}{T}t} = \tau + \tau.$$

où τ désigne la durée du pas pendant laquelle le corps parcourt la longueur du pas $c_2 c_5 = c_5 c_8$. D'après cela

$$2\tau = T + \beta + \left(1 + \dfrac{1}{\cos\dfrac{\pi}{T}\beta}\right) t.$$

Au reste, pendant le temps que le corps va de c_1 à c_3, la jambe droite est sur le sol; de c_3 à c_4 aucune jambe n'est sur le sol; de c_4 à c_6 la jambe gauche est sur le sol; de c_6 à c_7 aucune jambe n'est sur le sol, etc.

§ 153. *Lois du trotter*.

Maintenant, il ressort de ce qui précède quelles sont les lois qui appartiennent en commun à la course et au trotter, et quelles sont celles qui appartiennent en propre à ce dernier.

1° On trouve que la loi pour la course, § 143, s'applique aussi au trotter, c'est-à-dire

$$ll = ctt + (h + s)^2. \quad (1)$$

2° Le § précédent prouve qu'à la place de la loi applicable à la course (§ 144) il faut mettre

$$2\tau = T + \beta + \left(1 + \dfrac{1}{\cos\dfrac{\pi}{T}\beta}\right) t. \quad (2)$$

3° La loi (§ 145) s'applique également à la course et au trotter

$$s = \dfrac{1}{2}\,g\,\dfrac{t}{\tau}\,(\tau - t)^2.$$

4° Les deux propositions, § 146, savoir :

1) Que la jambe soulevée oscille comme un pendule qui, indépendamment de la situation oblique initiale, a reçu également une vitesse d'arrière en avant dans son orbe, vitesse qui, mesurée au point terminal inférieur de la jambe, est égale à la vitesse du tronc estimée d'après la tangente de l'orbe;

2) Que la vitesse du point m', dans lequel on suppose la masse de jambe concentrée, égale presque, au moment où celle-ci se pose de nouveau sur le sol, la somme de la vitesse horizontale c du tronc m et de la vitesse oscillatoire nécessaire pour écarter la jambe en ce moment;

S'appliquent aussi toutes deux au trotter : seulement il faut remarquer, eu égard à la dernière, que comme la jambe arrive sur le sol au moment où elle achève son oscillation, la vitesse oscillatoire qui appartient à la jambe en ce moment est nulle ici. De là il résulte que les équations suivantes

$$\beta = \frac{T}{\pi}\, arc\left(cos = \frac{1}{n}\right), \qquad (4)$$

$$n = \sqrt{1 + \frac{r\,(h - s)^2}{lg tt}}, \qquad (5)$$

$$r = \frac{s}{l}\; \frac{TT}{\pi\pi}, \qquad (6)$$

s'appliquent bien au trotter, comme à la course, mais que la force vive, que le point m communique à la jambe oscillante, à chaque pas,

$$= m'cc - m'\,(1 - r)^2 cc = m'r\,(2 - r)\,cc,$$

et qu'en conséquence, si (§ 146) l'on substitue cette valeur à m'

$$(1 + rnt\,\frac{\pi}{T})^2 cc - m'\,(1 - r)^2 cc,\ \text{on a pour le trotter}$$

$$h = \frac{(\mu + 1)\,gtt\,(1 - \frac{2s}{3h})}{r\,(2 - r)}. \qquad (7)$$

Nous avons donc trouvé, pour le trotter, autant d'équations qu'il en faut pour calculer la vitesse horizontale c d'après la durée du pas τ, ou en général tous les termes inconnus d'après un seul. Comme μ, l

et T sont connus, il n'y a d'inconnues que les huit grandeurs suivantes :

$$h, s, \tau, t, c, \beta, u, r,$$

et nous avons trouvé pour elles sept équations. D'ailleurs, comme
$r = \dfrac{p}{\tau}$, on peut ici, de même que pour la course, calculer aussi d'a-
près cela la longueur du pas p.

Il ressort de ces équations que jamais le cas de $t = \tau$ ne peut avoir
lieu dans le trotter, comme dans la course. Mais si, d'après la seconde équation, $\tau - t$ doit toujours être très grand dans le trotter,
s aussi est toujours très grand (d'après la troisième équation), ce qui
s'accorde avec l'observation que les oscillations verticales sont beaucoup plus grandes dans le trotter que dans la course. Comme, en
outre, t, beaucoup plus petit que τ, a toujours une petite valeur, il
ressort aussi de là une petite valeur pour h, de même que pour les
valeurs de μ, l et T appropriées au corps humain, d'où il suit qu'un
abaissement semblable à celui que nous avons vu s'opérer dans la
marche et la course (§ 135 et 149) n'est point nécessaire dans le
trotter. Mais il suit en même temps de là que l'homme n'a pas, dans
le trotter, comme dans la course et la marche, le moyen de se rendre
indépendant des influences variables du dehors. En effet, l'expérience nous apprend qu'un vent contraire trouble beaucoup le trotter,
et qu'en général ce mouvement dépend beaucoup des circonstances
extérieures.

§ 154. *Représentation figurée de la course et du trotter.*

Si, comme dans le § 138, on fait $n = 1$, $r = 1$ et $\vartheta = 0$, la valeur de μ devant être déduite de l'observation elle-même, les lois de
la course, § 150, se convertissent en les simples lois suivantes, qui
peuvent servir à l'artiste pour règle dans la représentation de figures
courantes :

$$u = cctt + (h + s)^2.$$

$$2\tau = \frac{1}{2} T + t.$$

$$s = \frac{1}{2} g . \frac{l}{\tau} (\tau - t)^2.$$

$$h = (\mu + 1) gtt \left(1 - \frac{2s}{3h} . \frac{T}{T + \pi l}\right.$$

Si de même on fait $n = r$ et $r = 1$, et qu'on déduise la valeur de μ de l'observation, les lois du trotter ($\S$ 153) se convertissent en les simples lois suivantes, pouvant également servir de règle à l'artiste dans la représentation de figures qui trottent

$$ll = cctt + (h + s)^2.$$

$$2\tau = T + 2t$$

$$s = \frac{1}{2} g. \frac{t}{\tau} (\tau - t)^2$$

$$h = (\mu + 1) g tt \left(1 - \frac{2s}{3h}\right).$$

A titre d'exemple, on a exécuté d'après ces règles une représentation graphique de la course (fig. 39) et du trotter (fig. 40), qui, jointe à celle de la marche (fig. 12, 13 et 13e) exécutée d'après les règles § 138, donne un aperçu de tous les mouvements essentiellement différents auxquels les organes locomoteurs peuvent être employés.

QUATRIÈME PARTIE.

APERÇU HISTORIQUE DES RECHERCHES ANCIENNES SUR LA MARCHE ET LA COURSE.

§ 155. *La marche et la course ont été l'objet de nombreuses recherches ; mais on a toujours manqué et d'expériences pour décrire ces mouvements d'une manière conforme à la nature, et de mesures sur lesquelles on pût en établir la théorie.*

La marche de l'homme a fixé dans tous les temps l'attention des hommes de science. Aristote (1) et Galien (2), plus tard Fabrice d'Aquapendente (3), Gassendi (4) et Borelli (5), parmi les modernes, enfin, Haller (6), Barthez (7), Magendie (8), Roulin (9), Gerdy (10),

(1) Aristoteles, Περὶ ζώων πορείας.

(2) Galenus, Περὶ χρείας τῶν ἐν ἀνθρώπου σώματι μορίων, lib. III.

(3) *De motu animalium*, dans *Opera*, Léipzick, 1687, p. 332.

(4) *De vi motrice et motionibus animalium*, dans *Opera*, t. II, lib. XI.

(5) *De motu animalium*, 1685, Pars. I, cap. XIX, XXI.

(6) *Elementa physiologiæ*, t. IV, lib. XI, sect. IV.

(7) *Nouvelle mécanique des mouvements de l'homme et des animaux*, Carcassonne, 1798.

(8) *Précis élémentaire de physiologie*, t. I, p. 322-332, 1825.

(9) *Journal de physiologie*, par Magendie, 1821, 1822, t. I. II.

(10) *Physiologie médicale*, Paris, 1830, t. I.

Krause (1), Poisson (2), en ont fait le sujet de leurs recherches. Mais comme les mouvements que le corps exécute pendant la marche et la course s'accomplissent avec beaucoup de rapidité, et que plusieurs ont lieu simultanément, on ne peut les observer d'une manière exacte et sûre qu'au moyen de certaines précautions, et avec le secours de certains instruments, qui permettent d'étudier les phénomènes isolément les uns des autres. Dans tous les auteurs qui viennent d'être désignés, il n'est fait mention que d'une expérience de ce genre sur la marche. Gassendi et Borelli sont les seuls qui en parlent. Pour reconnaître si le tronc de l'homme qui marche exécute des oscillations à droite et à gauche, Borelli dressa deux poteaux perpendiculairement, à une grande distance l'un de l'autre, et examina s'il lui serait possible de marcher dans le plan vertical passant par ces deux poteaux, de manière que l'antérieur couvrît toujours le postérieur. Il trouva que la chose est impossible; que le poteau le plus éloigné apparaît à côté de l'antérieur, tantôt à droite, tantôt à gauche, et que par conséquent la marche s'accompagne d'oscillations alternatives à droite et à gauche. Gassendi rapporte une expérience analogue, faite avec la main étendue vers une muraille.

Pour déterminer les forces à l'aide desquelles s'accomplit la marche, et déduire de là, dans les conditions extérieures données des organes locomoteurs, quels sont les mouvements qui ont lieu pendant cette dernière, il faut non seulement *observer* les mouvements que le corps exécute durant la marche, et leur succession, mais encore *mesurer* ces mouvements et les rapports extérieurs des organes qui les accomplissent. Il faut connaître la durée de chaque pas, ou le nombre des pas dans un temps donné; leur longueur, ou leur nombre sur un espace d'une étendue donnée; le temps qu'une jambe reste flottante et suspendue pendant la durée d'un pas; l'inclinaison que le corps éprouve durant la marche; enfin les changements que toutes ces grandeurs subissent lorsque la vitesse avec laquelle on marche ou l'on court vient à changer. Il faut aussi connaître la longueur des membres locomoteurs et de leurs segments, les raccourcissements et allongements que la jambe peut éprouver et éprouve réellement, dans la marche et la course, par l'effet de la flexion et de l'extension. Il faut enfin rechercher comment la masse est répartie dans le corps, quel est l'endroit où se trouve le centre de gravité du corps entier et du tronc en par-

(1) *Handbuch der menschlichen Anatomie*, t. I, p. 319.
(2) *Traité de mécanique*, Paris, 1833, t. II, p. 759-761.

ticulier, si les jambes, lorsqu'elles pendent, font des oscillations régulières, en vertu de leur pesanteur, et quelle est la durée de ces oscillations. Toutes ces mesures sont nécessaires pour procurer une base expérimentale sur laquelle on puisse établir l'étude de la marche et de la course. On ne trouve absolument rien qui s'y rapporte dans les auteurs dont nous avons cité les noms. Borelli seul a entrepris une mesure pour déterminer la situation du centre de gravité du corps entier dans l'extension. Il mit un cadavre sur le milieu d'une planche bien dressée, posa cette planche sur le bord d'un prisme, et la déplaça peu à peu jusqu'à ce qu'elle fût en équilibre. De cette manière, il trouva que le centre de gravité du cadavre tombait entre le siége et le pubis. Borelli considère aussi ce point comme celui de départ des forces qui agissent pendant la marche.

Ce qu'on trouve de surplus, dans les auteurs, n'est point le résultat immédiat d'expériences qu'ils aient faites sur l'homme courant et marchant, c'est seulement l'expression des idées que chacun d'eux s'est faites de la manière dont la marche et la course doivent s'accomplir, et qu'il croyait pouvoir concilier avec les observations incomplètes que lui avait procurées la simple contemplation de l'homme marchant et courant. De là vient la grande différence qu'on remarque entre les descriptions que les divers auteurs donnent de ces mouvements, toutes les fois du moins qu'ils ne se contentent pas de copier leurs prédécesseurs. Cependant, quelque peu de rapport qu'on aperçoive entre les termes dans lesquels les descriptions sont conçues, les idées elles-mêmes n'en sont pas beaucoup plus variées pour cela. Ce sont partout, chez les anciens comme chez les modernes, des idées purement générales, qui, au fond, n'apprennent rien, de sorte qu'on serait tenté de croire qu'une seule pensée a guidé la plume des écrivains, celle de montrer l'importance de ce chapitre de la physiologie, par cela même qu'ils jugeaient nécessaire de s'en occuper.

Les idées générales sur la marche et la course qu'on trouve dans les plus anciens auteurs ne sont pas susceptibles d'être présentées en abrégé, ou offrent fort peu d'intérêt, ce qui fait que nous les passerons sous silence. Telles sont les opinions d'Aristote et de Galien, qui connaissaient trop peu les lois de la mécanique pour que ce qu'ils ont dit mérite de nous arrêter. Fabrice d'Aquapendente ne donne non plus qu'une description fort incomplète de la manière dont il concevait les mouvements de la marche et de la course. Nous commencerons donc notre revue historique par Gassendi et Borelli, dont le second surtout, comme nous l'avons déjà dit, s'est efforcé du moins d'aller jusqu'à un certain point à la recherche des conditions nécessaires pour trouver la solution du problème.

§ 156. *Gassendi* a donné des descriptions de la marche et de la course qui sont plus complètes que celles d'Aristote, de Galien et de Fabrice d'Aquapendente. Le premier il a pris en considération l'allongement de la jambe qui fait effort contre le sol, et il a conclu que le corps peut être projeté horizontalement en avant, quoique cette jambe ne reste pas un seul instant verticale, et qu'elle s'incline de plus en plus pendant qu'elle s'arc-boute. Il a vu aussi, ce qui a échappé à plusieurs, que la portion de la force d'extension de cette jambe qui agit par le bas doit être neutralisée par le sol, pour que la force d'extension puisse déterminer la translation du corps entier. Du reste, il admet qu'une jambe se pose au moment même où l'autre se lève, ce qui n'a lieu que dans la marche la plus rapide; il pense aussi que le tronc se trouve porté en avant dans une direction parfaitement horizontale, et qu'il ne s'abaisse point à la fin du pas, ce qui ne peut arriver que sous l'influence d'un vent contraire. Enfin il ne dit pas qu'au moment où une jambe se lève l'autre est située verticalement, et que la jambe soulevée se porte en avant par la seule impulsion de sa propre pesanteur. Quelque exactes que soient ses conjectures, du moins en partie, il n'a point songé à les confirmer par l'expérience : il n'a pas non plus cherché à les coordonner ensemble, de manière à en faire ressortir une théorie de la marche et de la course. L'extrait suivant contient tout ce qu'il dit d'essentiel sur la marche.

« Docet Aristoteles cum inter progrediendum crus stans sit quasi perpendiculum, et angulum proinde rectum cum terra, quæ est prorsum, quasi basis constituat, alterum antrorsum porrectum fieri quasi hypotenusam, subtensamve illi recto angulo : et quia hypotenusa, quæ utrique lateri æque potest, est utroque seorsim longior, et crus tamen manens, protensumque æqualia sunt; ideo oportere, ut crus manens flectatur, quo perpendiculum, seu alterum latus complectentium rectum hypotenusa brevius evadat. Hoc tamen quem sit verum ut intelligatur, ac res uberius declaretur, observandum est, tametsi gressus dicatur fieri altero quidem pede translato, altero vero innitente, non esse propterea rem sic accipiendam, quasi dum fit pedis ulterius translatio alter interea totus quiescat, quoniam qui inniti dicitur, nulli terræ parti tantisper consistens inhæret, sed successive super ipsa emovetur totus, ab extremo nempe calcaneo ad summos usque digitos : ac adeo se habet ut revolutus super plano globus, qui plano quidem innititur, at non tamen una sui parte cohærens quic-

quam temporis, sed successive alia ac alia aliam aliamque ejus partis
contingens... Dum anticus (pes) est terram attracturus intelligimus
ipsum posticum postremo in metatarsum, digitosque innixu, et cum
extentum adhuc, rigidumque est, compellere antrorsum truncum
corporis, ut possit supra calcem antici revolvi... Efficitur autem
hujusmodi compulsio, dum innixus fit non simpliciter deorsum, sed
terram simul urgendo retrorsum ; quippe nullum non modo gradiens,
sed etiam volans, natans, repens antrorsum, quicquam promovetur,
nisi illud corpus, cui innititur, retrorsum premat, ac urgeat, ut ab eo
præ illa, qua est renitentia, antrorsum quasi rejiciatur. »

Pour terminer, Gassendi établit les dix propositions suivantes relativement au mouvement de la marche :

« 1° Gressum, progressionemve, quæ fieri indirectum videtur,
motionem esse compositum ex circulorum portionibus, quæ super
variis centris describuntur.

» 2° Fuisse ipsam proinde longitudinem pedis necessariam, non
modo ad sustentandum, et varie inclinandum corpus, quatenus
molis, ponderisque perpendiculum et in calcem, et in ulteriorem
plantam potest cadere, sed ad peragendum etiam passum prolixiorem,
addita ad calcem longitudine pedis tota ; cum si quis erectos anterius
pedes continens, et solis calcibus innitens gradiatur, constet quam sint
passus illius breviores.

» 3° Innixum, qui in gressu fit supra terram esse continuum ;
quátenus partes ejusdem pedis successive innituntur, neque is inniti
totus desinit, quin alter simul incipiat inniti ; ac pari de causa transla-
tionem per aerem esse etiam continuam ; quatenus quo momento unus
pes desinit, incipit pes alius transferri.

» 4° Solum pedem, qui innititur, innixum sibi truncum promovere ;
quippe ipse est solus, qui illum sustentat, ac defert ; cum pes, qui
transfertur, sustentatur potius, deferaturque ab ipso trunco.

» 5° Promotionem trunci esse continentem ; quatenus quo momento
id crus, cui innititur, et a quo defertur, desinit inniti, transferrique
incipit, excipit ipsum crus aliud, cui jam innitenti innitatur, et absquo
deferri nulla mora interposita pergat.

» 6° Esse quidem promotionem hanc trunci aliquatenus undulo-
sam ; at cum Aristoteles eam solum agnoscit, quæ sursum, deorsumque fit, causamque esse putat, quod necesse sit truncum ad passus
singulos non nihil attolli ac demitti, illud, cum crus, cui innititur,
est rectum, hoc cum crure utroque distento stat inter utrumque ; esse
tamen præterea undulationem aliam, quæ laterorsum fiat quatenus

truncus nunc ad dextram, nunc ad sinistram non nihil exporrigitur (id nempe, ut pondus ejus pedis, qui attollitur, supra innitentem reclinet), et hanc esse causam videri illius, quæ sursum deorsumque fit; non id verò, quid Aristoteles sumit; nam verum est quidem truncum fore demissiorem si pes uterque in calcem, plantamve totam steterit; at quoniam inter incedendum, quantum crus à perpendiculo calcis prorsum flectitur, tantum ipsa calx; et cum calce crus, atque adeo truncus ob innixum factum in partem plantæ succedentem anterioremque attollitur, heine fit, ut truncus ex hac causa non reddatur depressior, sed semper potius remaneat in eadem altitudine; quare et quod nonnihil deprimatur, ex eo solum esse videtur, quod a medio ductu in dextram aut lævam flectatur, non nihil reclinetur. Id vero non obscure deprehendes, si extenta deorsum manu parietem, scamnum, aut aliud præterraseris; ejus silicet depressionem, elationemque fieri cum deflexione et reflexione trunci.

» 7° Pedem, qui transfertur, duplo velocius moveri, quam truncum.

» 8° Brachia ad corporis nutum libere moveri, movere quidem antrorsum, at retrorsum nullatenus : seu manum dextram, exempli gratia, antrorsum quidem promoveri; at non tamen ex eo loco, in quem promota fuerit, redire, sed ibi, in medio aere licet, consistere, et quasi inniti, truncumque interea prætergredi, et manum sinistram ulterius promoveri... Posse intelligi id debere necessario contingere ob memoratam motus crurum, brachiorumque decussationem; quia cum dextrum brachium sinistro cum crure moveatur, ut pes terræ admotus nunquam regreditur, sed fit quasi centrum, super quo coxa et truncus revolvatur, situmque anticum, ex postico acquirat, quousque antrorsum super coxa, ut super centro transferatur, nihil possit in manus secus advenire.

» 9° Esse necesse, ut si quis data opera retrogredi pedibus velit, eorum innixus à digitis, metatarsove incipiat, et in calcem desinat.

» 10° Illum, qui per loca ardua, accliviaque incedat, parte pedis anteriore præsertim inniti, et truncum etiam antrorsum non nihil recurvare, ob lapsum in dorsum proclivem, quod calci elatæ fulcimentum non sit; cum et femore acutius inflexo, clunium pondus magis extrorsus devergat. Illum autem, qui per loca prona, ad declivia, parte posteriore, seu calce præsertim inniti, et retrorsus quoque nonnihil truncum erigere, ob facilem in prona lapsum, quod pars anterior fulcimento careat; cum et femore obtusius inflexo cohærentes ipsi partes antrorsus magis propendeant.

§ 157. *Borelli* divise, comme nous l'avons fait, le temps d'un pas en deux parties, savoir, le temps durant lequel l'homme repose sur une seule jambe, et celui durant lequel il repose sur deux jambes.

Avant de définir les forces qui, dans ces deux moments, agissent sur le corps, il indique la situation de ce dernier à un instant déterminé, c'est-à-dire à celui qui confine aux deux moments admis par lui; les deux jambes circonscrivent alors avec le sol un triangle rectangle. Il résulte de nos expériences que cette assertion, à l'appui de laquelle Borelli n'en cite aucune, est exacte.

Borelli définit aussi les forces qui agissent sur le corps pendant le temps qu'il repose sur deux jambes. D'après leur direction, il dit que ce sont des forces tendant à écarter la tête du fémur (ou le centre de gravité, qu'il place à la même hauteur que le col) du pied en ligne droite, précisément comme celle d'une perche avec laquelle un batelier pousse sur le rivage. Sous le rapport de leur étendue, il les divise en deux portions, la force qui revient à chaque jambe considérée comme support fixe pour porter le poids du corps, et une force d'extension particulière qu'il attribue à la jambe de derrière, et qui pousse le corps en avant. (Cette dernière force suppose un allongement de la jambe, et par là se trouve en contradiction avec ce que l'auteur a dit de la jambe comme support fixe, car il ne peut être question que de la force avec laquelle les jambes tendent à s'allonger, et non d'une autre force provenant de la roideur ou de la dureté de celles-ci.) A cet égard, Borelli s'éloigne de notre détermination des forces nécessaires pour la marche, puisque nous avons cherché à démontrer qu'au moment où le corps repose sur les deux jambes, il n'est nullement accéléré par la force d'extension de ces dernières, et qu'au contraire si, pendant ce temps, il ne s'abaisse pas et ne se rapproche point du sol, il doit être retardé dans son mouvement par la force extensive de la jambe antérieure (§ 127).

En égard à la détermination des forces pendant le second temps, lorsque le corps repose sur une seule jambe, Borelli paraît ne point s'en être occupé, car il ne dit rien à leur égard. Mais, comme nous avons cherché à le démontrer, ces forces, qui, d'après la nature même des choses, peuvent être indiquées avec beaucoup de précision, exercent la plus grande influence sur la progression du corps : et ce qui distingue notre théorie de la sienne, c'est qu'il cherche la cause de la progression dans le moment où le corps repose sur les deux jambes, tandis que nous la cherchons dans celui où il ne repose que sur une seule.

Quant à ce qui concerne les principes de sa théorie, Borelli est parti d'une idée juste sur la situation du corps dans un moment déterminé de la marche; il a très bien indiqué aussi la manière dont les forces musculaires agissent; mais il a admis une dépense inutile de force musculaire pendant le temps qu'on reste sur les deux jambes, ce qui lui a fait perdre de vue les forces essentielles et nécessaires qui agissent pendant qu'on se tient sur une seule jambe. On voit d'après cela que ses principes ne sont pas de nature à ce qu'on en puisse déduire une loi précise relativement à la dépendance dans laquelle la vitesse du corps entier, le nombre et la longueur des pas dépendent l'un de l'autre. Borelli n'a même pas exprimé conjecturalement cette loi, en sorte que son travail ne conduit à aucun résultat déterminé, quant à la théorie de la marche.

Les citations suivantes (1) justifieront le jugement que nous venons de porter.

« Eatenus differt saltus à gressu ; quod in saltu tota machina corporis humani suspenditur e terra, duobus pedibus eodem tempore elevatis et ad instar projecti, sursum et anterius machina universa impellitur ; at in gressu semper corpus humanum solo innititur, alternis tamen pedibus, in qua alterna innixione videtur, quod medietas tantum ponderis humani corporis per vices suspenditur et transportatur.

» .... Consideremus modo motum incessus hominis ; et noto quod machina R (fig. 44) promoveri versus K non potest, nisi triangulum isoscelium ABC transformetur in rectangulum et ambligonium, ita ut angulus ABC fiat primo rectus, et postea obtusus, hoc autem præstari non potest, nisi longitudo lateris C augeatur, et latus AB decurtetur. At talis operatio facile fit, dirigendo plantam pedis C, efficiendo angulum calcanei obtusum ; sic enim apex pedis tanget pavimentum, et contus AC elongabitur ; simul flexo parumper genu, et angulo calcanei B, decurtabitur longitudo conti AB ; ex quo fit, ut machina R promoveatur, quousque linea propensionis AD concidat cum AB, scilicet quousque linea innixionis AB fiat perpendicularis ad horizontem.... Quando vero machina erecta est in situ RAB, perpendiculari ad horizontem, universum pondus sustinetur a duritie ossea columnæ AB ; et tunc contus AC inutilis est, et machinam R non fulcit ; et ideo facile suspendi, et elevari pes C a terra potest absque periculo ruinæ hominis.

» . . . . . Non incederet homo, si solummodo alternatim pedes a terra suspenderat, et eisdem locis reponeret, è quibus sublevati fue-

<hr>

(1) *De motu animalium*. Leyde, 1793, in-4°, P. 1, cap. 19, p. 159.

rant ; sed oportet, ut loca commutat in plano horizontis, promovendo anterius molem integram humani corporis. Inquirendum igitur est, quibus organis, et quibus operationibus hoc fiat.

» . . . . In statione enim certum est, quod pedes pavimento innixi constituunt triangulum isoscelium ABC, et deinceps eodem tempore plures motus circulares inchoat et efficit natura, ex quibus resultat motus progressivus. Circa centrum B anterioris pedis revolvitur columna, seu vectis cruris BA in plano perpendiculari ad horizontem, eodemque tempore machina totius corporis R anterius versus K promovetur. Talis autem promotio fit hac ratione : extenso enim pede LC, tractis musculis soleis efficitur angulus ALC obtusus, et quia apex pedis pavimentum tangit in C, longitudo totius cruris et coxæ elongatur additione longitudinis pedis CL, et sic triangulum illud isoscelium transformatur, efficiturque primo rectangulum, quando scilicet crus AB perpendiculariter insistit ad horizontem. In tota hac actione noto, quod integra machina R a duobus pedibus fulcitur, et ideo facile tantillum inclinari potest, ut crus AB perpendiculariter plano subjecto insistat. Præterea ab ipsamet pedis extensione, et cruris AC elongatione impellitur pavimentum a pedis apice C, et ideo motu reflexo machina R anterius versus K promovetur : non secus ac navicula, a nautis conto impulsa, ripa ab ea recedit. Talis porro impulsio mire facilitatur a capitis et supremi ventris exili incurvatione anterius versus K, unde centrum gravitatis universi corporis : et ideo linea propensionis, ultra pedes BO confinium incidendo, proclivis fit ad ruinam, et ideo sponte sua anterius machina gravis R transfertur, et tunc ruina illa subito reparatur, elevato scilicet pede LC, et cito anterius translato in K, ultra confinium lineæ propensionis, et sic denuo statio firma renovatur : et hoc artificioso modo in motu progressivo promovetur machina corporis humani.

» . . . . Dum homo incedit, semper machina ejus gravis solo stabili innititur, fulciturque a duritie columnarum ossearum pedum, quæ innixio fit exiguo labore musculorum, et minima molestia facultatis sensitivæ ob compressionem tendinum, et distractionem membranarum. Præterea, dum innititur super duos pedes, fit motus promotionis centri gravitatis ejus, quatenus uno conto cruris postici elongati per extensionem pedis, impulso pavimento retrorsum, erigitur machina universa perpendiculariter super anticum alterum pedem firmum, et parum anterius impellitur, et sic motu transversali promovetur. Postea subito pes posticus elongatus a terra suspenditur, flexis tribus articulis coxendicis, genu et pedis extremi a propriis musculis, qui minus quarta parte ponderis humani corporis suspendunt, et ab impetu concepto a præcedenti impulsu, et a flexione capitis et pectoris ultra situm pedis firmi solo figitur. Quo facto secunda statio celebratur, et postea eodem periodo pes posticus operando gressum continuat. »

Dans le chapitre sur la course et le saut, Borelli dit :

« Videmus, quod, dum homines stant directe extensis articulis pedum, ad instar columnarum, licet velint et adhibeant quemcunque grandem conatum, saltare non possunt; verum è contra, flexis et valde incurvatis articulis, postea grandi impetu tractis et decurtatis musculis extensoribus, saltus subsequitur. Bruta et insecta aliqua, quæ omnium pedum, aut saltem postremorum articulos semper inflexos retinent, possunt ad libitum saltare, et nihilominus, quando vehementiorem saltum aggrediuntur, tunc plus solito eos incurvant. Et reptilia, quæ pedibus carent, non saltant, nisi spinam hinc inde inflectant.

» Si virga directa et rigida, vel arcus FEC (fig. 42) innitatur pavimento firmo RS in C, et comprimatur à potentia manus, vel ponderis M, quousque violenter inflectatur, acquirendo curvam configurationem ABC, et postea citissime potentia M removeatur, tunc videmus, quod virga nedum pristinam directionem acquirit, sed præterea veloci saltu à terra elevatur. Causa hujus effectus est, quia centrum gravitatis E ipsius virgæ à compressione deprimitur usque ad D, et, quando postea potentia M removetur, subito vis arcus nititur se dilatare, et ideo vim facit, ut æque extendat in directum duo brachia BA et BC, scilicet, ut tantumdem deprimat terminum arcus C, quantum elevari debet terminus A. At quia durities pavimenti RS impedit descensum termini C, igitur necesse est, ut motu reflexo, pariterque motu directo, centrum gravitatis D cum integro arcu sursum impellatur usque ad E; cumque talis motus per lineam DE fieri non possit absque eo, quod impetus imprimatur à vi expansiva arcus; est talis impetus semel impressus ex sui natura perseverans et indebilis, ut demonstravimus. Igitur, postquam virga directionem extensam acquisivit, impetus ille vigens otiosus esse non poterit; et ideo ulterius promovebit arcum, ejusque centrum gravitatis per eamdem directionem DE supra terminum E; et proinde ad instar projecti recedat virga FC à pavimento, et elevabitur, facto saltu, quousque vis gravitatis ejus continenter crescendo æqualis reddatur gradui impetus projectitii; tunc, facto æquilibrio, ascensus terminabitur, et deinceps casus subsequetur.

» Sit arcus ABC (fig. 43) flexus, circa nodum B erectus, et terræ innixus in C, ejusque centrum gravitatis sit D, et velocissime distrahatur à contractione externi funis GQH. Dico, quod a terra resiliat; saltum efficiendo. Quia, ut dictum est, in actu contractionis funis dilatatur arcus, impellendo brachia sursum et deorsum, sicuti in fig. 42, ob solis RS resistentiam, centrum gravitatis D reflexo motu sursum impellitur à D ad E, et talis motus continuus sine impetu impresso fieri non potest, estque talis impetus perseverans, nec extinguitur, dum velocitas perseverans motum continuum potius auget. Ergo complexa expansione arcus, impetus impressus otiosus esse non potest; est ideo ulterius arcum, ejusque centrum gravitatis transportabit ab E ad F; et talis motus absque saltu fieri non potest.

» Sit machina humani corporis ABE (fig. 44) stans in situ erecto, ut nimirum ossa cruris femoris et spinæ rectam lineam ad instar columnæ constituant, perpendiculariter insistentem super planum horizontis RS; tunc centrum gravitatis communis G distabit à pavimento, toto intervallo æquali ossibus cruris et femoris. Postea in fig. 45 flexis articulis BCD, ut constituant angulos adeo acutos, ut distantia GE centri gravitatis à pavimento æqualis fere fiat longitudini solius cruris, scilicet medietas sit prioris distantiæ extensæ centri in homine stante. In hac positura si validissime et velocissime simul tempore contrahantur musculi glutæi, vasti et solei, necessario tres arcus inflexi ABC, BCD, CDE maxime impetu extenduntur; et ob pavimenti resistentiam necesse est, ut centrum gravitatis G impellatur sursum usque ad F; et quia talis motus sine impetu impresso fieri non potest, igitur talis impetus acquisitus, ex sui natura perseverans, non poterit esse otiosus; et proinde necessario removebit molem corporis humani à contactu pavimenti, idque, facto saltu, sursum per aliquod spatium impellet, quousque impetus gravitatis sensim auctus æquetur impetui illi projectitio saltus.

» Putabit forse quispiam, quod huic theoriæ repugnet experientia, quando flexis iisdem tribus articulis motu continuo homo surgit erigiturque, dilatando angulos articulorum, quod fieri non potest absque motu sursum centri gravitatis; et tamen à tali impetu, quo sursum impellitur, non subsequitur saltus.

» Pro resolutione difficultatis memorandum est, quod in motu tardo, vel interrupto ob frequentissimas morulas, licet fiant saltus brevissimi, hi tamen occultantur, quia immediate subsequentes casus, à gravitate pendentes, subito reducunt deorsum corpus hominis : et sic sensus non distinguit minimos illos saltus. Qui pariter occultantur ob distractionem partium mollium, ut culcitra, sursum tracta et impulsa, non separatur à terræ contactu, quando motus sursum non superat distractionem ejus. Igitur, ut fiant saltus evidentes, oportet, ut dilatatio articulorum sit grandis, et celeri motu facta, ut vim percussivam excedere possit : et tunc necessario saltus subsequitur.

»Ex supradictis patet, quod in homine exercentur tres arcus, non quidem à materiali duritie et tensione articulorum, ut in ligneis et chalybeis virgis contingit, sed a vi voluntaria musculorum extensoriorum.

» Præterea mirabilis est structura et dispositio prædictorum trium arcuum alterne dispositorum. Primo, ut triplicato spatio impellatur centrum gravitatis, et sic validius imprimatur in corpus animalis impetus projectitius, ut altius id ipsum adscendat, quia gradus velocitatis continenter impressi toto tempore, quo articuli explicantur, perseverantes componant impetum magis intensum, ut dictum sit. Secundo, ut impulsus fiat per rectam lineam, sive perpendicularem, sive inclinatam ad horizontem, quia motus artuum fiunt circa nodes omnium articulorum. Ergo oportet, ut aliqua centra eorundem diversis velocitatibus moveantur, ut omnes motus circulares componant iter rectilineum. Tertio alterna dispositio trium articulorum juvat ad extinctionem impetus in descensu, ne pedes forti ictu pavimento illidantur et luxantur ; sensim enim cedendo, impetum casus et præcipitii extinguunt. »

§ 158. *A. Haller*, dans ses Eléments de physiologie, ne s'est point livré à une étude approfondie des mouvements locaux de l'homme. Nous allons rapporter le peu qu'il dit sur la marche, parce que le lecteur pourra juger d'après cela combien peu on s'était occupé jusqu'alors du sujet, car des recherches quelque peu importantes n'eussent certainement point échappé à Haller. Le travail même de Borelli, bien que renfermant quelques remarques exactes, paraît ne pas lui avoir semblé digne d'une grande attention, parce qu'il ne conduisait à aucun résultat positif. Dans la description que lui-même donne de la marche, les principales circonstances sont indiquées d'une manière incomplète ou erronée, et beaucoup d'assertions contredisent l'expérience. Haller ne dit pas qu'au moment où la jambe de derrière quitte le sol, celle de devant se trouve dans une situation verticale ; il semble bien plutôt croire qu'en ce moment la jambe de devant est oblique, et la postérieure perpendiculaire. L'une des bases de la théorie lui manque donc, la détermination exacte de la situation du corps au commencement de chaque pas. Il ne possède pas davantage l'autre base, c'est-à-dire la détermination exacte et complète des forces qui entrent en jeu pendant la marche. Il ne dit point que la pesanteur agit sur la jambe soulevée, et la chasse en avant en décrivant un cercle, mais il pense que c'est la force musculaire qui, à la fois, la soulève et la pousse en avant. Il ne dit pas non plus comment la contraction des muscles fait avancer la jambe, sans cependant retirer aucune autre partie du corps en arrière, tandis que la seule contraction d'un muscle ne saurait opérer un déplacement du centre de gravité. Enfin, pour nous servir de ses expressions, il jette en avant et la jambe soulevée en arrière et le corps entier, sans indiquer la force qui est nécessaire pour déterminer ce mouvement de projection. En un mot, Haller néglige le frottement du pied contre le sol, qui est indispensable pour que la force musculaire meuve la partie supérieure du corps en avant, tandis que l'inférieure reste immobile.

Voici, au reste, comment il s'exprime (1) :

« Pone stare. Pes ergo alter immotus relinquitur, qui sit futurum punctum fixum earum virium, quibus alterum pedem oportet transferri. Sit is pes dexter, et per suas vires confirmetur. Tunc sinister pes elevatur ipse quidem per suos extensores tibialem anticum, posticum, peroneum (2), extensores digitorum, pollicis. Deinde tibia modice per extensores suos, quos diximus, levatur et ipsa : denique femur per iliacos et psoas vehementer, ut pes magna ratione brevior fiat, et una genu antrorsum proferatur.

» Id quando nunc ad perpendiculum ei loco imminet, in quem volumus pedem sinistrum demittere, tunc laxatis viribus elevantibus permittitur et rectum fieri, et insistere terræ, tamen ut femur antrorsum inclinatum maneat. Firmatur ita pes sinister, et terram a suis flexoribus curvatus digitis ultimis continet.

» Sequitur, ut gradiamur pede dextro, sive eum pedem trans sinistrum antrorsum promoveamus.

» Calcem ergo pedis dextri retrorsum elevamus, ut solis primo apicibus digitorum terram contingat, deinde etiam iis deserat. Una tibiam modice extendimus, femur vero per iliaco-psoam flectimus, ut pes brevior fiat, et ita totum eum artum inferiorem flexum antrorsum

____

(1) *Elementa physiologiæ*, t. IV, lib. XI, sect. IV, § III.

(2) Les muscles tibial antérieur, tibial postérieur, long péronier et court péronier, ne sont ni extenseurs ni fléchisseurs ; ils se bornent presque exclusivement à produire l'adduction et l'abduction du pied. C'est pourquoi ils servent bien plutôt à balancer le corps dès qu'il ne repose plus que sur une jambe, et que par conséquent il court grand risque de perdre l'équilibre. (*Voyez* notre § 88.)

projicimus. Pelvis autem super pedem dextrum firma stabilitatem praebet musculis femur levantibus. Solemus adjuvare eum motum, quando a sola natura edocti, imaginarias decori leges non adfectamus. Totum nempe truncum corporis, super femur pedis dextri immoti firmum, antrorsum inclinamus; tum per relaxationem determinatam extensorum; tum iliaco-psoæ sed firmi lateris actione, et recti abdominis, et demum obliquorum. Ita solent alpicolæ suos montes conscendere, corpore antrorsum flexo, neque, uti nos fatigari, qui rectum corporis situm decori quid habere nobis persuaderi sivimus.

» Nunc quidem corpore antrorsum inclinato necessario laberemur, linea per centrum graviditatis ducta nunc ante pedem fixum ad terram perveniente, et cadimus vere, si offensum pedem dextrum negligimus firmare. Verum sani, et adtenti animo, pedem dextrum nunc, relaxatis musculis elevatoribus, flexoribus contra agentibus, in terram dimittimus, ut linea perpendicularis inter eum pedemque sinistrum cadat. Terram porro, ut prius, flexorum digitorum actione quasi comprehendimus. »

Haller décrit ensuite la course et le saut de la manière suivante :

« Non unice celeritate motus a gressu differt, sed etiam modo. Pes, qui elevatur per suralem musculum, et sodales gastrocnemios, ita retrorsum elevatur et adbreviatur, ut primo digitis solis terram contingat, deinde, ne digitis quidem, sed totus retrorsum elevetur, atque planta posteriora respiciat. Hinc animalia tarda sunt, quæ toti pedi insistunt, ut homo et ursus : celeriora, quæ digitis totis, ut aves, celerrima quæ solis digitorum apicibus, ut canes et equi.

» Sic et tibia, per suos flexores sursum ducitur, et genu magis antrorsum prominet, et femur valdius pariter levatur, ut anguli ab ossibus in articulationibus pedis, tibiæ, femoris, inter se commissis alterni evidentiores fiant, et extensa eadem majorem arcum circuli describant super ea, quæ sibi sunt pro puncto fixo, atque adeo majori spatio corpus promoveatur. Corpus una evidentius, et inevitabili indecoro, antrorsum libratur et una brachia, ut corpus ipso pondere antrorsum adproperet, quæ forte inter causas est anhelationis, neque enim bene respiratur, quando corpus antrorsum flexum est.

» Saltus cursu ipso tanto vehementior est, quanto cursus gressu. In saltu primo flexiones magnæ fiunt. Pedes oblique ad terram flectuntur, tibiæ super pedes per tibiales anticos, posticos, peroneos, digitorumque flexores antrorsum dimittuntur, atque terram comprehendunt, quasi foveam impressuri : inque talo angulus evidentior nascitur. Porro genu antrorsum insigniter prominet, et tibia versus femur suas per vires flectitur, et femore super tibias per eosdem flexores subsident, pelvis vero et corpus universum super femora. Tum femora in anteriora producuntur, ut totus homo multo se ipso nunc brevior sit. Paulo post magna vi subito totum corpus extenditur : per soleares pedes retrorsum elevantur, tibiæ per extensores antrorsum, femora pariter retrorsum per gluteos ; corpus universum retrorsum ; et una totum corpus a terra dura et resistente, quam pedibus compressimus, nunc sursum repellitur. »

§ 150. *Barthez* (1) a tantôt reproduit, tantôt combattu les opinions de ses prédécesseurs, sans s'être fait lui-même une idée nette des mouvements de l'homme et des animaux. De là sont résultées, dans ses explications, une obscurité et une confusion telles, qu'on ne peut le suivre pas à pas dans sa théorie, et qu'on est obligé d'examiner chacune séparément les opinions qu'il exprime.

De même que Borelli, il dit avec raison que la direction de la force extensive des jambes est déterminée par les deux extrémités du membre. Mais de ce qu'il dit au sujet du saut, on peut conclure qu'il n'a pas compris les développements dans lesquels Borelli est entré pour faire voir comment cette force agit. Il pense que la déduction de cet écrivain, qui pourtant ressort immédiatement des éléments de la mécanique, repose sur des hypothèses arbitraires et des conclusions inexactes. A la vérité, Barthez accorde que, quand un muscle extenseur raccourcit la jambe, et que l'articulation s'étend par là, les deux extrémités du membre tendent à s'éloigner l'une de l'autre avec des forces égales agissant en sens contraire ; mais il pense que ce mouvement ne peut produire un saut alors même qu'une des extrémités de la jambe (le bout du pied) arc-boute contre le sol, parce que le pied est pressé contre le sol avec une force égale à celle qui soulève le centre de gravité, et parce que, les deux forces se faisant équilibre, le corps ne saurait s'éloigner du sol. Il a oublié que la force qui, suivant lui, fixe le pied au sol est détruite par la résistance de ce même sol, et que par conséquent elle cesse d'agir. Il ne reste donc plus que la portion de la force d'extension qui agit de bas en haut, et celle-là doit soulever le corps, quand elle est assez puissante pour en vaincre la pesanteur. Mais le corps continue de se mouvoir avec la vitesse qu'il a acquise, alors même que la force a déjà cessé d'agir : il s'élève donc au-dessus du sol jusqu'à ce que l'action non interrompue de la pesanteur arrête peu à peu le mouvement, et dé-

____

(1) *Nouvelle mécanique des mouvements de l'homme et des animaux*, Carcassonne, 1798, in-4°, p. 50.

termine sa chute, comme l'a très bien fait voir Borelli. A cette exposition simple et claire de l'essence de la force d'extension, Barthez substitue une longue et obscure description des mouvements et des torsions des extrémités des os considérés chacun à part, sans indiquer comment, à proprement parler, la force d'extension meut le centre de gravité. Il paraît croire, comme Haller, que quand le tronc est fléchi sur les jambes par les muscles, cette action musculaire suffit à elle seule pour déplacer le centre de gravité ; mais, de même que Haller, il se fonde sur la fixité du point d'appui, sans penser que cette fixité est l'effet du sol. Enfin, il indique très bien le principe de la situation initiale, comme Borelli l'avait déjà fait ; car il dit qu'au moment où le pied de derrière est soulevé, le centre de gravité se trouve verticalement sur la pointe du pied de la jambe de devant.

Ainsi, en examinant de près le long ouvrage de Barthez, on voit qu'il n'a rien introduit de nouveau dans la théorie de la marche, qu'il a emprunté à Borelli plusieurs assertions essentielles et exactes, mais qu'il les a entremêlées d'autres assertions erronées, qui empêchent de suivre l'enchaînement de son travail. On en pourra juger d'après l'extrait suivant :

« Dans le marcher ordinaire, dit-il, si l'on suppose d'abord les pieds également avancés, la jambe qui fait un pas est détachée du sol, et portée en avant par les fléchisseurs de l'articulation de la hanche ; cette articulation est ensuite étendue, et cette jambe est derechef fixée sur le sol. Cependant le centre de gravité du corps, qui, au commencement du transport de cette jambe, était soutenu par l'autre jambe, est mû en avant, de sorte que la ligne de direction de ce centre vient à tomber entre les pieds.

» ... Si on suppose qu'immédiatement avant le marcher, les pieds sont également avancés, la jambe qui doit être avancée est postérieure, et inclinée d'arrière en avant par rapport au tronc du corps ; son pied s'élève et se meut en éloignant successivement ses parties du sol, depuis le talon jusqu'au bout des orteils, par une sorte de mouvement circulaire. Cette jambe, qui arc-boute ainsi par son pied contre la terre, est poussée en haut et en avant, et pousse de même le centre de gravité de tout le corps. Le transport de ce centre est rendu d'autant plus facile, que le corps est en même temps un peu court en avant par la contraction des muscles abdominaux, et par l'inclinaison volontaire de la tête et de l'épine du dos. Le corps est ainsi poussé de manière qu'il tend à se porter au-delà de l'appui que lui donne la jambe fixée. Mais l'effet même de l'impulsion de l'autre jambe qui agit en s'étendant, finit par entraîner et détacher du sol celle-ci, qui dès lors se porte plus en avant que le corps, pour en empêcher la chute. Pour cette fin, pendant que l'épine du dos est redressée et portée en arrière par ses extenseurs (1), la jambe qui a donné l'impulsion, aussitôt qu'elle est détachée du sol, se plie autant qu'il est nécessaire sur son articulation avec la hanche, et dans le même temps l'articulation du genou y reste étendue, et celle du pied y est fléchie. Lorsque son pied touche la terre, il ne porte d'abord que du talon ; mais il se fait ensuite autour du calcanéum un mouvement circulaire de la partie antérieure de ce pied, dont la pointe s'appuie enfin sur le sol.

» ... Dans le marcher ordinaire ou le plus naturel : 1° la jambe dont le pied s'élève n'est pas seulement relevée vers le bassin, mais elle lui donne une impulsion (2) qui aide son transport en avant, de sorte que ce transport n'est pas produit uniquement par l'action des fléchisseurs de la hanche et du talon de la jambe dont le pied est fixe. L'effort du mouvement progressif est ainsi partagé entre un plus grand nombre de muscles des deux jambes ; 2° la jambe dont le pied s'élève, pendant tout le temps qu'elle touche la terre et pousse le corps en avant, partage le soutien du corps avec l'autre jambe dont le pied est fixe, de sorte que cette dernière jambe a d'autant moins de temps à porter seule le poids de tout le corps.

» ... Ce mécanisme du marcher présente un objet de recherche essentiel : c'est d'expliquer comment la jambe postérieure, pendant qu'elle arc-boute contre le terrain, est poussée en avant, et pousse de même le centre de gravité du corps.

» La cause de ce mouvement en avant, qui est imprimé à la jambe et à tout le corps, n'est point dans la réaction du terrain contre lequel cette jambe arc-boute. Cependant Borelli, et avec lui tous les auteurs qui l'ont suivi dans la description du marcher, l'ont expliquée par cette réaction ou répulsion imaginaire (3).

(1) Nous avons démontré, § 91, que, pendant la marche et la course, le tronc humain conserve toujours une inclinaison presque uniforme, qui dépend de la vitesse du mouvement progressif.

(2) Cette impulsion n'a pas lieu, au moins dans la marche naturelle. Nous avons prouvé qu'immédiatement avant que la jambe quitte le sol, on fait généralement cesser l'action de sa force d'extension, en sorte que le corps tombe un peu.

(3) Nous passons sous silence les arguments que Barthez allègue contre Borelli, parce que la confusion de ses idées va ressortir de l'exposé de sa propre manière de voir, qui, on s'en convaincra à l'aide de quelque réflexion, repose sur le même principe que celui qu'il s'imaginait avoir renversé.

» ... Je vais exposer la véritable cause qui fait que, dans le marcher en avant, les pieds étant inégalement avancés, la jambe postérieure, qui doit être la première transportée, pendant que son pied arc-boute contre le sol, reçoit et transmet une impulsion qui porte le corps en haut et en avant.

» Cette cause est que les muscles extenseurs du talon, qui, si le pied était tenu libre et en l'air, ouvriraient l'articulation du talon, en faisant mouvoir la pointe du pied en arrière autour de cette articulation, deviennent de simples releveurs du talon lorsque la pointe du pied arc-boute contre le sol, et que la jambe est inclinée d'arrière en avant. Ils ne peuvent agir alors qu'en faisant tourner le talon autour du point d'appui que donne la pointe du pied, de manière qu'ils élèvent le talon. En même temps la jambe postérieure, prise depuis le talon, étant inclinée d'arrière en avant, le talon qui s'élève pousse le tibia en avant, ce qui détermine l'impulsion du tronc du corps en haut et en avant. Ce mouvement, qui fait tourner le corps autour de l'appui de la jambe fixe, pourrait finir par le jeter à terre; mais il ne peut jamais l'en détacher, comme le corps s'en détache dans le saut.

» ... Après avoir décrit et expliqué les mouvements que chaque pied exécute dans le marcher naturel, il faut considérer quel est, dans la continuation de ce marcher, l'ordre de succession qu'ont entre eux les mouvements de l'un et l'autre pied. Dans le marcher le plus naturel, un pied ne quitte la terre et ne commence à être transporté que quand l'autre pied est attaché au sol, en entier ou par une grande étendue : le pied transporté se fixe sur le sol, tandis que l'autre pied appuie encore sur la pointe ; enfin la ligne de propension du centre de gravité, qui tombe sur un pied quand le transport de l'autre commence, se trouve poussée en avant lorsque ce transport finit, de manière à tomber entre les supports des deux pieds. »

§ 160. *Magendie* explique le mécanisme au moyen duquel l'homme se porte en avant, en disant que, par suite de l'extension de la jambe postérieure, le bassin tourne autour de la tête de l'humérus de la jambe antérieure, qui est fixée, de sorte que la tête du fémur de la jambe postérieure décrit un arc de cercle horizontal d'arrière en avant, et ainsi de suite alternativement. Cette théorie du mécanisme de la marche est en contradiction flagrante avec l'observation. Si elle était vraie, la progression du corps humain reposerait uniquement sur la torsion du bassin, mouvement qu'on aperçoit bien, sans contredit, chez certains individus, mais qu'il est facile de reconnaître, quand on le rencontre, pour un défaut qui défigure beaucoup la

marche. Outre que ce mouvement de torsion du bassin n'est nullement nécessaire, et qu'il peut être empêché, les pas d'un marcher construit d'après ce principe seraient beaucoup trop petits,
parce qu'ils ne feraient qu'égaler la corde de l'arc de cercle que le
demi-diamètre (mesuré d'une tête de fémur à l'autre) décrit chaque
fois, et qu'en conséquence les plus grands pas possibles seraient plus
courts encore que ne devrait l'être la double longueur de ce demi-
diamètre. Voici comment s'exprime Magendie (1) :

« En supposant l'homme debout, les deux pieds placés l'un à côté
de l'autre, et devant marcher sur un plan horizontal, et d'un pas
ordinaire pour l'étendue et pour la vitesse, il doit incliner quelque peu
le tronc de côté et en avant, fléchir en même temps la cuisse opposée
sur le bassin, et la jambe sur la cuisse, afin de détacher le pied du
sol. La flexion de la cuisse entraîne le transport en avant de tout le
membre inférieur, qui bientôt s'appuie sur le sol. C'est d'abord le
talon qui pose, et successivement toute la plante. Pendant que ce
mouvement s'effectue, le bassin éprouve un mouvement de rotation
horizontale sur la tête du fémur du membre qui est resté immobile.
Cette rotation du bassin sur la tête du fémur a pour résultat : 1° de
porter en avant la totalité du membre qui s'est détaché du sol ; 2° de
porter aussi en avant le côté du corps correspondant au membre qui
se meut, tandis que le côté correspondant au membre immobile reste
en arrière. Jusqu'ici il n'y a point eu de progression, la base de sustentation est seulement modifiée. Pour que le pas soit achevé, il faut que
le membre resté en arrière se rapproche, se place sur la même ligne,
ou dépasse celui qui a été porté en avant. Pour cela, le pied qui est
en arrière se détache du sol, successivement du talon vers la pointe,
par un mouvement de rotation dont le centre est dans l'articulation
des os du métatarse avec les phalanges, de manière qu'à la fin de ce
mouvement le pied ne touche plus le sol que par ces dernières. De ce
mouvement du pied résulte un allongement du membre, dont l'effet
est de porter le côté correspondant du tronc en avant, et de déterminer la rotation du bassin sur la tête du fémur du membre primiti-
vement porté en avant. Une fois ce mouvement produit, le membre
se fléchit : le genou est dirigé en avant, le pied détaché du sol ; puis
la totalité du membre exécute les mêmes mouvements qu'a précédemment exécutés celui du côté opposé. Par la succession de ces
mouvements des membres inférieurs et du tronc, s'établit la marche,

____

1) *Précis élément. de physiologie.* 4e édition, Paris, 1836, t. I, p. 390.

dans laquelle les têtes des fémurs sont tour-à-tour les points fixes sur lesquels le bassin tourne comme sur un pivot, en décrivant des arcs de cercle d'autant plus étendus que les pas sont plus grands. »

§ 161. Nous possédons de *P.-M. Gerdy* un Mémoire sur le mécanisme de la marche de l'homme, qui a paru d'abord en 1829 dans le t. XI du *Journal de Physiologie* de Magendie, et qui été réimprimé depuis dans la Physiologie médicale, didactique et critique (1). L'auteur y a réuni d'une manière complète tout ce qui avait été fait avant lui, et il a donné une description détaillée de tous les mouvements, tant nécessaires qu'accidentels, qui accompagnent la marche et la course : cette description est aussi exacte qu'elle pouvait l'être en se bornant à la seule observation *immédiate* de l'homme qui marche et qui court. Quant à l'explication ou à la théorie du mécanisme de la marche et de la course, Gerdy a ajouté peu de chose à ce qu'on savait déjà, et, lorsqu'il s'en occupe, il s'attache plus ou moins à l'opinion de ses prédécesseurs. C'est pourquoi nous ne signalerons ici qu'une assertion erronée, celle que le corps humain a besoin, dans la marche, comme dans la station, d'être toujours soutenu verticalement ; car, loin que le corps, quand il est lancé dans la direction horizontale par l'extension de la jambe, puisse être soutenu verticalement par cette dernière, la jambe doit, au contraire, avoir une inclinaison telle qu'elle suive la direction de la diagonale entre la pesanteur qui agit perpendiculairement et la résistance qui agit horizontalement.

L'extrait suivant donnera une idée complète du travail de Gerdy.

«Mouvements des membres inférieurs. Au premier pas, si l'homme, debout, part du pied droit, celui-ci s'étend, pousse le poids du corps sur le membre opposé, se détache du sol, et se porte en avant. Mais à peine s'en est-il séparé que le pied gauche, pressant le sol à son tour, pousse en haut, en avant et à droite, le corps, qui s'élève, se penche, tend à tomber, et tomberait en effet si le membre droit ne lui prêtait aussitôt un appui. Ce membre, alors étendu en avant et en bas, s'applique sur le sol au moment même où la ligne de gravité vient d'abandonner la base de sustentation que lui offrait le pied opposé. A peine repose-t-il sur le sol, que le membre gauche s'en détache, comme l'a fait le membre de l'autre côté : il achève de pousser le poids du corps sur ce dernier, et se porte en avant. Cependant le pied droit presse le sol à son tour, et pousse en avant et à gauche le corps, qui s'élève de nouveau sur la pointe du pied, tend à tomber,

<hr>

(1) Paris, 1830, p. 444.

et tomberait infailliblement dans ce sens si le membre gauche ne se reposait aussi sur le sol au moment même où la ligne de gravité vient d'abandonner, en se portant en avant, la base de sustentation qu'elle trouvait dans le pied droit, qui est en arrière. La marche continue ainsi jusqu'à ce que la volonté ou la fatigue y mette un terme.

» Voilà donc cinq ordres de phénomènes différents que présentent alternativement les membres inférieurs au moment de la marche : 1° ils s'étendent et poussent le centre de gravité en haut, en avant et de côté ; 2° ils se détachent du sol ; 3° ils se portent en avant ; 4° ils se réappliquent sur le sol ; 5° ils reçoivent la plus grande partie du poids du corps au moment même où ils vont s'y reposer. Arrêtons-nous maintenant à chacun de ces phénomènes pour arriver, s'il est possible, à la connaissance de leur mécanisme.

» 1° Lorsqu'un membre s'étend, c'est par suite de l'extension de la cuisse sur le bassin, et de la jambe sur la cuisse, et de la flexion du pied en bas. Alors il s'allonge, et s'efforce de repousser la terre sur laquelle il repose et le bassin qu'il supporte ; mais le sol, résistant à cet effort, le mouvement se réfléchit sur le corps, qui cède et se meut par le même mécanisme que la nacelle sous l'impulsion du batelier. Toutes les fois que les membres se détachent du sol, ils communiquent au poids du corps une impulsion qui le rejette sur le membre opposé. Le premier membre qui se meut, au premier pas, n'en fait pas moins, quoique l'impulsion soit beaucoup plus faible que dans les pas suivants. On l'eût reconnue si l'on y eût fait attention, ou bien on l'eût découverte par le raisonnement si l'on y eût réfléchi, car il est évident qu'un membre ne peut se porter en avant avec sécurité qu'après s'être déchargé de sa part du poids du corps. Mais cette première impulsion est si légère que je ne la crois pas capable de chasser le centre de gravité au-delà du membre immobile. Les impulsions des pas suivants me paraissent, au contraire, assez actives pour produire cet effet, et elles en produisent encore un autre.

» 2° Les membres abandonnent le sol en s'en séparant par le pied et en se repliant de bas en haut dans leurs jointures. Le pied se sépare du sol en se fléchissant en bas et en s'en détachant successivement du talon vers la pointe. Il tourne alors d'arrière en avant, sur un axe qui traverse la tête des os du métatarse, et se plie à peu près à angle droit sur le dos des orteils, appuyé sur le sol. Est-ce ce mouvement qui prolonge tant en haut la surface articulaire des os du métatarse, qu'ils font, sous ce rapport, un frappant contraste avec les os du métacarpe ?

» 3° Les membres inférieurs se portent en avant, mus par l'impulsion même qu'ils se sont communiquée, et entraînés par la flexion de la cuisse en devant.

» 4° Ils s'appliquent sur le sol quand la cuisse étendue est dirigée en avant et en bas. Ils fléchissent à peine la jambe, tiennent le pied horizontalement, ou à peu près horizontalement, et l'appuient sur le sol par toute sa surface inférieure, tantôt à la fois, tantôt successivement du talon à la pointe, et précisément pendant que l'autre pied, se détachant du talon à la pointe, exécute un mouvement inverse.

» 5° Les membres reçoivent et supportent le centre de gravité un peu différemment au premier pas et dans les pas suivants. Dans le premier pas, le membre qui reste immobile reçoit le centre de gravité, chassé doucement par lui sur le membre qui se porte en avant. Cette impulsion douce fait qu'il a moins de tendance à se porter au-delà des limites de la base du pied immobile, et qu'il est plus tranquillement soutenu. Néanmoins le membre cède, et s'incline en avant et à gauche, en s'infléchissant légèrement dans ce sens-là sur le coude-pied. Dans les pas suivants, chaque membre reçoit la plus grande partie du corps au moment même où il s'applique sur le sol, parce que la ligne de gravité, qui se porte alors rapidement en avant, sort au moment même, ou vient de sortir immédiatement auparavant, des limites de la base de sustentation que lui offrait le pied immobile resté en arrière. J'insiste sur cette coïncidence de l'arrivée du pied antérieur sur le sol au moment même où la ligne de gravité abandonne le pied immobile, parce qu'elle résulte d'un calcul admirable de l'instinct, et qu'elle n'a jamais été signalée.

» J'ai dit que le pied qui s'applique sur le sol y tombe surchargé de la plus grande partie du poids du corps, qu'il vient de recevoir immédiatement, et non de sa totalité. Vous pouvez vous en assurer aisément : marchez quelques pas avec attention, et vous remarquerez que le pied de derrière touche encore la terre par sa pointe, et supporte par conséquent une petite partie du poids du corps, à l'instant où le pied opposé tombe pesamment sur la terre ; mais ce moment est court : à peine le pied de devant repose-t-il, que celui de derrière se détache, en achevant de pousser le poids du corps sur le pied immobile, et le membre correspondant, cédant à ce mouvement, d'oblique en bas et en avant qu'il était, devient perpendiculaire, et, quand il chasse aussitôt à son tour le centre de gravité en avant, il devient oblique en bas et en arrière, en se mouvant comme un rayon sur un axe qui traverserait obliquement l'astragale d'un côté à l'autre, et serait entraîné par l'impulsion même qu'il aurait servi à communiquer au corps.

» *Mouvements du tronc dans la marche.* Pendant que ces phénomènes s'observent dans les membres inférieurs, il s'en manifeste d'autres dans le tronc, qui sont les effets des premiers, et il y en a plus à faire connaître qu'on n'en a, je crois, décrit; car je n'en sais que trois qui l'aient été, sur huit que je vais exposer. Je ne ferai qu'indiquer ou rappeler les trois mouvements du tronc dont je viens de parler.

» 1° Le corps se porte alternativement à droite et à gauche sur le membre qui s'applique et reste un moment immobile sur le sol. Cependant, quoique, à chaque pas, il se porte alternativement en avant et de côté, sous l'influence des impulsions obliques des membres inférieurs, il s'avance, en définitive, directement, parce qu'en général ces impulsions sont égales. Le calcul démontre que la ligne droite qu'il suit alors est la diagonale d'une série de parallélogrammes construits sur ces impulsions obliques.

» 2° Le tronc s'élève et s'abaisse alternativement : il s'élève chaque fois que l'un des pieds, s'élevant lui-même sur sa pointe, communique une nouvelle impulsion, et se détache du sol; il s'abaisse, au contraire, aussitôt après, tandis que le membre détaché se replie sur lui-même et s'élève.

» 3° Le bassin se porte en avant, en tournant horizontalement sur le fémur immobile de la jambe qui reste en arrière, et il suit en même temps le membre qui se dirige en avant par le côté correspondant à ce membre. Ce mouvement a son principe dans l'action des fibres antérieures des muscles petit et moyen fessiers du côté correspondant au pied immobile.

» 4° La poitrine, les épaules surtout, et particulièrement lorsque nous balançons les bras, tournent horizontalement autour d'un axe vertical qui semble passer par la colonne vertébrale, et, dans ce mouvement, elles se portent alternativement en avant, et en sens inverse des côtés du bassin et des membres inférieurs correspondants. Ainsi, il se passe habituellement et simultanément un mouvement de rotation inverse à chaque extrémité du tronc, et le corps est pour ainsi dire tordu. Celui du bassin est très évident : celui de la poitrine et des épaules l'est un peu moins ; mais il le sera, j'ose l'assurer, pour tous les hommes attentifs, au moins dans les épaules, et, pour tout le monde, dans la poitrine même, si on l'observe, soit chez certains hommes où il est très prononcé, soit dans la course, où il devient plus sensible encore, et où il est accompagné d'un balancement très étendu des bras. La rotation de la cuisse est due surtout à la contraction des muscles obliques du ventre, qui en sont les principaux rotateurs.

» 5° Chacun des côtés du bassin s'élève et s'abaisse alternativement, et c'est toujours du côté correspondant au pied sur lequel se décharge et s'appuie le poids du corps que s'observe l'élévation. Dans cette inclinaison, le bassin se meut en bascule, de haut en bas, sur la tête du fémur immobile, et autour d'un axe qui la traverserait horizontalement d'avant en arrière.

» 6° Pendant ce temps-là, le corps se balance au-dessus du bassin par un mouvement d'inclinaison qui, se faisant en sens inverse de celui du bassin, infléchit latéralement l'axe du tronc sur l'axe de cette cavité. A chaque pas, en effet, le corps se penche du côté du bassin qui s'élève, et l'épaule correspondante s'abaisse. Ce mouvement, qui part des vertèbres lombaires, se propage, et devient de plus en plus frappant de bas en haut, parce qu'alors on l'observe plus loin de son origine et à l'extrémité d'un bras de levier ou d'un rayon plus étendu. C'est pour cela qu'on le distingue aisément en jetant les yeux, par-derrière, sur la tête ou les épaules d'un homme qui marche. On est alors frappé des grandes oscillations latérales du corps, et particulièrement de celles des épaules et de la tête. Ainsi, la simultanéité de ces mouvements d'inclinaison du bassin et du rachis produit la flexion alternative du corps à droite et à gauche, et ce phénomène se répète à chaque pas.

» 7° Enfin, il se passe dans le tronc, et particulièrement dans les gouttières vertébrales, de continuels efforts, sensibles à la main chez un homme recouvert de ses vêtements, sensibles à la vue chez un homme nu. Mais ils me paraissent de deux sortes : le premier de ces efforts produit un gonflement ou une augmentation manifeste de consistance dans les muscles vertébraux correspondants au côté dont le pied se détache du sol, s'élève et reste suspendu ; l'autre gonfle, mais beaucoup moins, les mêmes muscles du côté correspondant au pied immobile. Ces deux efforts succèdent immédiatement l'un à l'autre, et ceux de droite alternent avec ceux de gauche, comme les pas de nos membres. Je nomme le premier *effort d'élévation*, parce qu'il est dû à la contraction des muscles sacro-spinaux, qui font effort pour élever ou fixer le bassin, et par suite pour détacher le membre du sol et le maintenir suspendu en l'air. Le second agit pour modérer l'impulsion communiquée au tronc par le pied qui se trouve en arrière , et prévenir la chute du corps en avant : je le nomme *effort de station ,* parce que c'est le même qui, dans la station, s'oppose au renversement du tronc en avant, et qu'il est le principal agent de l'équilibre dans la marche.

» Par suite de tant de mouvements , le tronc est dans une agitation continuelle pendant la marche ; mais, par suite du transport alternatif du corps sur l'une et l'autre jambe, par suite de ses inflexions latérales, et même par suite de la rotation des épaules, il oscille latéralement à chaque pas.

» *Mouvements des membres supérieurs.* J'en dirai peu de chose. On le sait , ils se font habituellement en sens inverse de ceux des membres inférieurs. Ces mouvements sont analogues à ceux des membres antérieurs de la plupart des mammifères quadrupèdes, et particulièrement du cheval , dans la marche ordinaire et naturelle. Ils disparaissent lorsque nous marchons les bras croisés sur la poitrine, derrière le dos, ou les mains dans les poches de nos vêtements ; en un mot, toutes les fois que les bras restent attachés au tronc , et perdent leur liberté ; et alors les mouvements de rotation du bassin se propagent jusqu'aux épaules, qui se portent en avant, chacune en même temps que la jambe correspondante s'y porte elle-même. Dans ce cas , il n'y a qu'un seul mouvement de rotation dans le tronc, et la marche de l'homme rappelle pour ainsi dire la marche des animaux connue sous le nom d'*amble.* Ainsi l'homme, dans son marcher, ressemble plus aux bêtes qu'il ne s'en doute. Le balancement des bras, lorsqu'ils sont libres, est dû à la rotation des épaules et de la poitrine, que j'ai décrite avec les mouvements du tronc, et en définitive à l'action de plusieurs muscles obliques du tronc, mais particulièrement de ceux du ventre, qui sont les principaux rotateurs du corps. Je dois ajouter que parfois ces mouvements du bras semblent augmenter par l'action irréfléchie du biceps brachial , et peut-être du grand pectoral et d'une portion du deltoïde. »

§ 162. *Poisson* a traité de la marche pour donner une idée du travail d'un homme ou d'un animal qui marche , en ayant égard au fardeau qu'il porte ou tire sur une route horizontale ou inclinée. Cet exemple est destiné à montrer comment le principe des forces vives s'applique aux machines mises en mouvement. Il considère comme données la voie du centre de gravité et sa vitesse au milieu de chaque pas, admettant que cette voie est un arc du cercle décrit par la jambe posée sur le sol, qu'au milieu de l'arc la jambe est verticale, que la vitesse du corps n'est plus accrue par la force musculaire pendant la seconde moitié, et qu'à la fin la vitesse encore subsistante est détruite par l'autre jambe qui vient s'appuyer sur le sol. En partant de ces suppositions, il calcule la quantité de travail qu'exige la marche, et la trouve égale au produit du nombre des pas par le poids du corps et la somme de la hauteur dont le corps s'élève à chaque pas et de celle à laquelle un corps animé de la vitesse donnée s'élèverait si cette vitesse était verticale. Ce résultat reposant, d'après nos expériences, sur des hypothèses erronées, on peut à peine le considérer comme approximatif; cependant rien n'est plus facile que de rectifier le calcul, en substituant des suppositions exactes. En effet, il suffira de prendre, au lieu de la hauteur jusqu'à laquelle, suivant Poisson, le centre de gravité s'élèverait en décrivant son quart de cercle, celle à laquelle ce même centre se trouve élevé subitement au moment où la jambe antérieure arrive à la verticale (*voyez* § 24, 92), et de substituer à la force vive que, d'après Poisson, le corps entier acquiert pendant la première moitié du pas, puis perd pendant la seconde moitié, la force vive que la jambe soulevée acquiert dans le temps durant lequel elle oscille, et perd au moment où elle se pose sur le sol. Alors on obtient une évaluation exacte de la quantité du travail, en supposant que l'air se meuve avec la même vitesse et dans le même sens que la personne qui marche. Voici comment s'exprime Poisson :

« Quand un homme transporte son propre poids, que j'appellerai Π, à une hauteur verticale h au-dessus de son point de départ, la quantité de travail produite est exprimée par Πh ; mais cette quantité donnerait une idée très imparfaite des efforts musculaires qui ont été faits, et de la force totale que cette homme a développée. Il serait difficile d'en obtenir une mesure exacte : on peut seulement faire voir qu'elle doit surpasser, souvent de beaucoup, la quantité précédente, qui serait nulle si la hauteur h était zéro, quoique, certainement, il y ait une quantité de travail mécanique correspondante à la marche d'un homme sur un plan horizontal.

» Dans cette marche, je suppose que l'homme ait d'abord le pied gauche en avant du pied droit : son centre de gravité est alors abaissé au-dessous de sa position naturelle, d'une quantité que je désignerai par ε. En s'appuyant sur son pied gauche, et s'aidant du frottement de ce pied contre le sol, l'homme ramène son pied droit au niveau du pied gauche, et va se poser sur le sol, ce qui fait un pas entier, composé de deux parties. Or, dans la première partie, l'homme soulève son centre de gravité de la hauteur ε, et produit par là une quantité de travail égale à $\Pi\varepsilon$; il imprime, au même instant, à ce point une vitesse horizontale, que je désignerai par α, à la fin du premier demi-pas : ce qui répond à une autre quantité de travail équivalente à la demi-force vive $\frac{1}{2}\frac{\Pi a^2}{g}$, en désignant par g la gravité.

On devrait encore ajouter à $\frac{1}{2}\frac{\Pi a^2}{g}$ la partie de la demi-somme des forces vives provenant des vitesses relatives de tous les autres points du corps; mais j'en ferai abstraction dans cette évaluation, qui ne peut être qu'un aperçu. Je supposerai aussi que le second demi-pas a lieu en vertu de la vitesse acquise à la fin du premier, et du poids du corps qui retombe sur le sol, de manière que, pendant le second demi-pas, l'homme n'exerce plus aucun effort, et que les vitesses verticale et horizontale, dont son centre de gravité se trouve encore animé à la fin du pas entier, soient détruites par le choc et le frottement de son pied droit contre le sol. Dans cette hypothèse, la quantité de travail de l'homme pendant le pas entier sera la somme de

$$\Pi\varepsilon + \frac{1}{2}\frac{\Pi a^2}{g}. \text{ ou } \Pi(\varepsilon+\alpha),$$

en appelant α la hauteur due à la vitesse a, de manière qu'on ait $a^2 = 2ga$.

Il suit de là que dans un nombre n de pas égaux et semblables, la quantité de travail d'un homme ou d'un animal, portant un fardeau et marchant sur une route horizontale, aura pour valeur $n\mathrm{K}(\varepsilon+\alpha)$, en désignant par K son poids Π augmenté de celui du fardeau. Si le poids total a été élevé verticalement à une hauteur h au-dessus du point de départ, il faudrait ajouter $\mathrm{K}h$ à la quantité $n\mathrm{K}(\varepsilon+\alpha)$; et si le fardeau est traîné sur une route où il éprouve un frottement qui soit représenté par une partie F de son poids, il en résultera une autre augmentation de travail égal à $\mathrm{F}l$, en appelant l la longueur du trajet.

§ 163. *Recherches les plus récentes sur le saut.*

Dans ce qui précède, nous nous sommes bornés à reproduire les passages relatifs aux mouvements locaux du corps humain qui sont susceptibles de durée. Nous n'avons eu égard au saut qu'autant qu'il se trouvait mêlé aux détails ayant trait à la marche. Nous renvoyons ceux qui voudraient connaître les recherches les plus récentes sur le saut à un mémoire de G.-R. Treviranus (1), et à l'ouvrage déjà cité de Gerdy; ce dernier renferme, en outre, un aperçu historique des travaux antérieurs.

(1) *Zeitschrift fuer Physiologie.* t. IV, p. 81-89.

§ 163. *Conclusion.*

Il résulte de l'aperçu historique qui vient d'être tracé des recherches entreprises sur les mouvements locaux de l'homme, la marche et la course, qu'en adoptant la méthode suivie jusqu'à ce jour, on n'est point arrivé et l'on n'arrivera non plus jamais à se faire une idée claire de ces mouvements. La quantité et la variété des mouvements qui ont lieu pendant la marche et la course, quand on a égard à toutes les parties du corps, sont trop grandes pour qu'au premier aperçu on puisse distinguer ceux qui sont nécessaires de ceux qui n'accompagnent qu'accidentellement la marche et la course, ou qui même sont vicieux et nuisibles. Pour atteindre ce but, on est forcé d'abandonner la simple observation et de recourir aux expériences, c'est-à-dire de ne plus se borner à contempler l'homme qui marche ou qui court, mais d'appeler à son aide tous les moyens que la science nous fournit, afin de décomposer les phénomènes complexes, d'en étudier chaque partie isolément, et de voir comment toutes ces parties se lient ensemble. Il faut examiner le volume, la forme et le mode d'union des parties prises chacune à part; il faut aussi étudier, également chacun à part, les mouvements qui peuvent leur être imprimés en certaines circonstances par la seule influence de forces extérieures, comme par exemple celle de la pesanteur. Il faut enfin, pour la marche, aller jusqu'à mesurer le temps, l'espace, les masses et les forces. Les mêmes expériences doivent être *répétées* un grand nombre de fois, afin de se procurer successivement les mesures qu'on ne peut obtenir toutes d'un seul coup. Elles doivent être *variées*, si l'on veut distinguer ce qu'il y a de constant dans ces mouvements de ce qui est variable, et chercher, par rapport à ces dernières circonstances, quelle est la loi de leur dépendance. Cette méthode expérimentale, que les modernes ont introduite dans tant d'autres branches des sciences naturelles, et spécialement dans d'autres parties de la physiologie, nous l'avons adoptée dans la première section de notre travail; elle nous a permis d'établir nos considérations à l'égard de la marche et de la course sur une base plus large et plus solide que celles de nos prédécesseurs.

En suivant la même méthode, il serait possible, avec de la persévérance, d'arriver à une connaissance réellement complète et nette des mouvements de la marche et de la course, si la nature même des choses ne renfermait pas la précision des expériences et des mesures dans des bornes trop étroites. Il faudrait que ces expériences et ces mesures pussent être répétées aussi souvent qu'on le voudrait, et toujours avec le même résultat. Mais comme, au milieu de la variabilité continuelle des circonstances qui surviennent au dehors et en dedans du corps, on ne saurait songer à une répétition parfaitement concordante des expériences et mesures relatives à la marche et à la course, il est impossible d'arriver, par la seule voie de l'expérimentation, à la connaissance des lois de ces mouvements. Cependant, puisqu'il nous est bien plus facile d'éprouver et de confirmer par des expériences et des mesures une loi déjà établie, que de trouver par la même voie celle qui est encore inconnue, il y a certainement avantage pour la théorie à ce que les choses soient conduites de telle manière qu'il en ressorte une loi quelconque, et la théorie est indispensable surtout ici, pour mettre de l'ordre dans le chaos des observations. Voilà pourquoi nous avons cru devoir aborder aussi la partie théorique de notre sujet, et les résultats auxquels nous sommes arrivés sous ce rapport nous ont servi de principe ordinateur dans le classement de nos expériences et de nos mesures.

C'est déjà un grand avantage quand, à l'aide d'une théorie ainsi établie, on arrive, ne fût-ce que d'une manière générale, à des données analogues à celles qui sont fournies par l'observation. Combien n'y a-t-il pas de théories qui n'ont pu être poussées plus loin, et qui cependant rendent d'éminents services! Nous citerons seulement celle de la résistance que l'air et l'eau opposent à tous les corps qui s'y meuvent. Or notre théorie a précisément ce genre d'utilité. Elle conduit à des proportions entre la longueur des jambes et la durée des pas qui ont de l'analogie avec celles qu'on observe dans la nature, et cela quelle que soit la taille des hommes sur lesquels on opère. Elle fait voir, en effet, que ces deux quantités doivent croître et diminuer simultanément, que la longueur de la jambe doit, toutes choses égales d'ailleurs, être proportionnelle au carré de la durée des pas. Si nous voulions appliquer cette même loi à l'étude des animaux, nous en trouverions de bien plus amples confirmations, comme on le voit déjà ressortir avec vraisemblance d'une comparaison, même superficielle, entre la longueur des pattes d'une mouche, d'une souris, d'un chien, d'un cheval, etc., avec la rapidité de leurs pas. Ici se range également ment le fait que quand on porte un fardeau, on fait des pas plus petits et plus lents que lorsqu'on marche librement. La théorie de la marche, d'accord avec l'expérience, nous fait voir qu'avec le peu de résistance que nous oppose l'air en repos, la force d'extension serait trop grande, que par conséquent nous devons ne point faire agir cette force pendant un certain temps de la durée du pas. La conséquence en est que le corps tombe alors, et qu'il doit donc être relevé au commencement du pas suivant, lorsque la jambe antérieure arrive à la verticale au-dessous de lui. La théorie nous montre encore que ce défaut d'accord entre la force d'extension et la résistance qu'on rencontre pendant la marche, diminue lorsque la résistance de l'air s'accroît (par un vent contraire), et qu'en conséquence les oscillations verticales doivent devenir alors plus petites. Il en ressort aussi que quand la résistance extérieure varie, les oscillations verticales de notre propre corps pendant la marche et la course nous fournissent le moyen de nous mettre chaque fois en harmonie avec elle, sans apporter de changement essentiel à notre marche, ce qu'on observe réellement chez tous les marcheurs exercés. Mais ce qui mérite surtout d'être pris en considération ici, c'est le rapport très complexe entre la hauteur à laquelle le corps est porté au-dessus du sol, la vitesse de la marche, la longueur du pas et sa durée, données dont la proportionnalité en sens inverse pour les deux dernières seules avait déjà fortement attiré notre attention, car les pas sont d'autant plus grands dans la marche, qu'ils durent moins longtemps et que par par conséquent ils se succèdent avec plus de rapidité. A tous ces rapports que la théorie détermine, nous en pourrions ajouter beaucoup d'autres encore s'il ne fallait pas trop de détails pour en faire ressortir le fondement théorique ; nous nous contenterons donc de ceux qui viennent d'être cités.

Parmi les circonstances dans lesquelles la théorie rend de si grands services et contribue d'une manière si puissante à élucider les résultats complexes de l'observation, ce qui nous paraît avoir le plus d'importance et mérite le plus d'être pris en considération, c'est que même les valeurs obtenues en temps et en espace, ou les résultats exprimés de la théorie, s'accordent approximativement avec les mêmes valeurs fournies par la mensuration immédiate, ce qui n'arrive pas à beaucoup d'autres théories, même quand elles sont exactes au fond, et que par conséquent elles représentent exactement certains rapports (par exemple, la théorie de la propagation du son dans l'air, fondée uniquement sur la loi de Mariotte). Si l'accord était absolu, la théorie et les mesures devraient être considérées comme complètes et parachevées. Mais, sachant que nos mesures sont encore fort imparfaites, et qu'en raison même de la nature des circonstances elles le demeureront probablement toujours, nous ne pouvons pas espérer un accord numérique parfait entre les résultats de la théorie et de l'expérience dans ce cas, et nous devons nécessairement nous contenter d'une harmonie approximative entre elles. Il est intéressant de faire ressortir ces déterminations absolues de la théorie, eu égard au temps et à l'espace, en construisant la situation des membres à chaque instant de la marche et de la course, d'après les exigences de la loi, et la dessinant en conséquence. Nous avons un moyen de nous convaincre que cette construction s'accorde aussi bien avec l'expérience que le permet l'incomplète mensuration du corps sur laquelle on doit s'appuyer. Ce moyen consiste à réunir un certain nombre de figures ainsi exécutées et représentant l'homme dans les situations qui se succèdent pendant la durée de deux pas, les collant en cercle sur la face interne d'un cylindre partagée en autant de compartiments égaux plus un qu'il y a de figures, réservant un compartiment pour chacune, et assignant à toutes des places différentes dans leurs compartiments, de manière qu'une figure paraisse plus avancée dans le sien que ne l'est la précédente, et que celle du milieu semble se trouver à une longueur de pas en avant de la première. La grandeur des compartiments doit être égale à la longueur d'un pas double. Si alors on fait tourner le cylindre sur lui-même avec une vitesse uniforme, pendant le temps d'un pas double, et qu'on observe les figures à travers des ouvertures pratiquées à la paroi du cylindre, vis-à-vis d'elles, et sur des points correspondants de tous les compartiments, les figures semblent marcher ou courir, et leurs mouvements ont une ressemblance surprenante avec ceux d'un homme qui marche ou court réellement. Donc si l'on n'avait jamais vu un homme marcher ou courir et qu'on ne connût que les proportions de ses membres, on pourrait, avec le secours de la seule théorie, se faire une idée de ces mouvements qui s'accorderait très bien avec la réalité, et prédire ce qui arrive pendant qu'ils s'exécutent.

FIN DU VOLUME. OSTÉOLOGIE, SYNDESMOLOGIE ET MÉCANIQUE
DE LA LOCOMOTION.

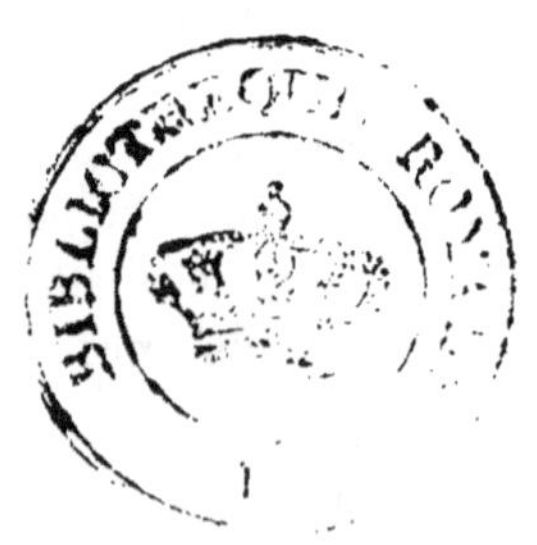

TABLE ALPHABÉTIQUE DES MATIÈRES.

M

O

V

FIN DE LA TABLE ALPHABÉTIQUE DES MATIÈRES.